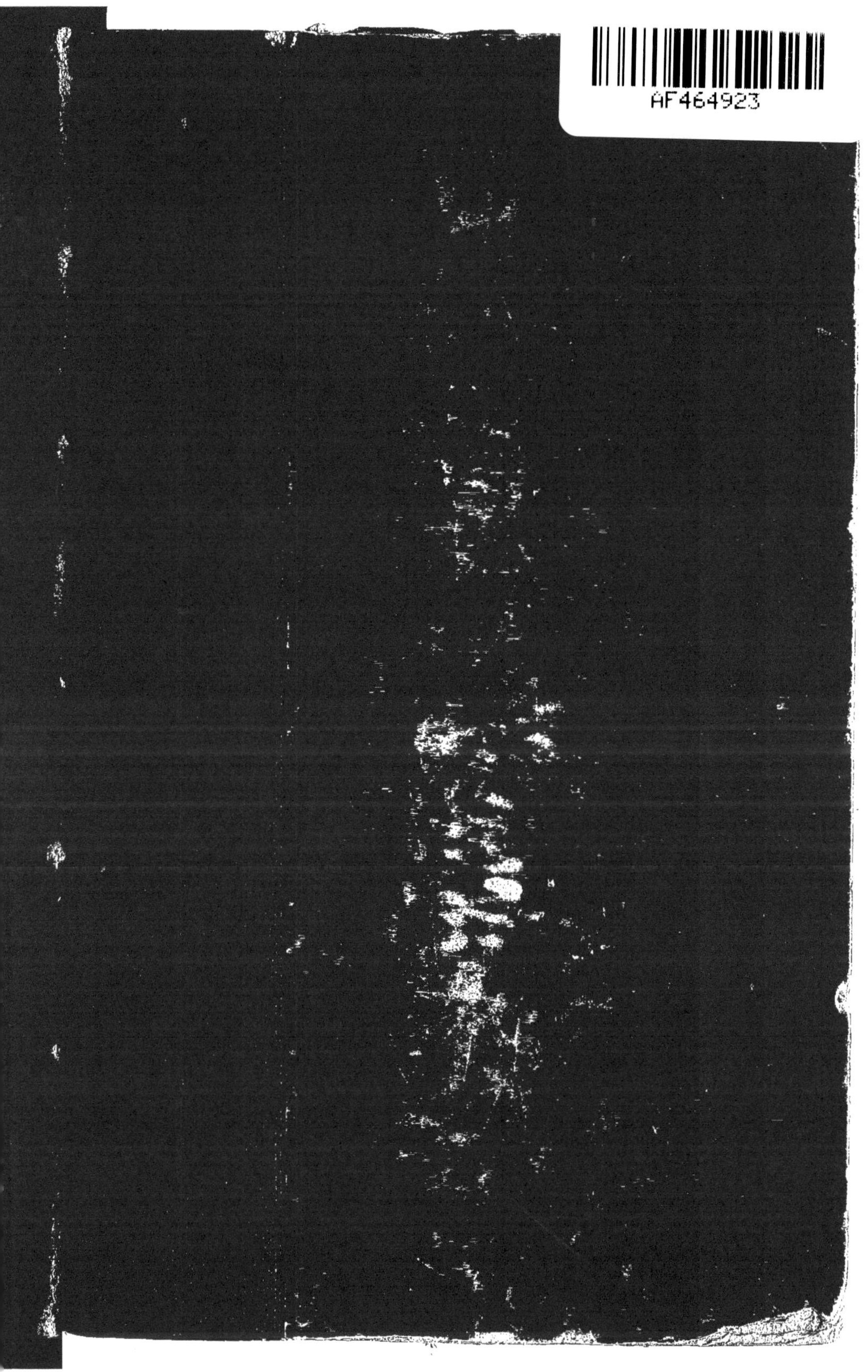

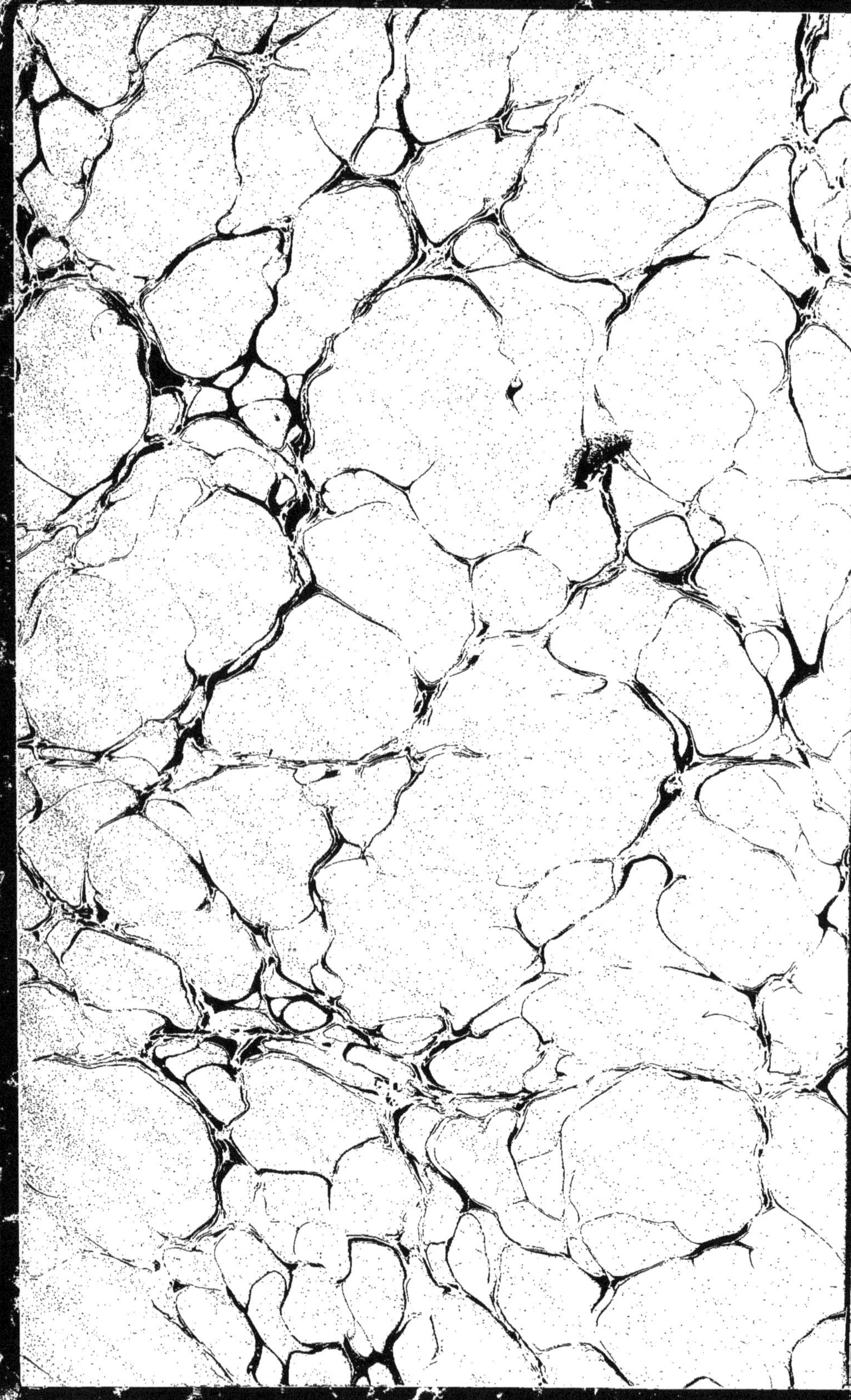

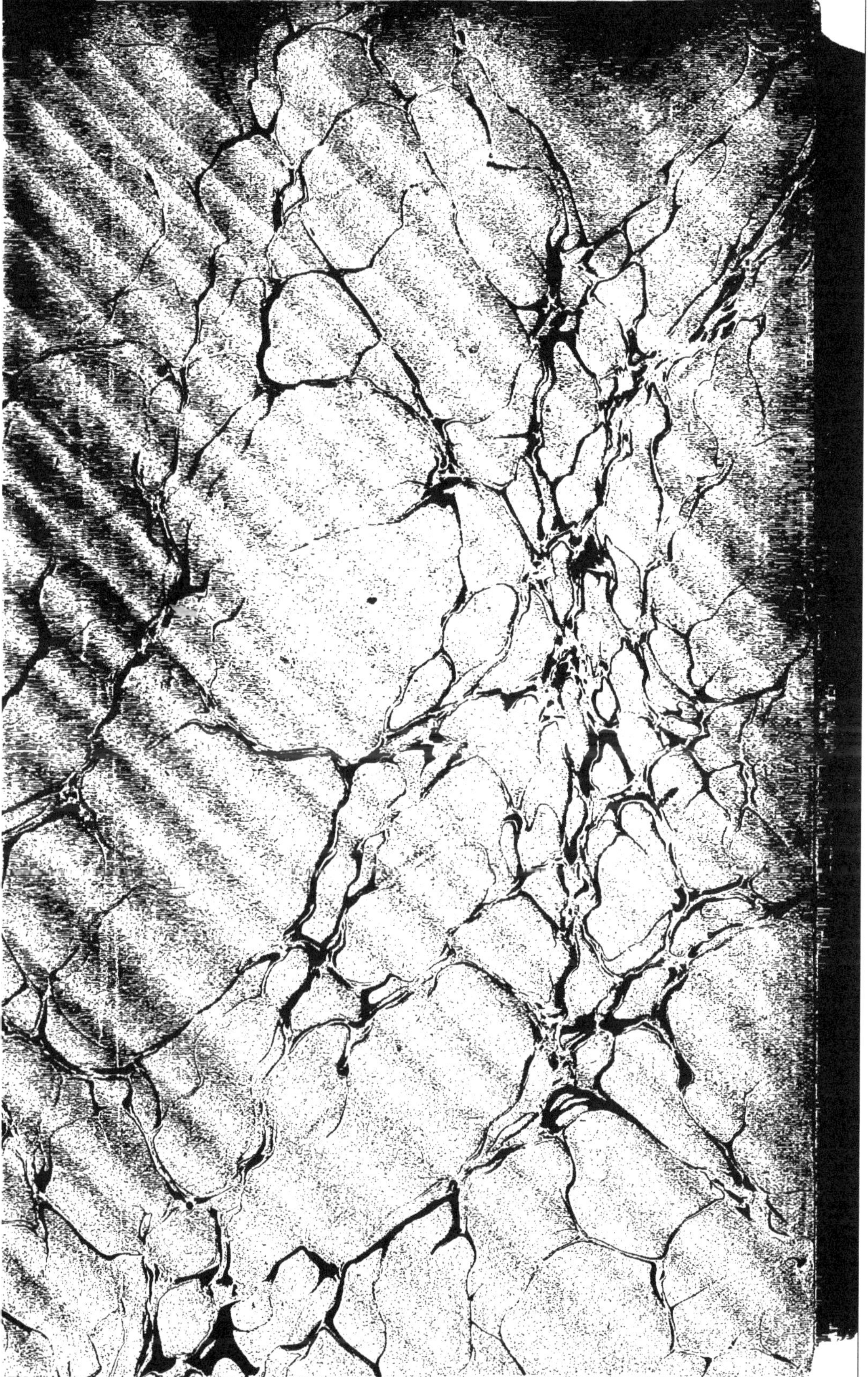

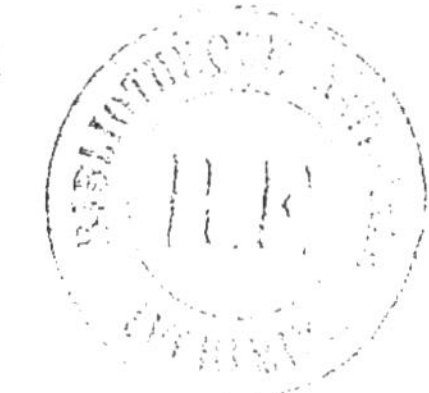

# TRAITÉ

DE

# MICROBIOLOGIE

PAR


**E. DUCLAUX**

Membre de l'Institut
Directeur de l'Institut Pasteur
Professeur à la Sorbonne et à l'Institut agronomique


---

**TOME IV**

FERMENTATIONS VARIÉES DES DIVERSES SUBSTANCES TERNAIRES


PARIS
MASSON & C^{ie}, ÉDITEURS
LIBRAIRES DE L'ACADÉMIE DE MÉDECINE
120, Boulevard Saint-Germain

1901

# TRAITÉ

DE

# MICROBIOLOGIE

# TRAITÉ

DE

# MICROBIOLOGIE

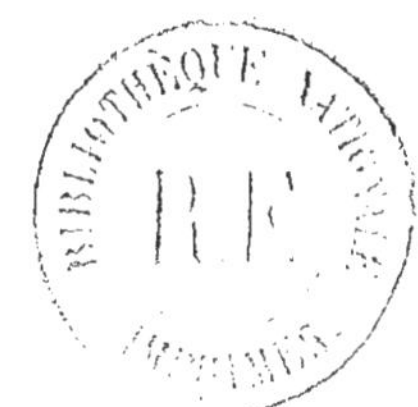


PAR

**E. DUCLAUX**
Membre de l'Institut
Directeur de l'Institut Pasteur
Professeur à la Sorbonne et à l'Institut agronomique

**TOME IV**

FERMENTATIONS VARIÉES DES DIVERSES SUBSTANCES TERNAIRES

PARIS
MASSON & C^ie, ÉDITEURS
LIBRAIRES DE L'ACADÉMIE DE MÉDECINE
120 Boulevard Saint-Germain

1901

# PRÉFACE

En dehors des faits qu'il rapporte et entre lesquels il a essayé d'établir un lien, ce volume contient une conclusion générale qui se rattache à celle du volume précédent. J'avais essayé d'y montrer que les diverses espèces de levures étaient très mal différenciées les unes des autres, et qu'il était encore impossible de leur assigner des frontières précises. J'essaie de prouver aujourd'hui que lorsqu'on étudie au même point de vue les bacilles les mieux caractérisés, on voit que les barrières trop hâtivement mises entre eux deviennent d'autant plus indécises qu'on les étudie davantage. Quand ils ont été découverts, le ferment alcoolique, le ferment lactique, le ferment butyrique, etc., semblaient n'avoir rien de commun. Voilà que leur domaine s'est étendu, qu'entre eux il s'est révélé des intermédiaires dont le domaine, grandissant aussi, a pénétré le leur, si bien qu'aujourd'hui toutes ces taches d'huile sont devenues confluentes, et qu'il y a des régions d'*hinterland* dont la répartition serait impossible, tant elles ont été pénétrées par des émigrants venus de tous les coins de l'horizon. Par exemple, on croyait au début que la levure se distinguait du reste du monde microbien en ce qu'elle était seule à pouvoir fournir de l'alcool dans sa vie normale. Aujourd'hui on exagérerait, mais on n'exagérerait pas beaucoup en disant qu'il n'est quasi pas de microbe qui ne fournisse de l'alcool dans ses milieux de culture. Le ferment acétique, le ferment lactique semblaient aussi bien caractérisés. On n'a qu'à jeter un coup d'œil sur la table analytique de ce volume pour voir que presque toutes les espèces qui y sont étudiées produisent de l'acide lactique et de l'acide acétique, comme elles produisent toutes de l'acide carbonique. De sorte que vouloir caractériser un microbe par la forme de la transformation qu'il fait subir à telle ou telle molécule complexe revient à caractériser un explosif par les matériaux de démolition qu'il fournit après avoir éclaté.

La comparaison se poursuit en ceci : quand un obus démolit une maison, ou se démolit lui-même, s'il y a quelque part, en lui ou dans l'édifice qu'il détruit, un assemblage plus solide que le reste, cet assemblage risque fort d'être préservé là où tout le reste est émietté. Et ainsi on peut parfois juger, par ces matériaux préservés, de la structure de l'obus ou de l'édifice disparu. De même, les débris d'une molécule disloquée par un microbe conservent parfois quelque trace de leur arrangement primitif, de la stéréochimie de la molécule initiale. Mais il peut arriver aussi que l'ébranlement ait tout faussé et tordu, de sorte qu'il ne faudrait pas croire que l'on puisse, avec les débris, reconstruire l'édifice démoli. Plus les débris sont menus, plus ils deviennent amorphes, et l'acide carbonique, l'acide acétique ou même l'acide lactique, ne sont que de la poussière indistincte : c'est pour cela qu'on les retrouve partout.

Il ne faut donc plus considérer aujourd'hui la levure et les ferments acétique et lactique que comme des chefs de file possédant, à un plus haut degré qu'aucune des autres espèces microbiennes, les qualités qui ont attiré l'attention sur eux. Ils ont perdu leur place à part et leur superbe isolement. D'abord il y a de nombreuses tribus, de nombreuses races de levures, peu distinctes, comme nous l'avons vu dans le tome III. Il y a de même de nombreuses tribus, tout aussi confuses, je me trompe, encore plus confuses, de ferments acétiques ou lactiques, et les hauts sommets qu'on avait attribués à ces chefs de chœur sont devenus des plateaux extrêmement habités par des tribus voisines, à la fois fixes et vagabondes. D'un autre côté, de chacun de ces plateaux, les tribus qui en habitaient les bords ont dévalé le long des pentes, et sont allées fraterniser avec les tribus venues des pentes voisines, de sorte que chacune d'elles possède un centre de rattachement où elle est chez elle, et une aire de dispersion où le terrain est indivis.

On n'y trouve donc pas cette fixité et cette paix qu'avaient rêvé les savants qui ont fait l'étude de ce continent nouveau. Ce monde est mouvant et se montre rebelle à l'établissement des cartes et des classifications. Au lieu de le regretter, il faut se féliciter de ce qu'il nous en avertit de suite, en se rappelant que si, sur d'autres points de la science, l'établissement d'une classification a été un progrès, l'oubli et le dédain de cette classification en ont toujours été un autre.

Septembre 1901.

# TRAITÉ DE MICROBIOLOGIE

## CHAPITRE PREMIER

### GÉNÉRALITÉS

**1. Produits de destruction et produits de construction dans une fermentation.** — Je passe en revue, dans ce livre, les fermentations autres que la fermentation alcoolique, ou, pour parler plus exactement, les transformations diverses que subissent les matières ternaires sous l'influence des ferments autres que la levure de bière. Le mot fermentation, dans le sens dans lequel on l'emploie d'ordinaire, ne réveille dans l'esprit que l'idée de dédoublement. On oublie le plus souvent, quand on parle de la fermentation alcoolique, qu'à côté de la dislocation du sucre, il y a, de la part de la levure, production de matériaux plus compliqués que le sucre : un phénomène de construction apparaît corrélatif d'un phénomène de destruction. Dans les transformations que nous allons étudier, il n'arrivera pas toujours que les produits de dédoublement de la matière ternaire seront les plus importants. Ce seront parfois les produits de synthèse qui auront ce caractère, et il importe d'embrasser les uns et les autres dans la même conception.

Nous pouvons même tout de suite tirer, de ce que nous avons appris au sujet de la fermentation alcoolique, des notions qui ont un caractère général. Dans la vie anaérobie, nous l'avons vu, la levure se multiplie peu, et le rendement en alcool ou autres produits de dédoublement est maximum. Il en est de même avec les microbes. C'est dans la vie anaérobie que la multiplication est la plus faible et que, par conséquent, le rendement de la fermentation est le plus fort. Quand le microbe peut mener une vie aérobie, ou est même exclusivement aérobie, il se multiplie beaucoup, et alors, si, parmi les produits de synthèse qu'il fournit, il y en a d'utilisables, c'est dans ces conditions qu'il en donnera le plus. Par contre, comme il prend pour lui, pour sa reproduction, une part plus grande de la substance qui lui sert d'aliment hydrocarboné, les produits de dislocation de cette substance seront réduits au chiffre minimum.

Nous venons d'examiner les deux cas extrêmes. Il est clair qu'ils se superposent en proportions variables dans toute vie microbienne et que, dans toute fermentation, il y a à la fois synthèse et analyse, la synthèse se faisant quelquefois non pas directement aux dépens de la substance qui fermente, mais aux dépens des produits de la dislocation. Le mécanisme intérieur de cet ensemble nous échappe encore. Mais il n'est pas douteux qu'il ne soit établi sur cette formule générale.

Il est bien entendu que le mode de fonctionnement de ce mécanisme restera d'ordinaire sous-entendu et réservé dans tout ce que nous en dirons. L'étude de ces fermentations a toujours porté, jusqu'ici, de préférence, sur leurs produits ultimes et définitifs. On n'a pendant longtemps ajouté aucune importance aux termes de passage, à ceux qui apparaissent à un moment dans le vase de fermentation, et en disparaissent ensuite. Ce n'est que peu à peu qu'on a compris qu'ils étaient des témoins du mode de fonctionnement de la cellule ferment, et fournissaient des notions sur son action protoplasmique. Qu'ils soient des produits d'analyse ou de synthèse, que leur poids moléculaire soit moins ou plus grand que celui de la matière alimentaire fournie au ferment, ils sont intéressants en leur qualité d'éléments de transition, plus intéressants à coup sûr que les produits définitifs, qui ont été à peu près seuls jusqu'ici à attirer l'attention des chimistes.

**2. Fermentations anaérobies.** — Prise à ce point de vue, l'étude des fermentations se complique, et doit être abordée avec prudence. Il est évident *a priori* qu'elle doit commencer par l'étude des ferments anaérobies, et cela pour plusieurs raisons. D'abord, là, les phénomènes de synthèse et de construction sont réduits au minimum et sont parfois négligeables, non pas au point de vue théorique, mais au point de vue pondéral. Presque tous les produits de la fermentation sont des produits de destruction et, par conséquent, ont un poids moléculaire plus simple que la substance dont ils proviennent.

Etant plus simples, ils sont nécessairement moins nombreux. Le nombre des groupements qu'on peut théoriquement et pratiquement réaliser, en partant d'un certain nombre de molécules de carbone, n'est pas proportionnel au nombre de ces molécules, mais va en augmentant beaucoup plus rapidement que lui. C'est ainsi que, pour prendre l'exemple le plus simple, il y a seulement deux sucres contenant 3 atomes de carbone, tandis qu'il y en a quatre à 4 atomes, seize à 6 atomes, et 1.024 à 12 atomes de carbone. Si on connaissait ces 1.024 sucres, et si on pouvait les faire fermenter sous l'influence de 1.024 ferments différents, si faible que soit la dislocation, elle aboutirait sûrement à des groupements qui se retrouveraient les mêmes pour tous les sucres. Il en est de même dans tous les cas, et l'expérience est d'accord avec la théorie pour montrer que le nombre des produits de dislocation des substances les plus variées est très restreint. Ce sont d'abord, ainsi qu'on pouvait s'y attendre, l'eau, l'acide carbonique, l'ammoniaque ou l'azote, parmi les plus simples ; puis, en remontant l'échelle organique, les premiers termes dans la série des aldéhydes, des alcools, des acides gras, l'urée ou quelques acides amidés très simples.

Ces produits presque univoques de fermentations très variées doivent évidemment cette ubiquité à ce qu'ils sont très stables dans les conditions où ils se forment. Ce sont des édifices moléculaires, préformés ou non dans la molécule initiale, et qui restent ou deviennent stables pendant sa dislocation. Cette stabilité a rendu leur étude facile, et a attiré l'attention sur eux. Peut-être en est-il résulté une insouciance fâcheuse au sujet des autres produits, moins stables, qui par là sont entraînés plus facilement dans le mouvement vital. Mais cette stabilité des produits ultimes a, d'un autre côté, l'avantage de rendre facile leur dosage, et de permettre d'établir des *équations de fermentation* qui précisent les phénomènes.

Enfin, l'établissement de ces équations est encore facilité, dans le cas des fermentations anaérobies, en ce que l'oxygène extérieur n'y prend aucune part. Dans son vase clos, et à l'abri de l'air, la substance qui fermente subit une dislocation *intérieure*, et les nouveaux groupements qu'elle fournit sont tous formés de ses propres éléments, avec adjonction, dans quelques cas, des éléments de l'eau. Il y a bien une petite perte, provenant des éléments de la matière fermentescible qui sont immobilisés pour former la matière et le corps des microbes ; mais comme ceux-ci se multiplient peu, la perte est faible, et d'ordinaire négligeable. Si on en fait abstraction, on se trouve donc en présence d'un phénomène chimique pur, dont on peut écrire l'équation avec rigueur, à la condition de connaître bien exactement la quantité et la composition de la substance qui fermente, la quantité et la composition des produits de fermentation.

**3. Diastases de la fermentation.** — Il y a plus. On est autorisé, *a priori*, dans ces cas, à envisager le phénomène comme analogue à celui que nous savons se produire dans la fermentation alcoolique. La levure, dans son procès de vie anaérobie, sécrète une diastase capable d'agir en dehors d'elle, et de scinder exactement une molécule de sucre en deux molécules d'alcool et deux d'acide carbonique. De même nous pouvons admettre que dans les fermentations anaérobies que nous allons étudier, il y a deux choses : une cellule vivante, accomplissant comme elle l'entend son travail de nutrition, que nous laissons de côté parce qu'elle consomme très peu, et sécrétant pourtant une diastase qui, à côté d'elle ou en elle, mais indépendamment d'elle, préside à un phénomène chimique qu'on peut théoriquement et quelquefois pratiquement distinguer et séparer du phénomène plus complexe de la vie cellulaire, et étudier à part, comme un phénomène quelconque de la chimie des métaux.

Le seul inconvénient de cette conception, inconvénient qui, du reste, est probablement temporaire, est de présupposer l'existence d'une diastase particulière pour chacun des produits d'une fermentation, de plusieurs diastases, par conséquent dans des fermentations qui aboutissent à la formation de plusieurs corps différents. Il n'est pas douteux que cela ne soit vrai pour quelques-uns. Mais il n'est pas probable que cela soit vrai pour tous, et dans tous les cas. Nous accepterons pourtant cette hypothèse dans tout ce qui va suivre, et cela pour deux raisons. En premier lieu, tant que nous ne visons que la présence du produit de la fermentation, et non ses origines et son mode de formation, il est indifférent que nous le considérions ou non comme un produit diastasique. Les conditions chimiques et thermiques de sa production restent les mêmes. En second lieu, cette hypothèse est très avantageuse au point de vue pédagogique, et ceci demande quelques explications.

On a cru pendant longtemps que toutes les fermentations se résumaient en un dédoublement simple comme celui de la fermentation alcoolique. Plus on les étudie, plus on voit au contraire la complexité du mécanisme qui les produit. Plusieurs dislocations différentes s'y superposent à chaque instant en proportions variables, et si chacune d'elles reste simple, c'est le mélange qui est compliqué. Il y a donc intérêt à les envisager à part, comme autant de fonctions chimiques qui s'exercent simultanément ; ainsi séparées, elles prennent corps si on les envisage comme autant d'actions diastasiques en jeu permanent.

Dans cette conception, l'alcool, l'acide acétique, l'acide butyrique, etc., résultent chacun d'une action particulière, toujours la même pour chacun d'eux, qu'on peut distinguer et parfois isoler de celle du microbe, et qui a ses lois particulières. Lors donc que chez un autre microbe, nous verrons reparaître les mêmes corps, leurs lois d'action reparaîtront avec eux. Comme ces produits de la fermentation sont, ainsi que nous l'avons vu, peu nombreux, nous voyons que, dans notre conception, les histoires physiologiques si variées des divers microbes se composent d'éléments fort simples, toujours les mêmes, mélangés en proportions variables, et il y a là une évidente simplification.

L'étude de chacune de ces actions individuelles est maintenant à faire. Nous en connaissons une assez bien, c'est celle qui nous donne l'alcool ordinaire. La levure de bière mérite la première place dans une étude sur la fermentation, non seulement parce qu'elle est le microbe le plus important au point de vue industriel, mais parce que la dislocation à laquelle elle préside est la plus simple. Peut-être même que la levure doit son importance industrielle à ce qu'elle fournit une dislocation simple, franche, et toujours la même, sauf de très petites variations. En tout cas, au point de vue théorique, elle nous a donné des notions précieuses au sujet de la transformation diastasique que nous caractérisons par l'équation chimique :

$$C^6H^{12}O^6 = 2C^2H^6O + 2CO^2$$

L'étude des autres microbes, que nous allons commencer, nous fera de même connaître quelques autres modes de dislocation. Mais il importe, d'abord, de bien les caractériser au point de vue chimique. Nous allons retrouver ici quelques-unes des notions que j'ai effleurées dans le chapitre XIII du tome Ier de cet ouvrage. Je vais les développer davantage.

**4. Formule chimique de la production de l'alcool ordinaire.** — Restons d'abord dans le domaine des fermentations anaérobies, et prenons pour exemple l'équation que nous venons d'écrire, de l'action de la zymase alcoolique. Elle représente assez exactement, comme nous l'avons vu, au point de vue pondéral, la dislocation d'une molécule de sucre. Mais est-elle la seule qui puisse représenter la production d'alcool aux dépens du sucre?

Dans ce milieu anaérobie où le sucre fermente, l'oxygène de l'air ne peut pas pénétrer. De plus nous savons que, en prenant des précautions au point de vue de la pureté de la semence ou en forçant la dose de levure, nous pouvons faire fermenter du sucre pur. Tout le carbone des produits fournis vient donc du sucre. Mais il y a un élément présent dans le flacon, qui peut intervenir à la rigueur, et dont nous ne tenons pas compte, c'est l'eau. N'y a-t-il pas une autre équation, dans laquelle on ferait intervenir l'eau, qui pourrait aussi représenter le dédoublement alcoolique du sucre.

Pour le savoir, il s'agit de résoudre l'équation générale suivante :

$$(1) \qquad xC^6H^{12}O^6 + yH^2O = aC^2H^6O + bCO^2$$

où il y a trois inconnues $\frac{y}{x}$, $\frac{a}{x}$, $\frac{b}{x}$, à savoir les nombres de molécules d'eau, d'alcool, d'acide carbonique correspondant à la dislocation d'une molécule de sucre. Il y a aussi trois équations de condition pour trouver ces inconnues. Il faut en effet que tout le carbone du premier membre se retrouve dans le second, ce qui donne :

$$6x = 2a + b$$

on a de même pour l'hydrogène :

$$12x + 2y = 6a$$

et pour l'oxygène :

$$6x + y = a + 2b$$

Lorsqu'on résout ces équations, on trouve $y = o$, ce qui démontre que l'eau n'a aucun rôle à jouer dans la réaction. Elle n'intervient pas pour s'allier au sucre et prendre part avec lui à un procès de dislocation. Elle n'intervient pas davantage comme produit de réaction, car si nous avions écrit l'équation de plus haut sous la forme qui convient à cette hypothèse, à savoir :

$$(2) \qquad xC^6H^{12}O^6 = aC^2H^6O + bCO^2 + yH^2O$$

nous aurions de même trouvé $y = o$, ainsi qu'il est facile de le voir en remarquant que l'équation (2) est la même que (1) dans laquelle on a fait passer $y$ au second membre en l'affectant du signe —, ce qui est indifférent, puisque $y = o$ dans cette première équation.

Ainsi l'eau ne peut prendre part à une dislocation ne produisant que de l'alcool et de l'acide carbonique. De plus, si $y = o$, on trouve $a = b$, ce qui nous ramène à l'équation connue où $a = 2$, et $b = 2$.

Mais on peut se demander s'il ne pourrait pas y avoir une équation de la fermentation alcoolique comportant un dégagement d'hydrogène. C'est le seul corps gazeux qui ait pu, à la rigueur, échapper à la recherche, parmi ceux qui peuvent se former aux dépens des éléments en présence, et si on n'en a pas encore trouvé dans les produits de la fermentation alcoolique, cela peut tenir à ce qu'il est utilisé au fur et à mesure de sa production par la levure, ou pour la formation d'un produit secondaire. Et puis, si la levure ne donne pas d'hydrogène, ce n'est pas une raison pour qu'il ne s'en forme pas avec d'autres microbes concurremment avec l'alcool. Pour le savoir essayons de résoudre l'équation :

$$xC^6H^{12}O^6 = aC^2H^6O + bCO^2 + yH$$

nous trouvons encore $y = o$. Ainsi il n'y a pas d'autre formule possible de dislocation alcoolique du sucre que la formule classique de la fermentation par la levure de bière :

$$C^6H^{12}O^6 = 2C^2H^6O + 2CO^2$$

et toutes les fois que nous trouverons, avec un microbe quelconque, de l'alcool provenant d'un sucre $C^6H^{12}O^6$, nous pourrons assurer que l'équation précédente est intervenue, et que l'eau n'a pris aucune part à la réaction.

**5. Formules chimiques de la production des autres alcools.** — A ce point de vue, l'alcool éthylique est privilégié, car avec les autres alcools il peut y avoir doute, et leur production peut résulter, soit d'un procès dans lequel de l'eau intervient, soit d'un procès dans lequel il se dégage de l'hydrogène. Au lieu d'établir des formules particulières pour chacun des alcools, prenons leur formule générale $C^nH^{2n+2}O$, et cherchons à résoudre l'équation, générale aussi,

$$xC^6H^{12}O^6 + yH^2O = aC^nH^{2n+2}O + bCO^2$$

nous trouvons, en employant les mêmes méthodes que plus haut :

$$x = n$$
$$y = -(2n - 2)$$
$$a = 4$$
$$b = 2n$$

ce qui nous conduit à la relation .

$$nC^6H^{12}O^6 = 4C^nH^{2n+2}O + 2nCO^2 + 2(n - 2)H^2O$$

On voit que, conformément à notre conclusion de tout à l'heure, le facteur de $H^2O$ disparaît quand $n = 2$, c'est-à-dire dans le cas de l'alcool ordinaire. Pour $n = 1$, c'est-à-dire pour l'alcool méthylique, le facteur $n - 2$ est négatif, l'eau repasse au premier membre, c'est-à-dire qu'elle est un des facteurs du dédoublement et non un de ses produits :

$$C^6H^{12}O^6 + 2H^2O = 4CH^4O + 2CO^2$$

Pour les autres alcools supérieurs à l'alcool éthylique, l'eau est, au contraire, un produit de la dislocation du sucre.

Mais il n'arrivera pas toujours que lorsque nous rencontrerons un de ces alcools, il soit dû à la réaction écrite plus haut. Il y en a en effet une autre qui est possible, c'est celle qui correspond à un dégagement d'hydrogène, souvent observé avec les microbes ferments du sucre. C'est la suivante, qu'on trouve facilement en suivant la même marche que ci-dessus :

$$(2n - 1)C^6H^{12}O^6 = 6C^nH^{2n+2}O + 6(n - 1)CO^2 + 12(n - 2)H.$$

Ici encore le facteur du terme hydrogène disparaît dans le cas de l'alcool éthylique, passe au premier membre dans le cas de l'alcool méthylique, et reste au second pour tous les alcools à partir de l'alcool propylique.

Il en résulte que lorsque nous trouverons un alcool supérieur dans un liquide de fermentation, nous devrons hésiter entre deux formules de réaction. Il est clair qu'elles peuvent se superposer toutes les deux dans une même réaction, mais qu'il n'y en a pas d'autre de possible avec les éléments sucre et eau enfermés dans le flacon de fermentation à l'abri de l'air.

**6. Formules chimiques de la production des acides gras.** — Nous allons retrouver des faits analogues en étudiant les formules chimiques de production des acides gras. Ici, après ce que nous venons de voir tout à l'heure, nous pouvons généraliser de suite. Voici les deux formules possibles de dislocation :

1° Avec absorption ou production d'eau :

$$(3n - 2)C^6H^{12}O^6 = 12C^nH^{2n}O^2 + 6(n - 2)CO^2 + 6(n - 2)H^2O$$

On voit encore que cette formule générale se simplifie dans la série alcoolique, où elle se réduit à la formule :

$$C^6H^{12}O^6 = 3C^2H^4O^2$$

Pour l'acide formique, l'acide carbonique et l'eau interviennent comme facteurs de la réaction. Pour l'acide propionique et ses supérieurs homologues, il se produit au contraire de l'eau et de l'acide carbonique ;

2° Avec absorption ou production d'hydrogène :

$$(n - 1)C^6H^{12}O^6 = 3C^nH^{2n}O^2 + 3(n - 2)CO^2 + 6(n - 2)H$$

Ici encore les deux derniers termes disparaissent pour $n = 2$. Pour $n = 1$, le premier terme de l'équation disparaît, et on a :

$$3CO^2 + 6H = 3CH^2O^2$$

ce qui revient à dire qu'aucune formule ne peut faire dériver l'acide formique de la fermentation du sucre. Mais l'acide formique peut résulter de l'union d'une partie de l'acide carbonique et de l'hydrogène dégagés par ailleurs. Enfin ces deux gaz reparaissent comme produits de dislocation, et restent au second membre de l'équation précédente, à partir de $n = 3$, c'est-à-dire de l'acide propionique.

On pourrait établir des formules générales analogues pour les autres séries homologues de la chimie, par exemple pour les acides bibasiques, fréquemment représentés dans les produits de fermentation des sucres. On pourrait aussi établir des formules générales pour d'autres corps fermentescibles que les sucres. Ce que nous avons dit jusqu'ici suffit pour que nous puissions tirer quelques conclusions générales.

**7. Choix à faire entre les formules possibles.** — La production d'un alcool supérieur ou d'un acide gras aux dépens du sucre peut se faire au moins, comme nous venons de le voir, d'après deux formules différentes, entre lesquelles il s'agira de choisir. C'est évidemment l'expérience seule qui peut assurer ce choix. La question qui se pose ici est de savoir jusqu'où il faudra pousser la vérification de la formule.

Jusqu'ici, les savants se sont montrés assez indifférents sur ce point. On se contentait, en général, de constater la présence d'un seul corps, plus ou moins caractéristique, sans même le doser, et on en concluait au caractère de la fermentation. C'est ainsi, par exemple, que lorsqu'on constatait, même simplement à l'odorat, la présence de l'acide butyrique, on en concluait à une fermentation butyrique ordinaire, qu'instinctivement et parfois formellement on traduisait par la formule classique :

$$(1) \qquad C^6H^{12}O^6 = C^4H^8O^2 + 2CO^2 + 4H$$

qu'on peut déduire naturellement, en faisant $n = 4$, des formules générales ci-dessus.

Ces mêmes formules montrent qu'il y a une autre équation possible, celle qui correspond à la formation d'eau et qui est :

$$(2) \qquad 5C^6H^{12}O^6 = 6C^4H^8O^2 + 6CO^2 + 6H^2O$$

On n'a évidemment pas le droit de rejeter cette formule *a priori*.

Nous voilà conduits à nous demander en quoi ces deux formules diffèrent. Cela est facile à voir. En multipliant tous les termes de la première par 6, et en retranchant l'une de l'autre, on a :

$$C^6H^{12}O^6 = 6CO^2 + 24H - 6H^2O$$

ou :

$$(3) \qquad C^6H^{12}O^6 + 6H^2O = 6CO^2 + 24H$$

équation qui correspond à la décomposition de 6 molécules d'eau, et qui montre que la première de ces équations correspond à une dislocation plus avancée que la seconde, car on peut dire que, dans la première, sur 6 molécules de sucre, il y en a 5 qui sont restées au stade voulu par la seconde, en fournissant l'eau nécessaire pour que la $6^e$ molécule de sucre subisse la gazéification complète voulue par la dernière formule. La formule (1) correspond donc à une décomposition plus avancée que la formule (2).

Il est important de faire remarquer ici que si le calcul que nous venons de faire est affirmatif au point de vue de la conclusion générale que nous en avons tirée, il ne saurait l'être autant au sujet du corps auquel s'applique la gazéification totale que nous venons de voir dissimulée dans la formule n° 1. En conduisant autrement ce calcul, on peut, ainsi qu'il est facile de le comprendre, faire porter cette gazéification sur l'acide butyrique suivant la formule :

$$C^4H^8O^2 + 6H^2O = 4CO^2 + 20H$$

et alors ce serait une partie de l'acide butyrique qui se transformerait en ses éléments gazeux à l'aide de l'eau produite d'après l'équation (2). Le calcul, qui ne vise que le résultat, ne saurait évidemment nous renseigner sur la question de mécanisme. Mais dans l'une comme dans l'autre interprétation, il y a, comme on voit, dislocation de molécules d'eau.

En somme, les deux réactions sont tellement voisines qu'elles sont mêlées et aussi possibles l'une que l'autre. On peut même remarquer que celle où il ne se forme que de l'acide carbonique, et où il n'y a pas dislocation de molécules d'eau, dégage plus de chaleur que l'autre par molécule de sucre décomposé, de sorte que si la valeur thermo-chimique d'une réaction était un argument en faveur de sa facilité, la formule (2) serait plus souvent réalisée que la formule (1), qui est considérée comme la formule classique. Sans entrer dans l'examen de cette question, concluons que les deux formules sont réalisables toutes les deux, et même pourront se mélanger en proportions quelconques.

**8. Etude quantitative des produits de la réaction.** — L'expérience peut toujours permettre de savoir ce qui se passe en réalité, à une condition qui, il est vrai, n'a pas souvent été réalisée jusqu'ici : c'est qu'on connaisse quantitativement tous les produits de la réaction, et qu'on ne se contente pas de reconnaître ou de doser l'un d'eux, comme nous le disions tout à l'heure.

Le dosage exact d'un seul des produits ne peut suffire que quand il y en a deux, parce que l'équation de transformation donne l'autre. Ainsi, dans la dislocation théorique du sucre en alcool et en acide carbonique, quand on connaît la quantité de sucre disparu, et la quantité d'alcool produit, on peut se dispenser de doser l'acide carbonique, parce qu'ici, il n'y a, comme nous l'avons vu plus haut, qu'une équation possible. Mais le dosage de l'acide butyrique ne serait pas suffisant dans l'étude d'une fermentation butyrique, alors même qu'il n'y aurait qu'une seule formule de dislocation possible, par exemple la formule (1). Quand on en a distrait l'acide butyrique, il reste un résidu ayant pour formule brute $CH^2O^2$, et qui n'est pas nécessairement un mélange d'acide carbonique et d'hydrogène. Il faut doser au moins un de ces gaz, et voir si sa proportion est celle que commande la formule. S'il en est ainsi, il est évidemment inutile de pousser la vérification plus loin. Mais comme il y a une autre formule possible, où il n'y a pas de dégagement d'hydrogène, il faut voir si elle n'est pas intervenue pour tout modifier, et, dès lors, le dosage de tous les corps dosables s'impose. Il n'y a heureusement qu'un seul des produits de l'ensemble des réactions qui soit impossible à doser, c'est l'eau. Mais on la dose par différence, comme tout à l'heure l'acide carbonique dans le cas de la fermentation alcoolique.

**9. Synthèse de l'action totale.** — En résumé, si complexe que soit l'action d'un microbe, c'est-à-dire si variés que soient les produits auxquels il donne naissance, on pourra toujours, en envisageant chacun de ces produits comme résultant d'une action spéciale, qu'on pourra considérer comme diastasique pour donner de l'unité, écrire, en partant des équations générales fournies plus haut, l'équation particulière de formation de ce corps, et calculer la quantité du corps fermentescible qui lui a donné naissance. L'équation générale de la fermentation s'obtiendra donc en écrivant les unes au-dessous des autres ces équations particulières, chacune dans la proportion dans laquelle elle entre dans le résultat total, et en faisant la somme. Nous avons, dans le volume précédent, donné, à propos de la fermentation alcoolique (**204**) un exemple de cette reconstitution.

Inversement, étant donnée une fermentation dont on connaît qualitativement et quantitativement tous les produits, en même temps que la quantité totale de matière fermentescible disparue, on peut établir une équation empirique qui représentera la superposition des équations correspondantes à la formation de chacun des produits. Cette équation, si elle est exacte, pourra dès lors être en quelque sorte démantelée, en en faisant sortir successivement les équations particulières dont elle se compose : de sorte que si, par exemple, nous avons trouvé dans le liquide $m$ molécules d'alcool, $n$ molécules d'acide acétique et $p$ molécules d'acide butyrique, et si nous représentons abréviativement par $\alpha$, $\beta$, $\gamma$, les formules de la transformation du sucre en alcool, en acide acétique et en acide butyrique, la formule de l'action totale sera :

$$m\alpha + n\beta + p\gamma$$

et on pourra hypothétiquement, il est vrai, mais avantageusement au point de vue de l'intelligence synthétique du phénomène, se représenter le microbe correspondant comme sécrétant trois diastases, alcoolique, acétique et butyrique, fonctionnant ensemble avec des activités proportionnelles à *m*, *n*, *p*.

J'ai déjà donné, dans le tome I de cet ouvrage (225), des exemples de cette décortication d'une formule complexe, et nous en trouverons d'autres dans le courant de notre exposé, qui s'en trouvera beaucoup simplifié et abrégé.

Pour le simplifier et l'abréger encore, nous allons écrire ci-dessous, une fois pour toutes, les réactions les plus souvent réalisées pour les sucres ou en général les hydrates de carbone qui ont été les plus étudiés. Ces réactions se rapportent à la série des alcools et des acides gras.

*Série des alcools*

1° Formation d'hydrogène :

Alcool ordinaire, $3C^6H^{12}O^6 = 6C^2H^6O + 6CO^2$

» propylique, $5C^6H^{12}O^6 = 6C^3H^8O + 12CO^2 + 12H$

» butylique, $7C^6H^{12}O^6 = 6C^4H^{10}O + 18CO^2 + 24H$

» amylique, $9C^6H^{12}O^6 = 6C^5H^{12}O + 24CO^2 + 36H$

2° Formation d'eau :

Alcool ordinaire, $2C^6H^{12}O^6 = 4C^2H^6O + 4CO^2$

» propylique, $3C^6H^{12}O^6 = 4C^3H^8O + 6CO^2 + 2H^2O$

» butylique, $4C^6H^{12}O^6 = 4C^4H^{10}O + 8CO^2 + 4H^2O$

» amylique, $5C^6H^{12}O^6 = 4C^5H^{12}O + 10CO^2 + 6H^2O$

*Série des acides gras*

1° Formation d'hydrogène :

Acide acétique, $C^6H^{12}O^6 = 3C^2H^4O^2$

» propionique, $2C^6H^{12}O^6 = 3C^3H^6O^2 + 3CO^2 + 6H$

» butyrique, $3C^6H^{12}O^6 = 3C^4H^8O^2 + 6CO^2 + 12H$

» valérianique, $4C^6H^{12}O^6 = 3C^5H^{10}O^2 + 9CO^2 + 18H$

2° Formation d'eau :

| | | |
|---|---|---|
| Acide | acétique, | $4C^6H^{12}O^6 = 12C^2H^4O^2$ |
| » | propionique, | $7C^6H^{12}O^6 = 12C^3H^6O^2 + 6CO^2 + 6H^2O$ |
| » | butyrique, | $10C^6H^{12}O^6 = 12C^4H^8O^2 + 12CO^2 + 18H^2O$ |
| » | valérianique, | $13C^6H^{12}O^6 = 12C^5H^{10}O^2 + 18CO^2 + 18H^2O$ |

Nous nous sommes bornés aux corps qui se rencontrent le plus fréquemment dans les produits de fermentation des sucres. Pour les autres, nous écrirons en leur temps leurs équations spéciales. Comme les corps compris dans les séries précédentes se rencontrent souvent, nous pouvons introduire dans notre exposé une simplification nouvelle en disant comment on peut les doser. Cela nous dispensera d'entrer, à propos de chacune des fermentations que nous rencontrerons, dans l'étude de l'examen des produits, à moins de raisons spéciales. Ce sera l'objet du prochain chapitre.

# CHAPITRE II

## MÉTHODES DE DOSAGE

Comme ce livre n'est pas un traité de chimie analytique, nous n'avons à nous occuper que du dosage des matériaux que nous sommes exposés à rencontrer le plus fréquemment dans les fermentations des matières ternaires. Ces matériaux sont encore assez nombreux et assez complexes pour que nous soyons obligés de mettre de la méthode dans leur étude. Nous commencerons par les sucres divers auxquels peut donner naissance l'action des ferments, ou de leurs diastases, sur les amidons ou les celluloses. Puis viendront les alcools divers formés dans les fermentations. Les procédés de dosage des divers acides gras ont été étudiés dans le volume consacré à la fermentation alcoolique. Il en est de même pour la glycérine et l'acide succinique. Nous n'avons alors à nous préoccuper que des acides fixes, comme l'acide citrique et d'autres acides plus rarement observés dans les milieux où ont vécu les ferments.

**10. Dosage des sucres.** — Ce dosage est sujet à des incertitudes dont on comprendra l'origine lorsqu'on se souviendra qu'il repose presque uniquement sur des mesures de pouvoir rotatoire et de réduction par la liqueur de Fehling. Or, tous les savants ne sont pas d'accord sur la valeur du pouvoir rotatoire des divers sucres. Quant à ce que nous avons défini dans le tome II (**270**), sous le nom de pouvoir réducteur, il y a aussi de nombreuses incertitudes à ce sujet. Ainsi nous avons dit que le pouvoir réducteur du maltose était 62, c'est-à-dire qu'il fallait seulement 63 milligrammes de maltose pour réduire autant de liqueur de Fehling que 100 milligrammes de dextrose. Mais pour d'autres savants qui n'acceptent pas sur ce point les conclusions de Brown et Héron, ce pouvoir réducteur R est de 66. Même incertitude pour le lactose. Si on ajoute à cela que le mode opératoire intervient lui-même, que la concentration du sucre joue aussi un rôle, on voit qu'il y aura un flottement dans les nombres obtenus, et on s'explique que des chimistes travaillant également bien, et opérant sur le même mélange de sucres, aient pu lui assigner des compositions différentes. On a réussi, par une convention, à éviter les dissentiments qui provenaient des différences entre les pouvoirs rotatoires et les pouvoirs réducteurs adoptés par divers savants. On a aussi cherché à unifier les méthodes, et voici celles qui, en ce moment, semblent le plus généralement adoptées.

**11. Pouvoirs rotatoires.** — Les sucres qu'on rencontre dans les liqueurs fermentées ont besoin d'une défécation qui rende leur solution transparente. On les traite d'ordinaire pour cela par le sous-acétate de plomb qui a plusieurs inconvénients : il change le volume du liquide et oblige à une correction ; il est alcalin et la rotation de la liqueur qu'il a servi à déféquer n'est pas constante : le sucre semble en disparaître graduellement. Enfin, on en met d'ordinaire trop, et il reste en solution un peu d'acétate de plomb qui prend un peu de l'acide chlorhydrique qu'on ajoute ensuite pour l'interversion, et le remplace par l'acide acétique dont l'effet sur le sucre n'est pas le même. Il vaut mieux, comme l'a montré M. Lindet, remplacer le sous-acétate de plomb par du sulfate de bioxyde de mercure, qu'on ajoute en poudre, qui se dissocie en acide sulfurique et en sous-sulfate, lequel est le corps déféquant. Le pouvoir rotatoire et le pouvoir réducteur du liquide déféqué restent fixes. Malheureusement, il y a des liquides que le réactif ne réussit pas à décolorer et à rendre limpides.

C'est sur le liquide déféqué qu'on fait la détermination du pouvoir rotatoire, ce qui fournit une première donnée sur la nature du sucre ou des sucres présents. Pour en avoir une seconde, on fait une interversion. Cette hydrolysation se fait en général au moyen des acides, et les acides agissent inégalement, de même que les sucres se prêtent inégalement bien à leur action. Suivant qu'on fait varier la température, la nature de l'acide, sa dose, le temps de l'opération, on peut atteindre tous les sucres ou bien seulement quelques-uns d'entre eux. Il y a donc à tenir compte du procédé opératoire. Deux sont surtout en honneur et peuvent être employés à des opérations de mesure, c'est l'inversion Clerget et l'inversion Lindet.

L'inversion Clerget consiste à chauffer 40 cc. de liquide sucré, mélangé à 4 cc. d'acide chlorhydrique fumant, au bain-marie, dans une fiole jaugée, munie d'un thermomètre, en élevant peu à peu la température du bain de façon que le thermomètre de la fiole monte en 10 ou 12 minutes de la température ambiante à celle de 67-68°. On laisse refroidir la fiole jusqu'à 40° environ : on la refroidit ensuite artificiellement. On sature l'acide par la soude et on ramène au trait de jauge. Cette inversion, ainsi pratiquée, ne touche ni au lactose, ni au maltose, ni à la dextrine Elle laisse intacts le dextrose, le lévulose, le galactose, elle transforme le saccharose en dextrose et lévulose, le raffinose en dextrose, lévulose et galactose, elle permet donc une inversion partielle dans les mélanges de saccharose et de dextrose, comme les laits concentrés, ou dans les mouts de saccharification contenant dextrose, dextrine et maltose.

L'inversion Lindet consiste à ajouter, à 40 cc. du liquide sucré, 3 cc. d'acide chlorhydrique et à chauffer le tout pendant 5 minutes au bain-marie bouillant. Elle hydrolyse le maltose, qui est assez résistant. On peut, comme l'a montré M. Grimbert, réduire le temps de l'ébullition en portant le matras à 120° au moyen d'un autoclave.

Le tableau suivant donne les pouvoirs rotatoires droits et gauches (*d* et *g*), des divers sucres avant et après interversion, pour la raie D. Ce sont les chiffres conventionnels dont nous avons parlé plus haut.

| | $\alpha_D$ avant | | $\alpha_D$ après | |
|---|---|---|---|---|
| Saccharose.... | 66,5 | *d* | 21,0 | *g* |
| Raffinose..... | 104,0 | *d* | 53,0 | *d* |
| Dextrose...... | 52,5 | *d* | 52,5 | *d* |
| Lévulose...... | 101,0 | *g* | 101,0 | *g* |
| Lactose....... | 52,5 | *d* | 66 | *d* |
| Galactose..... | 80,0 | *d* | 80 | *d* |
| Maltose...... | 138,5 | *d* | 52,5 | *d* |
| Dextrine...... | 195,0 | *d* | 52,5 | *d* |

**12. Pouvoirs réducteurs.** — La quantité de cuivre réduit dans une solution alcaline de cuivre n'est pas exactement proportionnelle à la quantité de sucre présent. Elle est d'autant plus faible que la même quantité de sucre agit en solution plus concentrée. En outre, elle dépend de la composition de la liqueur, de la forme et de la durée de l'opération. Tout dosage de sucre par une liqueur cuprique quelconque est donc empirique. Il faut toujours aboutir à une comparaison, et la pratique la plus usuelle est la suivante.

On titre une liqueur de Fehling avec une solution de saccharose à 1 0/0, intervertie à l'avance, en versant dans 10 cc. de la liqueur bouillante, goutte à goutte, la liqueur sucrée jusqu'à disparition de toute teinte bleue. Puis on opère dans les mêmes conditions avec la solution à étudier, en s'arrangeant pour que le volume à verser dans le second cas soit aussi voisin que possible du premier. Un essai préliminaire indique de combien il faut concentrer ou étendre la liqueur pour obtenir ce résultat.

En d'autres termes, la méthode n'est sûre que lorsque la solution sucrée à étudier et la liqueur de titrage ont à peu près la même concentration. On ne demande alors à la liqueur de Fehling aucun titrage. On ne lui demande que de se comporter de la même façon dans deux expériences consécutives, faites avec des solutions sucrées de même concentration ou à peu près ; ce qu'elle peut toujours faire. Le volume de la liqueur à étudier qui en a décoloré 10 cc. contient la même quantité de sucre que celle qui existe dans le volume versé de la liqueur d'épreuve faite avec le même sucre.

Lorsque le sucre n'est pas le même, il faut faire intervenir les pouvoirs réducteurs, dont voici les valeurs conventionnelles, avant et après interversion. Leur signification est nette. Par exemple pour le lactose, dont le pouvoir réducteur est 70, le poids du sucre contenu dans le volume lu sur la burette représente les 70/100 de la quantité du dextrose qui réduit la même quantité de liqueur de Fehling. Ces pouvoirs réducteurs sont les suivants avant et après inversion par les acides.

| | POUVOIR RÉDUCTEUR | |
|---|---|---|
| | avant inversion | après inversion |
| Saccharose.... | 0 | 96 |
| Raffinose..... | 0 | 96 |
| Dextrose...... | 100 | 100 |
| Levulose...... | 92 | 92 |
| Lactose....... | 70 | 98 |
| Galactose..... | 96 | 96 |
| Maltose....... | 66 | 100 |
| Dextrine...... | 0 | 100 |

**13. Calculs du dosage.** — Lorsqu'il y a pas mélange de sucres, on découvre assez facilement qu'elle est la qualité et la quantité du sucre présent par une polarisation et par une réduction, dont les données doivent alors coïncider. La vérification se fait vite en évaluant le poids au moyen du pouvoir réducteur, et en cherchant si la rotation calculée au moyen de ce poids coïncide bien avec l'expérience. Une seule opération suffirait si on avait à l'avance le poids du sucre dissous ou si on connaissait sa nature. Mais quand ces éléments manquent, il faut deux déterminations expérimentales pour qualifier un sucre et pour le peser. Quand il y a plusieurs sucres, le cas est plus embarrassant, et il faut un peu de dextérité ; généralement, on sait à l'avance quels sont quelques-uns au moins des sucres présents, et on peut, connaissant leurs pouvoirs rotatoires et réducteurs, faire la part des autres, et les isoler en quelque sorte par le calcul en leur attribuant les résidus laissés par la distraction des pouvoirs réducteurs et rotatoires des sucres sur lesquels on est renseigné. On peut faire en général deux mesures de rotation avant et après inversion, deux mesures de réduction avant et après inversion, et avoir ainsi quatre équations dont on peut tirer soit deux identifications et deux quantités, soit quatre quantités si les identifications sont faites d'avance. Quand il y a du maltose dans le mélange, on peut en superposant une inversion Lindet à une inversion Clerget, obtenir une 5e équation. Mais il est clair que tout cela constitue un peu une pêche en eau trouble. Je me bornerai à donner comme exemple le cas où on a un mélange d'amidon non altéré, de dextrine et de maltose.

On commence par déféquer la liqueur et la filtrer, ce qui retient l'amidon. Il ne passe qu'un mélange de dextrine et de maltose qu'on peut doser par deux procédés :

1° Sur une portion de la liqueur on dose par réduction le maltose existant. On chauffe ensuite une autre portion à 120° pendant vingt minutes avec 2 0/0 d'acide sulfurique et on dose le glucose formé. Du poids total de glucose on retranche celui qui résulte de l'interversion du maltose, et qu'on obtient en multipliant le poids de maltose trouvé par le facteur 1,0526. Le glucose restant correspond à la dextrine saccharifiée. En le multipliant par 0,9, on a le poids de dextrine contenue dans la solution ;

2° On prend la déviation de la liqueur en notant avec soin la température. On dose le maltose par réduction. On en conclut la déviation correspondant au maltose. On la retranche de la déviation totale, le reste est la rotation due à la dextrine, et il est facile d'en conclure le poids de cette substance.

Revenant ensuite à la liqueur primitive, on en saccharifie l'amidon. M. Grimbert s'est assuré qu'avec 2 0/0 d'acide sulfurique ou chlorhydrique, on peut saccharifier l'amidon en 20 minutes, en opérant dans l'autoclave à 120°. On fait un nouvel essai saccharimétrique de la liqueur ainsi traitée. On retranche tout le sucre provenant du maltose et de la dextrine. Tout le reste du sucre, multiplié par le facteur 0,9 représente l'amidon de la liqueur.

**14. Dosage des divers alcools de la série grasse.** — J'ai dit, dans le tome I de cet ouvrage (p. 152), ce que c'est que la tension superficielle, comment on la mesure par le poids des gouttes formées à l'extrémité d'un tube de dimensions déterminées, ou par le nombre de gouttes fournies par un volume donné de liquide. Dans le tome II (p. 6), j'ai décrit un compte-gouttes très simple et je l'ai fait servir au dosage de l'alcool ordinaire. C'est ce même compte-gouttes qu'on peut faire servir au dosage des autres alcools.

Ces compte-gouttes existent dans le commerce ; mais l'expérience m'a appris que les constructeurs trouvent quelques difficultés à les fabriquer. C'est qu'ils ne se rendent pas compte du mécanisme de la formation des gouttes. En se renflant à l'extrémité inférieure de l'appareil, la goutte s'entoure, par le jeu des forces capillaires, d'une membrane élastique et résistante, à la façon d'une pellicule de caoutchouc qui se tend et se brise lorsque sa tension atteint un certain niveau, dépendant de la composition du liquide. Quand cette valeur est atteinte par suite de l'augmentation graduelle du poids de la goutte qui gonfle le sac la paroi cède le long du cercle de gorge de la goutte, cercle qui présente à très peu près le même diamètre que l'orifice au-dessous duquel la goutte se forme. Cette goutte tombe, et une autre se forme, grossit et tombe à son tour quand elle a le même poids et par conséquent la même grosseur que la première. Le poids des gouttes dépend donc uniquement du diamètre de la surface d'attache de la goutte à l'appareil, et ce diamètre à son tour est déterminé pratiquement par la condition que, lorsqu'on opère à 15°, avec l'eau distillée, chaque goutte pèse exactement 50 milligrammes, ce qui donne 100 gouttes pour les 5 cc. d'eau contenus dans la pipette. Le diamètre du cercle sur lequel se forment les gouttes est approximativement de $3^{mm}15$.

Ces gouttes à leur tour ne doivent pas se suivre trop vite : il faut que le liquide qui les forme y arrive sans vitesse ; il convient de ne pas trop s'éloigner d'une seconde comme périodicité. Ceci dépend à son tour du diamètre et de la longueur du canal capillaire dont est percé l'orifice d'écoulement. C'est le frottement sur la paroi du canal qui sert de frein, et ce frottement est d'autant plus retardateur que le canal est plus long pour un même diamètre, ou plus étroit pour une même longueur. Il est facile de disposer de l'une ou de l'autre de ces dimensions pour obtenir le résultat voulu.

Ce bec doit en outre être entretenu bien propre et n'être jamais touché avec les doigts. La plus petite trace de matière grasse à sa surface s'étend en voile invisible à la surface des gouttes d'eau qu'il porte, et en diminue la tension superficielle, de sorte que le poids de la goutte est réduit et le dosage faussé. Une fois la pipette remplie par aspiration, on amène l'affleurement au trait, et on nettoie le pourtour de l'orifice d'écoulement avec un fragment de papier buvard. C'est précisément cette facilité de nettoyage de la surface sur laquelle se forment les gouttes qui m'a fait préférer la méthode du compte-gouttes, proposée par

MM. Le Berquier et Limousin, à la méthode des tubes capillaires, où c'est aussi la tension superficielle qui règle les hauteurs d'ascension des divers liquides, mais dont le nettoyage intérieur est aussi difficile que nécessaire.

Pendant l'écoulement, on installe la pipette au moyen d'un bouchon sur un flacon à large goulot, en la mettant bien verticale. Puis on compte. La numération n'est pas aussi ennuyeuse qu'on pourrait le croire : elle devient bientôt tout à fait instinctive, et n'en est que plus sûre. Voyons maintenant comment, du nombre de gouttes fourni, on va tirer la nature et la quantité d'alcool dans les 5 cc. de liquide.

**15. Principe de la méthode.** — La méthode exige d'abord que la dissolution étudiée ne contienne que de l'alcool. C'est à quoi il est facile d'arriver par distillation dans un liquide neutre, ou même alcalin, de façon à retenir les aldéhydes qui se forment fréquemment dans les procès de fermentation, et dont la présence, comme nous le verrons plus bas, viendrait fausser le dosage. Nous supposerons donc que nous avons affaire à une simple dissolution alcoolique. Nous supposerons en outre, pour commencer, qu'il n'y ait qu'un seul alcool présent. Il s'agit de savoir lequel.

Les solutions de divers alcools se ressemblent beaucoup en ce qui concerne leurs qualités physiques. Elles ont à peu près même densité, même point d'ébullition, même indice de réfraction, etc., quand elles contiennent la même proportion de divers alcools. Elles ont au contraire des tensions superficielles fort inégales, et donnent des nombres de gouttes très différents, qu'il est facile de déterminer à l'avance, en s'adressant à des alcools bien déterminés et purs. Une fois ce travail fait, et les tables qu'on trouvera plus bas dressées, le problème devient facile : chacun de ces alcools est caractérisé par sa densité et son nombre de gouttes. Le nombre de gouttes correspondant à une certaine densité donne le *nom* de l'alcool ; la densité mesurée soit à l'alcoomètre, soit de préférence par la méthode du flacon, donne la proportion centésimale en volumes. De sorte qu'une solution alcoolique inconnue étant donnée, on la passe au compte-gouttes, on cherche dans les tables celle où le nombre de gouttes trouvé correspond à la densité, et cette table donne, par une seule lecture, le nom de l'alcool et sa proportion dans le mélange.

**16. Tables.** — Cela posé, voici les tables correspondant aux divers alcools. Pour les premiers de la série, les plus solubles dans l'eau, je n'ai pas poussé plus haut que la proportion de 10 0/0 en volumes, parce que, au delà, le compte-gouttes perd de sa sensibilité, tandis qu'il est supérieur à toute autre méthode pour l'étude des solutions très étendues. On peut d'ailleurs ramener dans les limites des tables, par dilution, les liquides alcooliques plus concentrés. Pour les alcools peu solubles dans l'eau, et qui, dans les distillations de liqueurs fermentées, viennent former des gouttelettes ou des couches continues à la surface du liquide distillé, j'ai poussé jusqu'à la limite de saturation. Seulement, comme ils sont moins abondants que les autres, et qu'ils font varier beaucoup plus le nombre de gouttes, j'ai davantage détaillé la table pour eux, de façon à permettre un dosage au millième.

Les densités marquées sur le tableau sont exprimées en millièmes. Dans ces limites, elles peuvent être considérées comme identiques pour les divers alcools ramenés au même titre.

ALCOOLS MÉTHYLIQUE, ÉTHYLIQUE ET PROPYLIQUE

| Alcool 0/0 en volumes | Densités | NOMBRE DE GOUTTES | | |
|---|---|---|---|---|
| | | Alc. méthyl. | Alc. éthyl. | Alc. propyl. |
| 1 | 998 | 104 | 107 | 112 |
| 2 | 997 | 108 | 113 | 122 |
| 3 | 996 | 110 | 118 | 130 |
| 4 | 994 | 113 | 122.5 | 138.5 |
| 5 | 993 | 116 | 126.5 | 146 |
| 6 | 992 | 118.5 | 130.5 | 152 |
| 7 | 990 | 120.5 | 134 | 158 |
| 8 | 989 | 123 | 137.5 | 163 |
| 9 | 988 | 125 | 140.5 | 167.5 |
| 10 | 987 | 127 | 144 | 172 |

ALCOOLS BUTYLIQUE ET AMYLIQUE

| Alcool 0/0 en volumes | Densités | NOMBRE DE GOUTTES | |
|---|---|---|---|
| | | A. butylique | A. amylique |
| 0.2 | 1.000 | 107.5 | 120.5 |
| 0.4 | 999 | 115.5 | 137 |
| 0.6 | 999 | 123 | 150 |
| 0.8 | 999 | 129.5 | 161.5 |
| 1.0 | 998 | 135 | 171.5 |
| 1.2 | 998 | 140 | 181.5 |
| 1.4 | 998 | 145 | 189 |
| 1.6 | 998 | 148.5 | 199 |
| 1.8 | 997 | 153 | 207.5 |
| 2.0 | 997 | 157 | 215.5 |
| 2.5 | 996 | 168 | 235 |
| 3.0 | 996 | 177 | 264 |
| 3.5 | 995 | 185 | 274 |
| 4.0 | 994 | 193 | 291 |
| 5.0 | 993 | 209 | » |
| 6.0 | 992 | 224 | » |
| 7.0 | 990 | 239 | » |
| 8.0 | 989 | 255 | » |
| 9.0 | 988 | 270 | » |
| 10.0 | 987 | 286 | » |

La figure 1 rassemble, dans un tableau synoptique, tous ces résultats, et donne en même temps un moyen, encore

Amylique
Isobutylique
Isopropylique
éthylique
Méthylique
Nombre de gouttes
Alcool p^r 100 en volumes.
1000
995
990
985
V.R.

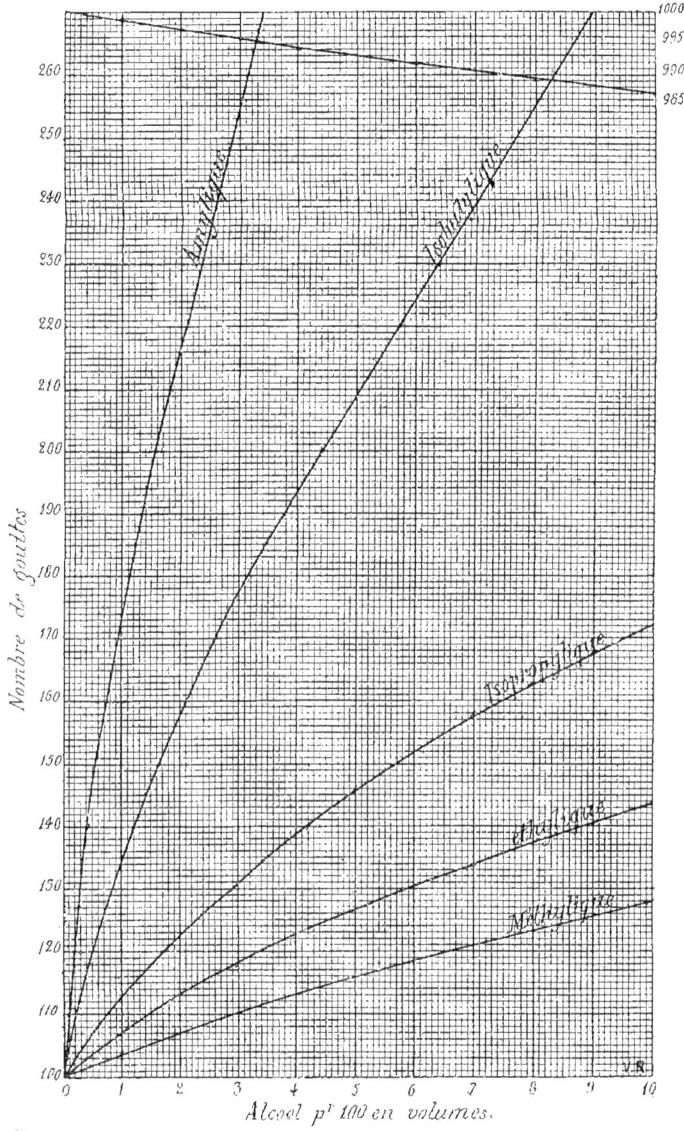

Fig. 1

plus rapide que l'emploi des tables, pour trouver la nature et la proportion d'un alcool. Elle porte, en effet, à sa partie supérieure, une échelle des densités, mesurées par la méthode du flacon, à 15°. Une fois connue celle du

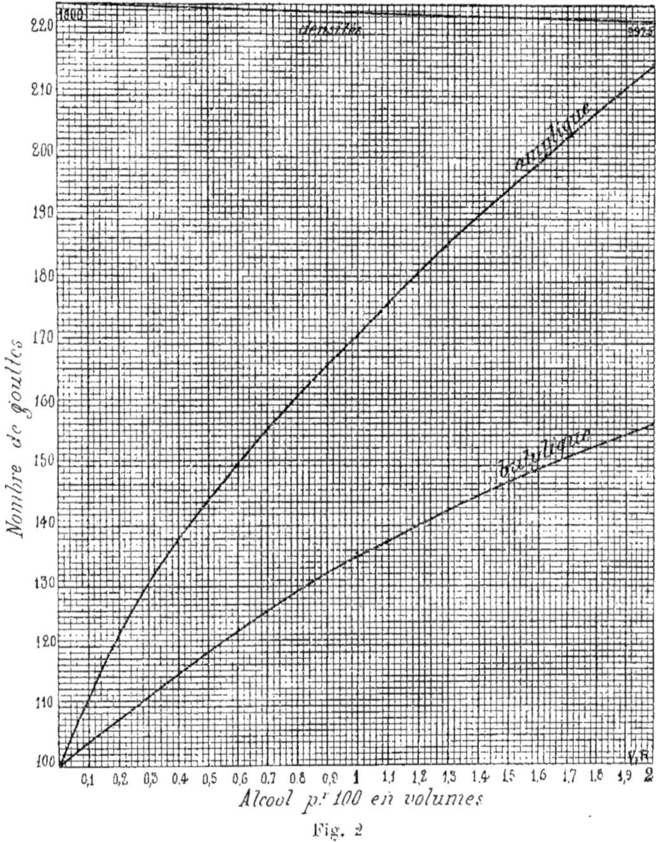


Fig. 2

liquide sur lequel on opère, et qu'on peut déterminer, si on veut, dans une première approximation, et si on a assez de liquide, par une pesée soigneuse à l'alcoomètre, on n'a qu'à chercher, dans la colonne verticale marquée par la densité, quel est l'alcool qui fournit le même nombre de gouttes, et le problème est résolu. Si par exemple un liquide qui pèse 2° à l'alcoomètre, ou qui a une densité de 997, donne 157 gouttes à la pipette, il contient 2 0/0 d'alcool butylique. Comme l'indication de l'alcoomètre est toujours un peu différente, avec les alcools de degré supérieur, de la densité réelle, il faudra, si on veut de la précision, corroborer cette première indication par une mesure exacte de la densité. Mais les différences de nombres de gouttes entre des alcools au même degré sont telles que cela est souvent inutile.

Comme, avec l'alcool butylique et amylique, le nombre des gouttes varie très rapidement avec la richesse alcoolique, on a consacré à ces 2 alcools, fréquemment présents dans les liquides de fermentation, une figure spéciale à plus grande échelle pour les solutions étendues, et qui s'explique d'elle-même. La ligne supérieure des densités s'y réduit à droite (Fig. 2).

**17. Corrections de température.** — Toutes les déterminations qui précèdent sont censées faites à la température de 15°. Mais on peut ne pas s'astreindre à cette obligation. Il est facile, en se servant de tables bien connues, de passer de la densité déterminée à une température quelconque à ce que nous avons appelé la *densité* à 15°, c'est-à-dire au rapport entre les poids de volumes égaux de liquide alcoolique et d'eau distillée à cette température. Pour le nombre de gouttes aussi, il existe une table de corrections que l'on peut simplifier de la manière suivante :

| 5° | 10° | 15° | 20° |
|---|---|---|---|
| 98 | 99 | 100 | 101 |
| 108 | 109 | 110 | 111.5 |
| 118 | 118.5 | 120 | 122 |
| 127.5 | 128 | 130 | 132 |
| 136 | 138 | 140 | 142.5 |
| 145 | 147.5 | 150 | 152.5 |
| 155 | 157.5 | 160 | 163 |
| 165 | 167.5 | 170 | 173.5 |
| 174 | 177 | 180 | 183.5 |
| 184 | 187 | 190 | 193.5 |
| 194 | 197 | 200 | 203.5 |
| 205 | 207.5 | 210 | 213.5 |
| 215 | 217.5 | 220 | 223 |
| 225 | 227.5 | 230 | 233 |
| 236 | 237.5 | 240 | 243 |
| 246 | 248 | 250 | 252.5 |

Lorsqu'un alcool donne à 15° le nombre de gouttes indiqué dans la colonne correspondante du tableau, les nombres qu'il donne aux autres températures sont, pour des différences de 5°, représentées approximativement par les chiffres ci-dessus. Les corrections qui sont très petites, à moins qu'on ne fasse l'expérience à une température très différente de 15°, peuvent être faites de tête, de sorte qu'il n'y a, de ce fait, aucune difficulté.

**18. Cas d'un mélange de deux alcools.** — Jusqu'ici, nous avons supposé que nous n'avions affaire qu'à un seul alcool, de la série grasse. Lorsqu'il y en a deux ou plusieurs, le problème devient plus difficile à résoudre. Il faut pourtant distinguer tout de suite le cas où le second alcool n'intervient qu'à l'état d'impuretés, de celui où il est en proportions voisines de celles du premier. Dans le premier cas, on est averti du mélange parce que le nombre de gouttes n'est d'accord avec la densité pour aucun des alcools, mais s'en rapproche beaucoup pour l'un deux, se tenant au-dessous si l'impureté est due à un alcool de degré inférieur, au-dessus si c'est un alcool de degré supérieur.

Quand les corps mélangés à l'alcool principal de la fermentation sont en proportion très faible, aucun dosage au compte-gouttes n'en peut indiquer la nature. Il faut alors avoir recours à leurs réactions qualitatives et renoncer, d'ordinaire, à tout dosage. Mais quand il n'y a que deux alcools mélangés, et que leurs proportions sont comparables, on peut trouver leurs poids respectifs avec une assez grande approximation, à l'aide du tour de main que voici :

Amenons le mélange, par une distillation ou une affusion d'eau convenable, soit à marquer une certaine densité absolue, soit, ce qui est plus pratique, à marquer un même degré à l'alcoomètre. Il n'y aura plus, il est vrai, correspondance exacte entre le degré alcoométrique et la densité, car l'alcoomètre n'est gradué que pour l'alcool éthylique, et, plongé dans un autre alcool dont la tension superficielle, pour une certaine densité, est plus faible que pour l'alcool ordinaire, il se relèvera davantage à cause de la diminution dans l'effet du ménisque autour de la tige; donc, pour lui faire marquer le même degré que dans l'alcool ordinaire, il faudra rendre le liquide moins dense, c'est-à-dire y ajouter plus d'alcool. Il n'y a par suite plus de correspondance entre les densités des mélanges et leur degré alcoométrique, mais cela nous importe peu, du moment que nous ne cherchons qu'un moyen empirique de dosage.

Ces mélanges, amenés au même degré alcoométrique, et étudiés au compte-gouttes, donnent des nombres de gouttes variables avec leur composition, de sorte que si on dresse d'avance une table indiquant le nombre de gouttes de divers mélanges artificiels, amenés aussi à marquer le même titre alcoométrique, cette table donnera la composition du mélange inconnu dont on connaîtra seulement le nombre de gouttes.

Je n'ai pas cru devoir dresser d'avance toutes les tables dont on peut avoir besoin, d'abord parce que ces tables peuvent varier suivant l'alcoomètre dont on se sert, la dimension de sa tige et la façon de relever le niveau d'affleurement. Elles sont tellement faciles à construire, que chacun peut se faire celles qui conviennent à son instrument et à son mode de lecture. Mais les variations provenant de ce fait ont peu d'importance, et on peut, si on veut, se contenter des deux tables suivantes, qui se rapportent aux mélanges qu'on est exposé à rencontrer le plus souvent, ceux de l'alcool butylique et de l'alcool amylique avec l'alcool ordinaire.

MÉLANGES D'ALCOOL BUTYLIQUE AVEC L'ALCOOL ÉTHYLIQUE AMENÉS A MARQUER 5° A L'ALCOOMÈTRE G.-L.

| Nombre de gouttes du mélange | Alcool ord. 0/0 | Alcool butyl. 0/0 |
|---|---|---|
| — | — | — |
| 126.5 | 5 | 0 |
| 132 | 4.75 | 0.3 |
| 139 | 4.5 | 0.6 |
| 151 | 4.0 | 1.3 |
| 162 | 3.5 | 1.9 |
| 174 | 3.0 | 2 6 |
| 184 | 2.5 | 3.2 |
| 193 | 2.0 | 3.9 |
| 202 | 1.5 | 4.5 |
| 212 | 1.0 | 5.2 |
| 222 | 0.5 | 5.8 |
| 232 | 0 | 6.5 |

La table est dressée pour la température de 15° ; elle a été faite avec de l'alcool butylique de fermentation. On voit que la dissolution de cet alcool qui marque 5° à l'alcoomètre contient en réalité 6,5 0/0 d'alcool.

MÉLANGES D'ALCOOL AMYLIQUE AVEC L'ALCOOL ÉTHYLIQUE AMENÉS A MARQUER 5° A L'ALCOOMÈTRE G.-L.

| Nombre de gouttes du mélange | Alcool ord. 0/0 | Alcool amyl. 0/0 |
|---|---|---|
| — | — | — |
| 129 | 5 | 0.0 |
| 137.5 | 5 | 0.13 |
| 145 | 5 | 0.25 |
| 153 | 4.9 | 0.38 |
| 159 | 4.9 | 0.51 |
| 173 | 4.9 | 0.76 |
| 185 | 4.8 | 1.01 |
| 197 | 4.7 | 1.26 |
| 209 | 4.6 | 1.52 |
| 221 | 4.3 | 1.77 |
| 232 | 3.9 | 2.03 |
| 244 | 3.6 | 2.28 |
| 255 | 3.2 | 2.53 |

On voit que de très petites quantités d'alcool amylique mélangées à l'alcool ordinaire augmentent beaucoup le nombre de gouttes, sans rien changer non pas à la densité, mais à l'indication alcoométrique. Le dernier chiffre obtenu correspond à peu près au maximum de solubilité de l'alcool amylique dans le mélange maintenu à 5° G. L.

Reste à ne pas confondre l'alcool butylique et l'alcool amylique ; mais les différences d'odeur et de solubilité de ces deux alcools (surtout quand, après avoir soumis le mélange à la distillation, on étudie à ce point de vue les premières portions du liquide distillé), ces différences sont telles qu'il n'y a jamais de doute à avoir, à moins que l'un des alcools supérieurs ne soit en proportions très faibles, auquel cas il faudrait recourir aux réactions chimiques qui permettent de le caractériser.

En somme, nous avons donc le moyen de doser un mélange d'alcools, et avec une approximation assez grande. La méthode serait même parfaite, à cause de sa sensibilité, si elle n'avait le grave défaut de ne s'appliquer qu'à un mélange de deux alcools. Sitôt qu'il y en a trois, on ne peut plus compter sur rien. Heureusement ces mélanges de trois alcools sont rares. Ceux de deux alcools ne sont même pas communs, et généralement l'un des deux est en faible proportion. C'est pour cela que, dans les tableaux qui précèdent, j'ai donné plus d'importance aux faibles doses des alcools supérieurs.

Pour des doses très faibles d'alcool ordinaire, inférieures à deux millièmes, le compte-gouttes n'est plus assez sensible. Il y a heureusement pour ces cas une méthode proposée en 1896 par M. Nicloux.

**19. Méthode de M. Nicloux.** — Cette méthode repose sur le fait suivant. Si dans une solution très diluée d'alcool, et inférieure à 0,2 0/0, on verse une solution étendue de bichromate de potasse et d'acide sulfurique, l'alcool est oxydé, et le bichromate devient du sulfate de sesquioxyde de chrome, qui est vert bleu. Aussitôt que l'alcool est oxydé, le bichromate reste en excès, et la teinte passe au vert jaune. On a donc un virage assez sensible, et dans ces limites, la quantité de bichromate oxydé est à très peu près proportionnelle à la quantité d'alcool présente dans la liqueur.

Voici alors le mode opératoire, perfectionné par MM. Béhal et François. On fait une solution de 19 gr. par litre de bichromate de potasse cristallisé, et on la verse au moyen d'une burette graduée dans 5 cc. du liquide alcoolique à étudier, contenu dans un tube à essai. On en ajoute 3 ou 4 gouttes, et on verse 5 à 6 cc. d'acide sulfurique pur à 66° Baumé. La liqueur s'échauffe, et le bichromate introduit se décolore. On en ajoute de nouveau en maintenant le tube à l'ébullition et en agitant un peu. On s'arrête au moment où la teinte passe du vert bleu au vert jaune. On note le volume de bichromate. S'il y a moins de 2 cc. versés, l'alcool est à moins de 2 p. 1000 dans la liqueur à essayer : sinon il faut recommencer après avoir étendu d'eau cette liqueur, de façon à l'amener à la dilution voulue. Pour les solutions à moins de 0,1 0/0, il vaut mieux employer une solution de bichromate deux fois moins concentrée. On peut, pour plus de sûreté, faire une seconde expérience témoin dans laquelle on ajoutera d'un coup la dose de bichromate introduite dans la première, moins une ou deux gouttes. Dans celle-ci, ce liquide devra rester vert bleu. Comme il faut 2 cc. de la solution de bichromate à 19 gr. par litre pour oxyder l'alcool de 5 cc. d'une solution à 2 p. 1000, le chiffre lu sur la burette représente le nombre de millièmes d'alcool contenu dans la liqueur à doser. Comme l'erreur de lecture est au maximum de 0,1 cc., ou de 1/20 du volume total, on voit qu'on peut doser environ un dix-millième d'alcool, et comme 5 cc. de liquide suffisent à la rigueur à l'expérience, la quantité d'alcool qu'on peut mesurer est de cinq dix-millièmes de centimètre cube. Aucune méthode n'arrive jusque-là.

Malheureusement celle-ci a ses défauts. Rien ne dit que l'alcool soit le seul réducteur possible du bichromate dans les conditions étudiées. M. Nicloux s'est bien assuré que l'aldéhyde était sans action. Mais il n'a pas cherché si les autres alcools ne se comportaient pas comme l'alcool ordinaire. La réaction est une oxydation qu'on peut écrire de la façon suivante :

$$C^2H^6O + O^2 = C^2H^4O^2 + H^2O$$

Mais cette formule n'est pas tout à fait conforme à la réalité, attendu qu'elle ne comporte aucun dégagement d'acide carbonique, tandis qu'il s'en fait en réalité, comme le constate M. Nicloux, une quantité correspondant à 1 ou 2 0/0 du carbone total, et c'est là une cause d'erreur qui rend un peu vaine la précision du dosage. En second lieu, l'expérience montre que lorsque dans un membre d'une famille chimique, un groupement atomique est attaqué par un oxydant, le même groupement est attaqué de la même façon chez les autres membres. Il aurait donc fallu savoir si l'alcool propylique, amylique, ne donnent pas de l'acide propionique, de l'acide valérianique, exactement comme l'alcool ordinaire donne de l'acide acétique, sans dégagement d'acide carbonique. On sait que cela a lieu pour des solutions peu étendues ; on s'est même servi de cette propriété pour substituer au dosage des divers alcools celui des acides gras qu'ils donnent par oxydation. Mais la formule de la transformation n'a jamais été établie avec précision pour des solutions très diluées, et de ce côté il y a donc quelques incertitudes. La méthode de M. Nicloux n'en est pas moins très utile dans quelques cas où il n'y a pas de doute à avoir sur la nature de l'alcool dont on cherche les proportions, et c'est pour cela que nous lui avons fait une place ici.

**20. Dosage des acides fixes.** — Les acides fixes provenant de procès fermentatifs sont probablement bien plus nombreux que nous ne le croyons aujourd'hui, où on ne peut guère citer comme ayant cette origine que l'acide oxalique, l'acide succinique, l'acide lactique, l'acide citrique. Pour les trois premiers, les procédés de dosage sont connus. Nous avons développé dans notre tome III un procédé de dosage de l'acide succinique en présence des acides fixes du vin. On ne connaît malheureusement aucun moyen de faire la séparation exacte de l'acide lactique et de l'acide succinique, qui sont souvent mélangés. Le meilleur est celui qu'ont employé MM. Gayon et Laborde dans un travail que nous rencontrerons plus loin. Il s'applique à des mélanges d'acide lactique, d'acide succinique et d'acides volatils. Il est, dans une certaine mesure, à la fois qualitatif et quantitatif, et voici en quoi il consiste.

**21. Dosage des acides fixes dans un mélange d'acide lactique et d'acide succinique.** — On concentre au bain-marie 300 cc. de liquide fermenté ; les acides gras se volatilisent. On ajoute ensuite du sable calciné au produit sirupeux ainsi obtenu et l'on traite successivement, à froid, ou à chaud dans un appareil à déplacement, par l'éther seul, et par un mélange d'éther rectifié et d'alcool absolu à parties égales. On réunit les liqueurs et on évapore les dissolvants ; il reste un liquide sirupeux qu'on abandonne pendant quelques jours dans une atmosphère sèche, et qui ne tarde pas à se remplir de cristaux blancs, pailletés et légers. On lave ces cristaux avec une solution saturée et glacée d'acide succinique pur, qui enlève l'acide lactique et la glycérine s'il y en a ; comme ces cristaux sont légers et difficiles à mouiller, ils flottent en partie sur la solution succinique ; aussi pour les séparer ne peut-on pas se contenter de décanter celle-ci, comme on le fait pour le dosage de la crème de tartre par le procédé Pasteur; il faut les recueillir sur un filtre.

Après le lavage, le filtre est d'abord bien égoutté, puis séché dans le vide sulfurique ; les cristaux se détachent alors facilement et on peut les peser. Si l'on desséchait le filtre dans une étuve, on s'exposerait à voir les cristaux disparaître par redissolution dans l'eau qui imprègne encore le papier du filtre.

On sépare encore les cristaux avec facilité en jetant tout le magma sur une plaque poreuse ; quand toute la partie liquide a été absorbée, on lave avec une petite quantité de solution saturée froide d'acide succinique.

**22. Recherche de l'acide citrique.** — Pour l'acide citrique, produit curieux de l'action de quelques ferments que nous rencontrons dans ce livre, il y a une réaction très sensible qui permet de la déceler. Elle a été récemment proposée par M. Denigès, et repose sur ce fait que les produits d'oxydation de l'acide citrique par les oxydants manganiques, en milieu acide, donnent, en présence du sulfate mercurique, une combinaison mercurielle insoluble qui, dans certaines conditions, est spécifique de l'acide citrique.

Le procédé consiste à mélanger 5 cc. d'une solution contenant quelques milligrammes d'acide citrique et 1 cc. de sulfate mercurique, préparé de la façon suivante :

| | |
|---|---|
| Oxyde mercurique (jaune ou rouge)... | 5 gr. |
| Acide sulfurique concentré........... | 20 cc. |
| Eau distillée.......................... | 100 cc. |

On porte à l'ébullition, et, retirant du feu, on ajoute 5 à 6 gouttes d'une solution à 2 0/0 d'hypermanganate de potassium. Le mélange se décolore et il se forme aussitôt après un trouble et un précipité blanc.

Par exemple s'il s'agit de montrer la présence de l'acide citrique dans un lait, on met dans un tube 10 cc. de lait, 2 cc. d'une solution récente de métaphosphate de sodium à 5 0/0, récemment préparé, et 3 cc. de sulfate mercurique. On agite et on filtre en rejetant les premières portions écoulées, souvent louches. On porte à l'ébullition 5 à 6 cc. On filtre, on enlève du feu, et on ajoute goutte à goutte, en agitant chaque fois, du permanganate de potassium à 2 p. 100. Avec le lait de vache, on obtient, après addition de 4 à 5 gouttes de ce réactif, un trouble blanc très marqué, et à 8 ou 10 gouttes, il se fait un précipité blanc floconneux.

Cette réaction ne réussit avec aucune des substances qui peuvent accompagner l'acide citrique, acides acétique, tartrique, oxalique, succinique, lactique, la glycérine, les gommes, le glucose, fructose, saccharose, lactose. Ceux de ces corps les plus facilement oxydables, notamment les acides malique, tartrique, lactique protègent seulement un peu l'acide citrique contre l'oxydation, et il faut, en leur présence, forcer la dose d'hypermanganate versée à l'origine.

Avec l'acide nitrique, il se forme non pas de l'acétone $CH^3.CO.CH^3$, comme on pourrait le croire, mais de l'acétone dicarbonique qui donne facilement la combinaison mercurielle insoluble que nous venons d'utiliser.

**23. Recherche des acides lactique et glycolique.** — M. Denigès a aussi donné une méthode permettant de caractériser les acides lactique ou glycolique, seuls ou mélangés. En milieu acide ou même neutre, ces deux acides donnent une aldéhyde en présence du peroxyde de plomb suivant les équations suivantes :

$$\underset{\text{acide lactique}}{CH^3.CHOH.CO^2H} + 2O = \underset{\text{ethanal}}{CH^3.COH} + H^2O + CO^2$$

$$\underset{\text{acide glycolique}}{CH^2OH.CO^2H} + 2O = \underset{\text{methanal}}{C.COH} + H^2O + CO^2$$

Les deux aldéhydes sont reconnaissables à leur action sur le nitrate d'argent ammoniacal à chaud. Elles se distinguent l'une de l'autre en ce que la première donne et que l'autre ne donne pas la réaction de Legal, par le nitroprussiate de soude. Le méthanal ou formol réduit au contraire le sulfate mercurique à l'état de sulfate mercureux insoluble.

## BIBLIOGRAPHIE

Duclaux. *Annales de l'Institut Pasteur*, t. IX, p. 575, 1895.
Lindet. *Revue générale de Chimie*, t. IV, p. 300, 1901.
Nicloux. *Comptes-rendus de la Soc. de Biologie*, t. III, 1896.
Béhal et François. *Journ. de Pharmacie et de Chimie*, 1er mai 1897.
Gayon et Laborde. *Ann. de l'Inst. Pasteur*, juillet 1901.
Denigès. *Soc. des Sc. phys. et nat. de Bordeaux*, 1897 et 1898.

## CHAPITRE III

### BACILLE AMYLOZYME

Les notions générales que nous avons rassemblées dans les deux chapitres qui précèdent nous permettent de passer à l'étude des divers ferments. Nous commencerons par celui des bacilles anaérobies dont les fonctions sont les mieux connues, grâce au soin mis par le savant qui l'a étudié, M. Perdrix, à doser tous les corps liquides et gazeux produits par la fermentation. Nous avons déjà eu occasion de le prendre comme exemple, à ce point de vue, dans le tome I de cet ouvrage (p. 224). Nous devons en faire en ce moment l'histoire approfondie.

**24. Origine et purification du bacille.** — Ce bacille a été rencontré, avec un grand nombre d'autres, dans l'eau de l'Avre et celle de la Seine. Comme nous allons lui trouver des fonctions physiologiques assez variables, il importe d'être assuré qu'il constitue bien une espèce unique, et qu'on n'a pas confondu sous son nom des espèces différentes, ce qui expliquerait la variabilité des produits. D'un autre côté, comme il est tout à fait anaérobie, sa purification est difficile. Voici comment M. Perdrix y a procédé.

Il commence par ensemencer une goutte d'eau de Seine dans des tubes contenant une macération stérilisée de fragments de pomme de terre. Le vide étant fait dans ces tubes, une fermentation avec dégagement gazeux s'y déclare. Après 8 à 10 jours, on aspire une goutte de cette culture dans un tube capillaire qu'on maintient pendant 10 minutes à 78-80°. Ce liquide chauffé est ensemencé à nouveau dans des tubes à pomme de terre : on élimine ainsi les micrococcus et une partie des bacilles de l'eau ; on ne laisse que ceux dont les spores résistent 10 minutes à la température de 80°.

On ensemence alors en strie, avec un fil de platine, une goutte de cette seconde culture purifiée sur des fragments de pomme de terre contenus dans les tubes de Roux (t. I, p. 124), et après avoir fait le vide, on met à l'étuve. Au bout de quelques jours, si la quantité de semence n'a pas été trop considérable, on aperçoit sur les tranches de pommes de terre des taches séparées. Les colonies du bacille cherché sont d'abord un peu blanches ; elles s'élargissent en s'agrandissant circulairement, et forment de petits mamelons, autour desquels le substratum est un peu creusé. En même temps, la pomme de terre paraît partiellement liquéfiée, et le liquide qui s'en écoule se rassemble à la partie inférieure du tube.

Quand on ouvre les tubes de culture, il y a explosion, et, par suite de la diminution de pression, toutes les colonies abandonnent le gaz qu'elles renferment : sur chacune d'elles, il se forme de petits cratères laissant échapper des bulles.

Si l'on a le soin de choisir un tube contenant une ou deux colonies, et de prendre dans l'une d'elles une trace de semence, on est à peu près sûr d'obtenir une masse de microbes provenant originairement d'un bacille unique.

La certitude n'est pas complète ; car il pourrait se faire que la colonie fût due à un paquet formé de plusieurs germes agglutinés. Pour être certain de la pureté, il est prudent de faire une séparation nouvelle sur gélatine, qui est moins favorable au bacille que la pomme de terre, et qui, en cas de mélange, laisserait d'autres espèces se développer plus facilement que lui. On dilue dans de l'eau une goutte de culture purifiée, et on porte une goutte de cette dilution dans un tube de gélatine liquéfiée par la chaleur. Dans ce tube on fait passer pendant 2 à

3 heures un courant d'hydrogène, de façon à enlever tout l'oxygène. On y prélève alors, sans interrompre le courant gazeux, à l'aide de pipettes à longue effilure, quelques gouttes de liquide. On ferme à la lampe les effilures, et au bout de 5 à 6 jours on voit apparaître dans la gélatine de petites taches blanches, distinctes, donnant naissance à un dégagement gazeux. On coupe le tube au niveau de l'une d'elles, et c'est avec cette semence qu'on peut commencer l'étude physiologique.

**25. Caractères généraux.** — Le bacille amylozyme, sur la pomme de terre et dans les milieux ordinaires de culture, est mobile, et a environ 2 à 3 μ de longueur et 0,5 μ de largeur ; il est arrondi à ses extrémités. Il se réunit par couples ou par chaînes, dont les mouvements sont d'autant plus lents qu'elles sont plus longues. Cette mobilité est diminuée et même arrêtée complètement par la présence de l'oxygène de l'air.

Il donne des spores, qui ont leurs caractères ordinaires, et finissent par se mettre en liberté, par résorption du filament qui les contenait.

Dans aucun milieu, même dans ceux qui lui conviennent le mieux, il ne peut pousser à l'air ; dans le vide, au contraire, il est facile d'obtenir un développement ; il en est de même dans l'hydrogène, l'azote ou l'acide carbonique.

Bien qu'il soit anaérobie, il est possible de le faire pousser à l'air en ensemençant, dans la profondeur du liquide sur lequel on opère, une quantité notable de culture fraîche.

**26. Conditions de température.** — La température la plus favorable pour obtenir une culture rapide est de 35° environ.

De 20 à 25°, l'amylozyme pousse encore très bien ; seulement, la fermentation ne débute pas aussi tôt, et elle est plus lente.

Vers 16 ou 17°, il n'y a aucun développement le deuxième jour ; le troisième, quelques bulles de gaz apparaissent, et, le quatrième, la fermentation est manifeste ; elle s'arrête au bout d'une quinzaine de jours.

La température ne doit pas non plus être trop élevée : des tubes placés à 50°, 45°, 44° n'ont pas poussé. A 42°-43°, il y a toujours fermentation.

Dans ces conditions limites, le bacille donne des spores comme à 35° : il se trouve cependant dans de mauvaises conditions de vie ; car, si l'on ensemence quelques gouttes de cette première culture dans de nouveaux tubes à la même température, ceux-ci restent généralement stériles. Mais la spore n'est pas tuée, car des tubes restés sans culture pendant dix jours à 50°, et remis ensuite à l'étuve à 35°, ont poussé aussi rapidement que d'autres nouvellement ensemencés.

Les spores résistent dix minutes à 80°. Elles sont aussi assez résistantes à l'action du temps : des germes conservés pendant cinq à six mois dans une culture sur pommes de terre peuvent se développer à nouveau, bien qu'avec un peu de retard. Il serait difficile de dépasser ce terme avec les cultures ordinaires, qui sont toujours légèrement acides.

Dans un milieu neutre, au contraire, la durée de conservation est beaucoup plus considérable, et des germes peuvent donner naissance à de nouvelles cultures au bout de dix-huit mois.

**27. Milieux de culture.** — Le bacille amylozyme se développe bien dans les liquides ordinairement employés en microbiologie, par exemple, dans le bouillon de veau acide ou neutralisé ; mais les cultures s'arrêtent assez rapidement : elles durent deux ou trois jours à 35°.

Il fait fermenter les sucres, agit énergiquement sur la matière amylacée, mais n'a pas d'action sur la cellulose et sur le lactate de chaux.

Ces propriétés le différencient de l'*amylobacter* de M. Van Tieghem et du vibrion butyrique de M. Pasteur.

Si l'on détermine la réaction des milieux variés dans lesquels il a poussé, on constate que dans tous la culture s'arrête toujours quand l'acidité du liquide atteint un taux déterminé, équivalent à 1 gr. ou 1,2 gr. $SO^4H^2$ par litre.

Comme ce bacille transforme en acides les sucres et l'amidon, on ne pourra donc avoir de fermentation complète qu'en arrêtant l'acidité avant cette limite. Il suffira pour cela d'ajouter du carbonate de chaux dans les vases, de façon à neutraliser à chaque instant les acides formés.

L'acidité nécessaire pour empêcher le commencement du développement de l'amylozyme sur la pomme de terre est plus faible que celle dont le bacille s'accommode à la fin de la culture : elle n'est que de 0,55 gr. $SO^4H^2$ par litre.

Les milieux trop alcalins ne conviennent pas non plus à l'amylozyme : il ne se développe pas quand la dose initiale de potasse atteint 0,8 gr. par litre.

Dans ces liqueurs alcalines, l'acide formé ne tarde pas à saturer la potasse ; la culture s'arrête encore quand l'acidité atteint la limite ci-dessus indiquée : 1,1 gr. par litre.

**28. Dégagement de gaz.** — D'une façon générale, la fermentation des sucres donne lieu à un dégagement considérable d'un mélange gazeux formé d'acide carbonique et d'hydrogène.

Mais si la nature des gaz dégagés reste constante, leur proportion varie avec les différents sucres qui servent d'aliment au microbe, et, pour le même milieu, avec l'âge de la culture.

En même temps, les sucres sont transformés en acides butyrique et acétique ; et ce mélange est variable également aux différents moments du développement du bacille.

Pour étudier la relation entre la composition des gaz dégagés et celle des acides formés, il faut pouvoir faire des cultures en grand. On peut employer pour cela le dispositif suivant :

On prend un ballon à fond plat de 1 litre 1/2, fermé par un bouchon à deux trous. Le premier laisse passer un tube recourbé horizontalement et descendant jusqu'à la partie inférieure du vase ; il renferme un tampon de coton. L'autre contient un tube court, traversant simplement le bouchon, et contenant également un peu de coton.

On introduit environ 3/4 de litre de bouillon sucré, avec un peu de carbonate de chaux pulvérulent ; on stérilise le tout à l'autoclave à 115° pendant 10 minutes et on laisse refroidir.

On ensemence par le petit tube, sur lequel on adapte un tube à dégagement ordinaire et on fait ensuite passer par le tube recourbé un courant d'azote, pour enlever tout l'air du ballon et du liquide qu'il contient. Puis on met à l'étuve. Quand le dégagement gazeux se produit, on en profite pour faire sortir du ballon la quantité de liquide nécessaire pour l'étude. On peut donc suivre simultanément les changements de composition des produits liquides et gazeux de la fermentation.

Nous avons dit qu'il se dégageait un mélange à proportions variables d'acide carbonique et d'hydrogène. De cet acide carbonique, une partie provient, non de la matière fermentescible, mais du carbonate de chaux décomposé par les acides produits. On peut évaluer assez exactement l'acide carbonique de cette dernière provenance en mesurant quelle est au même moment la quantité de chaux dissoute dans le liquide à l'état de sel. La soustraction faite de cet acide carbonique de la craie, il reste celui dont le carbone provient de la matière organique.

Pour ce dernier, il importe de remarquer que, comme il est beaucoup plus soluble dans l'eau que l'hydrogène, les gaz qui se dégageront à l'origine n'auront pas la composition du mélange produit par le microbe. L'hydrogène dominera dans le mélange qui sort du ballon, l'acide carbonique dans le mélange qui y reste. La correction à faire pour conclure de la composition du mélange recueilli celle du mélange réel n'est pas facile à faire d'une façon précise, et il y a toujours de ce côté quelque incertitude. En gros, on peut admettre que le liquide du ballon retient son volume d'acide carbonique et ne retient pas d'hydrogène. Mais quand on veut opérer avec quelque précision, il faut faire une fermentation dans le vide.

**29. Etude d'une fermentation.** — C'est ce qu'a fait M. Perdrix pour l'expérience que nous allons résumer. 50 cc. d'un liquide contenant 2 gr. 44 de sucre candi blanc, dissous dans du bouillon de veau neutralisé et additionné de carbonate de chaux, sont introduits dans des ballons clos qu'on met à l'étuve à 35°. Le lendemain, la fermentation commence : à divers intervalles, on prélève un des ballons, on en extrait les gaz au moyen de la pompe à mercure, et on fait l'analyse du liquide et des gaz dégagés. De l'acide carbonique obtenu, on défalque celui qui provient de la décomposition du carbonate de chaux, et on en conclut celui qui provient de la fermentation du sucre. Quant au liquide, on y trouve exclusivement de l'acide butyrique et de l'acide acétique.

Voici, pour fixer les idées, les volumes V, évalués en centimètres cubes, des gaz dégagés à divers intervalles après l'ensemencement. Pour l'acide carbonique, on a fait la distraction de celui qui provenait du carbonate de chaux. La colonne R donne le rapport des volumes ; la colonne D les différences des chiffres de la colonne V ; c'est-à-dire les quantités dégagées dans les intervalles de deux expériences consécutives :

| | V | | R | D | |
|---|---|---|---|---|---|
| Temps | Hydrog. | Ac. carb. | | Hydrog. | Ac. carb. |
| 3 jours....... | 175 | 85 | 2.0 | 175 | 85 |
| 4 jours....... | 275 | 145 | 1.9 | 100 | 60 |
| 5 jours ...... | 350 | 220 | 1.6 | 75 | 75 |
| 11 jours....... | 670 | 450 | 1.5 | 120 | 130 |

En consultant ce tableau, on voit qu'au début de la fermentation, il se dégage beaucoup plus d'hydrogène que d'acide carbonique, environ le double. On peut en conclure, en partant de ce que nous avons vu au chapitre premier, que la fermentation butyrique ne se fait pas suivant la formule classique, dans laquelle les volumes d'hydrogène et d'acide carbonique dégagés sont égaux, mais suivant une formule plus complexe, qui exige la décomposition de l'eau.

A mesure que la fermentation se poursuit, les volumes des deux gaz tendent à s'égaliser. Ils sont égaux dans le cas ci-dessus à partir du 4e jour, et le restent jusqu'à la fin, car, jusqu'à plus ample informé, on ne peut pas s'arrêter à la petite différence que présentent les deux derniers chiffres de la colonne D. Donc, à la fin nous avons affaire à la fermentation butyrique classique.

Le rapport de l'acide butyrique à l'acide acétique, trouvé dans l'analyse, faite à divers intervalles, du liquide de fermentation, doit donc aller en croissant, l'acide acétique étant formé surtout au début, lorsque se fait simultanément cette décomposition de l'eau qui fournit l'excédant d'hydrogène. L'hydrogène se dégageant, l'oxygène de l'eau accomplit une véritable combustion intérieure dont l'acide carbonique et l'acide acétique sont les produits. Il est curieux de voir un microbe emprunter l'oxygène à l'eau pour produire des combustions nouvelles, et comme l'acide acétique, pris en bloc, est moins oxygéné que l'eau et plus complexe, il en résulte que si au regard du sucre, pris pour point de départ de son carbone, il représente un produit de dislocation, au regard de l'eau, pris pour point de départ de son oxygène, il constitue un produit de synthèse. Ici nous voyons l'utilité de cette analyse fine qui nous permet de mettre en lumière ces conclusions.

Voyons maintenant si l'analyse du liquide les confirme.

30. **Action au début.** — Lorsqu'on étudie la fer-

mentation âgée de 5 jours qui a fourni les nombres de plus haut, on trouve qu'à ce moment, il a disparu 1,18 gr. de sucre sur 2,44 gr. introduits, et qu'il y a 0,526 gr. d'acide butyrique et 0,139 gr. d'acide acétique. Si, d'après ces chiffres, et les poids des gaz dégagés, on établit la formule brute de la réaction, on trouve :

$$39C^6H^{12}O^6 + 10H^2O = 33C^4H^8O^2 + 13C^2H^4O^2 + 76CO^2 + 172H$$

équation dans laquelle, pour simplifier, nous avons supposé que le sucre candi s'était interverti et était devenu un sucre en $C^6$, en s'agrégeant le nombre voulu de molécules d'eau.

Cette équation brute et compliquée peut être simplifiée comme nous avons appris à le faire au chapitre premier. On peut remarquer que les 33 molécules d'acide butyrique peuvent être considérées comme provenant de la dislocation de 33 molécules de sucre suivant la formule classique :

$$33C^6H^{12}O^6 = 33C^4H^8O^2 + 66CO^2 + 132H$$

en retranchant membre à membre les 2 équations qui précèdent, il reste :

$$6C^6H^{12}O^6 + 10H^2O = 13C^2H^4O^2 + 10CO^2 + 40H$$

équation qui correspond, comme on voit, à la combustion incomplète de six molécules de sucre aux dépens des éléments de l'eau. Je fais remarquer ici, une fois de plus, que la formule ne nous donne que le résultat brut, et ne nous indique pas le mécanisme ; c'est peut-être l'acide butyrique qui est brûlé par l'oxygène de l'eau, et non pas le sucre, attendu que l'équation se retrouve exacte si dans son premier membre on remplace les 6 molécules de sucre par 6 molécules d'acide butyrique, produit d'après la formule de plus haut :

$$6C^4H^8O^2 + 12CO^2 + 24H + 10H^2O = 13C^2H^4O^2 + 10CO^2 + 40H$$

ou en simplifiant

$$6C^4H^8O^2 + 2CO^2 + 10H^2O = 13C^2H^4O^2 + 16H$$

Bref, le calcul ne nous dit pas, parce qu'il ne peut pas nous le dire, sur quel élément du liquide porte l'oxydation intérieure produite par l'oxygène de l'eau ; mais il nous dit qu'il y a de l'eau décomposée et nous en fixe le chiffre, ce qui revient à dire, remarquons-le, que dans les conditions de l'expérience, l'eau est une substance fermentescible, se décomposant comme le sucre en une substance plus oxygénée, l'oxygène, une substance moins oxygénée, l'hydrogène, et cet oxygène brûle plus ou moins profondément une partie des matériaux présents dans le liquide.

Appelons donc $\omega$ cette fermentation schématique de l'eau.

$$H^2O = 2H + O$$

Nous voyons que le schéma de l'action exercée par le bacille amylozyme au bout de cinq jours peut être écrit sous la forme simple :

$$33\beta + 10\omega,$$

en appelant $\beta$ le schéma classique de la fermentation butyrique.

La production d'acide butyrique domine, mais elle se mélange d'une production d'acide acétique. En d'autres termes, il y a combustion intérieure de la plus grande partie du sucre aux dépens de ses propres éléments, mais il y a aussi combustion intérieure aux dépens des éléments de l'eau, et *a priori*, nous pouvons comprendre que ces deux actions se superposent en proportions variables.

**31. Action à la fin.** — Voyons dans quelles proportions elles sont à la fin de la fermentation. Des calculs, conduits exactement comme ceux qui précèdent, ont conduit M. Perdrix à la formule suivante :

$$30C^6H^{12}O^6 + 21H^2O = 28C^4H^8O^2 + 5C^2H^4O^2 + 58CO^2 + 120H$$

dont on voit tout de suite la décomposition en

$$28C^6H^{12}O^6 = 28C^4H^8O^2 + 56CO^2 + 112H$$

et

$$2C^6H^{12}O^6 + 2H^2O = 5C^2H^4O^2 + 2CO^2 + 8H.$$

La seconde de ces équations est encore celle d'une combustion interne par les éléments de l'eau, un peu moins avancée que celle que nous avons rencontrée plus haut, mais aboutissant aux mêmes termes. N'envisageons pour le moment que le nombre de molécules d'eau qu'elle intéresse, nous voyons que le schéma de l'action terminée peut être représenté, comme plus haut, par

$$28\beta + 2\omega.$$

Le rapport de $\beta$ à $\omega$, qui était primitivement 3,3, passe maintenant à 14. Il n'en faut pas plus pour conclure que du 4e jour au 11e jour, c'est-à-dire pendant la transformation de la seconde moitié du sucre, la fermentation est surtout butyrique. Il arrive même dans ce cas que les quantités d'acide acétique trouvées au 5e et au 11e jour sont les mêmes : 0,139 gr. et 0,142 gr. La décomposition de l'eau a donc cessé dans cet intervalle, et nous avons affaire seulement à une fermentation butyrique.

Nous revenons ainsi, par une voie un peu différente, aux conclusions établies dans le 1er volume de cet ouvrage. Nous aurions pu, ici encore, isoler la formation de l'acide acétique dans une équation spéciale,

$$C^6H^{12}O^6 = 3C^2H^4O^2$$

transformation qui n'exige pas l'intervention de l'eau, de sorte que l'excédant d'eau, fourni par les formules, aurait servi à une gazéification du sucre suivant la formule

$$C^6H^{12}O^6 + 6H^2O = 6CO^2 + 24H.$$

Toutes ces interprétations diverses sont bonnes à envisager, mais aucune n'a le pas sur les autres, et c'est pour cela que je les adopte tour à tour. Au fond, ce qu'il y a d'essentiel, c'est qu'au début de l'action, l'eau prend part à la réaction en même temps que le sucre, tandis que le sucre seul y est intéressé à la fin. Sur ce point l'analyse des gaz et celle du liquide sont d'accord.

**32. Etude des causes du changement.** — A quoi est dû ce changement physiologique opéré pendant la fermentation ? On ne peut guère l'attribuer à la présence de l'air, qui est exclu dès le début de l'expérience dans le vide que nous venons de décrire, et qui, dans les expériences où la vie anaérobie a été moins assurée à l'origine, est certainement absent au 3e ou au 4e jour de la fermentation, lorsque la dislocation de l'eau dure encore.

Il pourrait se faire que, dans le court passage au contact de l'air qui a lieu au moment de l'ensemencement, le bacille subît un changement protoplasmique qui lui donnerait une faculté nouvelle, laquelle irait ensuite en s'effaçant peu à peu. M. Perdrix a étudié ce point au moyen des tubes à 2 branches de Pasteur, qui permettent de faire deux cultures successives, sans rentrée d'air.

Il introduit dans les deux branches un bouillon stérilisé contenant du glucose avec un peu de carbonate de chaux. L'une d'elles étant ensemencée, il fait le vide et il ferme à la lampe.

Dès le lendemain, à 35°, il se produit un dégagement de gaz. Il laisse l'appareil à l'étuve pendant quatre jours : à ce moment, ainsi qu'il résulte des expériences précédentes, il se forme uniquement de l'acide butyrique.

Si la présence de petites quantités d'oxygène dans le protoplasma de la semence était la seule cause de la formation d'acide acétique, une goutte de la première branche, introduite à ce moment dans la seconde, devrait y provoquer une fermentation butyrique pure. Or, on trouve que, après 24 heures, l'acide formé renferme 25 à 30 0/0 d'acide acétique. La proportion de ce corps, bien qu'elle soit inférieure à celle que l'on trouve dans les cultures ordinaires, n'est cependant pas négligeable.

Or, pendant cette période, les spores, d'abord invisibles, apparaissent peu à peu ; et au moment où il se produit de l'acide butyrique seul, elles sont parfaitement formées. L'âge de la culture y est donc certainement pour quelque chose, et comme le mot *âge de la culture* implique, sans les préciser, des changements dans le microbe et des changements dans le milieu, cherchons d'abord de ce dernier côté.

Le lactose donne les mêmes résultats que le glucose et le sucre candi. La fermentation est seulement plus lente. Mais il y a des changements avec les substances amylacées.

**33. Fermentation des substances amylacées.** — Nous avons vu que le bacille amylozyme pousse très bien sur la pomme de terre stérilisée. Il pousse aussi sur tous les milieux renfermant de l'amidon cuit. Ces cultures s'arrêtent encore quand l'acidité correspond à 1 gr. environ d'acide sulfurique par litre, et sont favorisées par la présence du carbonate de chaux. La matière amylacée est transformée en un sucre qui se comporte comme nous l'avons vu plus haut. On peut retrouver ce sucre dans les fermentations en milieu acide, parce qu'il persiste lorsque la culture s'arrête. Dans les milieux neutres, il est complètement transformé.

Le fait nouveau est qu'ici il se forme, en dehors des acides acétique et butyrique, une petite quantité d'alcools éthylique et amylique, que M. Perdrix a étudiés au compte-gouttes, par les procédés indiqués dans le chapitre précédent. Avec 100 parties de sucre, on obtient environ 2,5 cc. d'un mélange d'alcools, renfermant de 25 à 28 0/0 d'alcool amylique pour 72 à 75 0/0 d'alcool ordinaire. Ces chiffres sont un peu incertains, à cause de la volatilité des alcools entraînés par le courant gazeux, et qui ne sont pas entraînés dans les mêmes proportions, l'alcool amylique étendu étant, à la température de l'étuve, plus volatil que l'alcool ordinaire étendu au même degré. Nous ne pouvons pas tabler, dès lors, sur des chiffres de rendement. La seule chose à dire, c'est que voilà deux fonctions physiologiques nouvelles qui viennent s'ajouter à celles que nous connaissons déjà. Appelons-les $\alpha$ et $\delta$. Le schéma de la fermentation des matières amylacées est donc :

$$m\beta + n\omega + p\alpha + q\delta$$

Faute de dosages précis, on ne peut mesurer les coefficients $m$, $n$, $p$, $q$ ; voici les résultats d'une expérience qui donne une idée des chiffres trouvés.

Dans une fermentation, faite dans le vide, de pommes de terre contenant 18 0/0 d'amidon, on a trouvé, après 6 jours, pour un poids d'environ 1.3 gr. de fécule disparue, les nombres suivants évalués en centièmes.

| | |
|---|---|
| Alcool éthylique ..... | 26 0/0 |
| » amylique...... | 6 » |
| Acide acétique....... | 6 » |
| » buytrique...... | 13 » |

On voit que les deux corps nouveaux qui s'introduisent dans cette réaction sont en proportions égales ou même supérieures à celles des produits de la fermentation des sucres.

Etant donné qu'il se forme un sucre pendant la fermentation de l'amidon, et que ce sucre semble pourtant fermenter en donnant d'autres produits que les sucres des fermentations précédentes, il y a lieu de se demander si cela tient à la nature du sucre, où à d'autres conditions du milieu.

Ce sucre est incristallisable, brunit à la chaleur en présence des alcalis, décompose seulement à l'ébullition la liqueur de Fehling, se rapproche par conséquent du glucose, tout en ayant un pouvoir rotatoire plus faible. Il donne avec la phénylhydrazine des réactions semblables à celles de la phénylglucosazone, mais fond à plus basse température : 196-198° au lieu de 205-206°. Une étude plus précise reste à faire sur ce point.

Ce sucre est fermentescible par la levure de bière et ne donne, dans ces conditions, que de l'alcool ordinaire. Tout semble donc indiquer que ce n'est pas à la présence d'un sucre particulier qu'il faut attribuer la production d'alcool amylique dans la fermentation des matières féculentes par le bacille amylozyme ; c'est aux autres conditions de milieu.

**34. Influence des conditions de milieu.** — Mais sur ce point, nous en sommes réduits à des hypothèses ; que sont ces conditions de milieu ? Faut-il attribuer un rôle à la présence de la dextrine, qui est certainement un terme intérimaire entre l'amidon et le sucre et qui, ayant une structure particulière, fermenterait directement suivant une formule spéciale ? La proportion considérable d'alcool éthylique que nous avons constatée ne permet pas d'attribuer l'apparition des deux alcools à des substances non définies existant en petite quantité dans les matières féculisables et n'existant pas dans les sucres. C'est certainement l'amidon ou un de ses dérivés qui intervient dans le phénomène.

Avant d'aborder la recherche d'une réponse à cette question, il importe de remarquer qu'elle est peut-être vaine, comme l'*idola theatri* de Bacon. Notre esprit est encore dominé, à son insu, par les enseignements nés de l'étude de la levure de bière, dont les fonctions protoplasmiques sont bien fixées et oscillent tout au plus entre des limites très étroites. Tout ce qui sort de ce cadre nous surprend et nous fait nous poser des problèmes nouveaux. Peut-être n'y a-t-il que notre émoi de surprenant. Nous verrons, dans la suite de ces études, que c'est la variabilité de l'action protoplasmique qui est la règle, et sa constance relative qui est l'accident. Si l'éducation de notre esprit s'était faite avec la physiologie du bacille amylozyme, ou mieux encore avec celle du *bacillus orthobutylicus* que nous rencontrerons au chapitre prochain, nous nous demanderions pourquoi la levure est aussi constante, au lieu de nous demander pourquoi le bacille amylozyme est aussi variable. Au fond, ces deux questions inverses sont une même question, ce qui veut dire que ni l'une ni l'autre ne se pose. Notons seulement qu'ici, le changement qui se manifeste dans les produits de la fermentation, lorsque la matière fermentescible change, coexiste chez le microbe avec un changement dans les produits d'une même matière fermentescible, à mesure que la fermentation s'avance. Notons aussi que ces changements, qui peuvent paraître surprenants quand on les envisage comme survenant dans le mode de vie d'une cellule, à laquelle on attribue instinctivement une certaine unité fonctionnelle, le deviennent un peu moins quand on songe qu'ils peuvent résulter d'un changement dans une sécrétion de diastases. La même cellule peut sécréter des diastases variées suivant son mode d'alimentation, ou varier leurs proportions avec le même aliment, sans que cela atteigne l'idée que nous nous faisons de son unité. Restons pour le moment sous le bénéfice de ces observations préliminaires pour aborder l'étude d'un second bacille, étudié d'après les mêmes méthodes dans mon laboratoire, mais mieux connu, le *bacillus orthobutylicus* de M. Grimbert.

## BIBLIOGRAPHIE

L. Perdrix. Sur les fermentations produites par un bacille anaérobie de l'eau. *Annales de l'Institut Pasteur*, t. V, p. 287. 1891.

## CHAPITRE IV

### BACILLUS ORTHOBUTYLICUS

La variabilité du bacille que nous allons étudier est encore plus grande que celle du bacille amylozyme, ou du moins l'étude en a été poussée plus loin par M. Grimbert. On va voir qu'elle est incessante et continue, et que toute formule de transformation n'a qu'un caractère transitoire, est vraie pour le moment où on l'établit, mais ne l'était pas avant et ne l'est plus après. Malheureusement, l'étude des gaz a été faite ici de moins près que dans le travail de M. Perdrix, de façon que le flottement dans les formules est un peu plus grand.

**35. Propriétés générales.** — Le *bacillus orthobutylicus* a été rencontré fortuitement dans une fermentation de tartrate de chaux, où il intervenait sans doute pour transformer les premiers produits formés par un autre microbe, attendu qu'il est sans action sur le tartrate de chaux lui-même. On l'en a isolé en chauffant d'abord à 100° pendant une minute, puis en ensemençant en stries sur des fragments de pomme de terre dans le vide. On obtint ainsi, à la fin de la traînée, une ou plusieurs colonies isolées qui, diluées dans l'eau, furent réensemencées deux fois de suite de la même façon.

Le bacille ainsi obtenu est un bâtonnet cylindrique à bouts arrondis, mesurant 3 à 6 $\mu$ de long sur 1.5 $\mu$ de large. A l'état jeune, il est quelquefois renflé à une de ses extrémités en forme de battant de cloche. Au bout de huit jours environ cette forme a disparu, et les spores ont fait leur apparition (fig. 3). A ce moment, le microbe, très mobile jusque-là dans les milieux privés d'oxygène, a perdu tout mouvement. Les spores résistent à 80° pendant 10 minutes.

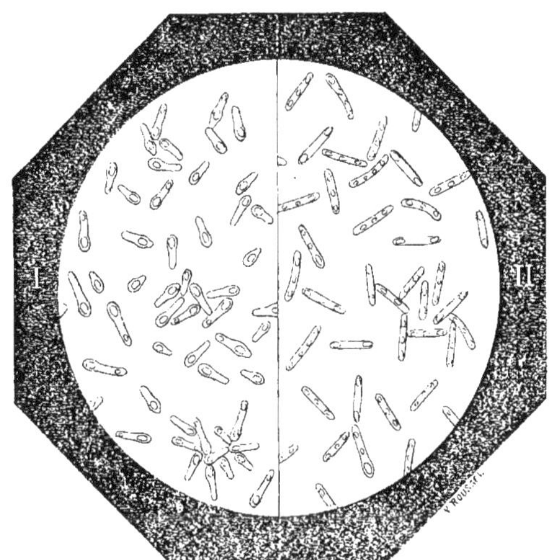


Fig. 3. — Bacillus orthobutylicus
Bacille jeune | Bacille vieux

Ce bacille est anaérobie, et il faut l'ensemencer avec les mêmes précautions que le bacille amylozyme, soit en faisant le vide après ensemencement, soit en mettant une grande quantité de semence en pleine activité. Il s'accommode de liquides nutritifs minéraux dans lesquels on dissout la matière fermentescible. M. Grimbert s'est servi du mélange suivant, qui diffère peu de celui qu'employait M. Pasteur, dans ses expériences sur la fermentation du tartrate de chaux :

| | gr. |
|---|---|
| Phosphate d'ammoniaque..... | 0,40 |
| Sulfate de magnésie......... | 0,40 |
| Phosphate de potasse....... | 0,20 |
| Sulfate d'ammoniaque........ | 0,20 |
| Nitrate de potasse........... | 0,20 |
| Peptone sèche.............. | 2,50 |
| Eau.................. ..... | 1 litre |

C'est dans ce liquide qu'il faisait dissoudre la substance fermentescible dans les proportions de 3 à 5 0/0.

Le bacille fait fermenter l'amidon, la dextrine, l'inuline, l'arabinose, la mannite, le saccharose, le maltose, le glucose, le sucre interverti, le galactose, la glycérine. Il est sans action sur le tréhalose, l'érythrite, le glycol, les lactate et tartrate de chaux, la gomme arabique. Avec tous les corps qu'il attaque, il donne de l'acide carbonique et de l'hydrogène. Quant aux autres produits, ce sont : l'alcool butylique normal avec un peu d'alcool isobutylique ; 2° l'acide butyrique normal ; 3° l'acide acétique ; 4° enfin des traces d'acide lactique ou d'acide formique suivant les cas.

Il rend par conséquent acides les milieux dans lesquels il se multiplie, et il craint l'acidité. La dose d'acide qu'il peut supporter ne semble pas aussi constante que pour le bacille amylozyme. Elle dépend de la constitution du milieu. Elle peut varier de 1,4 gr. à 2,8 gr. d'acide butyrique par litre au moment où la fermentation s'arrête. Les quantités de sucre qui donnent une proportion d'acide butyrique inférieure à ce chiffre peuvent donc fermenter complètement dans un milieu acide. En général, elles ne doivent pas dépasser 1 0/0 pour que la transformation soit rapide. Quand la concentration est plus grande, il faut ajouter du carbonate de chaux pour maintenir la neutralité de la liqueur. Malgré cette addition, le liquide reste toujours un peu acide.

Les propriétés que nous venons de décrire différencient déjà ce bacille d'autres espèces connues antérieurement. Il se distingue du ferment butyrique de Pasteur en ce qu'il ne fait pas fermenter le lactate de chaux, du *B. Amylobacter* de Van Tieghem en ce qu'il n'attaque pas la cellulose, et ne bleuit par l'iode à aucun moment du développement ; du *B. butylicus* de Fitz en ce qu'il fait fermenter le lactose et l'amidon, et n'intervertit pas le saccharose ; du B. amylozyme de Perdrix, en ce qu'il donne de l'alcool butylique. Mais c'est sa variabilité d'action qui est jusqu'ici son caractère le plus curieux. Voyons-le à l'œuvre dans la fermentation du glucose.

**36. Fermentation du glucose.** — Prenons pour cela une solution à 1 0/0 de glucose, pouvant fermenter complètement sans addition de craie, et étudions d'abord les gaz qui se dégagent. Dans une expérience portant sur 20 cc. d'une solution de glucose à 1,03 0/0, soit sur 0,205 gr. de glucose, sans addition de craie, dans le vide à 35°, il s'est dégagé les volumes suivants de gaz, mesurés à 0° et à la pression de 760. La colonne R indique leurs rapports.

| | H | $CO^2$ | Rapport |
|---|---|---|---|
| Jusqu'au 4e jour ....... | 11,66 | 10,00 | 1,16 |
| Du 4e au 13e jour..... | 11,24 | 32,76 | 0,34 |
| Du 13e au 22e jour (fin). | 1,90 | 6,90 | 0,28 |
| Total...... | 24,80 | 49,66 | 0,50 |

On voit sur ce tableau que le volume de l'hydrogène, d'abord un peu supérieur au volume de l'acide carbonique, ce qui peut tenir à ce que l'acide carbonique est un peu plus soluble dans le liquide qui fermente, lui devient assez rapidement inférieur, et, dans l'ensemble, il s'est dégagé ici, la fermentation terminée, 1 d'hydrogène pour 2 d'acide carbonique. Nous ne sommes donc plus dans le même cas qu'avec le bacille précédent, où le volume total d'hydrogène dépassait celui de l'acide carbonique, et où, pour trouver l'origine de cet excédant, que n'expliquait pas la formule de la fermentation butyrique, nous avons dû recourir à la décomposition de l'eau. Ici, nous n'atteignons pas l'égalité des volumes gazeux voulue par l'équation :

$$C^6H^{12}O^6 = C^4H^8O^2 + 2CO^2 + 4H$$

Il est vrai que comme il se forme de l'alcool butylique, s'il se fait d'après l'équation :

$$C^6H^{12}O^6 = C^5H^{10}O + 2CO^2 + H^2O$$

il se dégage de l'acide carbonique sans hydrogène, et que la superposition des deux équations :

$$2C^6H^{12}O^6 = C^4H^8O^2 + C^4H^{10}O + 4CO^2 + 4H + H^2O$$

nous donnerait, pour le rapport entre les volumes d'hydrogène et d'acide carbonique, la valeur **1 : 2** que nous a fournie l'expérience de plus haut. Mais il n'y a à tirer aucune conclusion ni même aucune induction de cette coïncidence, car nous savons que tant l'alcool butylique que l'acide butyrique peuvent provenir d'autres réactions que celles qui sont inscrites dans les formules ci-dessus, et où il n'y a pas les mêmes rapports entre les volumes de gaz dégagés.

Malheureusement l'analyse du liquide qui a fourni les matériaux gazeux de cette expérience n'a pas été faite, et nous sommes obligés, pour étudier les produits de transformations du sucre, de recourir à des expériences dans lesquelles l'étude des gaz manque à son tour ; nous pouvons pourtant considérer comme acquis que le volume d'hydrogène est inférieur au volume d'acide carbonique dégagé, mais que le rapport de ces volumes n'est pas toujours **1 : 2**; il semble être variable.

**37. Etude des produits de la fermentation.** — Une solution de glucose sans craie, comme la précédente, a été analysée à divers intervalles, 2, 4, et 20 jours après ses débuts. Au moment de cette dernière analyse, elle était arrêtée, mais non terminée : il n'y avait que 26 0/0 du sucre fermenté, soit **1,24** gr. Voici, d'après l'analyse, quelles ont été, en milligrammes, les quantités des divers produits fournis par **1** gr. de sucre disparu à diverses époques de la fermentation.

| | Alcool butyl. | Acide butyr. | Acide acét. |
|---|---|---|---|
| Après 2 jours..... | 254 | 74 | 39 |
| Après 4 jours..... | 308 | 40 | 40 |
| Après 20 jours.... | 316 | 20 | 40 |

On voit que le rendement en alcool butylique augmente à mesure que la fermentation s'avance, tandis que le rendement en acide butyrique diminue. En d'autres termes la formation d'alcool butylique devient de plus en plus prédominante, tandis que celle de l'acide butyrique diminue d'importance. Ceci est assez d'accord avec ce que nous avons vu au sujet du dégagement gazeux.

Quant à l'acide acétique, il reste à peu près stationnaire dans ce cas. Mais en voici un où il diminue. Ajoutons de la craie à une liqueur fermentescible pareille à celle dont nous venons de faire l'étude, et étudions sa composition aux mêmes intervalles que ci-dessus. Cette fois la fermentation marche plus vite, et il y a au bout de 20 jours 61 0/0 du sucre fermenté, soit 3 gr.

| | Alcool butyl. | Acide butyr. | Acide acét. |
|---|---|---|---|
| Après 2 jours.... | 148 | 331 | 91 |
| Après 4 jours.... | 135 | 345 | 78 |
| Après 20 jours... | 155 | 322 | 43 |

On voit ici que l'acide acétique diminue. Mais l'acide butyrique l'emporte sur l'alcool butylique, tandis que dans le cas précédent c'était l'inverse.

Ce que ces deux cas ont de commun, et ce qui a un caractère général, c'est que le rendement en alcool butylique va en augmentant à mesure que la fermentation suit son cours, tandis que les rendements en acide acétique et acide butyrique vont en diminuant. Les deux rendements étant nécessairement de sens inverse, leur marche n'a pas lieu de beaucoup surprendre. Mais ce qui est plus curieux, c'est que le rendement total va d'ordinaire en diminuant, et tout se passe comme si quelques-uns de ces produits, surtout l'acide butyrique et l'acide acétique, ceux qui décroissent, étaient des produits intérimaires, formés pendant une première période et disparaissant ensuite.

Nous avons donc, ici, quelque chose de plus que ce que nous avons constaté avec le bacille amylozyme, où il y avait seulement superposition, en proportions variables, de deux fermentations. Ici le produit de l'une au moins de ces fermentations ne semble pas stable. Mais avant d'accepter cette dernière conclusion, nous devons la corroborer par un nouvel exemple.

Corrélativement à la double expérience précédente, en a été faite une autre avec du sucre interverti sans craie et avec craie. Ici encore la fermentation avec craie a été plus rapide. Le tableau ci-dessous donne les rendements, disposés comme dans les tableaux précédents :

| | Alcool butyl. | Acide butyr. | Acide acét. |
|---|---|---|---|
| Sans craie, après 1 jour... | 93 | 245 | 251 |
| » » 4 » ... | 295 | 0 | 85 |
| » » 16 » ... | 329 | 0 | 94 |
| Avec craie, après 1 jour... | 15 | 464 | 313 |
| » » 4 » ... | 59 | 423 | 114 |
| » » 16 » ... | 69 | 405 | 110 |
| » » 8 mois .. | 108 | 275 | 46 |

Nous retrouvons ici la même interversion entre l'alcool et les acides, suivant qu'il y a ou qu'il n'y a pas de carbonate de chaux. La croissance de l'alcool est évidente dans les deux expériences. Quant à la décroissance de l'acide acétique, elle est nette ; de plus, l'acide butyrique produit au commencement de l'expérience peut aller jusqu'à disparaître à la fin. Enfin, le total des produits non gazeux subit, avec le sucre interverti, une diminution encore plus forte qu'avec le glucose.

Le poids total des produits fournis par 1 gr. de sucre était de 589 millig. au début dans la fermentation sans craie, et de 423 à la fin. Pour la fermentation avec craie, les chiffres correspondant sont 792 et 429.

Pour interpréter exactement et avec sécurité ces phénomènes si compliqués, on devine combien eût été précieuse une analyse des gaz correspondant à chacun des stades de l'étude. Elle n'a pas été faite, et nous ne pouvons trouver des lumières sur ce point qu'en établissant les formules correspondant aux produits de ces réactions, autres que les produits gazeux, et en essayant de les interpréter.

**38. Formule de la réaction.** — Voici par exemple la formule de fermentation d'une solution de 3 0/0 de glucose avec craie ; la transformation était complète après 20 jours, et avait donné :

| | Trouvé | Calculé |
|---|---|---|
| Alcool butylique.... | 205 | 205 |
| Acide butyrique..... | 185 | 183 |
| Acide acétique...... | 84 | 83 |

La formule représentative, vérifiée par la coïncidence des deux colonnes de chiffres, est la suivante :

$$8C^6H^{12}O^6 = 4C^4H^{10}O + 3C^4H^8O^2 + 2C^2H^4O^2 + 16CO^2 + 20H + 2H^2O$$

qui correspond à un dégagement d'hydrogène.

Si nous en retranchons d'abord, d'après les notions développées au chapitre Ier, tout ce qui est relatif à la production d'alcool butylique, il nous reste :

$$4C^6H^{12}O^6 + 2H^2O = 3C^4H^8O^2 + 2C^2H^4O^2 + 8CO^2 + 20H$$

Retranchons de même tout ce qui est relatif à la production d'acide butyrique avec dégagement d'hydrogène, il restera :

$$(1) \quad C^6H^{12}O^6 + 2H^2O = 2C^2H^4O^2 + 2CO^2 + 8H$$

ce qui est encore une combustion intérieure du sucre. Le schéma complet de la réaction est donc, en appelant $\beta$ et $\beta'$ les schémas correspondant aux deux formules employées :

$$4\beta - 3\beta' - \omega$$

où ω est le schéma général d'une combustion intérieure aux dépens des éléments de l'eau.

Il est bien entendu, comme nous l'avons dit, que la formule, si elle est exacte, ne met en évidence que le fait d'une combustion intérieure. Le jeu des formules nous a fait porter cette combustion sur le sucre, mais elle peut tout aussi bien porter sur une molécule d'acide butyrique formée aux dépens de cette molécule de sucre, car on peut entreposer, entre les deux membres de l'équation (1), la formule de la fermentation butyrique, et écrire :

$$C^6H^{12}O^6 + 2H^2O = C^4H^8O^2 + 2CO^2 + 4H + 2H^2O = 2C^2H^4O^2 + 2CO^2 + 8H$$

Notons en passant que cette combustion interne de l'acide butyrique en acide acétique augmente la proportion d'hydrogène dans les gaz dégagés.

Voici maintenant un autre cas, où l'interprétation, en apparence un peu moins simple, conduit au même résultat. Il se rapporte à une autre fermentation de glucose à 2,4 0/0, additionnée de craie et terminée après 20 jours. L'analyse a donné, pour 100 de sucre :

| | Trouvé | Calculé |
|---|---|---|
| Alcool butylique.... | 110 | 117 |
| Acide butyrique..... | 351 | 349 |
| Acide acétique...... | 95 | 95 |

La formule vérifiée de cette fermentation est :

$$7C^6H^{12}O^6 = 2C^4H^{10}O + 5C^4H^8O^2 + 2C^2H^4O^2 + 10CO^2 + 4H + 6H^2O$$

Retranchons-en, comme plus haut, la partie relative à la formation de l'alcool butylique, il reste :

$$5C^6H^{12}O^6 = 5C^4H^8O^2 + 2C^2H^4O^2 + 6CO^2 + 4H + 4H^2O$$

équation qui correspond à l'équation classique :

$$5C^6H^{12}O^6 = 5C^4H^8O^2 + 10CO^2 + 20H$$

dans laquelle la dislocation serait moins complète, et où

les éléments de $4CO^2$ et de 16H seraient restés unis pour donner de l'acide acétique, suivant la formule :

$$(2) \quad 4CO^2 + 16H = 2C^2H^4O^2 + 4H^2O$$

Ici, au contraire de ce qui précède, la formation de l'acide acétique résulterait, non d'une combustion surérogatoire aux dépens de l'oxygène de l'eau, mais au contraire d'une combustion intérieure incomplète, pouvant porter soit sur le sucre, soit sur l'acide butyrique, et diminuant, au lieu de l'augmenter comme tout à l'heure, la proportion de l'hydrogène dans le mélange gazeux, car dans l'équation (2) le rapport des volumes de l'acide carbonique à l'hydrogène intéressés dans le 1er membre est de 1 à 2.

Les deux actions semblent également possibles, d'après la concordance des nombres fournis par le calcul et l'observation dans les deux cas cités, aussi bien que dans tous les autres qu'on trouve dans le travail de M. Grimbert. Au fond, du reste, ces deux actions ne sont séparées que pour les besoins de notre esprit, qui aime à établir des limites, surtout dans les phénomènes les plus continus, de même que l'œil a besoin, pour voir un ruban en mouvement, d'y tracer des lignes qui servent de point de repère. Mais il faut éviter de prendre au sérieux ces limites et ces lignes. Avec le microbe que nous étudions, la combustion est toujours intérieure, puisque la vie est toujours anaérobie. Elle se fait parfois avec formation d'eau, comme dans le cas de notre dernière équation ; parfois avec décomposition d'eau, comme dans le cas de la première. Mais la nature ne distingue pas l'eau des autres matières en action. Pour elle le phénomène complexe dont nous tâchons de saisir l'essence est un phénomène simple, et il ne faut pas s'étonner qu'elle ne tienne aucun compte de nos distinctions.

Il faudrait avoir des analyses de gaz nombreuses, pour pouvoir suivre de plus près les actions intérieures. On conçoit qu'elles ne s'équivalent pas à ce point de vue, puisque l'une tend à augmenter la quantité d'hydrogène, l'autre à la diminuer. Mais ces analyses manquent. On ne peut pas admettre qu'elles se modèlent toutes d'après celle que nous avons détaillée au commencement de ce chapitre. Dans les nombreuses formules de réaction qu'on trouve dans le mémoire de M. Grimbert, il n'y en a quasi aucune où le volume d'hydrogène soit égal à la moitié du volume de l'acide carbonique. Il est de 1 : 5 dans la seconde des formules que vous venons de discuter, et où cette discussion nous a amenés à conclure à une réaction diminuant la proportion d'hydrogène. Il est de 5 à 8 dans la première, où notre discussion a mis en évidence une réaction qui augmente le volume de ce gaz. En suivant de près, pendant toute la durée d'une fermentation, la composition du mélange gazeux qui s'en échappe, on aurait sur le mécanisme de l'action des renseignements qui nous manquent.

J'ai insisté longuement sur tous ces points, d'abord parce qu'ils ne sont pas explicitement signalés dans le mémoire de M. Grimbert, puis parce qu'il y a une conclusion à en tirer. C'est encore au début, comme dans le cas du bacille amylozyme, que l'hydrogène est en plus grande quantité, c'est-à-dire que c'est au commencement que se produisent de préférence les fermentations avec dislocation de molécules d'eau et d'oxydations. Il est bien entendu que nos formules ne peuvent pas nous dire si ces oxydations portent sur le sucre de la liqueur, ou sur les premières portions formées d'acide butyrique ou d'alcool butylique. Cependant quand on voit, comme nous l'avons fait plus haut, que partout l'alcool butylique va en augmentant, tandis que l'acide acétique et l'acide butyrique vont en diminuant, il est difficile de ne pas admettre que ces derniers corps sont de préférence les produits intérimaires, dont la dislocation suit de près ou même accompagne la formation, de sorte que nous ne constatons que des différences.

Ce ne sont du reste pas les seuls. Presque toujours on trouve, au commencement de la réaction, des traces plus ou moins sensibles d'acide formique, qui disparaît ensuite. Nous verrons bientôt apparaître, dans certains cas, l'acide lactique, qui se comporte de même. Pour l'acide formique, il importe de se rappeler que, comme nous l'avons vu, aucune formule ne permet de le faire dériver du sucre par voie anaérobie, à moins de faire intervenir les éléments de l'eau et de l'acide carbonique :

$$C^6H^{12}O^6 + 6CO^2 + 6H^2O = 12CH^2O^2$$

et cette décomposition de l'acide carbonique et de l'eau rentre tout à fait dans le cadre des réactions que nous venons de voir se faire au début de la fermentation.

**39. Schéma général des phénomènes.** — Les actions exercées par le *bacillus orthobutylicus* sont si variées que leur exposé deviendrait confus si on ne leur donnait pas une forme schématique, pour laquelle nous pouvons nous inspirer des faits précédents.

Dans la réaction, un certain nombre de molécules de sucre donnent un nombre égal de molécules d'alcool butylique qui reste, dans notre hypothèse, inaltéré jusqu'à la fin de la réaction. Un autre nombre de molécules de sucre donnent de l'acide butyrique, transitoire, qui se disloque à son tour en donnant, par une combustion intérieure plus ou moins complète, de l'acide acétique, transitoire aussi.

On peut résumer cette action complexe en séparant ce qui est relatif à la production d'alcool butylique de tout ce qui est relatif à la formation des autres acides. Cela est facile ; le nombre de molécules de sucre qui ont fourni l'alcool butylique étant égal au nombre de molécules produites d'alcool butylique. Il suffira, pour caractériser cette partie du phénomène, de prendre, dans la formule brute de la réaction, le rapport du nombre de molécules d'alcool butylique au nombre de molécules de sucre qui y figurent. Le complément à l'unité de ce rapport donnera la part du phénomène relative à la formation de l'acide butyrique et de l'acide acétique.

Dans cette seconde partie du phénomène, la part de la dégradation subie par l'acide butyrique sera suffisamment précisée par le rapport $a : b$ des nombres des molécules d'acide acétique et d'acide butyrique qui figurent dans la formule de la réaction totale.

Pour prendre un exemple, le premier rapport, que nous appellerons R, est, dans la première des formules que nous avons discutées plus haut, donné par $4 : 8 = 0,5$, et dans la seconde de $2 : 7 = 0,3$. Le rapport $a : b$ est dans le premier cas $2 : 3 = 0,66$, et dans le second $2 : 5 = 0,4$.

Nous pouvons, avec ces schémas récapitulatifs, entrer maintenant dans le détail des phénomènes.

**40. Variations dans le cas de la fermentation du glucose.** — Etudions d'abord les variations que subissent ces deux rapports avec une même matière fermentescible : le glucose. Nous avons vu qu'ils ne restent pas les mêmes dans le courant d'une même fermentation, que le rapport R, qui est proportionnel au rendement en alcool butylique, augmente toujours, et que le rapport $a : b$, qui mesure le degré de dégradation auquel est tombé le reste du sucre, passe par des valeurs très différentes, tantôt plus petit que l'unité, tantôt infini, lorsque l'acide butyrique a disparu, plus ou moins complètement remplacé par l'acide acétique. Ce flottement pendant la marche du phénomène doit évidemment se retrouver, lorsqu'il est terminé, de sorte qu'on peut se demander si deux fermentations sont jamais pareilles, même lorsqu'elles sont faites au même moment, et en apparence dans les mêmes conditions. Nous allons en effet voir apparaître des influences très délicates, dont le bacille amylozyme ne nous avait pas donné l'exemple.

**41. Influence de la réaction du milieu.** — Nous connaissons l'influence de l'acidité ou de la neutralité du milieu. Dans un milieu acide, le bacille souffre, et arrête plus tôt son action que dans un milieu additionné de craie. C'est aussi en milieu acide qu'il se forme le plus d'acide formique. Le rapport entre les divers produits de la fermentation varie aussi avec la réaction du milieu. En général, on constate une augmentation d'alcool butylique quand le milieu s'acidifie, et une diminution de l'acide butyrique ; l'acide acétique varie à peine. Au contraire, quand le milieu est maintenu neutre par addition de carbonate de chaux, c'est l'acide butyrique qui l'emporte sur l'alcool, et la fermentation peut devenir complète. Ceci est vrai dans tous les milieux étudiés, sucres, glycérine, amidon, inuline.

**42. Influence de l'âge de la semence.** — Voici une autre influence un peu plus imprévue. Nous venons de voir que l'action change dans le cours d'une même fermentation. Qu'arriverait-il si on prélevait à divers intervalles, dans cette fermentation, de la semence pour la transporter de suite dans une série de flacons contenant tous un liquide identique à celui de la première fermentation? L'âge variable de la semence, au moment de l'ensemencement nouveau, n'aurait aucune influence sensible avec la levure de bière ; il en a une très grande ici. Avec une solution de glucose à 2,54 0/0, on voit que le rapport R, c'est-à-dire l'activité au point de vue de la production de l'alcool butylique, est plus grande quand la semence est prélevée le 8e jour de la fermentation qu'elle ne l'est avant ou après. Il y a un maximum. La production d'acide butyrique suit exactement une marche inverse. Quant au rapport $a : b$, il varie dans le même sens que le rapport R, mais beaucoup plus, car il passe de 0,4 à 1,5. On retrouve des variations analogues, mais pas de même sens, en opérant avec d'autres milieux. Cette variabilité de la semence est donc certaine.

**43. Influence de l'éducation de la semence.** — On

peut dès lors se demander ce qui adviendrait, avec un bacille aussi sensible, si on le dépaysait, c'est-à-dire si on le faisait passer par des milieux très différents. Conserverait-il une certaine stabilité, ou prendrait-il des propriétés nouvelles ? Nous verrons tout à l'heure que, avec l'inuline, ce bacille ne donne plus ou quasi plus d'alcool. Qu'arrive-t-il quand, après l'avoir habitué à ce milieu, on le rapporte dans une solution de glucose ?

L'expérience a été faite avec un bacille qui avait passé par 6 cultures successives sur une solution d'inuline à 2 0/0, additionnée de carbonate de chaux, et avait été rapporté alors sur une solution de 3 0/0 de glucose, additionnée de craie. C'est à cette fermentation que se rapporte un des exemples cités plus haut. Après 20 jours, la fermentation était complète, et on avait :

$$R = 0{,}5 \qquad a/b = 0{,}66$$

Il y a donc une notable exaltation dans la fonction productrice de l'alcool, car il est rare que la moitié des molécules de sucre donne de l'alcool butylique. Il est curieux de voir que cette exaltation se produise chez une semence sortant d'un milieu où cet alcool n'apparaît que peu ou pas.

Faisons repasser par une série de cultures sur glucose ce bacille fraîchement sorti de cultures sur inuline, il y reprend ses propriétés ordinaires dans ce liquide, mais il y acquiert une propriété qu'il n'avait pas, c'est de donner des quantités d'alcool butylique relativement considérables quand on le rapporte sur inuline. Une culture ayant subi six passages sur inuline et six passages sur glucose, rapportée sur glucose avec craie et inuline avec craie donne :

| | | |
|---|---|---|
| Glucose . . . | $R = 0{,}2$ | $a/b = 0{,}33$ |
| Inuline. . . . | $R = 0{,}43$ | $a/b = 1$ |

Ces phénomènes de variations introduites par la culture ne sont pas rares dans le monde des microbes. Nous en avons déjà constaté dans un de ceux qui semblent le plus fixés, la levure de bière. Mais ils semblent se faire ici avec une facilité et une rapidité plus grandes qu'ailleurs.

**44. Fermentation des matières amylacées.** — Le *bacillus orthobutylicus* vit très bien, comme nous l'avons vu, sur des tranches de pomme de terre. Il se multiplie aussi dans l'empois d'amidon additionné du liquide nutritif mentionné au commencement de ce chapitre, ou dans de la bouillie de pomme de terre, qui suffit à lui donner tout ce qu'il lui faut. La liquéfaction de l'empois, sa dextrinisation et sa transformation en maltose semblent se faire sous l'action d'une diastase analogue à l'amylase du malt. Comme c'est toujours au maltose qu'on aboutit, il semble que les diverses matières amylacées devraient fermenter de la même façon. Les exemples ci-dessous montrent qu'il n'en est rien. Il est vrai que les liquides étudiés l'ont été à divers moments de la fermentation, et que ceux qui étaient additionnés de craie étaient, au même âge, plus avancés que ceux qui n'en contenaient pas ; mais la variabilité que montre le tableau suivant reste encore très grande, alors même qu'on la réduit pour tenir compte de l'inégal avancement des fermentations soumises à l'étude. Voici les valeurs de R et de $a/b$ :

| | R | $a/b$ |
|---|---|---|
| Purée de pommes de terre, sans craie.......... | 0,7 | 1,33 |
| » avec craie.......... | 0,1 | 0,16 |
| Empois d'amidon sans craie .................. | 0,66 | 0,33 |
| » avec craie.................. | 0,15 | 0,25 |
| Dextrine sans craie ......................... | 0,45 | 0,25 |
| » avec craie......................... | 0,5 | 0,4 |

Ces inégalités sont d'autant plus singulières que tous ces amidons passent par le même terme dextrine et aboutissent tous au maltose. L'inuline présente même des phénomènes plus curieux dont nous devons dire un mot.

Elle est consommée par le *Bacillus orthobutylicus* sans subir de transformation préalable, et on ne trouve jamais de sucre réducteur dans les liquides où elle fermente. Nous avons déjà vu qu'elle donnait peu d'alcool. Dans un cas où la semence était empruntée à une solution d'inuline, on a trouvé :

| | R | a/b |
|---|---|---|
| Inuline sans craie | 0,06 | 0.16 |
| » avec craie | 0,08 | 0.16 |

La semence qui a donné les chiffres précédents était empruntée à une fermentation d'inuline âgée de 24 heures. Avec une semence prise 20 jours après le début de la fermentation sur pomme de terre, et portée sur inuline, on n'a pu constater que des traces indosables d'alcool.

**45. Fermentation des sucres en $C^{12}$.** — Ces sucres ne semblent pas être dédoublés par le bacille que nous étudions. Nous venons de voir que le maltose ne se transforme pas en glucose. Il en est de même pour le lactose et aussi pour le saccharose. Une solution de sucre de cannes qui fermente ne donne aucune réduction sensible de la liqueur de Fehling, et une purée de bacilles, broyée au mortier, mise en macération pendant plusieurs jours dans de l'eau distillée additionnée d'essence de moutarde, n'abandonne à ce liquide aucune substance inversive. Comme comparaison des résultats, voici les nombres fournis par deux fermentations avec 3,5 0/0 environ de saccharose et de lactose, avec craie. La première était vieille de 4 mois, et tout le sucre y avait disparu. La seconde était âgée de 3 mois, et il n'y avait que 57 0/0 de lactose consommé :

| | R | a/b |
|---|---|---|
| Saccharose | 0,66 | 0,5 |
| Lactose | 0,33 | 0,25 |

Les chiffres sont le double dans un cas de ce qu'ils sont dans l'autre.

**46. Fermentation des sucres en $C^6$.** — Nous avons vu plus haut ce qui est relatif à la fermentation du glucose. Le lévulose fermente plus péniblement que le dextrose, et une solution de sucre interverti, examinée lorsqu'elle ne contenait plus qu'environ les 2/5 du sucre initial, ne contenait plus que du lévulose. Il y a donc sélection avec le *B. orthobutylicus*. La fermentation du galactose ressemble à celle du glucose.

**47. Fermentation des sucres en $C^5$.** — M. Grimbert a opéré sur une arabinose préparée par lui, et bien caractérisée comme telle. Avec le *Bacillus orthobutylicus*, elle ne donne que très peu d'alcool butylique et, en négligeant cette production d'alcool, la formule correspond à une dislocation du sucre en acide butyrique et acide acétique, de même forme que celle que nous avons étudiée plus haut.

$$6C^5H^{10}O^5 + 4H^2O = 4C^4H^8O^2 + C^2H^4O^2 + 12CO^2 + 22H$$

Quand on tient compte de la production d'alcool butylique on a :

$$R = 0,05 \qquad a/b = 0,25$$

**48. Fermentation des alcools polyatomiques.** — La mannite fermente difficilement en donnant, à l'origine, environ 2 volumes d'hydrogène contre 1 d'acide carbonique. Plus tard le rapport $H/CO^2$ diminue. Dans une fermentation de mannite avec craie, le rapport R était de 0,5 : le rapport $a/b$ de 0,5 aussi.

Avec la glycérine, on a la formule suivante, pour une fermentation en présence de la craie :

$$30C^3H^8O^3 + 39H^2O = 5C^4H^{10}O + 12C^8H^4O^2 + 2C^2H^4O^2 + 78CO^2 + 324H,$$

à laquelle on pourrait faire subir une décomposition analogue à celles que nous avons imposée aux équations de fermentation du sucre. Cela n'est pas nécessaire pour qu'on voie combien la dislocation est profonde, et la combustion intérieure puissante. Plus de la moitié du carbone passe à l'état d'acide carbonique.

Il y a, en outre, formation d'un corps auquel on n'a pas fait place dans la formule, parce qu'il est en trop faible quantité, c'est de l'acide lactique gauche $C^3H^6O^3$. Nous le rencontrerons fréquemment avec les microbes qui vont suivre.

## BIBLIOGRAPHIE

L. Grimbert. Fermentation anaérobie produite par le *Bacillus orthobutylicus*. *Ann. de l'Inst. Pasteur*, 1893, p. 353.

# CHAPITRE V

## AUTRES BACILLES ANAÉROBIES

Les deux bacilles étudiés dans les chapitres précédents peuvent être considérés comme les mieux connus, malgré les lacunes que nous avons fait remarquer dans leur histoire physiologique, et nous n'avons plus maintenant devant nous qu'une série qui s'allonge tous les jours, d'êtres de moins en moins anaérobies, et dont les derniers confinent aux aérobies. Pour des raisons qui tiennent en grande partie à ce que beaucoup de laboratoires ne sont pas outillés en vue des cultures anaérobies, les êtres qui vivent à l'abri de l'air sont en effet moins connus que les êtres aérobies, et il en est même qui le sont si superficiellement que nous ne pourrons leur donner place dans ce livre. Nous nous bornerons à ceux qui ont été suffisamment décrits pour être reconnaissables, et nous commencerons naturellement par ceux qui remplissent le mieux cette condition. Il est naturel que ce soient ceux dont l'histoire a été écrite au moment où la science avait les moyens d'assurer la pureté de la semence. C'est là en effet la condition primordiale d'une étude précise. En acceptant cet ordre et cette condition, nous trouvons deux espèces dignes d'être mises à la suite des espèces précédentes, c'est le bacille décrit par Botkin sous le nom de *Bacillus butyricus* et celui décrit par Klecki sous le nom de *Bacillus saccharobutylicus*.

**49. Bacille de Botkin.** — Le *B. butyricus* de Botkin a été rencontré régulièrement dans le lait de Berlin et de Breslau. Botkin l'a obtenu en faisant bouillir ce lait une demi-heure dans les flacons où il est contenu et portant ensuite à l'étuve à 38°. Au bout de 18 heures, une fermentation commence, la caséine se coagule et fait gâteau à la surface. De ce lait, il a isolé son microbe par sa méthode de cultures sur plaques dans une cloche d'où on expulse l'air par un courant d'hydrogène. Ce bacille est un anaérobie absolu, ne croît qu'à 2 cent. au-dessous de la surface de la gélose sucrée, qu'il disloque par son dégagement gazeux. La fermentation du bouillon sucré est extrêmement rapide. Celle du lait un peu moins.

Ce sont de petits bâtonnets de 1 à 3 $\mu$ de longueur, de 0,5 $\mu$ de largeur, devenant plus longs et plus grêles dans les milieux liquides, où ils n'ont que de faibles mouvements. Ils ne donnent pas de spores dans les milieux sucrés. Dans les milieux amylacés, au contraire, la sporulation est très rapide, et précédée de la formation, dans le protoplasma, de granulations qui se colorent en bleu par l'iode. Les spores ont 1 $\mu$ de large, sont allongées et à extrémités arrondies.

La meilleure température de développement est celle de 37-38°. A 18°, la fermentation est plus lente, et le dégagement du gaz à peine apparent.

Dans du lait additionné de carbonate de chaux, il se forme un peu d'alcool éthylique et beaucoup d'alcool butylique. Comme acides gras, on trouve de l'acide butyrique prédominant, et, en plus, des quantités assez faibles d'acides propionique, acétique et formique. Enfin, il se forme aussi de l'acide lactique inactif. Le bouillon, avec du sucre de lait, donne les mêmes produits. C'est donc le sucre de lait qui est atteint dans le lait. La caséine joue un rôle passif. Les gaz qui se dégagent sont un mélange en proportions variables, d'hydrogène qui diminue et d'acide carbonique qui augmente à mesure que la fermentation s'avance, comme c'est en général le cas.

Un empois fait avec 3 0/0 d'amidon dans une solution saline nutritive avait complètement fermenté après 40 jours.

Il restait un sucre réducteur et de l'acide butyrique. Le lactate de chaux ni le lactate de soude ne sont pas détruits par le bacille. Le sucre de lait fermente donc directement, sans transformation préalable en acide lactique.

**50. Bacille de Klecki.** — Le *Bacillus saccharobutyricus*, de Klecki, a été rencontré dans un fromage ayant une odeur marquée d'acide butyrique, et isolé, par le même procédé que celui de Botkin, d'une fermentation mise en train avec un fragment de ce fromage. Il est aussi très anaérobie, ne pousse pas, même dans des milieux bien appropriés, quand ils sont exposés à l'air, et dans les plaques de gélatine exposées en présence de l'hydrogène, dans la méthode d'isolement de Botkin, il cherche les parties les plus profondes, celles où il est le mieux protégé.

C'est un bâtonnet de 7 à 5 μ de long, de 0,7 μ de large, droit ou légèrement flexueux, à extrémités arrondies. Il est d'ordinaire isolé, rarement par files, qui alors sont courtes. En milieux liquides, il peut s'allonger beaucoup, et atteindre parfois 20 μ. Ses mouvements sont lents. L'iode y colore en bleu quelques régions. Les spores se forment tantôt à l'une, tantôt aux deux extrémités du bâtonnet. Elles sont ovales.

Par piqûre sur de la gélatine au sucre de lait, la culture ne commence que 1,5 cent. au dessous de la surface, et le long de la piqûre s'étagent des colonies rondes ou ovales. Le dégagement de gaz commence de bonne heure, et disloque bientôt toute la gélatine.

Cultivé dans du lait, le microbe se développe bien à la condition qu'on l'ensemence à l'abri de l'air. La fermentation devient rapidement tumultueuse. Une coagulation se fait, et quand tout est terminé, on trouve un liquide, jaune d'urine, surmontant un gâteau de caséine tout persillé de trous et de cavités.

On trouve que le sucre de lait est attaqué, et fournit surtout de l'acide butyrique. Il y a en outre de l'acide formique, et peut-être un peu d'acide valérianique. S'il se forme de l'alcool, c'est en quantités très minimes et non mesurables. Cependant, les premières parties du liquide distillé donnent la réaction de l'iodoforme. Par contre, Klecki a vainement cherché les produits ordinaires de la fermentation de la caséine. Il n'y a dans le produit de la distillation ni phénol, ni indol, ni scatol, ni ammoniaque. Le résidu ne contient ni combinaisons oxy-aromatiques, ni leucine, ni tyrosine. La proportion de caséine en solution vraie n'y dépasse guère les proportions normales, et il demeure démontré que si ce bacille peut agir sur la caséine dans les conditions mises en œuvre, ce n'est que d'une façon très superficielle et très douteuse.

La fermentation observée est donc bien due à la décomposition du lactose. Ce qui le démontre encore mieux, c'est que, tandis que des solutions de lactose dans du bouillon peptoné fermentent très rapidement, en donnant les mêmes produits que le lait, des liqueurs toutes pareilles, où le lactate de chaux a remplacé le lactose, restent inertes, ou bien quand elles donnent une faible fermentation, on voit qu'une liqueur toute pareille et sans lactate de chaux en donne une toute semblable. Il y a dans le bouillon, ou de préférence dans la peptone, des substances attaquables par ce bacille. Ce qui nous intéresse, c'est que le lactate de chaux n'est pas attaqué, et que, par conséquent, c'est, comme tout à l'heure et dans les cas précédents, le lactose qui fermente et qui subit une fermentation butyrique ordinaire.

L'étude des gaz montre pourtant que le phénomène est un peu plus compliqué. Une fermentation butyrique ordinaire ne doit et ne peut dégager que de l'acide carbonique et de l'hydrogène. Or on trouve ici, surtout au commencement de la fermentation, du méthane qui peut atteindre 10 0/0 du gaz total. Ce gaz doit correspondre à une gazéification complète d'une partie du sucre, et comme en tirant du méthane du sucre, il ne peut rester comme résidu que de l'acide carbonique, à cause de la formule

$$C^6H^{12}O^6 = 3CH^4 + 3CO^2$$

il en résulte qu'à l'origine au moins, 20 0/0 du sucre prennent d'un seul coup la forme gazeuse. Le ferment pourrait donc passer pour un ferment méthanique, voisin du ferment découvert et étudié par Hoppe-Seyler, dont il sera question plus loin.

En résumé, parmi ces divers ferments butyriques des substances hydrocarbonées, et surtout parmi les derniers étudiés, dont la pureté, comme espèce, est la moins douteuse, nous ne retrouvons pas le ferment butyrique du lactate de chaux découvert, sinon isolé par Pasteur.

**51. Différences entre les ferments butyriques anaérobies les mieux connus.** — Une dernière question se présente ici. Les quatre microbes que nous avons décrits jusqu'ici sont-ils distincts, ou la variation de propriétés que nous avons constatée chez eux laisse-t-elle place à l'hypothèse qu'ils seraient identiques ? Cette question a été agitée par celui qui a décrit le dernier, et voici comment il résume leurs différences :

| BACILLE AMYLOZYME (Perdrix, 1891) | BACILLUS BUTYRICUS (Botkin, 1892) | BACILLUS ORTHOBUTYLICUS (Grimbert. 1893) | BAC. SACCHAROBUTYLICUS (Klecki, 1895) |
|---|---|---|---|
| Long. 2 à 3 $\mu$; larg. 0,5 $\mu$ | Long. 1 à 3 $\mu$ ; larg. 0,5 $\mu$ | Long. 3 à 6 $\mu$ ; larg. 1,5 $\mu$ | Long. 5 à 7 $\mu$ ; larg. 0,7 $\mu$ |
| Pousse mal sur gélatine | Colonies rondes ou allongées à bords onduleux, formées de filaments enchevêtrés | | Colonies ovales à bords nets et à contenu granuleux |
| Non liquéfiant | Liquéfiant la gélatine, ne dissolvant pas la caséine | | Ne liquéfiant pas la gélatine, attaquant faiblement la caséine. |
| Mobile | Mouvements faibles, mais nets | Mobile | Mouvements onduleux |
| Anaérobie | Anaérobie | Anaérobie | Anaérobie |
| Donnant des spores | Spores ovales au milieu du filament, parfois à une extrémité | 2 à 3 spores par bâtonnet | Spores terminales, ovales. |
| Fait fermenter glucose, saccharose, lactose, en donnant H, acides $CO^2$, $C^2H^4O^2$, $C^4H^8O^2$. Fait fermenter activement l'amidon en donnant H. $CO^2$, $C^2H^6O$, $C^5H^{12}O$ et $C^4H^6O^2$. | Fait fermenter le lait, le glucose, l'amidon, en donnant $CO^2$, H, $C^2H^6O$, $C^4H^{10}O$, $CH^2O^2$, $C^2H^4O^2$, $C^3H^6O^2$, $C^4H^8O^2$, de l'acide lactique et de l'acide succinique. | Fait fermenter glycérine, mannite, glucose, sucre interverti, saccharose, maltose, lactose, galactose, arabinose, amidon, dextrine, inuline, et donne $CO^2$, H, $C^4H^8O$, $CH^2O^2$, $C^2H^4O^2$, $C^4H^8O^2$. | Fait fermenter le lactose en donnant $CO^2$, H, $CH^4$(?), $CH^2O^2$, $C^4H^8O^2$, $C^5H^{10}O^2$(?). |

Avec les propriétés énoncées, ces bacilles semblent, en effet, différents les uns des autres. Mais s'ils nous paraissent appartenir à des types différents, c'est peut-être qu'ils sont peu nombreux et qu'on ne connaît pas de types intermédiaires. Quand on en trouvera d'autres, ils se placeront peut-être entre les précédents pour leur servir de trait d'union. Nous verrons au moins que tel a été le cas pour les êtres aérobies, qui sont mieux connus. Là, les types de transition abondent, si bien qu'on ne sait plus où sont les limites entre des espèces qui à l'origine semblaient absolument distinctes.

A côté des bacilles purement anaérobies que nous venons d'étudier, viennent se placer d'autres êtres, étudiés de moins près parce qu'ils l'ont été à une époque où la science sur ce point commençait à peine. Ils devraient être aux premiers rangs dans une étude historique. Nous sommes obligés de les mettre aux derniers, pour pouvoir faire bénéficier leur physiologie des notions plus précises apportées par ceux qui sont mieux connus.

**52. Ferment butyrique de Pasteur.** — Ce ferment est le premier en date des bacilles anaérobies. Il date malheureusement d'une époque où aucune méthode précise ne permettait d'assurer la pureté des cultures. Pasteur n'avait pour cela que le critérium de l'inspection microscopique, que sa longue habitude avait rendu très fin et très sûr, mais qui restait un peu indécis lorsqu'il s'agissait de dire si tous les bacilles qu'on rencontrait dans une même goutte de culture appartenaient ou non à une même espèce. Il y en avait heureusement un autre, c'est que des réensemencements successifs dans le même milieu assuraient de plus en plus la pureté de l'espèce qui s'y développait le mieux. C'était la méthode que Pasteur avait employée pour la purification des levures par culture dans des milieux sucrés. C'est celle qu'il employa quand il commença l'étude des fermentations butyriques. Enfin pour elles il avait un critérium de pureté de plus, c'est que leur caractère purement anaérobie permettait de les séparer d'une foule d'espèces aérobies vivant dans les mêmes milieux.

Dans l'espèce, le ferment butyrique de Pasteur présente un double intérêt : 1° c'est lui qui a fourni les premières notions sur la vie anaérobie, et ces notions sont devenues si importantes qu'il y a intérêt à savoir comment elles ont pénétré dans la science ; 2° malgré la pauvreté des moyens de séparation, le ferment paraît avoir été une espèce pure ; on a pu longtemps conserver légitimement, sur ce dernier point, des doutes dont l'histoire du *Bacillus orthobutylicus,* que nous venons de faire, réduit de beaucoup l'importance.

**53. Découverte du caractère anaérobie.** — On confondait autrefois la fermentation lactique du sucre en présence du carbonate de chaux et sa fermentation butyrique. Les deux fermentations s'accomplissaient quelquefois successivement, quelquefois chevauchaient l'une sur l'autre. Pelouze et Fremy en avaient fait une théorie qui considérait la seconde comme une conséquence pour ainsi dire régulière de la première. Elles avaient, au contraire, paru tout à fait distinctes et séparées à Pasteur dès qu'il avait commencé l'étude du ferment lactique, qui, dans un liquide sucré additionné de carbonate de chaux, n'allait pas au delà de la formation du lactate de chaux. Il fallait donc que le lactate de chaux, pour devenir du butyrate, subît l'action d'un autre ferment. C'est en cherchant ce ferment que Pasteur tomba sur son *vibrion butyrique.*

Cet être était mobile, ce que Pasteur exprimait dans le langage du temps, en disant : « *le ferment butyrique est un infusoire* », et en soulignant ces mots.

« J'étais bien éloigné de m'attendre à ce résultat, ajoute-t-il, à tel point que pendant longtemps j'ai cru devoir appliquer mes efforts à écarter l'apparition de ces *petits animaux*, par la crainte où j'étais qu'ils ne se nourrissent du ferment végétal que je supposais être le ferment butyrique, et que je cherchais à découvrir dans les milieux liquides que j'employais. Mais, n'arrivant pas à saisir la cause de l'origine de l'acide butyrique, je finis par être frappé de la coïncidence que mes analyses me montraient inévitable entre cet acide et les infusoires, et inversement entre les infusoires et la production de cet acide. » Après avoir connu la levure de bière et le ferment lactique, êtres immobiles, Pasteur entrait dans le monde des bacilles mobiles, qui est si peuplé pour nous aujourd'hui.

Dans cette même note, Pasteur décrit son ferment comme formé de petites baguettes cylindriques à bouts arrondis, isolées ou par chaînes, ayant une largeur de 2 μ et une longueur variable. Ils sont mobiles, « s'avancent en glissant. Pendant ce mouvement leur corps reste rigide ou éprouve de légères ondulations. Ils pirouettent, se balancent ou font trembler vivement la partie antérieure et postérieure de leur corps. » Pasteur se trompe sans doute en disant qu'ils sont recourbés à une de leurs extrémités, parfois à toutes deux. Il attribuait à cette courbure ou à cette espèce de poche latérale et terminale, l'excès de réfringence observé à une extrémité du bacille et parfois aux deux, et qui était dû à la formation de la spore. Les microscopes qu'on avait alors permettaient cette erreur.

Enfin, dans cette note, Pasteur annonçait aussi que ces êtres vivaient sans oxygène libre, et même que l'air amené à leur contact les tuait. « Que l'on fasse passer dans la liqueur où ils se multiplient un courant d'acide carbonique pur pendant un temps quelconque, leur vie et leur reproduction n'en sont aucunement affectées. Si, au contraire, dans des conditions exactement pareilles, on substitue au courant d'acide carbonique un courant d'air atmosphérique, pendant une ou deux heures seulement, tous périssent, et la fermentation butyrique liée à leur existence est aussitôt arrêtée ».

Plus tard, Pasteur est revenu sur l'histoire physiologique de ce bacille, en insistant, plus qu'il ne l'avait fait dans cette note, sur les conditions de l'expérience à laquelle le développement de ses idées sur l'anaérobiose lui avait fait donner de plus en plus d'importance. Il opérait dans un ballon à 2 cols (B. fig. 4), contenant, pour 8 à 10 litres d'eau pure, le mélange suivant :

| | gr |
|---|---|
| Lactate de chaux pur | 225 |
| Phosphate d'ammoniaque | 0,75 |
| — de potasse | 0,4 |
| Sulfate de magnésie | 0,4 |
| — d'ammoniaque | 0,2 |

Le ballon plein, on en plongeait le col dans une capsule de porcelaine remplie du même liquide et on faisait bouillir

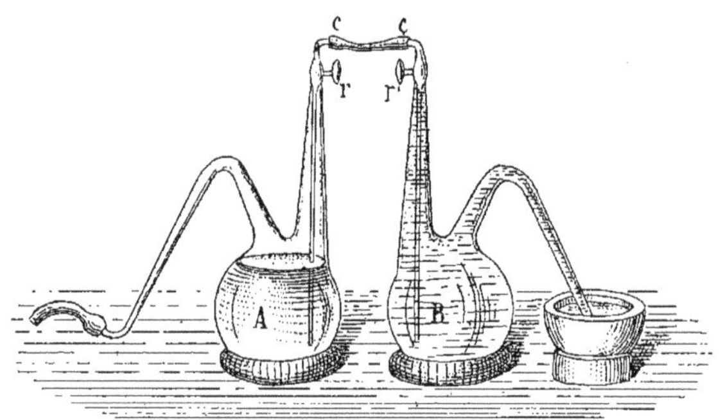


Fig. 4.

simultanément le liquide du ballon et celui de la capsule. Au bout d'une demi-heure d'ébullition, quand l'air du ballon est sûrement chassé, on laisse refroidir celui-ci, en maintenant le bec de gaz sous la capsule, de façon que le ballon ne se remplisse, par refroidissement, que de liquide privé d'air. Puis, quand le ballon est plein, on le transporte dans une étuve chauffée de 25 à 30°, en plongeant dans un vase rempli de mercure l'extrémité de son tube abducteur.

On réunit alors la tubulure droite de B avec la tubulure correspondante d'un autre ballon A, dans lequel on emprunte la semence. En soufflant par la tubulure recourbée, on remplit du liquide de A le tube et le caoutchouc qu'on adapte alors sur la tubulure de B, au préalable rempli de liquide. On pousse alors en B un peu du liquide fermentant qui n'y apporte pas d'oxygène dissous, puisqu'il n'en renferme pas lui-même.

La fermentation commence au bout de quelques heures. Du gaz se dégage, formé d'hydrogène et d'acide carbonique, et si, à un moment quelconque, on prend une goutte du liquide pour l'examiner au microscope, on retrouve les bâtonnets que nous avons décrits plus haut et on peut refaire l'observation caractéristique qui avait tant frappé Pasteur. Le mouvement des bacilles dans la goute étalée sous le microscope commence à s'arrêter aux bords de la lamelle, là où l'air a le plus facile accès. C'est peu à peu,

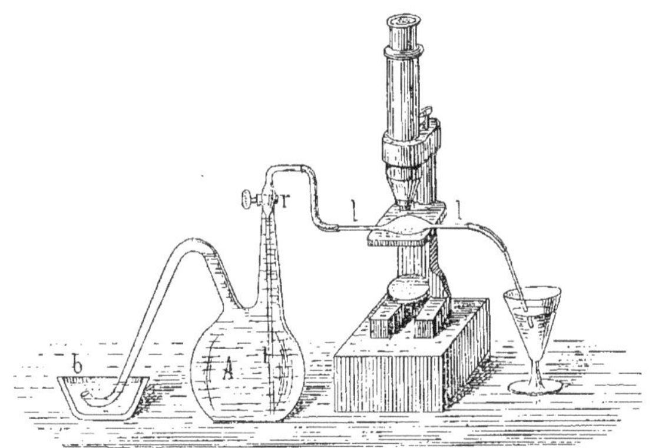

Fig. 5.

à mesure que l'oxygène pénètre vers le centre, que les mouvements s'y éteignent aussi. Il faut donc, pour voir ces mouvements dans toute leur vivacité, les examiner avec un dispositif tel qu'en aucun moment de la manipulation, les bacilles n'aient le contact de l'oxygène. On y arrive facilement par le procédé suivant.

Quand la fermentation butyrique est en pleine activité dans le ballon ensemencé, on relie l'extrémité de la tubulure, au moyen d'un tube de caoutchouc, avec la lentille creuse biconcave figurée en *ll* (fig. 5), placée sur le porte-objet d'un microscope. Cette lentille figurée plus en grand, en plan et en coupe, dans la fig. 6, est faite en verre soufflé très mince, et ses deux surfaces sont assez rapprochées dans leur partie centrale pour que le liquide y soit dans les conditions ordinaires de l'observation microscopique.

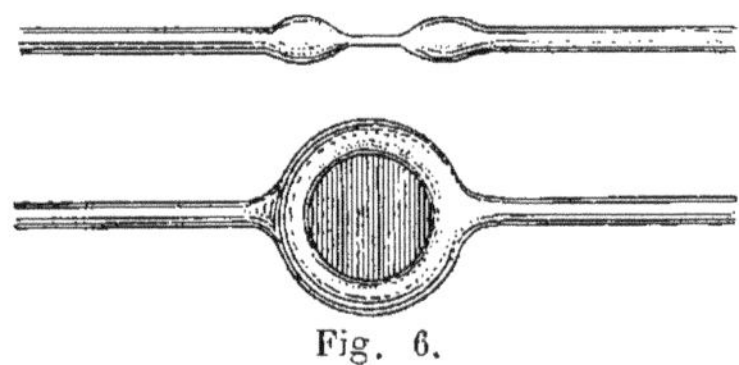

Fig. 6.

Pour la remplir, on ferme sous le mercure, en *b*, (fig. 5) la tubulure de dégagement des gaz ; une pression s'exerce bientôt à l'intérieur du ballon, de telle sorte que lorsqu'on ouvre le robinet *r*, le liquide est chassé dans la lentille *ll* qui se remplit complètement, pendant que l'excédant se déverse dans le verre. On peut donc, par cet artifice, observer les vibrions sans qu'ils aient aucun contact avec l'air, et comme si l'objectif du microscope était plongé dans le liquide du ballon. C'est alors un spectacle des plus attachants que d'observer les mouvements et la multiplication par scissiparité des vibrions, qui sont là comme dans le liquide de fermentation lui-même, si l'on fait l'observation microscopique dans l'étuve où se trouve le ballon. Mais on peut aussi observer ailleurs. Un abaissement de température assez considérable, même de 15°, ne fait que ralentir les mouvements sans les supprimer.

En multipliant ces observations dans le courant d'une fermentation, on ne tarde pas à voir les mouvements devenir peu à peu moins vifs, et l'on peut assister au travail intérieur qui donne naissance à la formation de la spore. Fréquemment alors, l'article primitivement cylindrique s'effile aux deux extrémités et paraît se renfler au centre, comme si son protoplasma intérieur se concentrait en un point, pendant que le reste de l'article se vide et se flétrit. D'autrefois la spore apparaît à l'une des extrémités. Tout signe de fermentation disparaît alors. Enfin, la spore s'isole par résorption du tissu environnant, et tombe au fond du vase à l'état de précipité inerte.

Ce précipité de fond, formé le plus ordinairement d'un mélange de spores et d'articles sans mouvements, peut-il servir à ensemencer, sans nouveau passage au contact de l'air, une fermentation nouvelle? Pasteur s'en était assuré par un procédé compliqué, auquel il a substitué plus tard avec avantage l'emploi du tube de culture à deux branches dont nous nous sommes servis plus haut. Sa conclusion avait été que ce bacille supporte la vie anaérobie aussi facilement que d'autres espèces la vie aérobie. Il avait rattaché en outre cette conclusion à sa conception sur le caractère ferment que nous avons déjà discutée dans le courant de cet ouvrage et sur laquelle nous ne reviendrons pas. Bornons-nous à résumer ce qu'il avait découvert au sujet des autres propriétés physiologiques de ce bacille.

**54. Produits de la fermentation butyrique.** — Le produit principal de l'action de ce bacille sur le lactate de chaux est le butyrate de chaux. Pasteur a constaté qu'il se formait aussi, mais pas toujours, de l'alcool butylique. Il a noté lui-même que la composition des gaz qui se dégagent n'est pas toujours d'accord avec la composition des produits formés. Ainsi ce n'est pas toujours lorsqu'il y a le moins d'hydrogène qu'il y a le plus d'alcool butylique, ainsi qu'on pourrait s'y attendre d'après les formules de transformation que nous connaissons, et même dans les rares fermentations où l'hydrogène a fait défaut, il n'y a pas eu formation d'alcool butylique. D'un autre côté la proportion de l'acide carbonique à l'hydrogène semble sans cesse variable.

Il est curieux qu'en présence de ces variations, si analogues à celles que nous venons de rencontrer, et qui contrastaient si fort avec ce que ses études lui avaient appris jusque-là, Pasteur soit allé d'instinct à leur véritable origine, et les ait attribuées à un changement régulier des propriétés du vibrion, suivant son âge plus ou moins avancé et les conditions physiologiques et chimiques du milieu dans lequel il se développe. Il y avait une explication plus naturelle, c'est que ce qu'il appelait le vibrion butyrique fut un mélange d'espèces, se développant inégalement suivant les circonstances. Il est difficile de dire aujourd'hui laquelle de ces deux interprétations était la vraie, l'espèce ayant été perdue. Mais l'histoire du *Bacillus orthobutylicus* nous montre qu'une même espèce peut manifester toutes les variations relevées par Pasteur avec son ferment. Ce ferment n'est pas identique au *Bacillus orthobutylicus*, puisque ce dernier ne fait pas fermenter le lactate de chaux. Mais il est sûrement de la même famille et c'est pour cela que nous avons dû les rapprocher.

**55. Fermentation du tartrate de chaux.** — A la suite du ferment butyrique de Pasteur, nous placerons, à cause de son caractère purement anaérobie, un autre bacille, rencontré par Pasteur dans une fermentation spontanée de tartrate de chaux dans un milieu minéral, et qui, tant à raison de ses conditions de culture que des particularités de la physiologie, peut-être considéré comme une espèce pure.

Dans une fiole disposée comme celle dont nous nous sommes servis plus haut, nous mettons :

| | gr. |
|---|---|
| Tartrate neutre de chaux, cristallisé et pur........... | 100 |
| Phosphate d'ammoniaque.......................... | 1 |
| — de magnésie........................... | 1 |
| — de potasse............................ | 0,5 |
| Sulfate d'ammoniaque............................ | 0,5 |

et on remplit la fiole, dont la capacité est de 2 litr. 5 environ, d'eau distillée pure, qu'on fait bouillir de façon à chasser tout l'air en solution. Nous avons déjà fait cette opération à propos de la fermentation butyrique, et nous n'insistons pas.

Quand la fiole est froide, on y fait arriver quelques gouttes d'une fermentation de tartrate de chaux déjà en activité, puis on porte le tout à l'étuve. On voit, les jours suivants, le liquide se troubler d'abord, puis redevenir et rester limpide, au point qu'on peut lire de l'écriture au travers de l'épaisseur de la fiole. En même temps commence, au voisinage du dépôt solide de tartrate de chaux, un travail particulier. Il se recouvre d'une couche d'un gris noirâtre, gonflée, d'aspect organique et gélatiniforme. En certains points se forment d'assez grosses bulles qui se dégagent si on agite un peu, en emportant quelques parcelles solides qui retombent vite sans troubler la limpidité du liquide. Dans les commencements, ce liquide redissout sur leur passage les bulles qui montent, parce qu'il n'est pas saturé, et ce n'est qu'au bout de quelques jours qu'il se forme, à l'extrémité de la courbure de la fiole, un dépôt permanent de gaz. Puis ce gaz s'accumule, se dégage, et on reconnaît que c'est de l'acide carbonique pur, fait que la dissolution complète qu'il éprouvait à l'origine pouvait permettre de prévoir.

Ce gaz carbonique est en très petite quantité avec les proportions de liquide et de tartrate que nous avons employées. En augmentant le volume de la fiole ou en diminuant la quantité de tartrate, on pourrait supprimer tout dégagement, conserver tout le gaz en solution, sceller même la fiole et y voir s'accomplir silencieusement, à l'abri de l'air, sans dégagement gazeux apparent, sans aucun trouble dans la limpidité du liquide, la multiplication indéfinie d'un ferment et la destruction d'une quantité théoriquement quelconque de tartrate de chaux.

Si on va chercher en effet, à un moment quelconque, une prise d'essai dans la couche organique grise dont nous parlions tout à l'heure, on la voit formée de longs filaments, très grêles, n'ayant guère environ que 1μ de diamètre, mais dont la longueur, variable, peut dépasser 20μ. Une foule de ces longs vibrions rampent lentement avec un mouvement flexueux, et en montrant jusqu'à trois, quatre et cinq flexions. Ceux-là se rencontrent de préférence au voisinage des portions de tartrate non encore dissoutes. Là où la couche de tartrate a disparu, on trouve de préférence, reposant directement sur le verre de la fiole, des filaments identiques aux précédents, mais immobiles et un peu ponctués, comme formés d'une série de granulations un peu confuses. Tous ces vibrions, mobiles et immobiles, jeunes et vieux, sont enchevêtrés en amas. Il y a aussi des vibrions de même diamètre, plus courts et plus agiles que ceux qui sont en amas, parce qu'ils sont moins longs et plus libres de leurs mouvements, mais on ne les rencontre aussi qu'au voisinage immédiat de la couche de tartrate.

La limpidité du liquide et les différents aspects des vibrions que nous venons de signaler ont une même cause ; c'est au voisinage du dépôt que toute l'action est concentrée. Le tartrate de chaux, étant à peu près insoluble dans l'eau, fait absolument défaut à l'intérieur du liquide. Le filament doit donc vivre au contact de son aliment carboné. La multiplication qu'il y subit produit ces enchevêtrements dont nous parlions tout à l'heure, qui gênent le mouvement des vibrions et les empêchent d'aller chercher de la nourriture ailleurs, lorsqu'ils ont fait disparaître celle qui était à leur contact immédiat; de là l'aspect granuleux et épuisé de ceux qu'on a recueillis sur le verre de la fiole elle-même.

**56. Produits de la fermentation.** — Quand tout dégagement gazeux a cessé et quand le tartrate de chaux blanc a disparu, on trouve au fond du vase un dépôt de carbonate de chaux souvent cristallin, recouvert de la couche grise formée par les vibrions. L'odeur de ce dépôt est un peu putride. La réaction qui s'est produite est donc réductrice, et c'est sans doute à cela qu'est due la coloration grisâtre du dépôt. Les substances employées, si pures qu'elles soient, contiennent toujours des traces de fer qui se change en sulfure, et qui colore alors les matières minérales et organiques existant au fond du vase.

Le carbonate de chaux déposé et celui qui reste en solution dans le liquide chargé d'acide carbonique retiennent exactement la moitié de la chaux du tartrate employé. L'autre se trouve en dissolution dans le liquide, sous forme de sels organiques solubles, qui ont paru à M. Pasteur être un mélange d'un équivalent de propionate de chaux et de deux équivalents d'acétate.

L'équation suivante rend compte de la réaction.

$$3C^4H^6O^6 = 2C^2H^4O^2 + C^3H^6O^2 + 5CO^2 + 2H^2O.$$

Elle montre que dans la fermentation de 100 grammes de tartrate neutre de chaux, il doit se dégager 19 gr. 7 d'acide carbonique, c'est-à-dire exactement ce que M. Pasteur a trouvé par l'expérience. On peut donc l'accepter comme représentant le gros du phénomène.

Nous retrouverons ce ferment, ou quelques-uns de ses congénères lorsque nous étudierons les maladies des vins, où l'acide tartrique fermente quelquefois. Nous ne l'envisageons ici qu'au point de vue théorique. C'est le premier bacille que nous rencontrons donnant uniquement de l'acide carbonique.

**57. Fermentation butylique du sucre.** — Dans ce groupe des ferments purement anaérobies nous plaçons encore, mais au dernier rang, un bacille à qui on pourrait contester ce caractère : c'est celui que Fitz a décrit sous le nom de ferment butylique des sucres. Fitz n'a jamais pris pour l'ensemencer de précautions particulières de vie anaérobie. Il a même constaté que son bacille pouvait se développer dans des solutions aérées de lactate, de tartrate, de malate, de citrate de chaux, de lactate et tartrate d'ammoniaque, de glycérate de chaux, d'érythrite, sans les faire fermenter, tandis qu'il faisait fermenter dans les mêmes conditions les dissolutions de lactate de chaux, de glycérine et de mannite.

Ceci n'a rien de surprenant. Beaucoup de bacilles se comportent de même ; mais voici qui est plus curieux. La chaleur fait perdre à ce bacille son pouvoir ferment sur la glycérine, qui disparaît après 3 minutes d'ébullition et persiste après une minute. Le pouvoir ferment peut aussi être aboli lorsqu'on fait vivre le bacille en présence d'une quantité exagérée et suffisamment renouvelée d'oxygène.

On arrive au même résultat en cultivant toute une série de générations du microbe au large contact de l'air, dans un liquide nutritif, mais non fermentescible, par exemple dans une dissolution d'extrait de viande, étalée en couche mince au fond d'un matras à fond plat. En ensemençant le premier de ces matras, puis, quatre jours après, le second avec le premier, et ainsi de suite jusqu'au quatrième, rapportant ensuite de ce dernier la semence dans un liquide fermentescible, on a obtenu un développement, mais pas de fermentation. La même expérience a été faite avec du lactate de chaux et a conduit au même résultat.

Tous ces faits seraient certainement très curieux, car ils n'ont pas d'analogues, s'il était bien assuré que Fitz a eu affaire à des espèces pures. Mais comme son travail date d'une époque où cette purification était très difficile, et comme il ne dit pas qu'il s'en soit préoccupé, il est plus naturel de penser qu'il avait dans ses cultures un mélange de deux espèces très voisines comme forme, l'une aérobie, un peu plus résistante à la chaleur, et persistant seule lorsqu'on cultivait longuement le mélange au contact de l'air ; l'autre anaérobie, prenant possession du liquide lorsque la première l'avait débarrassé d'oxygène et que l'air ne pouvait pas s'y renouveler. C'est l'interprétation qui semble la plus naturelle et que nous accepterons. Nous ne prendrons donc dans le travail de Fitz que la partie relative aux fermentations avec dégagement gazeux.

Ce que nous venons de dire indique qu'il y a quelque incertitude au sujet de l'espèce active. Mais les renseignements relatifs à la forme ont relativement peu d'importance ; ce qui est essentiel, c'est la fonction, et nous allons voir, que malgré tout, celle du *bacillus butylicus* de Fitz est assez nettement précisée.

**58. Ferment butylique de Fitz.** — Ce ferment fig. 7, est un bacille assez large et assez trapu, ayant en moyenne 2μ de large et 5 à 6μ de longueur. Mais ces dimensions

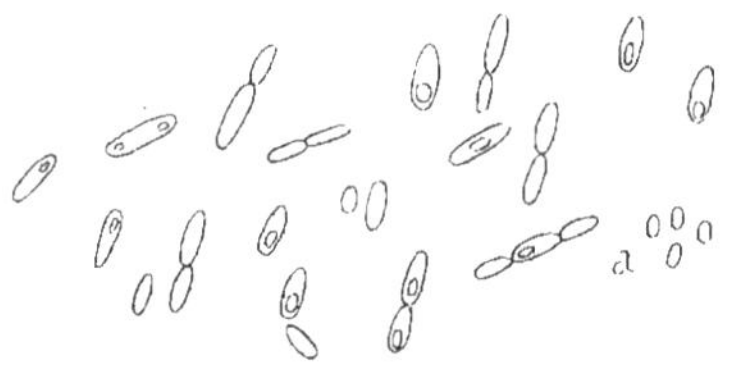

Fig. 7.

sont variables avec l'âge du microbe et la composition du liquide. Le bâtonnet jeune est un peu plus mince que lorsqu'il est vieux. Il est aussi plus effilé et plus long dans les liquides albumineux. Il devient plus large dans les liqueurs riches en glycérine. Dans un liquide en fermentation ses mouvements sont vifs et paraissent s'accompagner d'une rotation autour de l'axe. On ne le trouve jamais en masses zoo-glœiques.

Le contenu de la cellule est d'abord homogène et invisible, et reste longtemps tel dans les liquides albumineux, ou dans ceux qui renferment de fortes proportions de glycérine, d'alcool éthylique ou d'alcool butylique ; mais d'ordinaire, les spores *a* apparaissent au bout d'un temps très court, quelquefois après deux ou trois jours de végétation seulement. Le contenu de la cellule qui, dans l'état de jeunesse, se colore en jaune par l'iode, se colore en bleu ou même en noir quand la spore va se former. Quelquefois la coloration a lieu dans toute la masse, quelquefois par bandes réparties au nombre de deux à six sur la longueur de l'article, quelquefois sur un point seulement.

Les spores *a* sont ovales, comme le représente la figure, et ont la largeur du bâtonnet lui-même. On leur trouve pourtant quelquefois des formes irrégulières, allongées ou recourbées. Quand on les ensemence dans du liquide neuf et qu'elles se développent, elles perdent leurs contours accusés, leur éclat, et deviennent triangulaires. Le mode d'apparition de l'être nouveau n'a pas été examiné de plus près.

Nous savons que ce bacille peut faire fermenter le sucre, la mannite et la glycérine, comme le *bacillus orthobutylicus* de Grimbert, dont il diffère pourtant en ce qu'il ne s'attaque pas à l'amidon.

Les meilleurs milieux sont des solutions à 3 p. 100 de sucre, de mannite ou de glycérine, additionnées de 1/1000 d'extrait de viande, et d'une quantité suffisante de carbonate de chaux destiné à maintenir la neutralité de la liqueur. Il est bon de ne pas opérer sur des liqueurs plus concentrées. Non pas que le bacille n'y puisse vivre — l'expérience a montré qu'il pouvait faire fermenter des dissolutions à 20 p. 100 de glycérine — mais si la fermentation y commence, elle ne s'y termine pas, à cause de l'action nocive de ses produits sur l'être qui en est l'agent. Nous allons voir que ces produits sont de l'acide butyrique, de l'alcool butylique, et un peu d'alcool ordinaire. Or, l'expérience a montré que le bacille ne se développait pas dans des liquides renfermant au-dessus de 0,05 ou 1 p. 100 d'acide butyrique, de 0,9 à 1,05 p. 100 d'alcool butylique, et de 2,7 à 3,3 p. 100 d'alcool.

**59. Conditions de température.** — La température la plus favorable est voisine de 40°. A 42°, la fermentation est encore rapide, mais son activité décroît à mesure que la température monte. Elle cesse de pouvoir se produire entre 45 et 45°,5. Cette limite est d'ailleurs peut-être variable avec la nature du milieu et l'état de la semence.

Le microbe adulte n'est pourtant pas tué à cette température. Après trois semaines d'inertie à la température de 46°, un flacon s'est mis à fermenter quand on l'a ramené à 37°. La mort n'a lieu que quelques degrés plus haut. Quand on opère sur des spores, les limites s'élèvent beaucoup, et, comme nous avions le droit de nous y attendre, M. Fitz les a trouvées variables avec l'âge et la qualité des spores, ainsi qu'avec la nature du milieu. Par exemple, avec des dissolutions de glycérine et d'extrait de viande, on a trouvé, pour les durées d'ébullition entraînant la mort des spores, les chiffres suivants dans trois séries d'expériences : pour la première : entre trois et cinq minutes; pour la seconde : entre six et dix minutes; pour la dernière : entre quinze et vingt minutes.

Avec la mannite, les durées d'ébullition nécessaires pour stériliser la liqueur ont varié entre six et dix minutes ; avec le glucose, entre trois et six minutes dans un cas, entre dix et quinze minutes dans un autre.

On n'a pas besoin de recourir à l'ébullition pour tuer les spores, une température inférieure suffit, à la condition qu'on lui laisse le temps d'agir. Ainsi il faut entre deux et six heures pour amener la mort à 95°, entre six et onze heures à 90°, entre sept et onze heures à 80° ; à 70°, douze heures ne suffisent pas à stériliser la liqueur.

Tous ces nombres se rapportent à des liquides renfermant de la glycérine et de l'extrait de viande. La résistance est un peu moindre dans des solutions de sucre de raisin. Il ne faut que deux heures à 95°, ou six heures à 90°, pour tuer les spores.

La résistance est aussi plus faible dans des dissolutions de glycérine additionnées de sel ammoniac comme aliment azoté, que dans celles où on a mis de l'extrait de viande. La mort survient, dans les premières liqueurs, entre deux heures et demie et trois heures à 90°, au lieu de six heures au minimum qu'exigent les autres.

**60. Produits de la fermentation.** — *Sucre.* — Le liquide de fermentation est un peu acide. Il contient un peu d'alcool butylique normal, de l'acide butyrique normal, mélangé d'une trace d'un acide gras supérieur, sans doute d'acide caproïque, et comme acide fixe, une petite quantité d'acide lactique.

*Mannite.* — Le liquide de fermentation est aussi un peu acide. On y trouve de l'alcool butylique normal avec une trace d'alcool éthylique, et de l'acide butyrique pur, sans mélange d'autre acide. Dans le résidu, on trouve un peu d'acide lactique et d'acide succinique.

*Glycérine.* — Les produits de la première distillation sont de l'alcool butylique mélangé d'une quantité minime d'alcool ordinaire. Les acides volatils sont formés d'une petite quantité d'acides acétique et caproïque, avec un grand excès d'acide butyrique. Dans le résidu fixe, on trouve de l'acide lactique. Quand on l'en a séparé par l'action de l'éther, on sature de nouveau par la soude, on concentre, on dessèche au bain-marie, et on reprend par l'alcool absolu. Celui-ci sépare un liquide sirupeux, bouillant entre

213 et 217°, et sans doute identique au triméthylénalcool ou glycol propylénique normal $CH^2OH.CH^2.CH^2OH$ de Freund.

On voit que les produits de la fermentation sont complexes et variables d'une substance à l'autre. Quant à leurs proportions, elles sont variables aussi, comme le montre le tableau suivant, qui en donne les chiffres approximatifs rapporportés à 100 grammes des corps fermentescibles ;

| On obtient avec | 100 gr. sucre interverti | 100 gr. mannite | 100 gr. glycérine |
|---|---|---|---|
| Alcool butylique..... | 0,5 | 10,2 | 8,1 |
| Acide butyrique...... | 42,5 | 35,4 | 17,4 |
| Acide lactique....... | 0,3 | 0,4 | 1,7 |
| Acide succinique..... | traces | 0,01 | » |
| Triméthylenalcool..... | » | » | 3,4 |
| | 43,3 | 46,0 | 30,6 |

On voit qu'avec le sucre, l'alcool butylique manque presque totalement, qu'il forme à peu près le tiers du poids des acides volatils avec la mannite, et la moitié avec la glycérine. Si les produits de l'action d'un même microbe sur diverses substances conservent un air de famille, on voit au moins qu'ils sont en proportions très diverses.

Cette variabilité dans les proportions pouvait paraître surprenante à l'époque où Fitz a publié son travail, et où on croyait à une sorte de fixité de l'action fermentative. Après les résultats que nous avons mentionnés au sujet des bacilles de Perdrix et de Grimbert, on n'a plus le droit de penser qu'elle est due à un mélange d'espèces anaérobies dans les cultures de Fitz. Il se peut que les espèces aérobies dont nous avons parlé plus haut soient pour quelque chose dans le résultat. Mais il est probable qu'elles y sont pour peu de chose, et que l'espèce anaérobie étudiée par Fitz doit être placée à côté de celles que nous avons étudiées dans les chapitres précédents.

On voit tout ce qui manque à ce travail, en se rapportant à ce que nous disions dans le premier chapitre. Il n'y a été fait aucune analyse de gaz ; Fitz s'est contenté d'analyser les produits, sans se demander s'il les connaissait tous, et s'il pouvait établir une équation de fermentation entre le sucre ou l'alcool disparus et les produits trouvés. C'est avec ces documents imparfaits qu'il faut faire une classification. On devine que cette classification est provisoire, et que ce livre ne peut avoir pour objet que de rassembler et d'unifier dans la mesure du possible les éléments épars de la science future, en essayant de les commenter et de les éclairer les unes par les autres.

## BIBLIOGRAPHIE

BOTKIN. *Archiv f. Hygiene*, t. XI, p. 421, 1892.

VAL. v. KLECKI. *Centralbl. f. Bakt.*, II^e Abth, t. II, p. 169, 1896.

PELOUZE et GÉLIS. *Ann. de ch. et de phys.*, 3^e s., t. X, p. 434.

BOUTRON et FREMY. Recherches sur la fermentation lactique, *Ann. de ch. et de phys.*, 3^e s., t. II.

PASTEUR. Animalcules infusoires vivant sans gaz oxygène libre et déterminant des fermentations, *Comptes rendus*, t. LII, 1861, p. 861.

— Etudes sur la bière, Paris, Gauthier-Villars, 1876, p. 282.

FITZ. Ueber Spaltpitzgæhrungen, *Berichte*, t. IX, p. 1348 ; X, p. 176 ; XI, pp. 42 et 1890 ; XIII, p. 1309 ; XV, p. 867.

# CHAPITRE VI

## BACILLES FACULTATIVEMENT AÉROBIES. — BACILLUS ETHACETICUS

Avec le *bacillus ethaceticus*, nous commençons l'étude des êtres qui peuvent se développer dans des liquides aérés dans lesquels ils déterminent ensuite des fermentations, et qui par conséquent, ne sont plus exclusivement anaérobies, comme les mieux connus de ceux qui précèdent. Ce n'est pas que les espèces que nous avons décrites soient les seules connues comme anaérobies. On pourrait en allonger beaucoup la liste en puisant dans la bibliographie des milliers de travaux déjà publiés en bactériologie. Mais cet ouvrage ne vise pas à être un dictionnaire. Il vise au contraire à tirer des faits particuliers un certain nombre de notions générales, et il est obligé de négliger pour cela tout ce qui serait redite, répétition, exemple nouveau de faits déjà connus.

Dans cette recherche des idées générales, ce sont évidemment les microbes les mieux étudiés qu'il faut mettre au premier rang : encore avons-nous remarqué que pour aucun de ces microbes, sauf sur certains points pour celui de Perdrix, l'étude n'a été poussée aussi loin qu'elle aurait pu et dû l'être. De là des flottements dans les conclusions, flottements que nous avons essayé de réduire par des rapprochements, des comparaisons, mais qui sont presque impossibles à faire disparaître. C'est la même méthode que nous allons être obligés d'employer en étudiant les bacilles facultativement anaérobies, dont le mieux connu est le *bacillus ethaceticus* étudié par M. P. Frankland et ses collaborateurs.

**61. Propriétés générales.** — Le *Bacillus ethaceticus* a été rencontré dans du fumier de mouton, et isolé par une série d'ensemencements successifs dans une solution de 3 0/0 de glucose dans un liquide purement minéral, additionné de peptone. Dans chacun des tubes ainsi ensemencés se produisait une fermentation active. Avec l'un d'eux, on a fait une culture sur gélatine-peptone sucrée, et avec les colonies obtenues, on a fait une nouvelle série de fermentations avec du glucose, de la mannite et de la glycérine. On a recommencé encore une fois l'ensemencement en surface, et une série de fermentations. L'espèce ainsi séparée a été considérée comme pure.

C'est un bacille à extrémités arrondies, se présentant surtout par paires, et mesurant de 1,5 à 5 μ de longueur sur 0,8 à 1 μ de largeur lorsqu'il est cultivé sur gélatine ou en milieux solides, mais pouvant former de longs fils dans les liquides en fermentation, où il se montre en outre très mobile.

Cultivé en profondeur dans un tube de gélatine, il se développe en grains de chapelet le long du trajet de l'aiguille, pendant qu'à la surface la gélatine se liquéfie plus ou moins rapidement, suivant que la semence était moins ou plus vieille. Sur gélose, rien de caractéristique. Sur pomme de terre, culture blanc sale, s'étendant sur toute la surface. Sur gélatine en surface, la colonie a des contours bien limités et un contenu finement granuleux à l'origine. Plus tard, la liquéfaction de la gélatine commence et le contour prend l'aspect d'un chevelu délicat. Le microbe est donc à la fois aérobie et anaérobie. On n'y a pas trouvé de spores.

Il fait fermenter un assez grand nombre de substances : très vigoureusement le glucose, plus lentement le saccharose, le maltose, la mannite, la glycérine, le glycérate de chaux. Il est sans action sur la dulcite, l'érythrite, le glycol éthylénique, les lactate, citrate, tartrate et glycolate de chaux. Les produits principaux de ces diverses fermentations sont l'alcool éthylique et l'acide acétique. De là le nom du bacille : mais ce sont les variations de ces produits qui sont intéressantes à étudier.

**62. Fermentation de la glycérine.** — Examinons pour cela ce qui se passe avec la plus simple des substances fermentescibles par ce bacille, la glycérine. C'est un alcool triatomique, c'est-à-dire un sucre avec deux atomes d'hydrogène en plus. La production d'alcool et d'acide acétique aux dépens de la glycérine ne peut donc se faire que suivant les deux formules très simples.

Production d'alcool :

$$C^3H^8O^3 = C^2H^6O + CO^2 + H^2 \qquad (a)$$

Production d'acide acétique :

$$2C^3H^8O^3 = 3C^2H^4O^2 + 2H^2 \qquad (b)$$

Remarquons que, dans la première de ces équations, l'acide carbonique et l'hydrogène sont formés dans les mêmes proportions que celles qui constituent l'acide formique $CO^2H^2$. Il est bien entendu que si nous trouvons cet acide formique parmi les produits du bacille, cela ne prouvera pas qu'il résulte de la combinaison, de la synthèse entre les gaz dégagés. Une portion de la molécule de la glycérine peut, en effet, au lieu de prendre l'état de gaz, rester à l'état d'acide formique. En d'autres termes, la formule (*a*) peut aussi s'écrire :

$$C^3H^8O^3 = C^2H^6O + CH^2O^2 \qquad (a')$$

qui correspond à un dédoublement de la glycérine en alcool et en acide formique, et les deux formules sont aussi possibles l'une que l'autre, bien que la seconde corresponde à un dégagement de chaleur légèrement supérieur à celui de la première, qui est faible ou nul.

Voyons maintenant ce que donne l'expérience. On mélange dans un flacon 60 gr. de glycérine pure, 2 gr. de peptone sèche, 30 gr. de carbonate de chaux précipité, et 200 cc. de la solution minérale suivante :

| | | |
|---|---|---|
| Phosphate de potassium........ | 1 | p. 1000 |
| Sulfate de magnésium crist..... | 0,2 | » |
| Chlorure de calcium fondu..... | 0,1 | » |

Le mélange est amené à 2 litres avec de l'eau distillée, ensemencé avec une culture pure du bacille, et porté à l'étuve à 38°-40°. La fermentation est assez longue, et semble sujette à des variations sur lesquelles MM. Frankland et Fox n'ont pas insisté. Ils n'ont pas davantage mesuré la nature et le volume des gaz dégagés. Dans un cas dont ils donnent l'analyse, il s'était formé un peu moins de trois molécules d'alcool pour une d'acide acétique. On peut admettre qu'une partie de l'alcool avait été emportée par le dégagement gazeux pendant trois mois d'étuve, d'autant mieux qu'on ne voit pas, dans le mémoire, si le flacon était bouché avec un tube abducteur ou simplement fermé par un tampon de coton. En admettant trois molécules d'alcool pour une d'acide acétique, on a l'équation de la fermentation en faisant la somme $3a + 1/3\ b$, ou $9a + b$, ce qui donne :

$$11C^3H^8O^3 = 9C^2H^6O + 3C^2H^4O^2 + 9CO^2 + 11H^2.$$

Mais cette équation, si complexe qu'elle soit, ne représente pas encore le total du phénomène. L'alcool, au commencement de la distillation du produit de la fermentation, passe trouble tout d'abord et ne s'éclaircit qu'ensuite. Ceci montre qu'il s'est formé un alcool supérieur, l'alcool butylique peut-être, ou l'alcool amylique : on ne s'est pas préoccupé de savoir lequel. Mais ce n'est certainement pas de l'alcool propylique, qui ne donne jamais ce phénomène. C'est donc un alcool contenant au moins quatre atomes de carbone dans sa molécule, c'est-à-dire plus que l'alcool générateur.

De plus, dans le résidu de la distillation, on trouve,

outre l'acide acétique, un peu d'acide formique, en proportions variables, qui peuvent être très faibles ou dépasser 1/10 de l'acide acétique. On y trouve aussi, ce qui est plus important, de l'acide succinique, en proportions qui ne sont pas négligeables. Dans un cas, 100 p. de glycérine fermentée en présence du carbonate de chaux avaient donné, en gros :

| | |
|---|---|
| Alcool | 24 p. |
| Acide acétique | 11 p. |
| Acide succinique | 0,17 p. |
| Acide formique | traces. |

Or, l'acide succinique $C^4H^6O^4$ a quatre atomes de carbone. Comme l'alcool supérieur que nous avons signalé plus haut, il ne peut provenir que d'une action de synthèse. Si nous songeons que l'action vitale augmente constamment le degré de complication des groupements sur lesquels elle agit, nous sommes évidemment ici à la limite, que nous signalions dans le premier chapitre, entre les phénomènes de destruction et de construction de la cellule vivante, et tant l'alcool supérieur que l'acide succinique sont une des premières manifestations de l'acte qui, dans la cellule du *b. ethaceticus*, produit le tissu vivant aux dépens de la glycérine et des matériaux salins de la liqueur.

Comme pour les phénomènes de décomposition, il doit y avoir, pour cette reconstruction, une ou plusieurs formules. En cherchant par les méthodes indiquées au chapitre premier, on en trouve deux, qui sont les suivantes :

$$C^3H^8O^3 + CO^2 = C^4H^6O^4 + H^2O$$

ou encore :

$$4C^3H^8O^3 = 3C^4H^6O^4 + 7H^2.$$

Une analyse plus précise des gaz dégagés aurait permis peut-être de choisir entre ces deux équations, ou de conclure que ni l'une ni l'autre n'était exacte, et qu'il fallait chercher ailleurs. Mais, bien que le détail du mécanisme nous échappe, nous en savons assez pour conclure qu'il n'y a aucune séparation nette entre les corps que la cellule construit et ceux qu'elle détruit, puisque nous en trouvons un dont nous ne pouvons dire s'il est d'un côté ou de l'autre. Nous sommes arrivés à une conclusion analogue à propos du *bacillus orthobutylicus*.

**63. Fermentation de la mannite.** — La mannite fermente lentement avec un dégagement gazeux qui a été étudié, et qui est formé d'acide carbonique et d'hydrogène. Ici encore, si on en juge par l'unique exemple donné par MM. Frankland et Lumsden, le volume d'acide carbonique augmente à mesure que la fermentation se poursuit, pendant que l'hydrogène diminue. Dans l'ensemble, si on fait abstraction de l'acide carbonique chassé du carbonate de chaux par les acides formés, le volume de l'acide carbonique est légèrement supérieur à celui de l'hydrogène. On retrouve encore, parmi les produits de la fermentation, l'alcool, l'acide acétique, accompagné cette fois d'un peu plus d'acide formique. La formule que MM. P. Frankland et Lumsden donnent comme représentant approximativement les phénomènes, dans le cas qu'ils ont étudié, est la suivante :

$$3C^6H^{14}O^6 + H^2O = C^2H^4O^2 + 5C^2H^6O + 5CH^2O^2 + CO^2$$

où on peut être surpris de ne pas trouver trace du dégagement d'hydrogène démontré par l'observation. C'est que ces savants supposent que l'hydrogène et l'acide carbonique dans les proportions voulues par l'équation :

$$CO^2 - H^2 = CH^2O^2$$

c'est-à-dire à volumes égaux, proviennent de la destruction d'une certaine quantité d'acide formique temporairement formé, et dont l'excès seul reste dans la liqueur. Ils reconstituent donc à l'état d'acide formique tout l'hydrogène trouvé, avec la quantité correspondante d'acide carbonique, et c'est cet acide formique total qui est représenté dans la formule ci-dessus.

Il est clair que rien n'autorise à faire cette hypothèse. Il faut représenter dans le second membre de l'équation tous les corps trouvés, et autant que possible, dans les proportions que l'expérience a fournies. En acceptant la formule ci-dessus, et en y faisant le départ approximatif de l'acide formique réel, on trouve :

$$3C^6H^{14}O^6 + H^2O = C^2H^4O^2 + 5C^2H^6O + CH^2O^2 + 5CO^2 + 4H^2$$

qui se prête facilement à la dislocation indiquée dans le chapitre premier, tandis que l'équation de MM. P. Frankland et Lumsden s'y refuse.

Les formules directrices de la fermentation de la mannite, en ce qui concerne la formation de l'alcool et de l'acide acétique, sont en effet, en se rappelant que la mannite est un sucre, plus deux atomes d'hydrogène :

Alcool :

$$(a) \qquad C^6H^{14}O^6 = 2C^2H^6O + 2CO^2 + H^2$$

Acide acétique :

$$(b) \qquad C^6H^{14}O^6 = 3C^2H^4O^2 + H^2.$$

Or, quand on retranche de l'équation (1) tout ce qui est relatif à la formation de la quantité d'alcool indiquée au second membre, c'est-à-dire $\frac{5}{2}\,a$, et qu'on retranche ensuite du résidu tout ce qui est relatif à la formation d'une molécule d'acide acétique, c'est-à-dire $\frac{1}{3}\,b$, on trouve comme résidu :

$$\frac{1}{6}\,C^6H^{14}O^6 + H^2O = CH^2O^2 + \frac{7}{6}\,H^2$$

ou :

$$C^6H^{14}O^6 + 6H^2O = 6CH^2O^2 + 7H^2$$

qui est l'équation directrice de la formation d'acide formique aux dépens de la mannite, et aussi celle de la combustion complète aux dépens de l'oxygène de l'eau, car elle peut être aussi écrite :

$$C^6H^{14}O^6 + 6H^2O = 6CO^2 + 13H^2$$

Cette formule est calquée sur celle que nous avons trouvée plus haut à propos du sucre. Nous retrouvons donc ici, à l'état plus ou moins achevé, cette combustion intérieure aux dépens des éléments de l'eau que nous avons relevée déjà à plusieurs reprises dans les fermentations anaérobies.

Je ne veux pas insister davantage, car la formule de MM. P. Frankland et Lumsden n'est pas assez bien assise pour qu'on puisse tabler absolument sur elle. Il n'y a pas eu de dosage de mannite ; on s'est contenté de recueillir les produits et d'en évaluer le poids. Ces poids sont eux-mêmes approximatifs pour l'acide acétique et l'acide formique, car ils ont été obtenus en dosant le résidu de sulfate de baryte obtenu par la décomposition d'un mélange de formiate et d'acétate, et en calculant la proportion des deux acides d'après le chiffre trouvé. C'est un procédé qui n'est acceptable que lorsqu'on est sûr qu'il n'y a pas plus de deux acides présents. Pour peu qu'il y en ait un troisième, les résultats sont faussés. Mais nous n'insistons pas sur ce point. Il nous suffit d'avoir montré que nous retrouvons ici les faits généraux des fermentations anaérobies, y compris la formation d'acide formique.

Cet acide était assez abondant dans le cas étudié. Il semble diminuer lorsque la fermentation, au lieu de s'accomplir comme les précédentes, en vases clos, se fait dans un ballon bouché au coton. Il semble aussi que dans ce ballon la proportion de l'alcool à l'acide acétique diminue, mais comme les ballons dont l'étude a conduit MM. P. Frankland et Fox étaient restés trois mois à l'étuve à 40°, des pertes d'alcool sont très probables.

**64. Fermentation du dextrose.** — Le dextrose fermente plus facilement que la mannite. Il se forme encore de l'acide carbonique, dont la proportion diminue dans le courant de la fermentation, et de l'hydrogène dont la proportion augmente. Dans l'ensemble, la proportion d'acide carbonique dépasse un peu plus celle de l'hydrogène qu'avec la mannite. Quant aux produits liquides, quand on a séparé l'alcool éthylique et les acides volatils par distillation, il reste un acide fixe contenant des traces d'acide succinique, solubles dans l'éther. Cet acide fixe est lui-même insoluble dans ce liquide, et l'étude n'en a pas été poussée plus loin. Ceci empêche de donner une formule quelconque représentant le phénomène total.

**65. Fermentation de l'arabinose.** — MM. P. Frankland et Mac Gregor ont cherché comment fermentait, sous l'action du *Bacillus ethaceticus*, un sucre en $C^5$, l'arabinose. Ce sucre fermente assez facilement, même à l'abri du contact de l'air, en flacons clos, en donnant encore de l'acide carbonique et de l'hydrogène en proportions variables, et les produits que nous connaissons, alcool, acide acétique, acide formique, des traces d'acide succinique et un acide inconnu. Ici encore il y a beaucoup moins d'acide formique lorsque la fermentation se fait en ballons fermés au coton, à cause de l'intervention de la vie aérobie dans ces conditions. La proportion des produits formés est variable d'un cas à l'autre, et de tout ceci il n'y a qu'à tirer une conséquence générale, c'est que les produits restent à peu près les mêmes lorsque la constitution du corps qui fermente change beaucoup.

**66. Fermentation du glycérate de chaux.** — Nous allons retrouver la même conclusion à propos de la fermentation du glycérate de chaux. L'acide glycérique $C^3H^6O^4$ est en effet un corps en $C^3$, comme la glycérine de plus haut. Combiné à la chaux, il fermente dans les mêmes conditions que les substances que nous venons d'étudier, c'est-à-dire dans un liquide minéral peptonisé. La fermentation est pourtant plus difficile, et il arrive fréquemment que la semence refuse de se développer. Il faut qu'elle soit empruntée à une fermentation vigoureuse de mannite ou de glucose.

MM. Frankland et Frew ne décrivent que des fermentations en ballons fermés avec du coton, et l'étude du gaz n'a pas été faite. Comme produits, on retrouve l'alcool et l'acide acétique, et l'équation suivante donne assez exactement l'idée de la réaction en ce qui concerne les rapports de l'acide acétique et de l'alcool produits à l'acide glycérique disparu.

$$(1) \quad 5C^3H^6O^4 = C^2H^6O + 4C^2H^4O^2 + H^2O + 5CO^2 + 3H^2$$

Il existe pour la décomposition de l'acide glycérique en alcool et en acide acétique, deux groupes de formules possibles, l'un avec dégagement d'hydrogène :

$$(a) \quad 3C^3H^6O^4 = 2C^2H^6O + 5CO^2 + 3H^2$$

$$(b) \quad C^3H^6O^4 = C^2H^4O^2 + CO^2 + H^2$$

l'autre avec formation d'eau :

$$(c) \quad 6C^3H^6O^4 = 5C^2H^6O + 8CO^2 + 3H^2O$$

$$(d) \quad 4C^3H^6O^4 = 5C^2H^4O^2 + 2CO^2 + 2H^2O$$

Il est clair qu'on peut choisir entre ces groupes la combinaison aboutissant à l'équation (1). C'est la combinaison $4d + a$ qui s'en rapproche le plus. Mais l'incertitude qui existe sur l'équation (1) ne permet pas de pousser plus loin l'étude.

Il y a en outre formation d'une proportion faible et variable d'acide formique avec une trace d'acide succinique, qui ici encore, comme plus haut, est un résultat de synthèse.

Une particularité de cette fermentation nous intéresse davantage. Lorsqu'on a extrait les corps que nous venons de signaler, il reste un acide fixe, insoluble dans l'éther et l'alcool, ressemblant beaucoup à l'acide glycérique, sauf qu'il est plus soluble dans l'eau, et dont la quantité est très approximativement égale à la moitié de l'acide glycérique introduit. Il s'est produit un dédoublement analogue à celui que Pasteur avait observé dans la fermentation du racémate de chaux. L'acide glycérique résultant de l'oxydation de la glycérine inactive est un corps inactif, mais inactif par compensation. Soumis à l'action du *B. ethaceticus*, il se dédouble en deux acides, dont l'un, l'acide lévoglycérique, est décomposé par ce bacille, et l'autre reste intact. Le schéma suivant donne la clef du phénomène. On a marqué en traits plus gros l'atome de carbone asymétrique, qu'on a marqué dans un cas du signe + et dans l'autre du signe — pour indiquer la compensation.

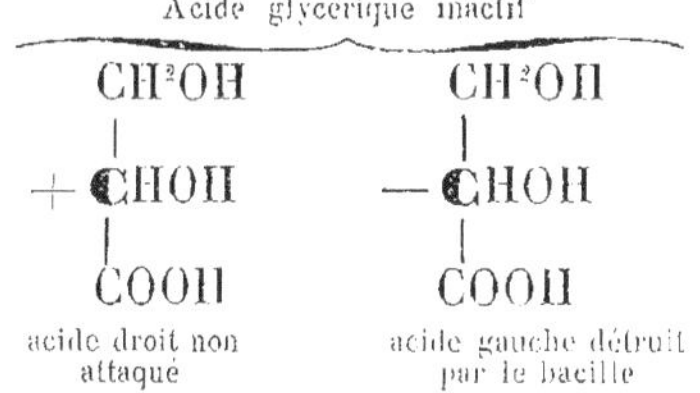


L'acide qui reste après que la fermentation est terminée est en effet un acide actif, tournant le plan de polarisation à droite, et donnant des sels gauches de soude et de chaux. Le pouvoir rotatoire spécifique du sel de chaux $(C^3H^5O^4)^2Ca + 2H^2O$ est $\alpha_D = 12{,}09$. Ce sel, longuement chauffé au bain-marie, dépose une quantité considérable d'une substance blanche insoluble ou peu soluble, tandis que la solution devient plus lévorotatoire. Cette substance est probablement un anhydride. Nous retrouverons des phénomènes analogues à propos de l'acide lactique et d'un autre bacille qui se rapproche du *Bacillus ethaceticus*, et dont nous allons commencer l'étude.

67. **Bacillus ethacetosuccinicus.** — Ce bacille a été découvert dans une solution de citrate de fer et d'ammo-

niaque d'un laboratoire de photographie. On l'a isolé en l'ensemençant dans des solutions de glucose et de citrate de chaux, et, dans le cours de l'étude, on s'est aperçu qu'il faisait fermenter vigoureusement les solutions de dulcite, au contraire du bacille précédent qui ne fait pas fermenter ce corps, tandis qu'il fait fermenter facilement son isomère la mannite. On l'a purifié par des cultures sur gélatine. Il faut avoir seulement la précaution, quand on transporte sur de la dulcite la semence provenant d'une des colonies, d'ajouter un peu plus de peptone à cette solution de dulcite pour la rendre plus nutritive.

Madame Gr. Frankland a étudié de très près la morphologie de ce bacille. Ses dimensions sont assez variables comme longueur et comme largeur. Il a en moyenne de 1,7 à 2,5 μ de long, et de 0,5 à 1 μ de large. Il se présente généralement en paires, et parfois en fils plus longs, dont les divisions sont peu nettes. Ces fils sont rares, et les formes sont plus homogènes dans un liquide en fermentation. Ces êtres sont immobiles, et on ne leur connaît pas de spores.

Ils se multiplient rapidement dans le bouillon, qu'ils troublent ; après quelques semaines, il se forme un dépôt de fond, et une membrane mince apparaît à la surface du liquide.

Sur pomme de terre, la croissance est rapide : il se forme un enduit qu'on ne distingue à l'origine que par ses contours épais et irréguliers, mais qui finit par devenir brun foncé.

En gélatine peptone, couche irisée, à bords irréguliers, s'étendant d'autant plus rapidement à la surface que la gélatine est plus humide. En profondeur, la trace de l'aiguille est en grains de chapelet.

Les colonies superficielles sur gélatine sont d'aspect assez variable : tantôt nettement contourées, comme une goutte de lait reposant sur la surface, tantôt entourées d'expansions irrégulières. Ces deux formes peuvent appartenir au même être, qui les reproduit toutes deux, suivant les conditions de la culture. Les colonies développées dans la profondeur sont plus régulières et d'aspect jaunâtre.

**68. Fermentation de la dulcite et de la mannite.** — Ici encore je parlerai surtout des fermentations anaérobies faites en vases clos, et dont on a étudié les gaz. Quatre fermentations ont été installées côte à côte, deux avec de la dulcite, deux avec de la mannite. Ces dernières vont un peu plus vite que les autres. Finalement, deux fermentations avec dulcite et une avec mannite se sont montrées très pareilles, en ce qui concerne la nature et la quantité des gaz dégagés, et qui étaient de l'acide carbonique plus abondant au début, de l'hydrogène plus abondant à la fin. En moyenne, et distraction faite de l'acide carbonique provenant du carbonate de chaux introduit dans la liqueur, ces deux gaz sont à volumes égaux.

Quant aux autres produits, ce sont de l'acide acétique, de l'acide formique et de l'alcool ; comme avec le *Bacillus ethaceticus*, l'acide formique devient rare ou absent quand la fermentation a lieu en ballons fermés avec un tampon de coton. Il se forme aussi toujours de l'acide succinique. Les proportions de ces divers corps sont variables. Dans les deux fermentations de mannite, il y a eu environ une molécule d'acide acétique formée pour 4 d'alcool. Dans les deux fermentations de dulcite, dont l'une a été plus complète que l'autre, il y a eu environ deux molécules d'acide acétique pour 9 molécules d'alcool. Quant aux proportions de l'acide succinique par rapport aux autres produits, elles sont variables. En moyenne, il y a une molécule d'acide succinique pour 2 molécules d'acide acétique.

Au lieu de chercher la formule représentative de l'une quelconque de ces expériences, il vaut mieux considérer l'action comme une superposition d'actions aboutissant individuellement à l'acide acétique, à l'alcool et à l'acide succinique. Nous connaissons les deux premières. Celle qui est relative à la formation d'acide succinique est la suivante :

$$2C^6H^{14}O^6 = 3C^4H^6O^4 + 5H^2$$

Elle a ceci de particulier qu'elle ne dégage pas du tout d'acide carbonique. La transformation de la mannite en alcool correspond au contraire à 2 d'acide carbonique pour 1 d'hydrogène. Celle de la mannite en acide acétique, comme la précédente, ne dégage pas de $CO^2$. Une analyse précise des gaz dégagés est donc nécessaire pour une comparaison plus précise.

Quant à l'acide formique, MM. Frankland et Frew persistent à représenter sous cette forme une partie de l'acide carbonique et de l'hydrogène dégagés pendant la fermentation. Cela donne, dans l'équation, à l'acide formique, une importance qu'il n'a pas dans la réalité, L'acide formique réellement trouvé varie entre 1 et 2 dixièmes du poids calculé en traduisant en acide formique le poids de l'acide carbonique et de l'hydrogène trouvés.

Les fermentations ainsi accomplies à l'abri de l'air ne sont quasi jamais complétées. En cherchant si le résidu de mannite ou de dulcite était ou non identique à la substance mise en œuvre, MM. P. Frankland et Frew n'ont trouvé aucune différence. Il n'y a pas de dédoublement optique comme nous en avons constaté un tout à l'heure pour le glycérate de chaux.

## BIBLIOGRAPHIE

### BACILLUS ETHACETICUS

P. Frankland et Fox. *Proceedings of Roy. Soc.*, t. XLVI, p. 345. 1889.
P. Frankland et Lumsden. *Journal of Chem. Soc.* 1892, p. 432.
P. Frankland et Mac Gregor. *Id.*. 1892, p. 737.
P. Frankland et Frew. *Id.*, 1891, p. 81 et p. 96.

### BACILLUS ETHACETOSUCCINICUS

P. Frankland et Frew. *Journal of Chem. Society*, 1892, p. 254.

## CHAPITRE VII

### FERMENT MANNITIQUE

A côté du *bacillus ethaceticus* vient se placer un autre bacille étudié récemment par MM. Gayon et Dubourg, le ferment mannitique, aérobie et anaérobie, polyphage, mais avec d'autres caractères que celui qui précède, et dans lequel nous allons voir apparaître la particularité que nous avons signalée dans le chapitre Ier; à savoir qu'il peut donner naissance, dans son action sur le sucre, à des molécules plus simples résultant de procès de dislocation, l'acide acétique, l'acide lactique, et qu'il peut créer aussi des molécules plus compliquées, la mannite par exemple, qui est un sucre auquel sont venus s'ajouter deux atomes d'hydrogène. Le bacille précédent la détruit, le bacille mannitique la produit : c'est l'opération inverse, faite aussi dans un procès de fermentation.

**69. Ferment mannitique.** — Ce ferment a été retiré d'un vin d'Algérie dans lequel l'analyse avait relevé la formation de mannite, et qu'on avait accusé d'être falsifié. En prenant un peu du dépôt de ce vin, et en ensemençant dans des solutions de sucre de canne, dans des conditions que nous allons apprendre à connaître, Gayon a vu qu'il se produisait une fermentation mannitique sous l'influence du ferment dessiné (fig. 10). Ce ferment se présente sous la forme de bacilles très courts, immobiles, qui au lieu de rester disséminés dans le liquide, ont tendance à se grouper sous forme d'amas ou de zooglées, au milieu desquelles il est difficile de les démêler. On n'y arrive guère que par l'emploi des matières colorantes.

Ce microbe se développe bien dans du moût de raisin; mais il préfère les solutions plus neutres de sucre interverti additionné de 20 à 30 gr. environ d'extrait Liebig par litre. Dans tous les cas, le liquide reste limpide. Il ne se dégage aucune trace apparente de gaz si la solution sucrée n'est pas très concentrée. Le ferment tombe au fond des vases où il forme une couche légère continue, d'un aspect blanchâtre. Il faut, pour suivre la transformation qui s'accomplit, faire de temps en temps l'analyse du liquide.

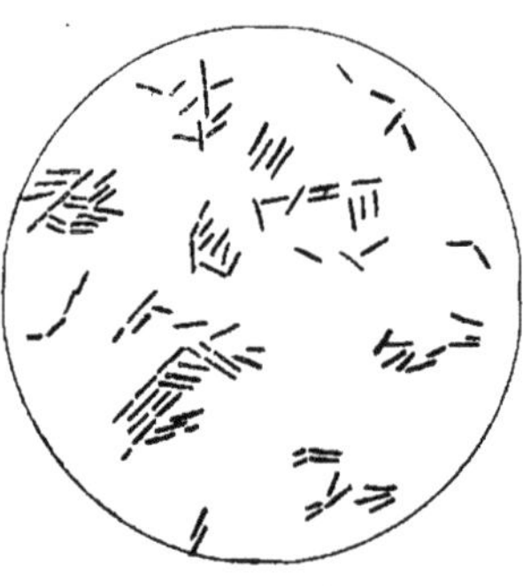

Fig. 8

L'expérience montre que le sucre en disparaît peu à peu, et que la mannite y augmente. Pour la doser, tant dans les liquides artificiels que dans les vins, on concentre au bain-marie 50 cc. de liquide jusqu'à consistance fluide. On laisse cristalliser l'extrait pendant 2 ou 3 jours dans un endroit frais. Puis on mélange le résidu avec 2 grammes de sable fin calciné. On broie ensuite la masse avec un pilon d'agate, en délayant peu à peu avec 100 cc. d'alcool à 85°, saturé de mannite à la même température; on filtre et on laisse égoutter au moins deux heures.

On introduit le filtre et tout son contenu dans un appareil à digestion chaude, et l'on traite par 100 cc. d'alcool à 85° pendant une heure. Après refroidissement, on distille les 4/5 de l'alcool, on ajoute un peu de noir au liquide restant et on filtre; on lave le noir deux fois avec 30 cc. environ d'alcool à 85° bouillant, et on évapore à 60°. Le résidu est de la mannite pure.

Il se forme également des acides lactique, acétique, succinique et de la glycérine qu'on sépare et qu'on dose par les procédés que nous avons indiqués dans cet ouvrage. Mais la mannite est le produit principal quand on opère sur du moût de raisin ou une solution de sucre interverti. De là, le nom de ferment mannitique.

Ce bacille peut se développer dans des solutions exposées à l'air, et aussi vivre dans le vide. Il est donc à la fois aérobie et anaérobie. Dans le vide, il dégage de l'acide carbonique, mais peu, ce qui nous explique qu'il n'en donne pas d'une façon apparente dans les liquides peu sucrés exposés à l'air, comme nous le disions tout à l'heure. La diffusion enlève tout celui qui se forme. Il n'y a jamais d'hydrogène.

**70. Action de la chaleur.** — La température optima est voisine de 35° : à ce degré, la levure commence à souffrir. On s'explique donc la substitution facile de la fermentation mannitique à la fermentation normale dans une cuve où la vendange est trop chaude.

Après un séjour de 2 minutes, dans des tubes fins, plongés dans des bains d'eau chauffés à 55, 56 et 57 degrés, le bacille n'a été, ni tué ni paralysé. Entre 58 et 60°, il subit une série d'affaiblissements progressifs qui se terminent par sa mort en deux minutes à 60°.

**71. Influence de l'acidité.** — La quantité de mannite formée dans un milieu donné, additionné de doses progressives d'acide, diminue presque en raison inverse des quantités d'acide présentes à l'origine, et toute fermentation s'arrête dans un milieu qui contient une dose d'acide tartrique équivalente à 7 gr. d'acide sulfurique par litre. Les moûts peu acides sont donc les plus exposés à se manniter. De là la pratique, préconisée par M. Carles, de l'addition d'acide tartrique à ces moûts pour assurer la régularité de leur fermentation. Tous les acides ne se comportent pas de la même façon, et il faut, par exemple, 14 gr. d'acide acétique ou d'acide lactique pour produire le même effet que 7 gr. d'acide sulfurique ou 2,5 gr. d'acide chlorhydrique. L'acide lactique et l'acide acétique formés par le microbe sont donc pour lui des antiseptiques.

**72. Action des antiseptiques.** — MM. Gayon et Dubourg ont essayé divers antiseptiques aux doses de 1 gr., 0,2 gr., et 0,1 gr. par litre. Voici ceux qui se sont montrés actifs à ces doses, c'est-à-dire qui ont arrêté toute fermentation.

A la dose de 0 gr. 1 : acide arsénieux, sublimé corrosif, sous-nitrate de bismuth, carbonate de bismuth, acide salicylique.

A la dose de 0,2 gr. : sulfate de zinc, fluorure d'ammonium.

A la dose de 1 gr. : fluorure de potassium et de sodium, salicylate de soude, thymol, naphtol.

L'acide borique, le phénol, le salol, le tannin se sont montrés inactifs à cette même dose de 1 gr. par litre.

Ce classement est relatif à un bouillon Liebig sucré, et quelques variations s'y introduisent quand on passe au vin. Il est remarquable que le sous-nitrate de bismuth, déjà signalé à ce point de vue par MM. Gayon et Dupetit, y tienne un rang si distingué, alors qu'il n'est pas toxique pour les cellules épithéliales de l'intestin, où on l'introduit parfois d'une façon si libérale. En revanche il doit agir sur les microbes, s'il a sur un certain nombre d'entre eux l'action toxique que nous venons de lui découvrir, et c'est peut-être là le secret de son action.

**73. Action des divers sucres.** — Nous entrons ici dans l'examen de la nutrition du microbe, et nous devons insister, car elle est des plus curieuses. Elle nous présente, en effet, un exemple que nous n'avons pas encore rencontré, celui d'une espèce microbienne qui perd entièrement son attribut principal, celui de former de la mannite, dès que nous changeons son sucre nutritif, et qui traduit un changement stéréométrique dans la structure de ce sucre, c'est-à-dire un nouvel arrangement survenu dans ses molécules, sans changement de leur nature et de leur nombre, par une transformation quasi radicale de propriétés.

Le ferment mannitique peut faire fermenter des sucres très variés. Voici, d'après MM. Gayon et Dubourg, la liste des substances auxquelles il s'attaque et celle des corps qu'il respecte :

| Substances qui fermentent | Substances qui ne fermentent pas | |
|---|---|---|
| Lévulose | Mannite | Amygdaline |
| Sorbose | Dulcite | Arbutine |
| Glucose | Sorbite | Coniférine |
| Sucre interverti | Tréhalose | Esculine |
| Sucre neutre | Fécule | Populine |
| Galactose | Inuline | Tannin |
| Mannose | Glycogène | Acide lactique |
| Saccharose | Gommes | » succinique |
| Maltose | Dextrines | » malique |
| Lactose | Arabinose | » tartrique |
| Raffinose | Erythrite | » citrique |
| Xylose | Glycérine | |
| | Glycol | |
| | Alcool | |

Tous les sucres fermentescibles par ce microbe ont donc une formule chimique bien définie, et c'est ce qui donne de l'intérêt à leur étude. Commençons par le lévulose.

**74. Action du lévulose.** — Ce sucre est l'aliment de choix : il fermente toujours avec une admirable facilité et donne toujours : mannite, glycérine, acide lactique, acide acétique et acide carbonique.

La proportion de mannite obtenue peut varier de 58 à 72 0/0 du lévulose fermenté. Elle dépend, dans une assez large mesure, de la nature du liquide nutritif dans lequel on a dissous le sucre, des conditions initiales d'aération ou de vide, de la concentration de la liqueur, de son acidité ou de sa neutralité initiales.

L'acide acétique, le produit le plus important après la mannite, est formé en proportions variables, de 13 à 16 0/0 du lévulose disparu, lorsqu'on opère sur des liquides contenant environ 15 0/0 de lévulose : mais la proportion augmente quand la solution sucrée est plus étendue, et peut arriver à 34 0/0 du sucre disparu, quand la quantité de lévulose est seulement de 1 gr. par litre. Dans ce cas, la proportion de mannite diminue beaucoup. De plus, la proportion d'acide acétique ne reste pas constante pendant la durée d'une même fermentation, et diminue lentement quand on laisse vieillir la liqueur. En d'autres termes l'acide acétique semble être ici ce qu'il est souvent, un produit transitoire, mais difficilement attaquable par l'être qui l'a produit.

L'acide lactique est quelquefois mélangé d'une petite quantité d'acide succinique. Sa proportion varie de 10 à 15 0/0 du lévulose consommé. Elle augmente à mesure que diminue la concentration de la liqueur. Elle peut monter à 28 0/0 avec des liquides ne contenant que 2 gr. de lévulose par litre. C'est de l'acide lactique inactif, mélangé parfois d'une petite quantité d'acide lactique gauche.

Enfin l'acide carbonique, mesuré dans des fermentations dans le vide, varie de 6 à 12 0/0 suivant les conditions de la culture.

**75. Equations du phénomène.** — Ces variations font qu'on ne peut songer à écrire l'équation de la fermentation. Il y en a plusieurs, et probablement chaque fermentation a la sienne.

Pour sortir de cette difficulté, faisons comme nous l'avons déjà fait en pareil cas : étudions une fermentation de façon à connaître les poids du sucre fermenté et de tous les corps produits. Établissons l'équation de cette fermentation, et disloquons-la en ses éléments constituants.

Voici quatre analyses de fermentations mannitiques, bornées à leurs éléments principaux, mannite et acides lactique, acétique et carbonique :

| | I | II | III | IV |
|---|---|---|---|---|
| Mannite | 71,8 | 62,9 | 60,0 | 65,1 |
| Acide acétique | 13,4 | 14,9 | 14,6 | 13,0 |
| Acide lactique | 9,9 | 11,5 | 13,9 | 15,0 |
| Acide carbonique | 6,7 | 10,3 | 11,3 | 7,3 |
| Total | 101,8 | 99,6 | 99,8 | 100,4 |

Le total des produits obtenus aux dépens de 100 p. de lévulose atteint presque ou dépasse ce chiffre, bien que nous n'ayons tenu compte, ni de l'acide succinique, ni de la glycérine, ni du poids des microbes qui ont constitué leurs tissus. Il est vrai que le lévulose n'était pas dissous dans de l'eau pure, mais dans un liquide organique qui a bien pu fournir un peu de sa matière ; ces chiffres n'en laissent pas moins l'impression qu'il y a eu, pendant la fermentation, adjonction au lévulose d'un élément non pesé, et qui dans l'espèce ne peut être que l'eau.

On pourrait le voir en établissant les équations particulières de ces quatre fermentations. Mais on peut y arriver par une autre voie.

La formation de l'acide lactique et de l'acide acétique aux dépens du sucre ne comporte aucune adjonction d'eau ni aucun dégagement d'acide carbonique. L'équation de la transformation anaérobie du sucre en ces deux acides ne peut en effet être que :

Pour l'acide lactique . . . $C^6H^{12}O^6 = 2C^3H^6O^3$

Pour l'acide acétique . . . $C^6H^{12}O^6 = 3C^2H^4O^2$

L'acide carbonique dont nous observons la production ne peut donc être rattaché qu'à la formation de la mannite. Voyons si celle-ci en a besoin.

L'équation de la transformation anaérobie du lévulose en mannite est :

$$13C^6H^{12}O^6 + 6H^2O = 12C^6H^{14}O^6 + 6CO^2$$

où on voit que sur 13 molécules de sucre, 12 deviennent de la mannite en prenant 24 atomes d'hydrogène, dont 12 proviennent de la 13ᵉ molécule de sucre, 12 de l'eau décomposée, pendant que le carbone de cette 13ᵉ molécule devient de l'acide carbonique avec l'oxygène provenant pour moitié du sucre et pour moitié de l'eau.

Plus brièvement, l'équation peut être décomposée de la façon suivante :

$$C^6H^{12}O^6 + 6H^2O = 6CO^2 + 12H^2$$
$$12C^6H^{12}O^6 + 12H^2 = 12C^6H^{14}O^6.$$

Il y a donc décomposition de l'eau dont les éléments, non pesés au départ, se trouvent pesés parmi les produits de la réaction. De là l'augmentation que nous avons soupçonnée ou découverte. Cette augmentation est de 4,6 0/0. Le poids de la mannite dépasse de 1,1 0/0 le poids du lévulose.

Dans 1 litre de liquide contenant 6 0/0 de lévulose il ne se dégage, d'après l'équation précédente, que trois litres environ d'acide carbonique, dont plus de la moitié peut rester en solution et le reste se dégager lentement par voie de diffusion. On comprend bien que les fermentations au contact de l'air ne s'accompagnent, comme nous l'avons dit, d'aucun dégagement apparent de gaz.

Enfin la proportion de la mannite à l'acide carbonique, d'après l'équation précédente, doit être de deux molécules de mannite pour une d'acide carbonique, c'est-à-dire de 8,2 environ. Les rapports relevés dans les fermentations étudiées ci-dessus sont successivement 10,6, 6,0, 5,3, 8,9. L'accord n'est pas parfait, mais il peut être troublé de deux côtés : 1° Le bacille, en se développant, donne sûrement de l'acide carbonique respiratoire, qui se confond, dans la mesure, avec celui de la dislocation chimique ; 2° il est possible qu'une partie de cet acide carbonique intervienne dans la production de ce que nous pouvons appeler les sous-produits de la fermentation du lévulose, la glycérine et l'acide succinique.

**76. Glycérine et acide succinique.** — Les quantités de ces deux corps sont très faibles. Pour l'acide succinique, elles se rapprochent de celles qui sont habituelles à la fermentation alcoolique : 0,6 0/0 du sucre disparu. Pour la glycérine elles varient. Dans une expérience, on a trouvé, pour 100 p. de lévulose consommé, 1,50 gr. de glycérine dans un liquide maintenu neutre par la craie, et 0,93 pour le même liquide sans craie. Comme nous l'avons vu dans le tome III, la meilleure manière de comprendre la formation de la glycérine et de l'acide succinique est de considérer ces corps comme formés indépendamment l'un de l'autre par les réactions ;

$$7C^6H^{12}O^6 + 6H^2O = 12C^3H^8O^3 + 6CO^2$$

pour la glycérine, et :

$$7C^6H^{12}O^6 + 6CO^2 = 12C^4H^6O^4 + 6H^2O$$

pour l'acide succinique.

Pour la première équation, on peut remarquer qu'elle rappelle beaucoup la formation de la mannite. La glycérine est l'alcool d'un sucre, comme la mannite est l'alcool d'un autre sucre. Elle est plus hydrogénée que le sucre qui le fournit, et c'est encore une décomposition de l'eau qui fournit l'hydrogène nécessaire. On peut, en effet, écrire l'équation correspondante sous la forme suivante :

$$C^6H^{12}O^6 + 6H^2O = 6CO^2 + 12H^2$$
$$6C^6H^{12}O^6 + 12H^2 = 12C^3H^8O^3$$

et on retrouve alors que la première équation est la même dans les deux fermentations.

Pour la seconde équation, le passage du sucre à l'acide succinique exige l'intervention de l'acide carbonique, qui peut être emprunté à celui qui est fourni par la formation de la glycérine, ou celle de la mannite dans les cas où il se forme de la mannite.

En résumé, nous avons là un exemple de superposition ou même d'enchevêtrement d'actions très différentes les unes des autres, et dont chacune peut être envisagée séparément et être considérée comme provenant de l'action d'une diastase. Celle qui entre en action dans la formation de la mannite et de la glycérine, et qui provoque la décomposition de l'eau serait une diastase hydrogénante, comme le philothion.

**77. Action du dextrose.** — Le lévulose ou *d*-fructose, dont nous venons d'étudier les transformations est un sucre cétonique dont la formule de constitution est :

$$\begin{array}{ccccccccccc} & & H & & H & & OH & & & & \\ & & | & & | & & | & & & & \\ CH^2OH & - & C & - & C & - & C & - & CO & - & CH^2OH \\ & & | & & | & & | & & & & \\ & & OH & & OH & & H & & & & \end{array}$$

Le dextrose, ou *d*-glucose, contient les mêmes éléments autrement groupés ; c'est un sucre aldéhydique de formule :

$$\begin{array}{ccccccccccc} & & H & & H & & OH & & H & & \\ & & | & & | & & | & & | & & \\ CH^2OH & - & C & - & C & - & C & - & C & - & COH \\ & & | & & | & & | & & | & & \\ & & OH & & OH & & H & & OH & & \end{array}$$

et nous allons voir que le ferment mannitique que nous étudions le traite autrement que le premier. Le lévulose n'a besoin que de rassembler deux molécules d'hydrogène autour de son groupement cétonique pour devenir de la mannite (*d*-mannite).

$$\begin{array}{ccccccccccc} & & H & & H & & OH & & OH & & \\ & & | & & | & & | & & | & & \\ CH^2OH & - & C & - & C & - & C & - & C & - & CH^2OH \\ & & | & & | & & | & & | & & \\ & & OH & & OH & & H & & H & & \end{array}$$

Cette mannite disparaît absolument des produits avec le dextrose, qui se trouve en échange subir une fermentation alcoolique véritable, avec production d'alcool, d'acide carbonique dans des proportions voisines de celles que donne l'action de la levure. L'acide succinique et la glycérine se retrouvent avec le glucose, le premier dans des proportions voisines aussi de celles que réalise la fermentation alcoolique. Enfin l'acide acétique et l'acide lactique persistent. En d'autres termes, tout se passe comme si le microbe, conservant ses diastases acétique, tartrique, glycérinique et succinique, perdait sa diastase mannitique, et l'échangeait contre de la zymase de Buchner pour donner de l'alcool à la façon de la levure.

Le fait est assez important pour mériter quelques détails. Dans l'ensemble le glucose est moins facilement fermentescible que le lévulose. Il lui faut des milieux très riches en aliments carbonés et azotés. Il lui faut des eaux de levure très concentrées, faites par exemple avec 20 0/0 de levure, ou des bouillons à 3 0/0 d'extrait de Liebig, sans quoi la fermentation devient lente et s'arrête avant d'être terminée. Ceci est curieux. C'est comme si le microbe empruntait sa matière alimentaire au liquide non sucré, et se contentait de disloquer le sucre par une sorte d'action latérale. La quantité de glucose fermenté est plus grande si le milieu est originairement neutre, ou s'il est maintenu neutre par une addition de carbonate de chaux. Elle dépend aussi de l'aération. Bref, elle semble un peu capricieuse comme toutes les actions microbiennes qui ne marchent pas toutes seules, en vertu d'une adaptation parfaite entre le microbe et l'aliment.

**78. Variations des produits.** — La proportion des produits n'est pas moins variable. Le rendement en alcool varie de 20 0/0 à 30 0/0, c'est-à-dire correspond à des proportions de dextrose de 40 à 60 0/0. L'acide lactique est plus abondant qu'avec le lévulose : c'est toujours de l'acide lactique inactif avec une très petite quantité d'acide gauche, mais sa proportion est variable, de 25 à 45 0/0, suivant les conditions de culture. L'acide acétique, qui est toujours débarrassé d'homologues supérieurs, est moins abondant qu'vec le lévulose, mais sa proportion est toujours variable suivant le milieu, de 6 à 12 0/0 du glucose disparu. Dans une même culture, étudiée à diverses époques, on constate que le rendement en acide acétique du sucre qui a disparu depuis l'essai précédent va en augmentant, pendant que le rendement en acide lactique diminue, ce qui conduit à penser que l'acide lactique est peut-être dédoublé ou oxydé de façon à donner de l'acide acétique. C'est un fait que nous rencontrerons à propos d'autres microbes et que nous étudierons alors de plus près. Quant à l'acide carbonique, son volume et son poids correspondent toujours assez exactement avec ce qu'exige l'équation de la fermentation alcoolique appliquée à la quantité d'alcool fournie.

Voici, comme exemple, les nombres fournis par l'analyse d'une fermentation complète de 100 gr. de glucose :

| | |
|---|---|
| Alcool........... | 22,72 |
| Acide lactique..... | 31,36 |
| Acide acétique.... | 8,56 |
| Acide succinique.. | 0,66 |
| Glycérine......... | 9,68 |
| Acide carbonique.. | 21,00 |
| Poids du ferment. | 2,32 |
| | 96,30 |

L'écart à 100 est plus grand que dans les autres exemples donnés plus haut, bien que nous ayons compté ici le poids du ferment qui a pris naissance. Peut-être les pertes inévitables d'alcool y sont elles pour quelque chose. Mais il faut remarquer ici que nous n'avons qu'une réaction exigeant la décomposition de l'eau, et fournissant, au compte pondéral des produits obtenus, de l'hydrogène et de l'oxygène que nous n'avions pas pesés au départ. C'est celle que nous avons acceptée (76) pour la formation de la glycérine ; comme il y a moins de 10 0/0 de glycérine produite, l'augmentation de ce fait ne peut être bien sensible. L'augmentation de l'acide carbonique provenant de cette dernière réaction est aussi inappréciable. Le rapport de l'alcool à l'acide carbonique dans les résultats ci-dessus est de 1,08, celui qui correspond à l'équation de la fermentation alcoolique étant 1,04.

**79. Action du sucre interverti.** — Les différences que nous venons de relever entre le dextrose et le lévulose donnent de l'intérêt à ce qui se passe quand on offre au microbe du sucre interverti, qui contient ces deux hexoses séparés et en proportions égales, ou encore du moût de raisin.

L'expérience apprend que le lévulose est atteint le premier. Le ferment mannitique a donc un pouvoir électif, comme la levure de bière, mais plus prononcé. De plus, les deux sucres paraissent se comporter chacun à sa façon. Le lévulose donne de la mannite, le glucose donne de l'alcool. L'acide acétique est toujours de l'acide acétique pur, l'acide lactique conserve ses caractères. Bref, les deux sucres se comportent comme s'ils étaient seuls. Cela ne laisse pas que d'être curieux. Il faut bien, en effet, se garder de dire qu'on aurait pu prévoir ce fait. Qu'un même microbe, lorsqu'on lui fournit deux aliments différents, ne se comporte pas de même, alors même que les différences entre les deux aliments nutritifs sont de l'ordre stéréochimique, c'est ce qu'on peut comprendre facilement : en somme, ce sont deux fermentations, peuplées d'individus de la même espèce, mais nourris différemment, et donnant naturellement dès lors des produits différents. Mais dans l'expérience du ferment mannitique avec le sucre interverti, ce n'est pas seulement l'espèce qui est la même, ce sont les individus qui sont les mêmes aussi. Il est difficile d'admettre qu'ils se partagent la besogne, la moitié ne s'occupant que du lévulose, l'autre moitié du glucose. L'alimentation de chacun des bacilles est évidemment mixte, et c'est dans le même être que le lévulose et le dextrose suivent chacun leur loi, sans répercussion d'un mode de nutrition sur l'autre. Cette idée apparaît plus simple lorsqu'on fait intervenir les diastases : il semble naturel que chaque diastase, une fois produite, accomplisse sa mission. Mais ce qui reste surprenant dans cette hypothèse, c'est que chacun de ces deux aliments, chez le même individu, produise librement la diastase qu'il produit lorsqu'il est seul.

**80. Action du sucre neutre.** — On désigne sous ce nom un sucre formé par un mélange de glucose et de lévulose dont les pouvoirs rotatoires, égaux et de sens inverse, s'annulent exactement. On ne sait pas bien ce que sont ces sucres. Dans tous les cas, dans l'expérience avec le ferment mannitique, l'élément lévogyre est attaqué plus facilement que l'élément dextrogyre et fournit aussi de la mannite.

**81. Action du galactose.** — Le *d*-galactose employé a pour formule stéréochimique

$$\begin{array}{ccccccccc} & & H & & OH & & OH & & H & & \\ & & | & & | & & | & & | & & \\ CH^2OH & - & C & - & C & - & C & - & C & - & COH \\ & & | & & | & & | & & | & & \\ & & OH & & H & & H & & OH & & \end{array}$$

et ne diffère du *d*-glucose que par le retournement d'un de ses chainons. Il se comporte comme lui. Voici les résultats de l'analyse d'un liquide de fermentation de 100 gr. de galactose :

| | |
|---|---|
| Alcool | 25,58 |
| Acide tartrique | 34,80 |
| Acide acétique | 8,70 |
| Acide succinique | 1 00 |
| Glycérine | 9 00 |
| Acide carbonique | 21,77 |
| | 100,85 |

Il ne se forme pas de mannite.

**82. Action du mannose.** — La formule stéréochimique de ce *d*-mannose est :

$$\begin{array}{ccccccccc} & & H & & H & & OH & & OH \\ & & | & & | & & | & & | \\ CH^2OH & - & C & - & C & - & C & - & C & - COH \\ & & | & & | & & | & & | \\ & & OH & & OH & & H & & H \end{array}$$

et ne diffère de celle du *d*-glucose que par le retournement d'un chaînon. Ce mannose fermente moins facilement que le glucose et que le galactose. Les produits sont les mêmes qu'avec ces deux sucres, et il ne se forme pas non plus de mannite.

**83. Action du sorbose.** — Le sorbose était intéressant à étudier, étant à la sorbite ce que le lévulose est à la mannite. Celui dont se sont servis MM. Gayon et Dubourg avait été tiré de la sorbite par M. G. Bertrand, à l'aide d'un procédé biochimique que nous retrouverons plus loin, et, dès lors, sa formule stéréochimique

$$\begin{array}{ccccccc} & & OH & & H & & OH \\ & & | & & | & & | \\ CH^2OH & - & C & - & C & - & C & - CO - CH^2OH \\ & & | & & | & & | \\ & & H & & OH & & H \end{array}$$

en fait un sucre cétonique comme le lévulose. L'analogie conduit donc à penser que, sous l'action du ferment mannitique, ce sorbose va donner de la sorbite. Il semble que cette analogie ne se vérifie pas. Le sorbose donne de l'alcool, et se rapproche par là non des sucres cétoniques, mais des sucres aldéhydiques.

**84. Fermentation des saccharoses.** — Avec ce que nous venons d'apprendre, la fermentation du saccharose est curieuse à étudier. Si ce bacille fait comme certaines levures et intervertit le sucre dans le liquide qui le baigne avant de l'utiliser comme aliment, tout va se passer comme tout à l'heure avec le sucre interverti : le lévulose et le dextrose fermenteront chacun de son côté, en donnant l'un de la mannite, l'autre de l'alcool. L'expérience montre qu'il n'en est jamais ainsi, et qu'en liquide neutre aussi bien qu'en liquide faiblement acide, le saccharose fermente sans qu'il y ait jamais trace de sucre interverti dans le liquide.

La fermentation se fait comme avec les sucres aldéhydiques. Voici, par exemple, les chiffres d'une analyse :

| | |
|---|---|
| Alcool | 23,24 |
| Acide lactique | 28,70 |
| Acide acétique | 16,14 |
| Acide succinique | 0,50 |
| Glycérine | 6,69 |
| Acide carbonique | 21,17 |
| | 96,44 |

Il y a un peu plus d'acide acétique et un peu moins d'acide lactique que dans les autres exemples donnés. Mais les nombres ne dépassent pas la limite des variations observées. La quantité d'acide carbonique continue à être un peu inférieure à celle de l'alcool. Enfin, chose curieuse, il n'y a pas de mannite.

Je dis chose curieuse, parce qu'il faut en conclure, ou bien que le saccharose est utilisé par le microbe sans interversion préalable, même intérieure, ce qui est en désaccord avec ce qu'on admet d'ordinaire, ou bien qu'il est interverti dans la cellule microbienne avant de servir à ses besoins. Nous avons vu, en effet, qu'il ne s'intervertit pas en dehors de la cellule, et alors il faut tâcher de comprendre pourquoi ce lévulose et ce dextrose, formés dans le protoplasma aux dépens du saccharose, s'y comportent autrement qu'ils ne le feraient s'ils y arrivaient après avoir été séparés à l'extérieur, car alors il se formerait de la mannite. C'est le cas ou jamais de faire intervenir l'état naissant. Mais c'est un mot qui n'explique pas grand chose.

Le côté mystérieux du phénomène s'augmente de ceci.

Quand une fermentation de saccharose devient assez acide en cours de route, grâce aux acides formés, pour pouvoir intervertir le sucre qu'elle contient ; quand, par conséquent, elle arrive à réduire la liqueur de Fehling, la mannite y apparaît de suite, Ainsi le même microbe qui, la veille, faisait de l'alcool aux dépens du saccharose de la liqueur, et pas de mannite, donne de la mannite et de l'alcool, dès que ce saccharose se trouve interverti en dehors de la cellule. Rien ne montre mieux la complication de ces phénomènes de nutrition microbienne que ce livre a pour objet d'étudier.

**85. Action du maltose et du lactose.** — Le maltose et le lactose se comportent comme le saccharose, c'est-à-dire qu'ils fermentent sans hydrolysation préalable, au moins en dehors de la cellule. Il y a, en effet, concordance exacte entre les poids de maltose déterminés par le polarimètre et la liqueur de Fehling. Le lactose est plus difficilement fermentescible que le maltose, qui, lui-même, l'est plus que le saccharose.

**86. Action du raffinose.** — Les deux sucres qui précèdent sont moins intéressants que le saccharose, car ils ne donnent pas de lévulose en s'hydrolysant ; mais nous voyons reparaître ce corps avec le raffinose, sucre difficilement fermentescible, qui donne en se dédoublant du lévulose, du glucose et du galactose. Il ne s'hydrolise pas avant de fermenter, et corrélativement, il ne donne pas de mannite. Sa fermentation est plus pénible que celle du saccharose, et il faut ensemencer encore plus largement.

**87. Action du xylose.** — Nous ne sommes pas au bout de nos surprises. Un pentose, le *l*-xylose, fermente avec facilité sous l'influence du ferment de Gayon et Dubourg, surtout en présence de la craie, en donnant presque uniquement de l'acide lactique et de l'acide acétique avec des traces d'alcool et d'acide carbonique. On n'a pas trouvé de mannite et on n'a pas recherché la glycérine et l'acide succinique. L'acide acétique est toujours pur d'homologues supérieurs, et l'acide lactique toujours de l'acide inactif, mélangé d'un peu d'acide gauche. Ainsi, des diverses fonctions du microbe, il n'en reste que deux, inaltérées en apparence, et prenant pour elles tout le sucre que ne leur disputent pas les autres, car l'acide acétique et l'acide lactique se sont partagé, par moitié, environ, dans une expérience, 85 0/0 du xylose fourni comme aliment.

Au regard de ce corps, le ferment mannitique est devenu un ferment lactique véritable. Il était ferment alcoolique et lactique vis-à-vis des aldoses, sans être ferment mannitique. Il n'est ferment mannitique qu'avec le lévulose parmi les sucres connus. Il nous fournit ainsi un exemple curieux de la vanité de nos classifications.

## BIBLIOGRAPHIE

Gayon et Dubourg. *Ann. de l'Institut Pasteur*, 1894.
Laborde. *Ann. de la brasserie et de la distillerie*, t. I, p. 357, 1898.
Gayon et Dubourg. *Ann. de l'Institut Pasteur*, juillet 1901.

# CHAPITRE VIII

## BACILLE DE FRIEDLAENDER

Le nom de bacille de Friedlaender va nous servir de drapeau pour grouper une foule de bacilles voisins par leurs propriétés, et auxquels nous allons demander un enseignement nouveau. Jusqu'ici nous avons étudié des bacilles qui, malgré les variations qu'ils montraient lorsqu'on les changeait de milieu, ou même dans le courant d'une même fermentation, n'en avaient pas moins une certaine individualité. Ils avaient beau aboutir à un certain nombre de termes communs, toujours les mêmes, alcools, acides gras, leur domaines n'en restaient pas moins séparés et distincts. Nous abordons maintenant des microbes avec lesquels les limites du domaine de l'espèce deviennent presque indistinctes. Leur caractère général est de donner de l'alcool et de l'acide acétique avec les sucres. Mais ces deux produits principaux ne représentent qu'une fraction assez faible du sucre total. Les produits secondaires prennent de l'importance, et ce sont ces produits qui varient beaucoup, de sorte que l'espèce prend un caractère flottant, indécis, comme ce serait le cas pour le monde des levures si la glycérine, l'acide succinique apparaissaient, disparaissaient dans la fermentation alcoolique, comme s'ils pouvaient, dans certains cas, prendre le pas sur la production d'alcool, et devenir des produits principaux, au lieu d'être des produits secondaires.

Disons tout de suite qu'une partie de ce flottement est attribuable à ce que les êtres du groupe de Friedlaender sont à la fois aérobies et anaérobies, et d'ordinaire mélangent les deux existences en proportions variables. Les produits formés quand l'oxygène intervient ne sont pas les mêmes que lorsqu'il est absent. D'une manière générale, nous savons que la vie aérobie brûle ou transforme ce qu'a donné la vie anaérobie. Nous avons déjà vu des exemples de ce fait dans ce qui précède, par exemple à propos de l'acide formique. Nous devons le retrouver ici, dans des proportions plus grandes, puisque nous marchons vers la vie aérobie qui, lorsque nous la trouverons seule, nous rendra la simplicité relative d'allures que nous avons constatée plus haut avec la vie purement anaérobie.

Il y a une autre conséquence qui résulte de ce fait du mélange des deux vies, c'est que l'établissement d'une équation du phénomène n'est possible que si l'on mesure la quantité d'oxygène absorbé, autant que la quantité et la qualité des gaz dégagés pendant l'action. C'est ce qui n'a jamais été fait à ma connaissance. Les seules équations établies à propos de ces phénomènes sont des équations théoriques, indiquant comment il est possible de faire dériver les produits d'une fermentation de la substance qui a fermenté. Cela est toujours facile, et nous avons donné au chapitre premier les moyens de résoudre le problème dans les cas en apparence les plus compliqués. Mais nous avons dit aussi que nos formules ne pouvaient servir qu'à interpréter les faits fournis par l'analyse, et qu'elles ne dispensaient pas de faire le bilan exact des entrées et des sorties. C'est ce bilan qui n'a jamais été fait à propos des êtres à la fois aérobies et anaérobies. Aussi pour eux allons-nous renoncer provisoirement aux formules, qui, du reste, nous sont inutiles pour ce que nous voulons demander à cette étude.

88. **Actinobacter polymorphus.** — Le premier être appartenant au groupe que je veux décrire dans ce chapitre a été trouvé dans un lait du Cantal. L'aspect qu'il y prend est fort curieux. Ce sont, après quelques heures d'ensemencement, de petits bâtonnets immobiles très té-

nus, ayant de 2 à 3μ de longueur, enfermés chacun au centre d'une petite masse glaireuse, hyaline, ovale ou ronde, ayant 5 ou 6μ de largeur, et formant corps avec le filament, car elle voyage avec lui dans le liquide. Ce sac est plus réfringent que le reste du liquide. Au microscope, lorsqu'il est bien au point, il apparaît en blanc sur un fond gris, et le bâtonnet qu'il enferme est tout noir par contraste. Lorsqu'on soulève un peu l'objectif, le sac apparaît, au contraire, en gris sur fond clair, et sa ligne centrale, formée par la bactérie, transparaît en blanc.

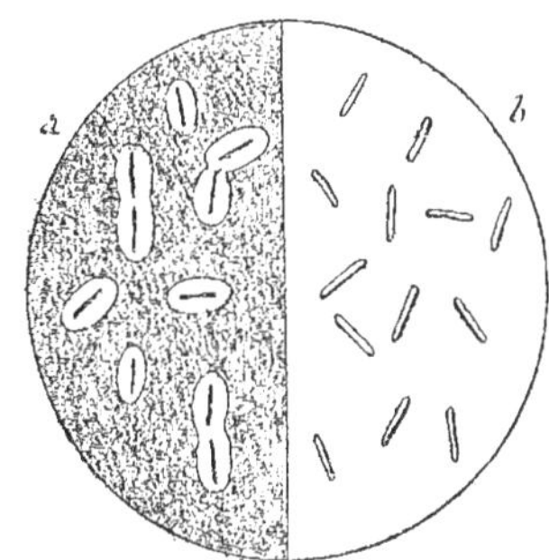


Fig. 9. — Actinobacter polymorphus.
Dans le lait. | Dans le bouillon Liebig.

La multiplication se fait à l'intérieur de ce sac, qui s'allonge quand la bactérie s'allonge, et se segmente avec elle, de sorte que quand les deux êtres se séparent, chacun entraîne avec lui son enveloppe, au sein de laquelle il recommence son travail de reproduction. Celle-ci est tellement rapide que le liquide est rempli au bout de vingt-quatre heures de ces masses hyalines. On les voit au microscope, serrées les unes contre les autres, se déformant un peu par leur contact de façon à remplir tous les vides, et tapissant le champ d'un semis régulier de cellules d'aspect doux, dont chacune porte en son centre le bâtonnet qui lui a donné naissance. Cette enveloppe est, en effet, une sécrétion de l'infusoire, et non le résultat d'une condensation visqueuse du liquide autour de lui, car lorsque le liquide est rempli de granulations flottantes, les sacs hyalins en sont tout à fait exempts.

**89. Cultures aérobies.** — Pendant les premières heures, le lait reste intact en apparence, conserve sa couleur normale. Il devient seulement de plus en plus gélatineux, et finit, lorsqu'il a été envahi dans son entier par la bactérie, comme nous le disions tout à l'heure, par devenir très visqueux. A ce moment, il a déjà perdu de son opacité, ainsi qu'on peut s'y attendre en songeant au caractère glaireux du sac bactérien. Sa transparence augmente ensuite de plus en plus, sa liquidité aussi. Le coagulum se réunit au fond et disparaît à son tour. Tout est alors devenu un liquide transparent, ayant une viscosité un peu supérieure à celle du lait ordinaire.

Si l'on suit au microscope la transformation qui s'opère, on voit d'abord l'auréole diminuer un peu, et en même temps le bâtonnet, qui n'était jusque-là qu'une simple ligne noire, devient moins opaque et *tourne* davantage sous l'œil, c'est-à-dire qu'on en voit mieux la forme cylindrique. Sa largeur augmente au fur et à mesure que l'enveloppe disparaît ; lorsqu'il en est débarrassé, il a la forme d'un petit boudin très court *b*, fig. 9, dont tous les contours sont bien visibles, et qui, avec sa longueur restée invariable de 2 ou 3$\mu$, peut atteindre 1$\mu$ de largeur. Ce petit boudin continue à se reproduire par segmentation transversale, et prend quelquefois la forme de deux grains accolés, plus ou moins étirés au voisinage de leur point de jonction. On croirait alors avoir sous les yeux un article de ferment lactique ; ou plutôt un de ces chapelets de deux grains, plus dodus, plus turgescents que le ferment lactique, qu'on rencontre souvent dans la bière qui commence à tourner. Bref, la forme est devenue tout autre que ce qu'elle était à l'origine.

Dans le bouillon Liebig, où cet être se développe aussi très facilement, on ne trouve à aucun moment trace de l'auréole rencontrée dans le lait, et la forme est tout de suite celle du petit boudin à bords visibles que nous venons de signaler. La longueur est seulement un peu plus grande que dans le lait, et peut atteindre 8 ou 10μ ou même davantage. De plus, ces petits cylindres ne sont pas réguliers. Ils ont une surface un peu rugueuse, et leur intérieur, au lieu d'être doux à l'œil et homogène comme dans le lait, se montre granuleux. La segmentation se fait comme tout à l'heure, et les articles finissent par se souder en masses blanches flottantes, formées d'un semis très régulier de petites ponctuations indistinctes, dont la réfringence reste la même que chez l'être adulte.

Dans une solution de glycérine, accompagnée d'éléments nutritifs, l'auréole reparaît, mais moins large et moins réfringente que dans le lait. Le bâtonnet, à son tour, n'est plus une simple ligne fine, c'est un petit cylindre à contours assez nets, moins large pourtant que dans le bouillon Liebig, et qui semble grossir aussi aux dépens de son sac hyalin. Ce sac ne disparaît jamais complètement, comme dans le lait, sans doute parce que le liquide reste acide. C'est aussi sans doute à cette acidité qu'il faut attribuer une autre forme de développement que prend ici le microbe, celle d'une couche glaireuse, existant à la surface du liquide, et formée de fils très ténus, d'un tiers plus minces que les boudins courts de tout à l'heure, mais de beaucoup plus longs, car il en est qui traversent tout le champ du microscope. Ces fils sont assez raides, un peu contournés, et portent par places des ponctuations fines très réfringentes, presque noires à raison de cette réfringence, où on serait tenté de voir des spores. Nous verrons bientôt ce qu'il faut penser de cette assimilation.

Dans une solution de sucre candi, l'aspect est à peu près le même que dans la glycérine. Pourtant, on ne trouve pas trace d'auréole ; la bactérie à l'origine est en cylindres courts ou en grains doubles très turgescents et à contours peu distincts, plus gros que partout ailleurs. Comme tout à l'heure, quelques-uns de ces boudins se feutrent en une zooglée très régulière d'aspect, d'autres se développent en fils allongés, formant couche glaireuse à la surface. Lorsque le petit boudin, turgescent à l'origine, vieillit sous cette forme, il devient plus fin et se divise quelquefois en une série de granulations rangées en chapelet. Il en est quelquefois de même pour le long fil superficiel. A cet état, la mort est arrivée, et le microbe est devenu incapable de se reproduire.

Sur de l'amidon cuit, le développement est très facile aussi. Il n'y a à signaler ici qu'un fait qu'on observe aussi avec le sucre, mais qui est plus net avec l'amidon, c'est la formation avec le temps, à la surface, d'une pellicule d'aspect rougeâtre, continue, peu résistante, et formée d'un enchevêtrement de petits bâtonnets ténus et contournés, dont quelques-uns se transforment en chapelets de granulations.

**90. Cultures anaérobies.** — Tous les aspects que je viens de décrire sont ceux des microbes cultivés dans des matras Pasteur, au contact de l'air en large surface. Ce microbe est, en effet, surtout aérobie, mais on peut s'apercevoir à différents caractères, même dans ce mode de culture, qu'il est aussi anaérobie et peut devenir ferment.

Fréquemment, par exemple, le lait où l'on cultive ce microbe devient le siège, même lorsqu'il est en faible épaisseur, d'une production de bulles gazeuses. Il en est de même avec le sucre et l'amidon, mais pas avec la glycérine. Si l'on étudie les gaz dégagés, on les trouve formés d'un mélange à proportions variables d'acide carbonique qui domine toujours, et d'hydrogène, dont une portion, dans le lait, devient de l'hydrogène sulfuré et donne à la masse une odeur légèrement putride.

Mais cet état anaérobie paraît moins naturel à la bactérie que l'autre. La fermentation qui se produit alors s'arrête bientôt, pour peu que le renouvellement de l'air devienne difficile. On peut la ranimer en faisant repasser le liquide au contact de l'oxygène. Elle recommence alors, puis s'éteint de nouveau. On peut ainsi continuer jusqu'à complète disparition de la substance fermentescible. Par contre, ensemencée de primo abord dans un milieu privé d'oxygène, la bactérie ne se développe pas. Bref, semblable à cela à beaucoup d'êtres qui sont à la fois aérobies et anaérobies, elle ne prend et ne conserve l'état de ferment qu'à la condition de venir se revivifier souvent au contact de l'oxygène.

La variabilité dans la proportion des gaz de la fermentation est peut-être en rapport avec cette variation dans l'alimentation originelle en oxygène. Mais elle dépend aussi d'une autre circonstance, c'est que ce microbe s'attaque, en général, soit simultanément, soit successivement, à plusieurs des éléments présents dans le liquide où il se développe. Il est, en effet, à la fois ferment des matières albuminoïdes et des matières hydrocarbonées.

Il peut vivre aux dépens de la caséine, comme nous l'avons vu en étudiant son développement dans le lait.

En même temps que la caséine est atteinte, le sucre de lait est attaqué aussi et peut même disparaître totalement. Une portion en est brûlée, une autre portion donne de l'alcool et de l'acide acétique.

On observe cette production d'alcool avec le lait, le sucre et la glycérine. Toutes les fois qu'il y a de l'alcool, il y a aussi de l'acide acétique en quantités plus faibles.

Les proportions de ces deux corps sont du reste variables, et, comme je l'ai dit plus haut, ils ne représentent à eux deux qu'une fraction relativement petite du sucre disparu. Dans une expérience portant sur du petit lait, et disposée de façon à pouvoir aérer le liquide lorsque la fermentation faiblissait, le sucre de lait n'avait disparu qu'aux 9/10 en deux mois d'étuve en donnant 16 0/0 d'alcool et 3 0/0 d'acide acétique.

On a le droit de se demander si cet acide acétique ne provient pas d'une combustion partielle de l'alcool pendant la vie aérobie de l'*actinobacter*, qui serait alors un peu ferment alcoolique, car nous allons voir tout à l'heure que des êtres du même groupe donnent de l'acide succinique. Mais la présence de l'acide acétique, comme produit direct d'une fermentation anaérobie, n'est pas douteuse, après ce que nous avons vu jusqu'ici. Elle est appuyée du reste dans le cas présent par les cas où on trouve de l'acide acétique sans alcool. Tel est le cas pour l'amidon, avec lequel pourtant il peut y avoir doute, à cause de la couche superficielle, douée de facultés comburantes énergiques, que nous avons signalée plus haut dans les cultures en présence de ce corps. Mais nous retrouvons le même fait en faisant vivre l'*actinobacter* dans le lactate de chaux. Dans ce cas il n'y a jamais de fermentation avec dégagement gazeux. La vie anaérobie est impossible, mais elle est facile au contact de l'air. La bactérie se développe alors en articles assez dodus, plus longs et plus gros que dans le lait, et enfermés dans une capsule hyaline étroite et peu apparente. On la retrouve dans toute l'épaisseur du liquide. Peu à peu apparaît à la surface une couche demi-solide, cassante, irrégulière, formée de cristaux informes couverts de stries, solubles avec effervescence dans l'acide chlorhydrique. C'est du carbonate de chaux, résultant d'une combustion complète de l'acide lactique suivant la formule.

$$C^3H^6O^3 + 6O = 3CO^2 + 3H^2O$$

Mais on trouve en même temps dans le liquide de l'acétate de chaux résultant d'une combustion moins profonde.

$$C^3H^6O^3 + 2O = C^2H^4O^2 + CO^2 + H^2O$$

Dans ce cas on ne trouve jamais d'alcool. Ici l'acide acétique semble bien provenir de la matière hydrocarbonée initiale sans intermédiaires, et il ne serait pas étonnant qu'il en fût de même avec le sucre.

L'*actinobacter polymorphus* est donc surtout un agent de combustion voisin des mycodermes, et pouvant dans certaines conditions se rapprocher de la levure. Ce qui confirme ce rapprochement et l'éloigne des bactéries ordinaires, c'est qu'on ne connaît pas ses spores, pas plus que celles du *mycoderma aceti*, du ferment lactique, ou du microbe du choléra des poules. Les granulations qu'on rencontre dans les articles vieillis, toutes celles dont nous avons signalé la formation dans les cultures sont mortes, ou du moins, lorsqu'on essaie la résistance à la chaleur du microbe vieilli, trouve-t-on qu'elle est la même que celle de l'être adulte. Tous deux périssent au bout d'une minute d'échauffement entre 60 et 65°.

**91. Bacille de Friedlaender.** — Le bacille, découvert par Friedlaender dans les exsudats des alvéoles pulmonaires, au cours de pneumonies croupeuses, a été décrit en cultures pures par Friedlaender et Frobenius. Ce sont de petits bâtonnets à bouts arrondis, quelquefois tellement courts qu'ils ressemblent à des coccus, parfois isolés, parfois en chaînes, et dont tous les articles sont revêtus de l'auréole que nous avons signalée dans l'*actinobacter polymorphus*.

Ce bacille se colore facilement par les couleurs d'aniline, mais il se décolore au contact de la liqueur de Gram. Dans le sang d'un animal inoculé, la capsule reste incolore. Friedlaender a réussi à la colorer par le procédé suivant. La préparation est laissée 24 heures dans une solution contenant 50 p. d'une solution alcoolique concentrée de violet de gentiane, 100 p. d'eau et 10 p. d'acide acétique. On lave une minute ou deux dans une solution à 1 0/0 d'acide acétique, on déshydrate à l'alcool, on éclaircit à l'huile de girofle ou de cèdre et on monte au baume.

Le bacille est immobile, sans spores, et ne liquéfie jamais la gélatine. En piqure sur ce milieu, il se développe bien dans la profondeur et plus abondamment encore en surface, où il forme une masse arrondie et brillante. Les colonies de la profondeur sont rondes, blanches, serrées les unes contre les autres, et il se forme parfois des bulles gazeuses qui témoignent que ce microbe aérobie est aussi anaérobie. Sur pomme de terre, la culture s'étend en surface, en couche épaisse, blanc jaunâtre, dans laquelle il y a parfois des bulles de gaz.

Le développement peut se faire à la température ordinaire. Il est plus rapide à l'étuve, mais cesse pourtant à 40°. La résistance à la chaleur est faible, comme celle de l'*actinobacter* de plus haut. D'après Sternberg, le bacille meurt aux environs de 56°.

**92. Action sur les substances hydrocarbonées.** — En essayant ce que donnait ce bacille dans les milieux sucrés et dans des solutions de lactate de chaux et de créatine, Brieger a trouvé surtout de l'alcool et de l'acide acétique, des traces plus ou moins apparentes d'acide formique. Ces recherches ont été reprises et poussées plus à fond en 1891, par MM. Frankland, Stanley et Frew, qui ont opéré sur un bacille de Friedlaender provenant originairement de l'Institut hygiènique de Berlin, et régulièrement cultivé depuis, pendant environ 3 ans, sur de la gélatine-peptone.

Ces savants ont constaté que ce bacille faisait fermenter le dextrose, le saccharose, le lactose, le maltose, le raffinose, la dextrine et la mannite, mais qu'il était sans action sur la glycérine et la dulcite.

Dans son action sur le glucose, il donne un dégagement gazeux abondant, formé d'acide carbonique et d'hydrogène, dont les proportions varient peu pendant la durée de la fermentation et sont à peu près égales ; mais comme une partie de l'acide carbonique provient du carbonate de chaux, l'hydrogène domine sûrement parmi les produits de la décomposition de la substance hydrocarbonée.

Cela ne laisse pas que d'être un peu singulier, quand on songe que les principaux produits de la réaction sont l'alcool, dont la production ne s'accompagne que d'un dégagement d'acide carbonique, et d'acide acétique dont la formation, aux dépens du sucre n'exige aucun dégagement gazeux.

Avec la mannite, il y a des cas où les deux gaz sont à volumes à peu près égaux, d'autres où le volume d'hydrogène est inférieur à celui de l'acide carbonique, car la fermentation semble pouvoir se faire de façons très variées.

Mais le résultat est toujours le même, alcool et acide acétique. Il est clair qu'il doit se faire autre chose, puisque, avec le glucose, aucun de ces corps ne comporte formation d'hydrogène. On peut croire qu'il y a une combustion intérieure dans le genre de celles que nous avons déjà rencontrées, aboutissant par exemple à une équation de la forme

$$C^6H^{12}O^6 + 6H^2O = 6CO^2 + 12H^2.$$

Mais pour pouvoir affirmer qu'il en est ainsi, il faudrait connaître *toute* la réaction. Or, il est sûr qu'on n'en connaît qu'une petite partie. Le total de l'acide acétique, de l'alcool et de gaz dégagés ne représente qu'une fraction du sucre disparu. On ne trouve pas sur ce point de chiffres bien assurés dans le mémoire de MM. Frankland, Stanley et Frew, qui donnent avec détails les poids d'hydrogène, d'acide carbonique, d'alcool et d'acide acétique fournis par la fermentation de 12 gr. de mannite, mais ne disent pas si toute cette mannite avait fermenté. Nous allons trouver des renseignements plus précis dans un mémoire de M. Grimbert sur le même sujet.

**93. Pneumobacille de Grimbert.** — M. Grimbert a étudié un bacille provenant du laboratoire de M. Roux, et qui ressemblait au bacille de Friedlaender par tous ses caractères, mais différait de la race décrite par Frankland, Stanley et Frew en ce qu'il faisait fermenter la glycérine et la dulcite. Pour l'étudier, afin d'éviter toute influence de l'âge ou de l'éducation de la semence, on opérait ainsi : Une colonie sur gélatine servait à ensemencer des tubes de bouillon. De là, la culture était portée sur gélose, puis de nouveau sur du bouillon qui, après 24 heures, servait à ensemencer les ballons d'expérience. Ces ballons contenaient une solution à 3 0/0 du sucre fermentescible et à 2 0/0 de peptone, le tout additionné de la quantité nécessaire de carbonate de chaux. Disons tout de suite que, d'une manière générale, M. Grimbert a trouvé dans ces fermentations, en dehors de l'alcool et de l'acide acétique déjà connus, de l'acide lactique gauche et de l'acide succinique.

L'acide lactique est même parfois si abondant qu'il peut être considéré comme le principal produit de la réaction. Voici par exemple les chiffres trouvés dans une fermentation de mannite. Ils sont rapportés à 100 gr. de ce corps, et on a mis à côté ceux de Frankland, Stanley et Frew, en admettant que la fermentation de la mannite avait été complète dans le liquide qu'ils avaient étudié :

| | Frankland | Grimbert |
|---|---|---|
| Alcool éthylique . . . . . | 6.77 | 11.40 |
| Acide acétique . . . . . . . . | 5.27 | 10.60 |
| Acide lactique gauche. | 0.00 | 36.63 |
| | 12.04 | 58.63 |

Comme les savants anglais avaient épuisé à l'ether le liquide dont ils avaient séparé par distillation les acides volatils, ils y auraient certainement trouvé l'acide lactique s'il y en avait eu. Qu'il y fût ou non remplacé par autre chose, voilà une différence qui apparait entre deux bacilles de Friedlaender, de provenance authentique.

D'autres expériences, faites de même sur divers hydrates de carbone, ont fourni à M. Grimbert des résultats que nous allons résumer en exprimant en centièmes du corps fermentescible les poids trouvés pour les produits de fermentation. On a aussi indiqué les durées de fermentation dans les mêmes conditions, de façon à donner une idée de la résistance des diverses substances à l'action du bacille.

| | Glucose | Galactose | Lactose | Maltose | Saccharose |
|---|---|---|---|---|---|
| Durée de la fermentation. | 30 j. | 10 j. | 13 j. | 68 j. | 60 j. |
| Alcool éthylique......... | traces | 7.66 | 15.00 | traces | traces |
| Acide acétique.......... | 11.06 | 16.60 | 19.53 | 35.53 | 29.63 |
| Acide lactique g......... | 58.40 | 53.33 | traces | + | 43.60 |
| Acide succinique........ | 0.00 | 0.00 | 30.73 | + | |
| Total............... | 69.46 | 77.59 | 65.26 | | 73.13 |

| | Arabinose | Mannite | Dulcite | Dextrine | Glycérine |
|---|---|---|---|---|---|
| Durée de la fermentation. | 69 j. | 38 j. | ? | 12 j. | 30 j. |
| Alcool éthylique........ | 0.00 | 11.40 | 29.33 | ? | 10.00 |
| Acide acétique......... | 36.13 | 10.60 | 9.46 | 10.13 | 11.82 |
| Acide lactique g........ | 49.93 | 36.63 | 0.00 | 0.00 | 27.32 |
| Acide succinique....... | 0.00 | 0.00 | 21.63 | 13.96 | 0.00 |
| Total............... | 86.06 | 58.63 | 60.42 | | 49.14 |

Les nombres relatifs à la dextrine et à la glycérine sont un peu incertains, car il n'était pas sûr que la fermentation fût terminée. On voit, à propos des sucres, que ceux qui donnent le plus facilement de l'alcool avec la levure sont aussi ceux qui en donnent le moins avec le bacille de Friedlaender, et inversement que le lactose, le plus difficilement fermentescible par la levure de bière, est celui qui donne le plus d'alcool. Il faut se souvenir à ce sujet que le lactose subit aussi plus facilement la fermentation lactique que le glucose et le saccharose, et ceux-ci plus facilement la fermentation alcoolique ; nous retrouvons ici cette opposition, car les sucres qui donnent le moins d'alcool avec notre bacille sont aussi ceux qui fournissent le plus d'acide lactique.

Avec le maltose et le saccharose, l'acide lactique est mélangé de quantités notables d'acide succinique, qu'on n'a pas dosé à part. M. Grimbert s'est contenté de constater la présence des deux acides avec le maltose, et les a évalués en bloc comme acide lactique pour le saccharose. En dehors de ces deux cas, l'acide lactique gauche et l'acide succinique s'excluent mutuellement, et peuvent individuellement apparaître en quantités telles que le bacille étudié peut être considéré tantôt comme un ferment lactique, tantôt comme un ferment succinique.

En particulier, quand on compare la dulcite et la mannite, on voit que le premier de ces deux isomères donne plus du tiers de son poids d'acide lactique gauche, tandis que le second donne 1/5 de son poids d'acide succinique et pas d'acide lactique.

Si compliqués que soient tous ces phénomènes, ils ne constituent pas le total de l'action. M. Grimbert n'a pas étudié les dégagements gazeux produits pendant ces fermentations. On doit croire qu'ils contenaient de l'hydrogène en se basant sur les ressemblances, non douteuses, entre son bacille et celui de MM. Frankland, Stanley et Frew. Or l'acide lactique en contient autant que le sucre, l'acide succinique en contient davantage. Ni l'un ni l'autre n'expliquent ce dégagement d'hydrogène.

D'un autre côté, le rendement dépasse quelquefois 85 0/0 et il semble qu'avec ce chiffre, il n'y ait pas place pour d'autres produits que ceux qu'on a trouvés, car il faut bien faire une place au dégagement gazeux et à la quantité de sucre qui sert à former le corps des microbes. Mais les hauts rendements correspondent à la présence d'acide lactique, qui procède du sucre sans dégagement gazeux et donne, par conséquent, des rendements théoriques de 100 0/0. De même pour l'acide acétique. Si on ne tient pas compte de ces deux éléments, le rendement devient très faible, et est même nul pour l'arabinose. Il y a donc encore beaucoup de choses que nous ignorons, et tout cela aurait besoin d'être revu de près.

En tout cas, cas expériences de Grimbert nous ont montré deux choses. La première est qu'il existe au moins deux variétés de bacilles authentiques de Friedlaender, différentes parce que l'une attaque la dulcite et la glycérine, et l'autre non. La seconde est que l'une au moins de ces variétés, toutes deux très polyphages, donne des produits très variés avec les corps auxquels elle s'attaque, même avec ceux qui appartiennent à un même groupe naturel, tel que celui des sucres. C'est ce qu'on voit en disposant les résultats autrement que dans les tableaux précédents et d'après le schéma suivant.

| | Alcool | Acide acétique | Acide lactique | Acide succinique |
|---|---|---|---|---|
| Glucose......... | traces | + | + | 0 |
| Galactose........ | + | + | + | 0 |
| Lactose......... | + | + | traces | + |
| Maltose......... | traces | + | + | + |
| Saccharose...... | traces | + | + | + |
| Arabinose....... | 0 | + | + | 0 |
| Mannite......... | + | + | + | 0 |
| Dulcite.......... | + | + | 0 | + |
| Glycérine....... | + | + | + | 0 |
| Dextrine........ | + | + | 0 | + |
| Pommes de terre. | 0 | + | 0 | + |

Pour la dextrine, l'alcool obtenu contenait des traces d'un alcool supérieur. Pour les pommes de terre, l'alcool était absent, l'acide volatil était uniquement de l'acide acétique, et l'acide fixe uniquement de l'acide succinique.

On voit que de tous ces produits de fermentation, c'est l'acide acétique qui est le plus constant. Les autres font plus ou moins souvent défaut. Avec l'arabinose, la pomme de terre, on retrouve une formation d'acide acétique sans alcool, qui avait été observée avec l'amidon et le lactate de chaux pour l'*amylobacter* étudié plus haut.

Cette variété dans la fonction d'un même bacille s'accompagne d'ordinaire de l'existence de variétés ou de races plus ou moins nombreuses, chez lesquelles quelques-unes de ces propriétés, d'apparence flottante, sont momentanément fixées. Nous allons voir qu'il en est ainsi dans le groupe des bacilles de Friedlaender.

**94. Autres races de bacille de Friedlaender.** — M. Grimbert a soumis aux mêmes procédés de comparaison méthodique d'autres pneumobacilles retirés des eaux, où il y en a plus qu'on ne pourrait le croire. C'est Mori qui a signalé le premier, qu'il avait appelé *bacillus capsulatus*. Ceux qu'a étudiés M. Grimbert provenaient l'un, H, de l'eau d'un village de Bretagne, dans lequel sévissait la fièvre typhoïde, les trois autres B, G, I, d'eaux minérales naturelles. Tous ces microbes, plus ou moins semblables au *b. coli*, en différaient en ce qu'aucun ne donnait d'indol par cultures dans la peptone. Inoculés à des souris, l'un, I, n'avait pas d'action pathogène, G tuait l'animal en 3 jours, B en 48 heures, H en moins de 24 heures, exactement comme le bacille qui a servi à faire le travail que nous venons de résumer. Dans le sang du cœur de la souris morte, on retrouvait le microbe inoculé avec tous ses caractères, et notamment son auréole. Après passage par la souris, on faisait une culture sur plaques de gélatine, et c'est avec une des colonies ainsi obtenues qu'on ensemençait un tube de bouillon qui a servi à son tour de semence pour l'étude des actions chimiques du bacille. Ces détails d'origine de la semence sont devenus importants depuis qu'on sait, par M. Grimbert lui-même, combien est parfois importante l'éducation première que le bacille a reçue.

**95. Action sur le lait.** — Je n'insisterai pas beaucoup sur les renseignements tirés de l'action sur le lait, à cause de la difficulté de faire de départ entre ce qui vient du bacille et ce qui vient du lait ou des circonstances extérieures, telles que la température. Le bacille peut coaguler le lait au moyen d'une présure ou par les acides qu'il y développe, ou bien parfois par la présure et les acides. Ces deux actions coagulantes dépendent de la température, qui peut les ralentir ou les activer. Un même lait, ensemencé avec le même bacille, peut se coaguler, s'il est dans une étuve à 35°, ou ne pas se coaguler, s'il est à 25°, parce que, avant que la coagulation ait lieu, il peut sécréter de la caséase qui rend la caséine incoagulable. A 35°, cette caséase, sécrétée en même quantité, peut être incapable de redissoudre le coagulum formé. Enfin le lait, qu'on a tort de considérer comme une substance toujours identique à elle-même, peut être plus ou moins acide, plus ou moins alcalin, et favoriser ainsi ou bien retarder l'action de la présure ou des acides. Cette épreuve de la coagulation du lait, simple en apparence, est donc très contingente, et il ne faut pas être surpris qu'elle montre une inconstance qui empêche d'en tirer un utile parti. Nous la retrouverons à propos du *b. coli* et du bacille typhique.

Disons seulement ici que, dans les expériences comparatives de M. Grimbert, les pneumobacilles G et H coagulaient ce lait en 24 heures, H et I en 4 jours, et F seulement le 18e jour.

**96. Action sur les sucres.** — L'action sur les sucres manifeste des différences plus profondes et plus nettes, que résume le tableau suivant. On y a indiqué par 0 l'absence de fermentation, par 2 les fermentations les plus actives, par 1 les autres. On y a introduit comme comparaison, sous le signe Fr., le bacille étudié par Frankland, et dont l'histoire a été résumée plus haut.

| | Fr. | F | B | G | H | I |
|---|---|---|---|---|---|---|
| Lactose......... | 1 | 1 | 1 | 2 | 1 | 2 |
| Saccharose...... | 1 | 1 | 1 | 2 | 2 | 1 |
| Glucose......... | 1 | 1 | 1 | 2 | 2 | 2 |
| Glycérine....... | 0 | 1 | 1 | 2 | 1 | 1 |
| Mannite........ | 1 | 1 | 1 | 1 | 1 | 1 |
| Dulcite......... | 0 | 2 | 2 | 2 | 0 | 0 |
| Dextrine........ | 1 | 2 | 1 | 2 | traces | 1 |

Ainsi tous les bacilles encapsulés de l'eau font fermenter la glycérine, au contraire du bacille étudié par Frankland qui n'y touche pas. Deux lui ressemblent en ce qu'ils n'attaquent pas la dulcite, tandis que deux autres la font fermenter activement. L'un touche à peine à la dextrine, tandis que les autres la font fermenter plus ou moins vite. Bref, à côté de la ressemblance morphologique et de la parenté que révèlent certains de leurs caractères, ces bacilles présentent des dissemblances physiologiques très nettes dans leur action sur les divers sucres.

On a vu ensuite, en entrant dans le détail, qu'avec le lactose aucun de ces bacilles ne donnait de l'acide lactique, qu'avec la glycérine aucun ne donnait de l'acide succinique ; tous donnant, avec cet alcool, de l'acide lactique gauche, I donnait, en outre, un peu d'acide formique. Enfin les rendements en alcool, acide acétique, et éventuellement en acide lactique ou succinique, étaient différents d'un bacille à l'autre dans les mêmes conditions. Leur éducation est peut-être pour quelque chose dans cette diversité. M. Grimbert s'est pourtant assuré que le passage unique par le corps de la souris, qu'il leur avait imposé à tous, n'y était pour rien. Mais il y avait peut-être des questions d'hérédité dont on n'a pas poussé plus loin l'étude. Quoi qu'il en soit, on voit que ce groupe, en apparence si homogène, du bacille de Friedlaender, se disloque quand on l'examine d'un peu près. Nous allons voir bientôt qu'il s'éparpille même dans les groupes voisins, si bien qu'il existe des êtres intermédiaires dont on ne peut plus dire à quel centre d'attraction ils se rattachent, et qu'on peut ranger soit dans le groupe du bacille de Friedlaender, soit dans le groupe du *b. coli*.

97. **Bacillus lactis aërogenes.** — La question a été tout récemment réglée pour un bacille, découvert en 1886 par *Escherich*, dans l'intestin grêle d'enfants et d'animaux nourris de lait, et qu'on a tout de suite distingué du *b. coli communis*, découvert aussi dans les mêmes conditions, par des caractères dont la signification devient de plus en plus douteuse. Les ressemblances de ce *B. lactis aërogenes* avec le bacille de Friedlaender sont apparentes. Pour les soumettre à une étude plus attentive, MM. Grimbert et Legros ont cultivé comparativement, dans divers milieux, quatre bacilles aérogènes dont trois avaient été isolés de fermentations spontanées de lait, le 4e avait passé par deux laboratoires, celui de Nencki et celui de Kayser, qui l'avaient classé comme ferment lactique. Tous ces bacilles ont donné pour chaque épreuve les mêmes résultats, à l'intensité près.

Tous sont immobiles, mesurent de 1,5 à 2 $\mu$ de longueur, ne se colorent pas par la méthode de Gram, ne donnent pas de spores, et s'entourent de capsules dans le pus et le sang des animaux qu'ils ont servi à inoculer. Leurs cultures sur gélatine et gélose ressemblent à celles des bacilles de Friedlaender. Ils ne donnent pas d'indol dans les milieux à la peptone. Ils coagulent assez rapidement le lait par acidification, sans redissoudre le caséum. Ils transforment les nitrates en nitrites sans dégagement gazeux dans l'eau peptonisée, avec dégagement d'azote et d'acide carbonique en présence de bouillon contenant des amides et en culture anaérobie.

Ils font fermenter le glucose, la saccharose, le lactose, la mannite, la dextrine et la glycérine. Ils sont sans action sur la dulcite. Les produits les plus constants de l'action sont encore l'alcool, les acides acétique, lactique, succinique, mais avec les variations que nous connaissons. Le glucose, la mannite, la glycérine donnent beaucoup d'acide lactique gauche, avec des traces d'acide succinique; la dextrine ne donne que de l'acide succinique, sans acide lactique. Le saccharose et le lactose donnent à la fois les deux. En résumé, nous voyons que le groupe des bacilles de Friedlaender s'agrège tout naturellement le *bacillus lactis aerogenes* d'Escherich.

Il est probable qu'il s'agrégera de même d'autres espèces. Booker a décrit, parmi les bactéries rencontrées dans les déjections des enfants atteints de diarrhée d'été, un bacille, qu'il a désigné par la letre B, et qui ressemble beaucoup au bacille d'Escherich. D'un autre côté, le *bacillus acidiformans* de Sternberg ne diffère guère du bacille de Friedlaender qu'en ce qu'il se colore par la méthode de Gram. Mais cette différence est loin d'être foncière. Nous avons vu que le *bacillus canalis capsulatus* de Mori se rattachait au même groupe. Beaucoup d'autres bacilles obéiront de même à leurs centres d'attraction dès qu'on les connaîtra mieux ; et voilà une des raisons de l'intérêt de ces études de chimie biologique.

**98. Bacille de Tate.** — Nous devons rapprocher des bacilles précédents un bacille décrit en **1893** par Tate, et rencontré dans les poires mûres. Ce bacille n'est pas très bien caractérisé comme espèce pure, car ensemencé dans les milieux solides, il y forme deux espèces de colonies, différentes à l'œil et aussi au microscope. Les premières sont blanches, d'aspect humide, et consistent principalement en batonnets et coccus. Les autres sont plus solides, ressemblent à des grains de tapioca, et contiennent ce que l'auteur appelle des ascococcus : ce sont plutôt des coccus enveloppés dans une sécrétion gélatineuse analogue aux enveloppes des pneumocoques, ou plutôt aux masses de leuconostoc dont nous ferons l'étude plus loin. Après quelque temps de culture, ces masses deviennent plus humides et ressemblent alors aux colonies que nous avons décrites en premier lieu.

L'auteur rapproche lui-même son microbe du pneumocoque de Friedlaender et du B. *ethacetosuccinicus* de Frankland et Frew. Cette analogie résulte encore mieux de l'étude des produits de culture. Le microbe est d'abord facilement anaérobie, fait fermenter divers sucres en donnant comme produits de l'alcool, de l'acide formique, de l'acide acétique et surtout de l'acide lactique.

Avec 9 molécules de dextrose, il donne en moyenne 2 molécules d'acide acétique, 1 molécule d'acide succinique et 7 à 8 molécules d'acide lactique gauche. L'acide acétique et l'acide formique sont en proportions plus faibles et variables. Le rendement en acide lactique peut, comme on voit, atteindre 50 0/0 et, de ce fait, ce bacille, comme ceux que nous venons d'étudier, pourrait passer pour un ferment lactique. Il diffère de ceux que nous étudierons plus tard par ce fait qu'il donne des proportions sensibles d'alcool et d'acide succinique. Il en diffère aussi en ce qu'il a une gamme alimentaire beaucoup plus étendue. Il fait fermenter activement la mannite, avec laquelle il donne les mêmes produits qu'avec le glucose, mais dans d'autres proportions. Avec 9 molécules de mannite, on trouve 6 molécules d'alcool, 1 molécule d'acide acétique, 2 d'acide formique et 12 molécules d'acide lactique gauche avec de petites quantités d'acide succinique. Le rendement en acide lactique est ici pondéralement de 66 0/0. Avec 9 molécules de rhamnose, il donne de même, mais plus péniblement, 4 molécules d'acide lactique inactif, 5 d'acide acétique et pas d'alcool. On retrouve là des variations de même nature et de même ordre que celles que nous venons d'étudier. L'auteur n'a pas déterminé la nature des gaz qui se dégagent. Ces renseignements suffisent pourtant pour rapprocher ce bacille du groupe du b. de Friedlaender, plutôt que du groupe des ferments lactiques que nous rencontrerons plus loin.

**99. Bacillus tartricus de Grimbert.** — A côté des bacilles qui précèdent, on peut placer celui que MM. Grimbert et Ficquet ont découvert dans une fermentation de tartrate de chaux, mise en train au moyen de quelques gouttes d'une macération végétale. C'est un petit bacille de 1 à 2 μ de long, à mouvements vifs, formant sur le bouillon un voile grumeleux qui se disloque facilement et donne un dépôt muqueux. Les colonies sur plaques de gélatine ressemblent à celles du coli-bacille. En piqûre, la trace est finement granuleuse, et au point piqué se développe une colonne irrégulière, aplatie, au-dessous de laquelle se forme une zone nébuleuse par laquelle commence la liquéfaction, qui est très lente. Sur gélose, la trace est mince, glacée, transparente, et s'étale en quelques jours sur toute la surface. Sur pomme de terre, la culture est jaune et en saillie. La pomme de terre prend une coloration foncée en vieillissant. Le bacille se décolore par la méthode de Gram. Il ne donne pas d'indol dans les solutions de peptone. Il coagule le lait, ne liquéfie pas l'amidon, ne digère pas l'albumine. Il réduit les nitrates en nitrites. Il attaque un grand nombre d'hydrates de carbone, glucose, lactose, maltose, saccharose, dextrine, mannite. Avec ces hydrates de carbone, il donne des acides acétique, succinique, lactique gauche et une petite quantité d'alcool éthylique. Il se rapproche donc des bacilles qui précèdent, en même temps qu'il s'en différencie.

Il est en effet sans action sur la dulcite et la glycérine. Il fait fermenter le succinate de chaux, fait important si on songe qu'il produit lui-même de l'acide succinique. Enfin, il est un ferment anaérobie très actif des tartrates de chaux et d'ammoniaque. Avec les succinates, il donne de l'acide acétique. Avec les tartrates, il donne de l'acide acétique et de l'acide succinique. On comprend que le rapport entre les deux acides varie, du moment que le bacille peut transformer le premier dans le second. Mais en plus, M. Grimbert a observé avec lui la formation d'un corps nouveau, l'acétyméthylcarbinol $CH^3.CO.CHOH.CH^3$ que ne fournissent ni le coli-bacille, ni le bacille d'Eberth, ni le bacille de Friedlaender, qui sont pourtant de la même famille.

Ce corps peut être retiré en distillant le liquide filtré provenant de la fermentation d'une solution à 5 0/0 de glucose ou de saccharose, additionnée de un millième de peptone et d'un peu de carbonate de chaux. Il passe d'abord un peu d'alcool, puis un liquide qui réduit *à froid* la liqueur de Fehling, ne recolore pas la solution de fuchsine décolorée par l'acide sulfureux, et ne fournit pas d'iodoforme. Il donne la réaction de Legal. Chauffé au bain-marie bouillant avec de l'acétate de phénylhydrazine, il donne une osazone abondante qui a pu être identifiée soit avec l'osazone du biacétyle, soit avec celui de l'acétylméthylcarbinol. Or le biacétyle ne réduit pas la liqueur de Fehling, et s'altère rapidement au contact des alcalins, vis-à-vis desquels le corps réducteur de la fermentation est assez résistant. C'est donc de l'acétylméthylcarbinol. Sa proportion est du reste très faible, et il n'est pas facile à recueillir. Mais il y en a assez pour fournir un élément de diagnose. C'est le glucose qui en fournit le plus. Il n'y en a pas avec les tartrates et la dextrine.

## BIBLIOGRAPHIE

DUCLAUX. Mémoire sur le lait. *Ann. de l'Institut agronomique*, 1882.

FRIEDLAENDER. *Virchow's Archiv*, t. LXXXVII, 1882 : *Fortschritte d. Medizin*, t. I, 1883 et t. IV, 1886.

FRIEDLAENDER et FROBENIUS. *Berl. Klin. Woch*, 1883.
BRIEGER. *Zeitschr. f. physiol. Chemie*, t. VIII et IX.
FRANKLAND, STANLEY et FREW. *Journal chem. Soc.*, 1891, p. 253.
GRIMBERT. *Ann. Instit. Pasteur*, 1895, t. IX, p. 840, et 1896, t. X, p. 108.
MORI. *Zeitschr f. Hygiene*, t. IV, 1888.
GRIMBERT et LEGROS. *Comptes rendus*, 1900, t. CXXX, p. 1424.
BOOKER. *Trans. of the ninth Internat. med. congress*, t. III, et *Trans of the Amer. Pediatric Society*, 1889, p. 198.
STERNBERG. Report on the etiology and prevention of yellow fever. Washington, 1891, p. 200.
TATE. *Journal of the chem. Soc.*, t. XIII, p. 1263, 1893.
GRIMBERT et FICQUET. *C. R. de la Soc. de biologie*, nov. 1897.
GRIMBERT. Cinquantenaire de la Soc. de biologie. Paris, Masson. 1899.
GRIMBERT. *Bull. Soc. chimique*, 1901, p. 413.

## CHAPITRE IX

### BACILLES DU COLON ET BACILLES TYPHIQUES

L'histoire des bacilles de Friedlaender nous a montré qu'ils étaient nombreux à pouvoir porter ce nom. Ils se ressemblent entre eux par un certain nombre de caractères tels qu'on est obligé de les rapprocher dans une classification naturelle, et pourtant ils se différencient par la façon dont ils attaquent diverses substances ternaires et par les produits qu'ils en tirent. Pour chacun d'eux on pourrait dresser un tableau comme celui de la p. 147, qui se rapporte à celui d'entre eux qui a été le plus étudié, et autant qu'on peut le voir, ces tableaux seraient tous différents. La question que nous avons à nous poser maintenant est de savoir si ces différences sont constantes, et par là caractéristiques. Si nous trouvons qu'elles peuvent varier, il faudra en conclure que les bacilles de Friedlaender forment peut-être un groupe plus homogène que nous le supposons, et que de petites modifications peuvent se produire dans le genre de vie ou les habitudes des êtres qui en font partie, sans qu'on ait le droit de faire une place à part à ces membres flottants de la famille.

Les études sur ce point ont porté à peu près exclusivement sur une espèce autre que le bacille de Friedlaender, et que nous sommes conduits dès lors à faire entrer en scène. C'est le bacille découvert par Emmerich en 1885, et devenu rapidement célèbre sous le nom de bacille du côlon ou *bacillus coli*. Cette notoriété rapide lui est venue par suite de ses ressemblances morphologiques et physiologiques avec le bacille typhique découvert par Eberth, dont l'importance pathologique est énorme. Le *b. coli* a, pendant longtemps, au contraire, été considéré comme inoffensif, et pour ne pas les confondre, on a étudié avec soin leurs caractères.

On ne peut pas dire que cette étude ait abouti où on espérait. Pour s'en convaincre, il suffit de songer à la multitude de bacilles coliformes et pseudo-typhiques qu'on s'est cru obligé d'interposer entre le *b. coli* et le bacille typhique, considérés comme deux extrêmes. La chaîne s'allonge de jour en jour, sans que les extrémités s'éloignent, de sorte qu'entre les deux, elle s'arrange en labyrinthe. Voyons si cette complication est apparente ou réelle.

**100. Bacillus coli.** — Les formes de ce bacille diffèrent beaucoup suivant les origines et le milieu de culture. La forme typique est faite de petits bâtonnets aux extrémités arrondies, de **2** à **3** $\mu$ de long, de 0,5 à 0,6 $\mu$ de large, fréquemment unis par paires, non mobiles, sans spores connues. Escherich a parfois observé sur quelques bâtonnets, en cultures pures, des portions arrondies qui résistaient à la coloration, et qui occupaient une ou les deux extrémités du bâtonnet, mais il a vainement essayé de les teindre par les méthodes usuelles de coloration des spores, et il les regarde comme des formes anormales.

Généralement, les couleurs d'aniline colorent de préférence les deux extrémités. Il y a décoloration quand on lave avec la liqueur de Gram ou l'alcool étendu.

Le *bacillus coli* est à la fois aérobie et anaérobie. Il ne liquéfie pas la gélatine. Les colonies qu'il y donne ont des apparences différentes suivant leur âge, et leur distance à la surface libre.

Les colonies profondes sont ordinairement sphériques et d'abord transparentes, avec une couleur un peu ambrée à la lumière transmise. Plus tard elles deviennent brunes, et leur centre devient opaque et granuleux. Les colonies superficielles ont, à l'origine, l'aspect de gouttes d'eau étalées à la surface de la gélatine, et s'élargissent beaucoup lorsqu'elles ont l'espace nécessaire pour cela. Le centre de l'auréole s'opacit alors un peu, prend une couleur brune, et l'épaisseur varie du centre aux bords, qui sont transparents et plus ou moins irréguliers. La surface est sillonnée de fissures, de cercles concentriques. Le caractère aérobie est donc très accusé.

En piqure sur gélatine, on retrouve à la surface la colonie étalée de tout à l'heure, avec ses anneaux concentriques autour d'un bourrelet central plus ou moins élevé, mais n'ayant jamais la forme d'un clou, comme dans le cas du bacille de Friedlaender. Un abondant développement de colonies se fait aussi tout le long de la piqure : tantôt elles ont l'aspect des colonies profondes que nous décrivions tout à l'heure, tantôt elles sont nuageuses à leur pourtour. Des bulles gazeuses viennent disloquer çà et là la masse ; le caractère anaérobie est donc bien net aussi.

Sur pomme de terre, il se forme une couche abondante, d'une couleur jaune brun. D'après Escherich, si la pomme de terre est vieille, le développement se fait mal, et la couche reste blanche.

Dans le lait à 37°, il y a formation d'un acide et coagulation plus ou moins rapide. Il n'y a rien de particulier à dire au sujet des cultures sur gélose ou sérum.

Ce bacille meurt, d'après Weisser et Sternberg, après une exposition de dix minutes à 60°, ce qui confirme l'opinion qu'il ne fournit pas de spores.

Inoculé en petites quantités dans les veines d'un cochon d'Inde, il tue l'animal en 2 ou 3 jours, et on le retrouve en abondance dans son sang. Par injections sous-cutanées ou intra-péritonéales, la mort ne survient qu'avec des doses plus considérables, et il est plus difficile de trouver le bacille dans le sang et les organes. Sous la peau du cobaye, il ne se forme qu'un abcès lorsque la dose est faible. Les propriétés pathogènes du microbe ne sont donc pas très marquées.

**101. Action sur les sucres.** — Lorsqu'on essaie son action sur divers sucres, on constate, d'une manière générale, une ressemblance avec le bacille de Friedlaender. Dans du glucose additionné de carbonate de chaux, il y a fermentation active. Dans les gaz, nous retrouvons l'acide carbonique et l'hydrogène ; dans le liquide l'alcool, l'acide acétique, que Dubief a vu une fois être mélangé d'acide butyrique ; mais le cas est douteux. Nous retrouvons avec d'autres sucres l'acide lactique et l'acide succinique.

Grimbert, entrant davantage dans le détail, a vu que le pneumo-bacille et le coli-bacille donnent tous deux de l'acide succinique avec le lactose, et de l'acide lactique gauche avec le glucose, sans acide succinique. Mais les différences apparaissent quand on compare l'action sur divers sucres et sur la glycérine. Elles se trouvent résumées dans le tableau suivant, où la colonne F se rapporte au bacille de Friedlaender, et la colonne C au bacille du côlon :

| | F | C |
|---|---|---|
| Lactose. .... | + | + |
| Glucose ..... | + | + |
| Mannite..... | + | + |
| Dextrine..... | + | + |
| Saccharose... | + | 0 |
| Glycérine.... | + | 0 |
| Dulcite...... | + | 0 |

Notons que ces différences ne sont pas absolues. Il arrive qu'un *bacillus coli* authentique fait parfois fermenter le saccharose. Sur sept échantillons de provenance diverse (selles normales, eaux de la Vanne, selles typhiques) étudiés par M. Grimbert, un, provenant d'une selle typhique, était dans ce cas. Au fond, il ne s'agit que d'une sécrétion de sucrase, qui ne peut fournir aucun caractère différentiel bien accusé.

Une autre différence résulte de ce que, dans des solutions de peptone, le bacille de Friedlaender ne donne jamais d'indol, tandis que le *b. coli* en donne. Mais nous allons constater tout à l'heure, à la suite de M. Péré, le caractère contingent et un peu illusoire de cette réaction. Contentons-nous de conclure, pour le moment, que s'il y a une barrière entre le groupe des bacilles de Friedlaender et celui des bacilles du côlon, cette barrière laisse des jours par lesquels peut se faire le mélange et s'introduire la confusion.

**102. Bacille typhique.** — Le bacille typhique a été souvent observé avant Eberth dans les lésions de la fièvre typhoïde, mais c'est ce savant qui l'a le premier, en 1880, caractérisé comme étant le bacille producteur de cette maladie, et ses conclusions à ce sujet ont reçu de la part de Gaffky, en 1884, la confirmation dont elles avaient besoin. Pour le retirer des organes, Gaffky en lave la surface avec une solution au milième de bichlorure de mercure, et fait des incisions de plus en plus profondes avec autant de scalpels flambés. Au fond de la rainure ainsi produite on récolte un peu de tissu à l'aide d'un fil de platine rugueux à la surface, et flambé. L'ensemencement a lieu de suite. C'est par cette méthode qu'ont été obtenues les premières cultures pures.

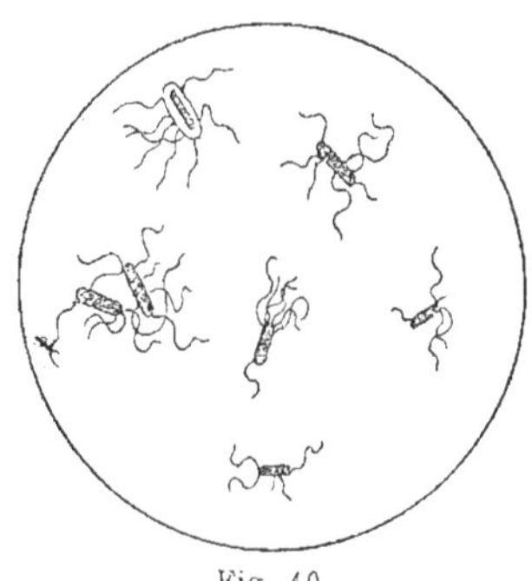

Fig. 10.

Ce sont des bacilles courts, à extrémités arrondies, ayant de 1 à 3 μ de longueur (fig. 10), et de 0,5 à 0,8 μ de largeur. On ne leur connaît pas de spores, bien qu'on y trouve souvent, surtout dans les cultures sur pomme de terre, des granules réfringents sphériques ou ovales aux deux extrémités. La coloration se fait bien avec les couleurs d'aniline : il y a décoloration par le liquide de Gram. La méthode de Loeffler y montre de nombreux cils, répartis en apparence uniformément sur toute la surface du cylindre : cependant, on voit quelques bâtons courts avec un cil terminal.

Le bacille typhique est mobile, plus mobile que le *b. coli* qui l'était déjà un peu, ce qui veut dire que les mouvements du *b. coli* en goutte pendante, sous le microscope, amènent un certain déplacement par rapport aux particules avoisinantes, et ne sont pas seulement le résultat du mouvement Brownien. Nous retrouverons tout à l'heure ce caractère différentiel.

Le *bacillus typhi abdominalis* est en outre à la fois aérobie et anaérobie. Il ne liquéfie pas la gélatine et cela donne quelque intérêt à l'étude de ses colonies sur ce milieu.

**103. Cultures.** — Ces colonies, déjà très visibles au bout de 36 ou 48 heures, sont des masses rondes ou un peu irrégulières, ayant par transparence une apparence un peu granuleuse et une couleur brun jaunâtre. Après 3 ou 4 jours, les colonies de surface ont la forme d'un petit ilôt blanc grisâtre, avec une petite surélévation centrale et des bords découpés. La partie centrale, la plus épaisse, a par transparence une teinte jaunâtre. Les bords sont incolores. La surface, d'aspect perlé, est ridée, tourmentée. L'aspect général est celui d'un ilôt glaciaire de dimensions très réduites.

Les cultures en profondeur dans la gélatine donnent une traînée blanc grisâtre, assez bien limitée dans ses contours, pointue par le bas, et se raccordant par le haut avec la culture superficielle qui s'étale à la surface en se creusant à son centre, et en conservant son aspect nacré. On ne voit pas de bulles se former à l'intérieur de la gélatine. Si donc le bacille typhique est anaérobie, il l'est moins que le bacille du côlon.

Sur la gélose à 35° ou 37°, la culture est plus rapide que sur gélatine, et répand quelquefois une odeur un peu putride.

Dans le lait, il y a multiplication rapide, formation d'acide et coagulation.

C'est surtout sur pomme de terre que la culture a une allure spéciale. Au bout de 48 heures d'étuve, ou de trois jours à l'air libre, la surface de la pomme de terre prend un aspect humide et brillant, mais on n'y voit encore aucun enduit bactérien. C'est surtout lorsque la réaction du substratum est un peu acide qu'on observe cet aspect. Une prise d'essai montre une culture abondante de bacilles, en général plus longs que ceux qu'on observe dans les organes d'un typhique, et dont quelques-uns sont allongés en véritables filaments. Quand la pomme de terre est alcaline, le développement est plus limité et prend une teinte brune. Ce caractère est encore donné comme distinctif pour le bacille du côlon, mais Babes a montré que le bacille typhique n'était pas le seul à le présenter.

**104. Action sur les sucres.** — Si nous passons maintenant à l'étude de ses cultures sur des milieux liquides, nous savons par les expériences de Brieger (1885) que le bacille typhique, ensemencé dans une solution contenant du glucose et des sels minéraux, la trouble en 24 heures en y donnant de l'alcool, de l'acide acétique et de l'acide lactique. Ces premières notions ont été, depuis, beaucoup étendues et se sont beaucoup compliquées.

Déjà sur ce point précis, avec un aliment sur lequel ne pouvait exister d'ambiguïté, à côté de confirmations des résultats de Brieger, des contradictions ont commencé à apparaître. Par exemple, M. Cathelineau a cultivé comparativement un coli-bacille venu du laboratoire de M. Grimbert, et un bacille typhique sorti de celui de M. Chantemesse. La culture avait lieu dans un liquide contenant du carbonate de chaux, et 2 0/0 de peptone, auquel on ajoutait des poids égaux de divers sucres. La fermentation était étudiée au bout d'un mois environ, et on y dosait les acides fixes et les acides volatils. Ceux-ci étaient soumis à la distillation fractionnée pour avoir leur composition. Le tableau suivant résume ces recherches. Il donne successivement, pour les deux bacilles, étudiés comparativement, l'âge de la culture, la quantité de chaux dissoute dans 100 cc. et représentant l'équivalent de l'ensemble des acides fixes et volatils formés, la nature de l'acide fixe (S, acide succinique, Li acide lactique inactif, Lg acide lactique gauche) et la nature et la proportion des acides volatils (A acide acétique; B acide butyrique).

B. COLI

| | Age | CaO | Acide fixe | Ac. volatil |
|---|---|---|---|---|
| Sans sucre | 35 j | 0,03 | traces | traces |
| Glycose | 34 | 0,205 | Lg | A |
| Lactose | 31 | 0,384 | S | A |
| Mannite | 32 | 0,213 | S | A |
| Glycérine | 24 | 0,199 | S | A |
| Galactose | 34 | 0,452 | S | A |
| Lévulose | 30 | 0,330 | S | A |
| Maltose | 28 | 0.294 | S | A |
| Dextrine | 37 | 0,199 | S | A |
| Saccharose | 27 | 0,090 | S | A |

Réaction de l'indol positive partout

B. TYPHIQUE

| | Age | CaO | Acide fixe | Ac. volatils |
|---|---|---|---|---|
| Sans sucre | 35 | 0,061 | Li | A,B traces |
| Glycose | 34 | 0,320 | Li | 2A : 1B |
| Lactose | 31 | 0,184 | Li | 4A : 1B. |
| Mannite | 34 | 0,411 | Li | A,B traces |
| Glycérine | 27 | 0,150 | Li | 1A : 1B |
| Galactose | 32 | 0,318 | Li | 3A : 1B |
| Lévulose | 30 | 0,279 | Li | A |
| Maltose | 27 | 0,460 | Li | 1A : 3B |
| Dextrine | 29 | 0,238 | Li | 1B : 2B |
| Saccharose | 37 | 8,406 | Li | 5A : 1B |

Réaction de l'indol négative partout

Cette comparaison de propriétés semble dissocier complètement les deux espèces. Mais juste à ce même moment, ou à peu près, avec des cultures comparatives sur les mêmes milieux faites avec un coli bacille et un bacille typhique, tous deux cultivés à Gand depuis longtemps. MM. Van Ermengem et Van Laër trouvèrent des résultats un peu différents : avec du saccharose, leur coli-bacille donnait de l'acide lactique inactif et avec la glycérine de l'acide lactique gauche ; avec le glycose le coli-bacille et le bacille typhique donnaient tous deux de l'acide lactique gauche. Nous allons retrouver tout à l'heure le chapitre des contradictions. mais on devine combien elles étaient troublantes à l'époque où elles se sont produites.

**105. Action sur les substances albuminoïdes.** — Nous devons auparavant dire un mot d'une autre catégorie, non encore visée, de réactions distinctives. Nous avons vu que le bacille de Friedlaender est un ferment des matières azotées aussi bien que des matières hydrocarbonées, ce qui veut dire qu'il se multiplie aussi facilement dans des milieux ne contenant que de la matière albuminoïde que dans ceux qui ne contiennent que des sucres additionnés de sels minéraux et d'un composé ammoniacal. Le *bacillus coli* et le bacille typhique sont dans le même cas, et dès lors une nouvelle voie, un peu difficile il est vrai, s'ouvre à la recherche.

On peut, en effet, mettre ces bacilles en demeure de choisir, en leur offrant à la fois du bouillon et du sucre. Si c'est aux matières azotées du bouillon qu'ils s'attaquent surtout, on en sera averti parce que le liquide deviendra alcalin. L'ammoniaque est en effet le terme définitif de la destruction de la matière albuminoïde. Si au contraire, c'est le sucre qui est attaqué, il y aura de l'acide produit. Si sucre et bouillon sont utilisés à la fois, la réaction dépendra de celui des deux qui subira l'attaque la plus profonde.

De ce côté, les conditions de comparabilité de l'expérience deviennent étroites quand on veut comparer deux bacilles voisins, et on s'explique à l'avance toutes les contradictions. C'est ainsi que pour Brieger le bacille typhique alcalinise, tandis qu'il acidifie, pour M. Pétruschky, ses bouillons de culture. C'est ainsi encore que pour Klemenscievicz, il acidifie le bouillon, comme le bacille du côlon, mais avec une énergie moindre.

Kitasato avait indiqué une réaction qu'il croyait particulière au *b. coli*. En ajoutant une trace d'acide nitreux ou de nitrite de potasse et d'acide sulfurique à une culture de ce bacille, on obtient une teinte rouge que Salkowski a caractérisé comme étant celle de l'indol. Le bacille typhique ne donne pas cette réaction. Mais Chantemesse l'a retrouvée avec de vieilles cultures de ce bacille, et Baginski ne l'a pas obtenue, même pour le bacille du côlon, dans un milieu qui contenait à la fois de la peptone et du sucre de lait.

Comment expliquer ces contradictions, tant celles qui sont relatives à la fermentation des matières hydrocarbonées que celles qui ont rapport à l'action sur les matières azotées ? La première question à nous poser est évidemment de savoir si ces différences sont foncières et irréductibles, ou bien si elles sont contingentes et passagères. Leur signification sera évidemment très différente dans les deux cas.

**106. Action sur les substances hydrocarbonées.** — Examinons d'abord pour cela les actions du *b. coli* et du bacille typhique sur les substances ternaires. En envisageant en gros les résultats, on trouve ceci. Le *b. coli* attaque très facilement le glucose en solution additionnée de carbonate de chaux, plus difficilement le lactose, plus difficilement encore le saccharose. Il se forme de l'alcool, de l'acide acétique en quantité d'autant plus grande que la vie est plus anaérobie. Il y a alors peu d'acide lactique, tandis qu'il y en a beaucoup plus quand l'accès de l'air est facile. Le saccharose semble se transformer sans s'intervertir, car le liquide ne réduit à aucun moment la liqueur de Fehling.

Le bacille d'Eberth fait fermenter assez facilement le glucose, le lévulose, le galactose, l'arabinose, il n'attaque pas le lactose et le saccharose en solution neutre ou alcaline, ce qui veut dire qu'il ne les dédouble pas. Mais si le saccharose est en solution acide, par exemple en solution dans du bouillon, il y a attaque, soit que l'acidité du liquide suffise à intervertir le saccharose, soit qu'elle permette la sécrétion de sucrase. On peut donc avoir, dans des conditions en apparence les mêmes, des résultats différents, qui pourtant, étudiés de près, ne sont pas contradictoires. Quoi qu'il en soit, la fermentation du saccharose est toujours très lente, celle du lactose l'est encore plus.

Entrons maintenant dans le détail, et étudions la nature de l'acide lactique formé. On sait qu'il y a dans l'acide lactique $CH^3.CHOH.CO^2H$ un atome central de carbone dissymétrique, qui permet de concevoir théoriquement l'existence de 3 acides de cettte formule, les acides droit et gauche et le racémique correspondant. Le schéma suivant construit sur les mêmes données que celui de l'acide glycérique (66), donne une image nette du groupement moléculaire.

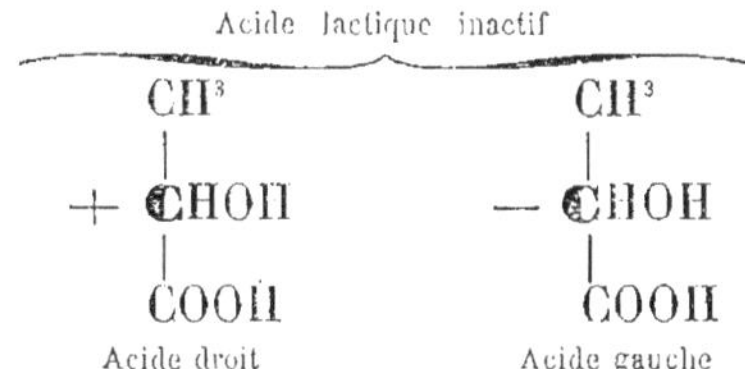


L'acide lactique inactif par compensation est celui qui est d'ordinaire fourni par les fermentations lactiques. L'acide gauche est celui que nous avons fréquemment rencontré dans les fermentations avec le bacille de Friedlaender ; l'acide droit est l'acide du suc musculaire ou acide sarcolactique. En dehors de ces trois acides, il en existe encore un quatrième de constitution un peu différente, l'acide éthylénolactique ou hydracrylique CHOH.$CH^2$.$CO^2H$ qui ne possède plus d'atome de carbone dissymétrique et qui est inactif.

La formation d'un de ces acides, à l'exclusion des autres, serait un acte de vie protoplasmique à la fois très délicat et très important, si elle restait constante. Elle entrerait comme élément de premier ordre dans la caractéristique de chaque microbe. Examinons, avec M. Péré, si cette constance se réalise.

**107. Expériences de M. Péré.** — M. Péré a examiné comparativement à ce point de vue : 1° Un bacille typhique T retiré d'une rate typhoïdique ; 2° deux bacilles du colon C et C′ retirés, l'un des selles de l'homme, l'autre des excréments de cheval ou de lapin ; 3° un microbe lactique F retiré d'un fromage de Brie. Tous ces microbes, en outre de leurs propriétés particulières, qui leur assurent leurs places dans trois groupes différents, ont, comme propriétés communes, d'attaquer le glucose en donnant de l'acide lactique gauche, et nous avons à nous demander si cette fonction est constante chez eux.

Changeons pour cela l'aliment azoté. Cet acide lactique gauche se forme, pour tous, quand le milieu sucré ne contient que des sels ammoniacaux comme source d'azote. Mais en substituant de la peptone aux sels ammoniacaux, on trouve que T et C continuent à donner de l'acide gauche, tandis que C′ et F donnent de l'acide droit. Le groupe du *b. coli* se partage donc en deux.

La différenciation qui apparaît entre les deux groupes reste la même si on ajoute à la culture des sels de potasse, et même si l'on remplace par de la syntonine ou du bouillon une certaine proportion de peptone. Chacun de ces groupes peut, à son tour, subir une dissociation nouvelle.

Le bacille C donne d'autant moins d'acide lactique que l'on augmente davantage la proportion de peptone, et n'en donne plus quand on arrive au chiffre de 40 gr. par litre. De 25 0/0 environ, le rendement du sucre en acide lactique tombe à zéro. Au contraire, le bacille typhique F donne toujours de l'acide lactique, quelle que soit la richesse du milieu de culture en azote.

Passons maintenant au second groupe. Avec 12 gr. de peptone par litre, le bacille C' ne fournit pas de l'acide droit pur, mais un mélange des deux isomères, où l'acide droit domine d'autant plus que les conditions de culture ont été plus favorables. Quand on force la proportion de peptone, on arrive, comme pour C, à n'avoir plus d'acide lactique ni de corps doué de pouvoir rotatoire. De plus, dans une même fermentation, la constitution du mélange des deux isomères varie : pendant la première période, qui est la plus active, c'est la proportion relative d'acide droit qui est la plus élevée ; à la fin de la fermentation, où la vie est plus pénible, c'est l'acide gauche. On s'explique ainsi que cet acide se forme seul quand il n'y a pas d'autre source d'azote que les sels ammoniacaux.

De son côté le microbe F fait de l'acide droit sensiblement pur, et reste indifférent aux variations survenant dans son liquide de culture. Il se distingue donc du précédent avec certains milieux, tandis qu'avec d'autres il lui ressemble. En résumé, l'action de ces quatre bacilles sur les solutions glucosées peut s'écrire de la façon suivante, en désignant par *d* et *g* les acides lactiques droit ou gauche formés

| | T | C | C' | F |
|---|---|---|---|---|
| Glucose avec sels ammon...... | g | g | g | g |
| Glucose + 12 gr. peptone p. litre. | g | g | dg | d |
| Glucose + 40 gr.............. | g | 0 | 0 | d |

et ces quatre bacilles qui, à la lecture de la première ligne, semblent identiques, apparaissent, quand on est arrivé à la dernière, tous différents.

Voyons maintenant ce qu'ils donnent avec d'autres sucres que le glucose. Sur les quatre, trois, T, C et F se sont comportés avec tous les sucres comme avec le glucose, mais en conservant leur individualité. Ainsi T et C ont continué à donner de l'acide gauche, tant en présence de la peptone que des sels ammoniacaux. F a de même donné de l'acide droit en présence d'une quantité suffisante de peptone, avec les aldoses : dextrose, galactose, mannose. Il en donne aussi avec les cétoses, telles que le lévulose, qui est un corps gauche, de même que nous venons de voir le glucose droit donner un corps gauche. Il se comporte de la même façon avec l'arabinose. A aucun moment, la solution de saccharose ne réduit avec lui la liqueur de Fehling. En somme, avec ces trois microbes, la nature de l'acide produit dépend en première ligne, non du sucre, mais de la quantité et de la nature de l'azote présent dans le milieu nutritif.

Le coli-bacille C′ se comporte autrement. Il fait fermenter à peu près avec la même vitesse, lorsque les conditions de fermentation sont d'ailleurs identiques, les trois aldoses dextrogyres, le dextrose, le galactose *d* et le mannose *d* ; mais en donnant des acides lactiques différents, droits avec le dextrose, gauches avec les deux autres. Il y a donc en quelque sorte interversion de la fonction microbienne.

La mannite s'est comportée comme le mannose ; l'arabinose a donné un mélange des deux isomères avec excès d'acide lévolactique.

Les sucres en $C^{12}$ ont fermenté sans transformation apparente en glucoses : le sucre de lait a donné de l'acide lactique sensiblement inactif, et le sucre de canne un léger excès d'acide dextrolactique.

Chez ce coli-bacille, la fonction productrice des acides

lactiques actifs ne semble donc pas sous la dépendance exclusive de la nature et de la quantité de l'azote nutritif ; elle est aussi, dans une certaine mesure, sous la dépendance du sucre mis en fermentation. Sans doute, ces données sont trop incomplètes pour préciser les relations qui peuvent exister entre la structure stéréochimique des sucres générateurs et celle des acides lactiques formés ; mais une notion s'en dégage clairement : c'est que toutes les matières sucrées, quels que soient leur poids moléculaire et leur pouvoir rotatoire, leur fonction chimique et leur structure, sont propres à engendrer des corps droits, gauches et inactifs par compensation, suivant la qualité du ferment et suivant la composition du liquide de culture.

En résumé, l'étude de l'action sur les sucres ne nous a pas révélé de différences topiques entre le bacille du côlon et le bacille d'Eberth. A mesure que nous l'examinions de plus près, la barrière se déplaçait et devenait de plus en plus incertaine. Nous devons nous en tenir à cette notion générale que le bacille typhique est, dans l'ensemble, un ferment moins actif que le bacille du côlon. Le dernier fait fermenter activement les glucoses et les saccharoses en solution peptonée, tandis que l'autre, dans le même milieu, ne fait pas fermenter les saccharoses. La meilleure manière de les distinguer est celle qu'ont proposée MM. Chantemesse, Perdrix et Widal. C'est d'ensemencer dans une solution de lactose additionnée de peptone et de carbonate de chaux ; le premier seul s'y montrera actif. On peut remplacer le sucre de lait par le sucre de cannes. Mais cette différence, qui résulte de la sécrétion ou de la non-sécrétion d'une diastase, n'est pas foncière, et ne peut servir de caractère spécifique.

**108. Action sur le lactate de chaux.** — Nous arriverons à peu près à la même conclusion en étudiant l'action sur le lactate de chaux. Nous avons vu que divers membres du groupe du bacille de Friedlaender pouvaient faire fermenter le lactate de chaux en donnant du carbonate de chaux dans une combustion intérieure. M. Péré a ensemencé comparativement, dans une ou deux des solutions suivantes,

A

| | |
|---|---|
| Lactate (ou succinate) d'ammon....... | 20 gr. p. litre. |
| Phosphate de potassse................ | 2,50 » |
| Phosphate de soude.................. | 2.50 » |
| Sulfate de magnésie................. | 1,25 » |
| Chlorure de sodium.................. | 1,25 » |

B

| | |
|---|---|
| Lactate (ou succinate) de soude ....... | 20 gr. p. litre. |
| Phosphate double d'amm. et de soude.. | 5 » |
| Sulfate d'ammon..................... | 2 » |
| Phosphate de potasse neutre ......... | 1 » |
| Sulfate de magnésie................. | 1 » |
| Chlorure de sodium.. ............... | 1 » |

quatre bacilles du côlon authentiques et un bacille typhique provenant du laboratoire de l'Institut Pasteur. Notons que ce bacille typhique, qui donnait sur pomme de terre la culture typique, se cultivait bien dans le lait, qu'il ne coagulait pourtant pas, même après plusieurs semaines, et ne donnait pas d'indol dans le bouillon peptonisé. Tous ces microbes rendent active la solution de lactate primitivement neutre, et attaquent de préférence la molécule droite. Nous retrouverons bientôt, à propos de l'acide lactique, l'étude plus serrée de cette question. Pour le moment on voit qu'on ne peut encore tirer aucun caractère distinctif de l'action des deux bacilles sur lactate de chaux. Voyons si nous serons plus heureux en nous tournant du côté des aliments azotés.

**109. Action sur les aliments azotés.** — Nous savons que les deux espèces peuvent se contenter de sels ammoniacaux comme source d'azote, lorsqu'elles ont à leur disposition un aliment hydrocarboné convenable ; elles se comportent aussi de même vis-à-vis des aliments quaternaires auxquels elles peuvent emprunter tous leurs éléments. M. Péré les a ensemencées comparativement sur divers milieux, qu'il a variés de son mieux : albumine d'œuf naturelle, syntonines, peptones, etc. Les deux espèces se sont développées à peu près également bien partout, sauf dans l'albumine d'œuf diluée dans l'eau. De ce côté-là, par conséquent, les différences, si elles existent, sont très peu apparentes.

Nous savons aussi que les deux êtres se développent dans le bouillon : mais ici commencent les divergences ou, pour mieux dire, les contradictions. Pour les uns le microbe acidifie et pour les autres il alcalinise ce milieu de culture. Il se peut qu'il y ait là une influence du temps : on sait par MM. Roux et Yersin que le bacille diphtérique acidifie le bouillon dans les premiers jours de la culture, et qu'il l'alcalinise à la fin à cause de la prédominance de l'ammoniaque. M. Péré a vu que le cas était le même pour le bacille du côlon et le bacille typhique. Ici encore, l'acide du début et l'alcali de la fin ont des origines différentes. L'acide provient des matériaux ternaires du jus de viande, parmi lesquels on trouve des sucres. L'alcali provient de la matière albuminoïde elle-même. Suivant que les éléments ternaires et quaternaires présents dans le bouillon sont plus ou moins assimilables ou plus ou moins abondants, on peut avoir au début une acidité plus ou moins persistante, aboutissant toujours à l'alcalinité. Le temps n'est donc pas seul à jouer un rôle ; il y a une influence des matériaux présents dans le bouillon, qui dépendent, à leur tour, de la nature de la viande et de son degré de maturité au moment de la cuisson.

**110. Action sur les peptones.** — Quand on introduit des peptones dans le bouillon, on augmente encore la complication du phénomène. On sait que, dans ces conditions, il se forme de l'indol, dont on peut révéler la présence en traitant le liquide de culture par 20 gouttes d'une solution d'azotite de potasse à 0,2 gr. par litre et par quelques gouttes d'acide sulfurique étendu. On observe une teinte rosée d'autant plus vive qu'il y a plus d'indol.

Cet indol est un produit de dégradation de la matière albuminoïde, d'autant plus abondant que celle-ci est plus profondément attaquée. Comme la peptone est un aliment plus favorable à nos deux microbes que les syntonines, c'est avec la peptone que l'on trouve le plus d'indol. Mais il peut y en avoir avec des matières albuminoïdes plus facilement attaquables que l'albumine ordinaire, si le microbe a eu le temps d'agir. De ce côté-là encore, il n'y a rien d'absolu, et toutes les combinaisons sont possibles. Sur pomme de terre nouvelle, le bacille du côlon ne fournira pas d'indol, par exemple, tandis qu'il en fournira sur le tubercule vieux, parce que ces deux tubercules, au regard du microbe, ne sont pas les mêmes, et ces différences sont corrélatives des différences que nous avons signalées dans l'aspect des cultures.

On peut même prévoir une sorte d'antagonisme entre la production de l'indol et la présence des sucres, ou plutôt de certains sucres. Si on ensemence le bacille du côlon dans une solution contenant 5 0/0 de lactose, 2 0/0 de peptone et la quantité voulue de carbonate de chaux, on constate que la production de l'indol est lente, parce que le microbe ne commence à toucher à la matière albuminoïde qu'après avoir d'abord attaqué le sucre. On constate la formation d'indol lorsque la liqueur de Fehling ne décèle plus de sucre.

Ceci nous indique quel est le degré de confiance qu'on peut ajouter à l'épreuve diagnostique qui consiste, quand on veut savoir si on a affaire à un coli-bacille ou à un bacille typhique, à ensemencer dans une solution de peptone pancréatique, pure ou additionnée de phosphate de potasse.

Après un ou deux jours de culture à 36°, on ajoute pour 10 cc. de liquide 1 cc. de la solution d'azotite de potasse et 5 à 6 gouttes d'acide sulfurique pur. Les cultures du *b. coli communis* prendront une belle teinte rouge, tandis que celles du bacille typhique ne montreront aucun changement de couleur. Il est clair que l'épreuve peut être intéressante à faire, mais qu'elle est impuissante à fournir un caractère spécifique, et que la barrière entre les deux espèces est sur ce point aussi indécise que partout ailleurs.

**111. Action des antiseptiques.** — Cherchons enfin une différenciation des deux microbes au point de vue de leur résistance aux antiseptiques. En cherchant un milieu permettant de cultiver le bacille typhique et non pas le bacille du côlon, M. Chantemesse a montré que le premier résistait mieux que le second à l'action de l'acide phénique et pouvait se développer seul sur un milieu gélatinisé auquel on avait mélangé une dose convenable de cet antiseptique. Cette méthode, modifiée successivement par Péré, Pouchet, Parietti, Frankland et Klein, peut donner de bons résultats et servir à séparer des germes de bacilles typhiques noyés au milieu d'une masse considérable de coli-bacilles. Mais quand les germes de ces deux bacilles sont affaiblis, ils se comportent de même, et la valeur diagnostique du procédé disparait. Elsner a proposé en 1895 une gélatine au suc de pommes de terre, dans laquelle l'antiseptique était l'iodure de potassium, et qui est plus différentielle que la gélatine à l'acide phénique : elle a permis en effet de retrouver facilement du bacille typhique là où aucune des méthodes précédentes n'en signalait. Mais cette méthode est peu sûre, d'abord à cause des changements de propriétés des bacilles typhiques, puis parce que la gélatine d'Elsner, faite au moyen d'une décoction de pommes de terre dont la composition n'est pas constante et dont l'acidité varie, a une composition variable suivant les lieux et suivant les saisons.

**112. Gélatine de Grimbert.** — Grimbert, qui a fait en 1896 le procès de cette gélatine, a proposé une gélatine chimique de composition constante. Dans un litre d'eau distillée, on dissout :

| | gr. |
|---|---|
| Maltose.................... | 1 |
| Amidon soluble............. | 2 |
| Asparagine ................ | 2 |
| Phosphate neutre de potassium. | 2 |
| Sulfate de potassium......... | 2 |
| Sulfate de magnésium........ | 2 |
| Bimalate d'ammoniaque ...... | 2 |
| Carbonate de magnésie....... | 2 |

et avec le liquide obtenu, on fabrique une gélatine telle que 10 cc. soient neutralisés avec 5 cc. d'eau de chaux. La valeur nutritive de cette gélatine n'est peut-être pas assez grande pour revivifier des bacilles typhiques affaiblis, mais elle vaut mieux que les précédentes. Enfin tout récemment, M. Rémy a proposé une gélatine qu'il juge encore supérieure et dont la formule est un peu différente.

**113. Gélatine de Rémy.** — Dans un litre d'eau distillée, on introduit :

| | gr. |
|---|---|
| Asparagine.................. | 6,00 |
| Acide oxalique............... | 0,50 |
| Acide lactique............... | 0,15 |
| Acide citrique............... | 0,15 |
| Phosphate bisodique.......... | 5,00 |
| Sulfate de magnésium........ | 2,50 |
| Sulfate de potassium......... | 1,25 |
| Chlorure de sodium.......... | 2,00 |
| Peptone de Witte ou de Grubler. | 30,00 |

Tous ces produits, sauf le sulfate de magnésium, sont dissous dans l'eau et chauffés à l'autoclave sous pression pendant un quart d'heure, puis le liquide est jeté bouillant dans un autre matras contenant de 120 à 150 gr. de gélatine; on agite pour dissoudre et on ajoute de la soude jusqu'à alcalinisation légère. On chauffe à l'autoclave à 110° pendant un quart d'heure, puis on acidifie avec une solution demi-normale d'acide sulfurique jusqu'à ce qu'il y ait environ 0,5 gr. de cet acide libre par litre. Après agitation on remet à 100° pendant 8 à 10 minutes, puis on filtre; on vérifie l'acidité; quand on est arrivé au nombre voulu, on introduit le sulfate de magnésium, et on stérilise comme on le fait pour la gélatine ordinaire. Au moment de l'emploi, dans chaque tube, contenant 10 cc. de cette gélatine, on introduit 1 cc. de solution de lactose à 35 0/0 et 0,1 cc. d'une solution phéniquée à 2,5 0/0.

Cette gélatine a servi à Remy à revivifier des bacilles typhiques affaiblis qui, par les autres moyens connus, seraient restés confondus avec des bacilles du côlon. Elle semble donc plus différentielle que les autres. Faut-il la considérer comme devant échapper au sort commun de toutes les gélatines précédentes. Sûrement non, car M. Remy avoue lui-même que toutes les gélatines ne donnent pas les mêmes résultats. Ce qui veut dire au fond que la sensibilité des microbes au changement dans leur milieu de culture est supérieure à celle des chimistes. Arrivés à cette conclusion, il n'y a plus d'étude possible, car le repère extérieur manque, puisque c'est le bacille qui doit faire à la fois la demande et la réponse.

**114. Action des sérums agglutinants.** — On a naturellement essayé d'appliquer à la différenciation des deux bacilles du côlon et de la fièvre typhoïde les faits révélés au sujet de l'agglutination. On sait que lorsqu'on injecte d'une façon assez régulière à un animal une culture d'un bacille pathogène, le sérum qu'on peut retirer, au bout d'un certain temps, du sang de l'animal inoculé, jouit de la propriété de pouvoir agglutiner les cellules de ce microbe. Mélangé en proportions très faibles, variables du reste, mais parfois infinitésimales, dans une culture où les bacilles sont régulièrement répartis dans la liqueur, il provoque la formation d'amas plus ou moins enchevêtrés, entre lesquels le liquide est privé de bacilles. Si un animal inoculé avec le bacille d'Eberth donnait un sérum capable d'agglutiner seulement les cultures du bacille d'Eberth, et pas celles du bacille du côlon, et inversement, il est clair que l'on aurait un argument sérieux pour différencier les deux bacilles, et même pour les éloigner physiologiquement l'un de l'autre. Malheureusement il n'en est pas ainsi. Achard et Bensaude, les premiers, et, après eux, un grand nombre de savants, ont vu que divers échantillons de bacilles d'Eberth sont très inégalement agglutinables vis-à-vis d'un même sérum, qu'un même bacille peut, d'un autre côté, se comporter de façons différentes vis-à-vis de sérums en apparence tout pareils, et enfin qu'il y avait des agglutinations authentiques dans des affections non typhiques. On a vu aussi des cas de fièvre typhoïde authentique dans lesquelles la séroréaction faisait défaut, de sorte qu'il n'y a pas sur ce sujet de proposition qui ne se heurte à une proposition contradictoire. Enfin M. Remy, dans une étude spéciale sur ce sujet, conclut que l'absence de sensibilité d'un bacille vis-à-vis des agglutinines du sérum d'un typhique ne permet pas de rejeter ce bacille du groupe des typhiques, et d'un autre côté qu'il peut y avoir des bacilles typhiques authentiques qui ne sont pas agglutinés par du sérum typhique. De sorte que, en résumé, cette étude des antiseptiques et des sérums agglutinatifs aboutit à la même indécision que l'étude physiologique des fermentations.

**115. Résumé.** — En résumé, nous voyons qu'une étude attentive rapproche les uns des autres et fond même quelquefois ensemble des groupes qu'on a longtemps considérés comme séparés et distincts. Tels sont dans notre cas les bacilles capsulés du type Friedlaender, le *bacillus lactis aerogenes* de Escherich avec ses bacilles satellites, le *bacillus coli communis* d'Emmerich et d'Escherich, et même le bacille typhique. Cette association avait été proposée en 1894 par M. Wilde, qui ne l'avait appuyée que de preuves tirées de l'aspect des cultures : on voit qu'elle a des racines physiologiques profondes. Cela ne veut pas dire que ces bacilles sont identiques, mais seulement que les propriétés par lesquelles on a cherché longtemps à les distinguer n'ont aucune valeur probante, parce qu'aucune d'elles n'est tranchée. L'éducation peut les faire varier chez les descendants authentiques d'une même celulle, lorsqu'on les soumet à des conditions différentes de culture, autant qu'elles varient entre les représentants de deux espèces considérées comme différentes. Nous allons voir bientôt que, à ce groupe déjà complexe, vient naturellement se joindre la tribu nombreuse des ferments lactiques. Mais nous avons d'abord à étudier les ferments butyliques de Duclaux et de Beyerinck.

## BIBLIOGRAPHIE


Emmerick, *Deutsche med. Woch*, 1884, nº 50.

Escherich, *Die Darmbacterien des Sauglings*, Stuttgard. 1886.

Grimbert, *Ann. de l'Institut Pasteur*, t. X, p. 714, 1896.

Id., *Comptes rendus de la Soc. de Biol.*, 1896, p. 684.

Eberth, *Virchow's Archiv.*, t. LXXXI, 1880 et t. LXXXIII, 1881.

Gaffky, *Mittheil. a. d. Gesundheitsamte*, t. II. 1884.

Brieger, *Weitere Untersuch. ueber Ptomaine*, Berlin, 1885.

Van Ermengen et van Laer, *Trav. du lab. d'hygiene de l'Université de Gand*, 1892.

Kitasato, *Zeitschr. f. Hyg.*, t. VII, p. 515.

Chantemesse, *Traité de médecine*, p. 734, Paris, Masson.

Baginski, *Zeitschr. f. physiol. Chemie*, t. XIII, p. 352.

Péré, *Ann. de l'Institut Pasteur*, t. VI, p. 512, 1892 et t. VII, p. 637, 1893.

Wilde, *Centralbl. f. Bakt*, 2e p., t. XX, p. 681, 1896.

Grimbert, *Ann. de l'Institut Pasteur*, 1895. *Archives de Physiol.*, *1896*.

Elsner, *Centralbl. f. Bact. und Paras*, 1895.

Remy, *Ann. de l'Institut Pasteur*, 1900, nos 8 et 11, et 1901, nº 2.

## CHAPITRE X

### FERMENTS BUTYLIQUES

Les divers chapitres de ce livre ont pour objet non pas tant de résumer les histoires particulières des bacilles auxquels ils se rapportent que de faire concourir toutes ces histoires à l'établissement d'une physiologie générale, impliquant l'abaissement ou la disparition des barrières trop hâtivement placées, au début des études, entre les diverses espèces. Le chapitre que nous consacrons aux ferments butyliques va nous montrer l'inanité physiologique de la distinction entre les aérobies et les anaérobies, si souvent employée comme moyen de classification. Nous allons, en outre, voir réapparaître, dans l'histoire de ces êtres, des traits connus, sur lesquels nous passerons rapidement.

**116. Amylobacter butylicus.** — J'ai appelé de ce nom un bacille rencontré dans une fermentation de fragments de pommes de terre, et qui présente les formes ordinaires. Cylindrique lorsqu'il est jeune, il se renfle plus ou moins lorsqu'il vieillit. Au voisinage du renflement apparaît une substance colorable en bleu par l'iode, et aux dépens de laquelle semble se former une spore. Ce fait est déjà connu chez de nombreux ferments, non seulement de l'amidon, mais des sucres et d'autres matériaux tertiaires et même albuminoïdes. Beyerink a proposé, dans un travail récent, d'appeler *granulobacters* toutes les bactéries jouissant de cette propriété. Il n'y a guère de raison de donner un nom commun à des bactéries douées des propriétés les plus diverses, à moins qu'on ne cherche un terme abréviatif pour désigner une de leurs qualités communes ; mais alors il faudrait prendre un adjectif, et pas un nom.

Ensemencé à l'abri de l'air, et même dans le vide absolu, dans une solution sucrée, additionnée de carbonate de chaux, ce bacille donne une fermentation active dans laquelle l'hydrogène prédomine beaucoup au début sur l'acide carbonique, pour diminuer à mesure que la fermentation s'avance. C'est un fait que nous avons souvent observé. Le total de l'hydrogène quand la fermentation est achevée dépasse d'ordinaire le total de l'acide carbonique dont le carbone est emprunté à la matière fermentescible, et qu'on trouve en retranchant de l'acide carbonique total celui qui provient de la décomposition du carbonate de chaux ajouté par les acides produits pendant la réaction.

Cet excédent d'hydrogène ne s'explique pas par les produits de la réaction qui sont : 1° l'acide acétique, dont la production théorique aux dépens du sucre, ne s'accompagne de la formation d'aucun gaz ; 2° l'alcool butylique dont la production n'amène qu'un dégagement d'acide carbonique ; 3° l'acide butyrique qui ne peut se former aux dépens du sucre qu'en dégageant des volumes égaux d'acide carbonique et d'hydrogène. Nous savons que l'excédent d'hydrogène ne peut provenir que d'une combustion intérieure produite aux dépens de l'oxygène de l'eau

Ici, comme dans les autres cas où nous l'avons rencontrée, elle accompagne le début de la vie anaérobie, et on pourrait croire que comme elle exige une décomposition particulièrement difficile, celle de l'eau, elle est le témoignage qu'au commencement de la culture anaérobie, la vitalité du bacille est plus grande qu'ensuite. L'expérience suivante montre que ce mode de vitalité dépend non du commencement de la vie anaérobie, mais du commencement de la fermentation. Si on sème du bacille dans du bouillon sucré et additionné de carbonate de chaux, contenu dans les deux branches d'un tube Pasteur, vide d'air, on constate que, dans la première, l'hydrogène, plus abondant que l'acide carbonique au début, tombe au-dessous après quelques jours. Si à ce moment on ensemence la seconde branche avec une goutte du liquide de la première, on voit que le dégagement d'hydrogène dépasse tout de suite celui de l'acide carbonique. C'est le changement de milieu qui a amené le changement de l'action, et non le changement de propriétés du microbe, qui est arrivé dans la seconde branche exactement dans l'état de vitalité qu'il avait dans la première.

**117. Changements dans la proportion des produits de la fermentation.** — Nous avons à signaler aussi, à propos de cet *amylobacter*, quelques-unes des propriétés que nous avons déjà rencontrées chez d'autres espèces. Ainsi la présence du carbonate de chaux rend les fermentations plus rapides et plus complètes, à cause de la saturation de l'acide butyrique qui est en général hostile, comme nous le savons, aux actions des microbes, même de ceux qui le produisent. Malheureusement, ce microbe se rend aussi la vie difficile en produisant de l'alcool butylique, corps très antiseptique, et dont rien ne peut masquer l'action. La fermentation s'arrête donc de bonne heure avec ce bacille, lorsqu'il n'y a pas de carbonate de chaux et que les solutions de sucre sont un peu concentrées. Il arrive pourtant que l'alcool butylique, plus volatil en solution étendue que l'alcool ordinaire, disparaît emporté par les gaz dégagés quand la fermentation a lieu en vases clos, ou par l'évaporation lorsqu'elle a lieu à l'air.

La proportion de l'alcool butylique par rapport aux deux acides volatils et celle des deux acides volatils entre eux varie aussi dans le courant de la fermentation, qu'il y ait ou non du carbonate de chaux. Les chiffres suivants sont ceux qui ont été relevés dans deux fermentations parallèles, portant chacune sur 1200 cc. d'une solution contenant 1 0/0 de saccharose, du bouillon Liebig et du carbonate de chaux. Le lendemain la fermentation était déjà active, surtout dans le ballon avec craie. A divers intervalles, on a prélevé une portion du liquide pour en faire l'étude, en laissant le reste du liquide continuer sa transformation. Les nombres trouvés pour chaque dosage partiel ont été rapportés au volume total, de sorte que les chiffres ci-dessous sont ceux qu'auraient fournis les 12 grammes de sucre mis en fermentation, en supposant que cette fermentation ait été en totalité ce qu'elle a été successivement pendant chacun des intervalles. La marche de la fermentation est donc écrite sur le tableau. Le rapport R est le rapport moléculaire de l'acide butyrique à l'acide acétique.

FERMENTATION SANS CARBONATE DE CHAUX

| | Alcool butylique en cc. | Acide acétique en gr. | Acide bytyrique en gr. | Rapport R. |
|---|---|---|---|---|
| | — | — | — | — |
| Après 4 jours.... | 0,22 | 0,27 | 0,97 | 2,5 |
| — 13 — .... | 4,10 | 0,39 | 0,81 | 1,4 |
| — 20 — .... | 3,86 | 0,35 | 0,77 | 1,5 |

FERMENTATION AVEC CARBONATE DE CHAUX

| | | | | |
|---|---|---|---|---|
| Après 5 jours.... | 0,40 | 0,84 | 2,48 | 2,0 |
| — 13 — .... | 1,09 | 0,81 | 5,94 | 5,0 |
| — 25 — .... | 1,14 | 0,74 | 4,38 | 4,0 |

Etudions d'abord la fermentation sans craie. Nous voyons que pendant les quatre premiers jours, c'est surtout de l'acide butyrique qui prend naissance. Puis, du 4e au 13e jour, c'est presque exclusivement une fermentation butylique. A partir de ce moment, l'action se continue par une combustion partielle des acides volatils formés, l'acide butyrique étant brûlé un peu plus activement que l'acide acétique, ainsi qu'en témoigne dans l'ensemble la diminution du rapport R du 4e au 20e jour. Quant à l'alcool, la perte constatée peut être attribuée à l'évaporation, les deux ballons étant fermés par un tampon d'ouate.

Dans la fermentation en présence du carbonate de chaux, les phénomènes sont tout différents. La fermentation est surtout butyrique. La proportion d'alcool reste faible. Puis, du 13e au 25e jour, nous voyons encore les deux acides se brûler, et, cette fois encore, l'acide butyrique plus vite que l'autre, ainsi qu'en témoigne la diminution de R du 13e au 25e jour.

Cette combustion produite par le microbe se manifeste par l'apparition à la surface du liquide d'une couche craquelée, irrégulière, mince, mais assez résistante, et tombant par grandes plaques quand on agite ; c'est du carbonate de chaux. Voici donc un bacille qui est pour ainsi dire à volonté, avec les sucres, ferment butylique ou ferment butyrique, suivant que le liquide est acide ou neutre ; qui est à la fois anaérobie absolu, puisqu'il peut se développer dans le vide, et aérobie absolu, puisqu'il peut devenir un agent de combustion, et même, comme le mycoderme du vinaigre, brûler les acides qu'il a fournis.

**118. Vie anaérobie et aérobie de l'amylobacter butyricus.** — Cette coexistence, dans un même bacille, de la vie anaérobie la plus absolue et de l'aérobiose la plus parfaite est tellement curieuse au regard des idées que nous avons maintenant, que nous devons insister sur ce double caractère, et voir si les choses marchent toujours de même. Cette fois je me suis servi de cristaux de sucre de premier jet, encore colorés, que j'ai fait simplement dissoudre dans l'eau, en proportion de 1,4 0/0, avec addition de carbonate de chaux. L'expérience est résumée dans le tableau suivant, construit comme le précédent.

FERMENTATION AVEC CARBONATE DE CHAUX

| | Alcool butylique en c. c. | Acide acétique en gr. | Acide butyrique en gr. | Rapport R. |
|---|---|---|---|---|
| Après 15 jours... | traces | 0,29 | 3,36 | 10 |
| — 35 — .... | 2,7 | 2,03 | 4,55 | 3 |
| — 70 — .... | 1,8 | 0,15 | 4,90 | 20 |
| — 100 — .... | 1,5 | 0,0 | 3,40 | ∞ |

Ici la fermentation du début, jusqu'au 15e jour, a été presque exclusivement butyrique, et jusqu'à ce moment, le ferment pourrait être identifié avec le ferment butyrique de Pasteur ou les autres ferments butyriques décrits depuis. Il est vrai qu'il y a un peu d'acide acétique produit, en dehors de l'acide butyrique ; mais j'ai démontré que tel était le cas avec les ferments butyriques les plus usuels.

Dans la seconde quinzaine de la fermentation, c'est au contraire la fermentation butylique qui a prédominé, accompagnant une production plus abondante d'acide acétique. Quant à l'acide butyrique, il a peu varié, et le rapport R a, par suite, beaucoup diminué. Vers le 40e jour, il ne restait plus que des traces de sucre, et, à partir de ce moment, l'action du bacille s'est surtout portée sur les produits formés pendant la première période. L'acide acétique a été brûlé peu à peu, et si complètement, qu'il n'en reste plus trace au 100e jour. L'acide butyrique, qui, cette fois, a été brûlé moins vite que son congénère, reste tout à fait pur, si bien qu'on pourrait croire, en étudiant la fermentation à ce moment, qu'elle a été exclusivement butyrique. On voit pourtant par quelles transitions elle a passé.

Les variations dans la proportion des produits, et la superposition variable de la vie aérobie et de la vie anaérobie avec l'âge de la culture, empêchent d'écrire une équation ayant une valeur quelconque. Force nous est de nous en tenir aux équations générales de fermentation détaillées au chapitre II, auxquelles il faudrait mélanger des équations de combustion faciles à écrire. Quant au détail, il nous échappe, tant il est compliqué. Il faut remarquer, en effet, que ce que nous en avons dit plus haut en est seulement une forme simplifiée. Il pourrait se faire que l'acide butyrique soit brûlé comme l'acide acétique, en donnant à son tour de l'acide acétique, de sorte que celui-ci pourrait augmenter pendant la vie aérobie sans provenir du sucre encore présent, et comme produit d'une combustion ménagée de l'acide butyrique déjà formé. Nous trouvons ici le premier exemple net des difficultés d'interprétation que nous rencontrerons plus tard, quand nous nous préoccuperons des espèces aérobies.

**119. Action sur les divers sucres ou les divers amidons.** — Ce que nous venons de dire jette quelque défaveur sur les résultats de la comparaison des produits fournis par des sucres divers. Faite dans des conditions en apparence identiques, cette comparaison peut n'être pas tout à fait valable, car la fermentation, par sa marche elle-même, amène des conditions nouvelles qui ne sont pas nécessairement identiques et peuvent influencer le résultat. On trouve, en effet, que deux expériences simultanées, faites dans des conditions aussi comparables que possible, sur le même sucre, ne sont jamais identiques. Mais les variations ne sont jamais aussi grandes que lorsqu'on met en comparaison deux sucres divers. Les expériences suivantes ont été faites avec des solutions contenant environ 6 0/0 de sucre et en présence de craie. Elles ont été arrêtées aussitôt que le liquide s'est éclairci. Il y restait dans toutes un peu de sucre qu'on a dosé, et on a rapporté les résultats à 100 gr. de sucre disparu. Les acides volatils sont évalués en acide acétique.

| | Alcool butyl. en cc. | Acide volatil en grammes | Rapport R. |
|---|---|---|---|
| | — | — | — |
| Saccharose........ | 28 | 10 | 0,8 |
| Maltose........... | 10,5 | 7,2 | 0,9 |
| Lactose........... | 15 | 21 | 1,2 |

Le saccharose fermente sans subir, au préalable, l'interversion. C'est une ressemblance de plus avec le bacille de Grimbert.

Quant aux amidons, ils présentent entre eux des variations de même ordre que les sucres. Voir, pour le montrer, les chiffres fournis par l'étude de six fermentations faites avec de l'amidon de riz, du tapioca et de la semoule, avec et sans carbonate de chaux. La disposition du tableau est la même que pour le précédent. On y a, en outre, signalé la présence ou l'absence d'acide lactique.

| | | Alcool en cc. | Acide volatil. en gr. | Rapport R. | Acide lactique |
|---|---|---|---|---|---|
| | | — | — | — | — |
| Riz | avec craie.... | 13 | 9,3 | 2,0 | pas |
| | sans craie.... | 5 | 5,3 | 1,8 | un peu |
| Tapioca | avec craie.... | 12 | 5,6 | 1,0 | pas |
| | sans craie.... | 5 | 2,3 | 5,0 | un peu |
| Semoule | avec craie.... | 5 | 10.0 | 1,0 | pas |
| | sans craie.... | traces | 1,4 | 10.0 | pas |

On voit apparaître ici un produit que nous n'avions pas encore signalé avec cet *amylobacter*, l'acide lactique; mais sa présence n'a plus le droit de nous surprendre. Faisons aussi remarquer que le rendement en acide est toujours plus grand en présence de la craie qu'en son absence. C'est un fait que nous avons déjà souvent observé, en particulier avec le bacille de Grimbert. Enfin, il faut dire aussi que ces fermentations de l'amidon sont toujours plus lentes et plus incomplètes qu'avec les sucres.

**120. Action sur les celluloses.** — Les fermentations mises en train avec des fragments de pomme de terre

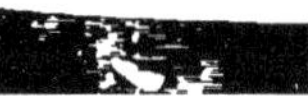

et de la craie sont, au contraire, d'ordinaire, très actives et très rapides. Elles ont, en outre, un caractère particulier. Les fragments de pomme de terre conservent leurs formes, et s'ils étaient coupés au couteau, leurs angles s'émoussent à peine, le tissu cellulaire se conserve en apparence intact, pendant que les cellules se vident de leur amidon au point de ne plus donner aucune coloration bleue par l'iode. Si on soumet à une fermentation nouvelle ces fragments, on obtient une fermentation nouvelle, due, sans doute, aux petites quantités de dextrine que le lavage n'a pas enlevées, parce qu'elles étaient incluses dans des cellules closes. Mais cette fermentation est pénible et courte, et aboutit encore à un résidu inattaquable. Il y a donc dans la paroi cellulaire une partie que le microbe ne réussit pas à liquéfier et par suite à attaquer : c'est une cellulose.

D'autres celluloses, très tendres, résistent aussi à l'action de ce bacille : telles sont celles de l'endive, du navet, du radis, de la jeune tige de chou. Il en est de même de la gomme arabique et de la gomme de cerisier. C'est la pomme de terre qui est le meilleur aliment : avec elle, et en présence du carbonate de chaux, la quantité d'alcool butylique peut atteindre 25 à 30 0/0 du poids de l'amidon disparu. C'est un rendement industriel, et le bacille pourrait devenir un producteur d'alcool butylique, si cet alcool avait un emploi.

**121. Fermentation de la mannite, de la glycérine, du lactate de chaux.** — L'amidon et les sucres ne sont pas les seules substances que notre bacille puisse transformer. Il est remarquablement éclectique au point de vue de sa nutrition.

La mannite fermente avec un dégagement gazeux abondant, où l'hydrogène dépasse l'acide carbonique au début et diminue à la fin, comme cela se passe avec les sucres. Les produits de fermentation sont les mêmes qu'avec les sucres, et m'ont paru tout aussi variables avec les conditions de la fermentation.

La glycérine est attaquée sans dégagement gazeux bien apparent, lorsque l'attaque a lieu dans un ballon rempli à moitié et fermé par un tampon de coton. A la surface du carbonate de chaux du fond du vase, on trouve une couche grisâtre formée de bacilles courts, un peu tordus. La fermentation terminée, on trouve, pour 10 grammes de glycérine disparue, environ 2 grammes d'acide butyrique et 2 c. c. d'alcool butylique. Peut-être s'est-il formé temporairement de l'acide acétique qui a été ensuite brûlé, comme dans l'expérience citée p. 185. En tout cas, on voit que notre bacille est ici un ferment butyrique pur au regard de l'acide, de même qu'un ferment butylique pur au regard de l'alcool.

Le lactate de chaux fermente avec dégagement gazeux, mais sans donner du tout d'alcool butylique. Il n'y a que des acides volatils que j'ai trouvés, dans une expérience, formés d'acide butyrique mélangé de 1/12 seulement d'acide acétique, c'est-à-dire presque pur.

**122. Fermentation des matières albuminoïdes.** — Les diverses espèces microbiennes que nous avons étudiées jusqu'ici sont de préférence soit des ferments des substances ternaires, soit des ferments des matières albuminoïdes. Cette distinction n'est évidemment pas foncière. La levure, par exemple, le type des ferments des sucres, peut, comme nous l'avons vu dans le tome III, se développer aux dépens de l'albumine, et la dégrader jusqu'à en tirer des sels ammoniacaux. Mais la levure n'en reste pas moins un ferment des sucres, de même que le *tyrothrix tenuis* de mes *Etudes sur le lait* reste un ferment de la caséine, tout en restant capable d'emprunter son carbone à des substances ternaires. *L'amylobacter butylicus* paraît ne manifester aucune prédilection, et prospère aussi bien dans des bouillons contenant de l'albumine ou même de la fibrine en fragments que dans les bouillons sucrés. Le dégagement gazeux est moins abondant qu'avec les sucres, ou même est nul, en apparence. Cela permet au bacille de mener davantage la vie aérobie. Il forme à la surface une pellicule superficielle faite de bacilles entrelacés. Le liquide devient fortement alcalin, et cela arrête l'action. Avec 10 gr. d'albumine sèche du commerce, dissoute dans 600 cc. d'eau de touraillons, qui est destinée à fournir des sels et un peu de substance hydrocarbonée, j'ai trouvé, au bout de 40 jours d'étuve, environ 1 gramme d'ammoniaque, 0,38 gr. d'acide butyrique ; 0,12 gr. d'acide acétique et un peu d'accide succinique. Il restait encore un peu de matière albuminoïde non décomposée, mais elle n'était pas à l'état d'albumine, car le liquide neutralisé ne précipitait plus à l'ébullition. Avec la fibrine les résultats sont du même ordre, mais je n'ai pas trouvé d'acide succinique. Dans aucun de ces deux cas je n'ai trouvé d'alcool.

Ainsi, des trois actions physiologiques qui semblaient caractéristiques de notre bacille, il y en a une qui s'efface, au moins avec les deux matières albuminoïdes que nous avons étudiées, et deux qui persistent. Tel avait déjà été le cas avec le lactate de chaux. Mais on peut aussi, comme nous l'avons vu, n'en voir persister qu'une, si on change la matière nutritive ou les conditions de fermentation, et comme l'acide butyrique peut à son tour être brûlé, notre microbe, anaérobie et ferment, capable de se développer dans le vide, nous apparaîtrait alors comme un aérobie pur, exerçant des combustions aussi puissantes que les mucédinées.

La vie aérobie et la vie anaérobie se superposent en proportions variables dans les fermentations mises en train à la façon ordinaire, c'est-à-dire en introduisant la semence dans un liquide contenu dans un matras bouché avec un tampon de coton. La semence se multiplie dans un milieu aéré, le desaère en y amenant un dégagement gazeux d'hydrogène et d'acide carbonique. Puis, à mesure que ce dégagement cesse, la vie aérobie et comburante recommence. C'est là ce qui fait que le rendement est variable comme qualité et comme quantité.

Mais on peut faire varier à son gré cette qualité et cette quantité en changeant les conditions d'expérience. Si on veut avoir surtout de l'alcool butylique, on fera fermenter de la pomme de terre en fragments. Nous avons vu qu'alors on obtient des rendements de 25 à 30 0/0. Si on veut de l'acide butyrique, on prendra des fermentations de sucre avec carbonate de chaux. Si on veut que les pertes soient réduites, on ensemencera et on maintiendra la fermentation à l'abri de l'air. Si on veut une combustion plus profonde, on fera une culture plus en surface.

**123. Autres ferments butyliques.** — L'*amylobacter butylicus* peut, ainsi que nous venons de le voir, être considéré soit comme un ferment butylique, soit comme un ferment butyrique. Dans ce chapitre nous n'avons qu'à l'envisager sous le premier point de vue.

Comme ferment butylique, nous connaissons déjà le bacille amylozyme de Perdrix, et le *bacillus orthobutylicus* de Grimbert. Tous deux produisent aussi de l'acide acétique et de l'acide butyrique. Ils se ressemblent aussi beaucoup par leurs formes. Nous avons vu que malgré cette ressemblance de forme et de propriétés, ils étaient très sûrement différents. L'*amylobacter* diffère aussi de chacun d'eux; de celui de Grimbert en ce qu'il fait fermenter le lactate de chaux, de celui de Perdrix en ce qu'il est aérobie. Au point où nous en sommes, les cloisons que nous établissons ainsi ne peuvent plus être considérées comme étanches. Mais elles existent encore au moment où j'écris ces lignes et il faut en tenir compte. Concluons donc que voilà trois bacilles ayant même forme, donnant les mêmes produits avec les mêmes corps, et qui pourtant nous apparaissent distincts.

Notre conclusion va être du même ordre, bien qu'un peu moins précise, si nous la comparons avec des ferments butyliques étudiés par M. Beyerinck, en 1893. Ces ferments ont été rencontrés dans des fermentations de farines, et Beyerinck les a considérés comme formant un même groupe, caractérisé par les propriétés suivantes : bactéries obligatoirement ou temporairement anaérobies, qui, dans l'anaérobiose complète, prennent des formes renflées (*clostridium*) et deviennent colorables par l'iode. En présence de traces d'oxygène, les formes sont des bâtonnets très mobiles que l'iode colore en jaune. Les spores supportent pendant quelques minutes un chauffage à 95-100°. Parmi les gaz produits, il y a toujours de l'acide carbonique, le plus souvent de l'hydrogène, jamais de méthane.

Ce groupe auquel Beyerinck donne le nom de *granulobacters*, est, comme nous l'avons fait remarquer, assez hétérogène, puisqu'il peut comprendre des ferments des matières ternaires et des ferments des matières albuminoïdes. Il comprend pourtant les trois bacilles que nous venons de différencier. La question est de savoir si les autres bacilles que Beyerinck y rattache sont aussi bien caractérisés que ceux qui précèdent.

**124. Bacilles de Beyerinck.** — Beyerinck décrit quatre formes qu'il caractérise de la façon suivante.

1° *Granulobacter butylicum* (peut être analogue à l'*amylobacter* I de Grüber). — C'est le ferment butylique de beaucoup de farines. Il donne avec le maltose de l'alcool butylique normal, de l'acide carbonique, de l'hydrogène, pas d'acide butyrique. C'est un pur anaérobie. Il donne plusieurs diastases, mais pas de glucase. Les spores sont grosses; les renflements épais et courts. Les colonies sur de la gélatine au moût de malt sont blanc de lait, muqueuses, et ne liquéfient pas la gélatine.

2° *Granulobacter saccharobutylicum.* — C'est le vrai ferment butyrique du sucre. Il donne avec le glucose, et plus péniblement avec le maltose, de l'acide butyrique de fermentation, de l'alcool butylique en proportions variables, outre l'acide carbonique et l'hydrogène. Il donne de l'amylase. Il est difficile à distinguer morphologiquement du précédent. Les fuseaux sont plus effilés, les spores et les dépôts de granulose colorable par l'iode sont plus petits. Les colonies sur gélatine au malt sont plus petites et moins visqueuses, elles ne liquéfient pas le substratum.

3° *Granulobacter lactobutyricum.* — Il présente des formes renflées transformant, en vie anaérobie, le lactate de chaux en butyrate de chaux, en donnant de l'hydrogène, de l'acide carbonique, d'autres produits inconnus, mais pas de méthane. Il perd très facilement sa puissance comme ferment, et devient alors un petit bâtonnet analogue au *bacillus subtilis,* conservant la propriété de décomposer le lactate de chaux et de le transformer en carbonate de chaux sans production d'acide butyrique. La forme aérobie liquéfie faiblement la gélatine, ne se transforme pas dans les espèces précédentes, ne croît pas dans les mêmes milieux qu'elles. Les formes en fuseau sont d'ordinaire courtes et épaisses, pas très mobiles, leurs spores sont petites et rondes. La coloration formée par l'iode n'est pas bleu pur, mais bleu violet. Après quelques ensemencements successifs, il n'y a plus de culture au contact de l'air.

4° *Granulobacter polymyxa.* — C'est un anaérobie temporaire. Il pousse très bien au contact de l'air, mais ne donne de fermentation que lorsqu'on lui ménage l'arrivée de l'oxygène. La forme aérobie est en bâtonnets ; la forme anaérobie en fuseaux avec peu de granulose et des spores. La culture forme un mucus assez épais. Avec le moût de bière, il y a formation d'alcool butylique et d'acide carbonique ; il n'y a ni hydrogène ni acide butyrique. Le microbe liquéfie lentement la gélatine et sécrète un peu d'amylase.

Ces quatre groupes de granulobacters sont, comme on le voit, insuffisamment caractérisés. La preuve, c'est que *l'amylobacter butylicus*, que nous venons de décrire, pourrait appartenir à tous. Il est probable que Beyerinck a rencontré, dans ses expériences, cet amylobacter ou des espèces voisines, et que, ne tenant pas compte des changements physiologiques de propriétés qui pouvaient se manifester dans l'espèce rencontrée, il l'a scindée en un certain nombre d'espèces différentes, mais voisines les unes des autres. En tout cas, en ce moment, rien n'autorise à admettre que l'une des espèces décrites par M. Beyerinck soit distincte de l'une des espèces que nous avons successivement étudiées dans ce livre.

**125. Bacillus butylicus de Fitz.** — Nous avons déjà parlé de ce bacille (**57**). Si j'y reviens en ce moment, c'est pour signaler une particularité inexpliquée jusqu'ici, et que l'histoire de l'*amylobacter butylicus* permet de comprendre.

Fitz avait montré que son *bacillus butylicus* pouvait, dans certaines circonstances, perdre son pouvoir ferment sans cesser de pouvoir se développer, et nous avons vu Beyerinck, de son côté, signaler, chez son *granulobacter lactobutyricum*, un fait analogue. La chaleur, d'après Fitz, était une de ces influences qui font perdre le pouvoir ferment, corrélatif de la vie anaérobie. Des spores de *bacillus butylicus*, ensemencées dans une solution de glycérine et d'extrait de viande, ont été chauffées à l'ébullition pendant 1, 3, 6, 10, 15 et 20 minutes. Les deux premiers flacons ont seuls donné un développement, et il n'y a eu fermentation que dans celui qui a été bouilli une minute.

Dans une autre série d'expériences identiques, faites avec du sucre de raisin et de l'extrait de viande, il y a eu développement dans les quatre premiers flacons. Il n'y a eu fermentation que dans ceux qui avaient été chauffés une et trois minutes, il n'y a eu que développement du bacillus, sans fermentation, dans ceux qui avaient été bouillis six et dix minutes.

Il n'est même pas nécessaire, comme nous allons le voir, de chauffer à l'ébullition pour détruire le caractère ferment. Deux ferments, ensemencés de spores, et contenant une solution de glycérine avec de l'extrait de viande, ont été laissés deux et six heures dans une étuve à 95°. Dans le premier, il y a eu développement du microbe, mais pas de fermentation. Dans le second, les spores étaient mortes.

D'autres flacons identiques aux précédents ont été laissés dans une étuve à 90° pendant les nombres d'heures que voici : 2, 2 1/2, 3, 3 1/2, 4, 4 1/2, 5, 5 1/2, 6 et 11 heures. Le dernier seul n'a pas donné le développement. Dans les trois premiers, il y a eu fermentation, avec une activité régulièrement décroissante. Dans les autres, il y a eu développement du bacillus sans fermentation.

A 80°, il y a encore développement des spores après sept heures de chauffe, mais pas de fermentation.

A 70°, le pouvoir ferment n'est pas supprimé après douze heures de chauffe.

Tous ces faits si singuliers peuvent s'expliquer, comme nous l'avons vu, par un mélange d'espèces de résistance différente. Mais ils s'expliquent aussi si on admet que Fitz était tombé aussi sur une espèce aérobie et anaérobie comme l'*amylobacter butylicus*, capable de vivre aux dépens des matières albuminoïdes et du sucre. Le chauffage graduel auquel on soumet les semences a pour effet de les tuer graduellement, comme nous l'avons vu dans le tome Ier de cet ouvrage. Lorsqu'il n'en reste que très peu dans l'échantillon chauffé, elles ne prennent pas assez vite possession du liquide pour y amener les conditions de vie anaérobie. Elles se développent alors comme aérobies et ne donnent pas de fermentation. Au contraire, quand il y en a beaucoup, c'est une fermentation qui se déclare. La chaleur n'agirait pas alors pour disloquer deux fonctions, mais pour diminuer la quantité de semences ou en affaiblir la qualité. Ce sont des actions dont on la sait capable et qui ne présentent rien de nouveau. Ce point là écarté, l'histoire du *bacillus butylicus* de Fitz ne permet pas d'affirmer qu'il constitue une espèce distincte de celles que nous connaissons.

**126. Résumé.** — En résumé, et en nous bornant à l'étude des ferments butyliques, nous revenons à une conclusion que nous avons rencontrée plus haut. Nous trouvons des propriétés dissemblables chez le même être, et nous trouvons aussi des propriétés semblables chez des êtres sûrement différents. Notre conclusion sera la même : où chercher désormais la caractéristique de l'espèce? Les difficultés augmentent encore quand on songe aux variations qui peuvent résulter de l'éducation de la semence, et de ses antécédents plus ou moins héréditaires. On est tenté de croire et de dire qu'il n'y a plus désormais aucune sécurité à différencier ou à confondre deux êtres de même forme extérieure, et que tous les travaux accumulés dans cette voie ont abouti à l'indécision et à l'obscurité.

Cette conclusion serait à son tour inexacte. Bien qu'ils soient très voisins, nous savons pourtant différencier les bacilles connus comme producteurs d'alcool butylique, d'acide acétique et d'acide butyrique. Admettons que quelques-uns des caractères différentiels sur lesquels nous tablons en ce moment deviennent caducs, on confondra ces espèces si l'étude plus approfondie qu'on en aura faite ne relève pas de différences nouvelles, et si on les sépare encore à ce moment, ce sera à l'aide d'un caractère différentiel encore plus délicat et plus profond, que l'expérience aura découvert. Dans tous les cas, on aura avancé davantage dans l'étude des propriétés du protoplasma ou de la vie cellulaire. Quant à savoir combien nous trouverons d'espèces, et si même nous trouverons des espèces au bout de cette étude, c'est chose très indifférente. Quand nous serons conduits à supprimer la notion d'espèces, c'est que nous aurons appris les lois de leur transition, et il y aura bénéfice pour tout le monde à leur disparition. En attendant, le nom spécifique a juste la valeur d'une étiquette sur un colis : il faut toujours se préparer à la changer ou à la faire disparaître.

L'étude de l'*amylobacter ethylicus* va confirmer ces conclusions et nous en fournir d'autres. Si nous la plaçons ici, bien que ce bacille ne donne pas d'alcool butylique, c'est qu'il accompagne constamment l'*amylobacter butylicus* que nous venons de décrire, et qu'il lui ressemble aussi étroitement que peuvent se ressembler des bacilles qui donnent des produits différents.

**127. Amylobacter ethylicus.** — Je serai très bref dans l'étude de ce bacille, car elle peut être presque entièrement calquée sur celle qui précède. J'ai longtemps cultivé ensemble ces deux bacilles sans arriver à les distinguer. Même forme, mêmes dimensions, ou à peu près, pour le bacille adulte et pour la spore. Les différences qui peuvent exister dans l'aspect des colonies sur divers milieux sont saisissables quand on a les pièces sous les yeux, mais exigeraient pour leur description un long morceau de littérature inutile.

Les vraies différences résultent de l'étude des fonctions physiologiques, mais elles n'apparaissent pas tout d'abord, car les deux bacilles semblent se comporter de même dans les divers milieux.

**128. Pomme de terre.** — Dans une macération stérilisée de fragments de pomme de terre, par exemple, les phénomènes sont les mêmes. Comme son congénère, l'*Amylobacter ethylicus* vide les cellules de leur amidon sans toucher à la paroi. Il se fait de la dextrine et un sucre qui fermente avec un dégagement gazeux abondant, formé d'hydrogène et d'acide carbonique, où la proportion du premier gaz va en décroissant du commencement à la fin. Ce gaz est pourtant moins abondant qu'avec l'*amylobacter butylicus*. Dans une fermentation de 20 grammes de pomme de terre en présence du carbonate de chaux, j'ai trouvé en tout environ 160 cc. d'hydrogène et 400 cc. d'acide carbonique, dont une très faible partie seulement provenait du carbonate de chaux. L'hydrogène fait donc moins du tiers du volume total.

La présence de ce gaz semble au premier abord inexplicable, car on ne trouve dans le liquide fermenté que de l'alcool ordinaire, de l'acide acétique et de l'acide lactique, tous corps dont la formation aux dépens du sucre ne comporte aucun dégagement d'hydrogène, si on se rapporte aux formules adoptées. La difficulté cesse si on adopte l'interprétation que nous avons proposée au sujet de l'*amylobacter butylicus*, qui fait dériver cet hydrogène d'une combustion interne du sucre au moyen de l'oxygène de l'eau.

Sauf cette différence dans les produits de la fermentation, les deux bacilles se comportent de même. Ils peuvent donner une fermentation en l'absence de carbonate de chaux, mais plus lente et plus incomplète, aboutissant toutefois aux mêmes produits. Ils préfèrent toujours les milieux maintenus neutres ou légèrement acides par la craie.

**129. Pommes de terre et légumes crus.** — J'ai eu occasion de faire avec l'*A. ethylicus* une expérience que je n'ai pas faite avec l'autre, celle de l'ensemencement sur des fragments de pommes de terre, de navets, de carottes et de betteraves, fragments prélevés purement à l'état cru sur les racines, et introduits dans un bouillon nutritif. Là où il y avait du sucre, ce sucre, diffusible, a fermenté à la façon ordinaire. Mais la paroi des cellules n'a pas été attaquée. Le seul effet visible a été celui d'une désintégration plus ou moins prononcée des cellules, comme si elles étaient maintenues adhérentes par une substance agglutinante qui se serait dissoute. C'est ce que nous apprendrons à connaître sous le nom de lamelle intermédiaire qui a disparu au moindre effort : les cellules dissociées se répandaient dans le liquide, chacune avec son contenu. Celles de la pomme de terre, par exemple, contenaient, au bout de quelques jours, leur amidon inaltéré, fortement colorable en bleu par l'iode. De plus, on voyait facilement, en mettant successivement au foyer les divers plans de l'épaisseur d'une cellule, que les bacilles de l'extérieur n'avaient pas pénétré dans l'intérieur de ce sac clos, qui était intact.

Avec le temps, la gélification et la dissolution de la paroi cellulaire a fait des progrès; des grains d'amidon, de plus en plus nombreux, sont devenus libres dans le liquide et ont présenté à leur tour un commencement de corrosion. Cette corrosion a été très irrégulière, donnant au globule d'amidon, primitivement rond ou ovale, des formes de navet, de gourde à deux renflements, de virgule, etc.; la corrosion irrégulière du pourtour répondait évidemment à l'inégalité de résistance des couches, et l'ensemble du phénomène était plus d'accord avec la théorie qui voit dans le grain d'amidon le résultat de la superposition ou de la juxtaposition de couches successives, qu'avec celle de Nægeli qui y voit une série de sacs emboîtés. Il semble que dans cette dernière conception, le granule devrait être corrodé régulièrement sur tous les points de sa surface.

**130. Sucres.** — Comme l'*A. butylicus*, l'*A. ethylicus*

n'intervertit pas le sucre de canne avant de le faire fermenter. Il s'arrête aussi assez vite dans son action quand on n'ajoute pas de carbonate de chaux. En présence de la craie, la fermentation est rapide, régulière; le liquide devient très visqueux, coule parfois comme une glaire ou une solution concentrée d'albumine. Il se fait des quantités assez considérables d'alcool ordinaire qui peuvent dépasser le quart du poids du sucre disparu. Cet alcool est toujours accompagné d'un peu d'aldéhyde. L'acide acétique est ensuite le plus abondant, puis vient l'acide lactique, qui, avec le glucose, est l'acide sarcolactique.

Je ne donne pas de chiffres plus précis, parce que les proportions des trois corps sont très variables, les acides produits au début de la fermentation étant détruits vers la fin, comme avec l'*A. butylicus*, et cela qu'ils soient libres ou en combinaison avec la chaux. C'est que ce bacille, que nous venons de voir capable de se développer dans le vide, est aussi un aérobie et peut agir comme comburant, si bien qu'après un long temps, une culture de ce bacille dans du sucre ou de l'amidon peut n'être presque plus acide.

L'acide lactique persiste plus longtemps et est plus abondant avec l'*A. ethylicus* qu'avec l'autre. Peut-être faut-il mettre ce fait en relation avec cet autre que, contrairement à son congénère, l'*A. ethylicus* ne fait pas fermenter le lactate de chaux. Nous sommes en effet conduits à regarder les produits d'une fermentation comme des substances inattaquables ou lentement attaquables par l'être qui les produit. Elles apparaissent alors soit comme produits définitifs, soit comme produits intérimaires, et il est naturel qu'il y ait davantage d'acide lactique produit avec celui de nos deux bacilles qui ne l'attaque pas, ou du moins qui l'attaque moins facilement que l'autre.

Cette propriété de ne pas faire fermenter le lactate de chaux, sépare l'*A. ethylicus* du *Bacillus ethaceticus* de P. Frankland, qui fournit aussi, aux dépens des sucres et de diverses substances hydrocarbonées, de l'alcool et de l'acide acétique. Une nouvelle différenciation résulte de ce que l'*A. ethylicus* donne des spores, et qu'il ne fait pas fermenter la mannite.

Il se distingue d'autre part, par sa forme, de l'*actinobacter polymorphus*, décrit plus haut, et qui, aux dépens des sucres, donne de l'alcool et de l'acide acétique. Il se différencie de même du pneumo-bacille étudié par Frankland, et de celui de M. Grimbert. Et ici se présente un point sur lequel je voudrais attirer l'attention en terminant.

**131. Conclusions.** — Voici au moins deux bacilles, difficiles à distinguer l'un de l'autre, ayant la même forme, les mêmes dimensions, sécrétant les mêmes diastases, capables de vivre dans les mêmes milieux d'une façon anaérobie absolue et d'une façon aérobie, donnant des dégagements gazeux d'hydrogène et d'acide carbonique. Partout où l'un d'eux donne de l'alcool ordinaire et de l'acide acétique, l'autre donne de l'alcool butylique et de l'acide butyrique.

Au point de vue de ses propriétés générales, ce dernier a pu être rapproché d'autres bacilles qui lui ressemblent tellement, qu'il faut chercher profondément pour les distinguer. A son tour, l'*A. ethylicus* peut être placé à côté de divers autres bacilles très voisins de lui, et comme lui, producteurs d'alcool et d'acide acétique.

On pourrait sûrement trouver dans la bibliographie d'autres bacilles voisins du premier, et d'autres bacilles analogues au second. On en trouvera plus sûrement encore si on cherche dans le laboratoire. Cette coïncidence qui fait apparaître l'acide acétique là où il y a de l'alcool ordinaire, de l'acide butyrique là où il y a de l'alcool butylique, n'est évidemment pas fortuite, et tient certainement à une propriété profonde du protoplasma, qui, dans la dislocation de l'aliment complexe qu'on lui donne, s'arrête plus volontiers à des chaînes à deux atomes de carbone pour l'*A. ethylicus*, à 4 atomes pour l'*A. butylicus*.

Il est en effet impossible d'expliquer par un phénomène d'oxydation la formation de l'acide au moyen de l'alcool correspondant, car cette production concomitante d'alcool et d'acide se fait en fermentation en présence du vide. Comme l'alcool, l'acide provient de la dislocation de la molécule initiale.

Encore ce mot de dislocation est-il incorrect. On peut à la rigueur admettre que la chaîne d'atomes contenue dans une molécule d'acide butyrique était contenue, au moins en puissance, dans la chaîne plus longue de la molécule de sucre. Mais comment se donner la même illusion avec l'acide butyrique, chaîne à 4 atomes, provenant de la glycérine qui n'en a que trois. Il faut alors faire intervenir des soudures, c'est-à-dire des synthèses. Nous revenons donc par cette voie différente à une conclusion que nous connaissons déjà, c'est que notre distinction entre les produits d'analyse et les produits de synthèse dans la vie microbienne est, elle aussi, un peu caduque, de sorte que l'enseignement total qui résulte de l'étude des deux amylobacters de ce chapitre semble ne rien laisser debout des conceptions sur lesquelles la science a si longtemps tablé. Il faut se rappeler ici qu'il en a toujours été de même, et que le progrès ne va jamais sans s'accompagner de la destruction de vieilles formules et des vieux dogmes, qu'on remplace par des dogmes tout aussi caducs que ceux qui les ont précédés. Mais les faits restent, et leur intelligence s'améliore. C'est l'essentiel.

## BIBLIOGRAPHIE

DUCLAUX. Sur la nutrition intracellulaire. *Ann. de l'Institut Pasteur*, t. IX, 1895, p. 811.

DUCLAUX, *Ann. de Ch. et de Phys.*, t. VIII, 6e éd.

BEYERINCK. Ueber die Butylalkoholgahrung und das Butylferment. *Verhandelingen d. K. Akad. van Wetensch. te Amsterdam*, 2e sectie, deel I, 1893.

FITZ. Ueber Spaltpilzgahrungen. *Berichte*, t. IX, p. 1438 : t. X, p. 176 : t. XI, pp. 42 et 1890 : t. XIII, p. 1309 ; t. XV, p. 867.

## CHAPITRE XI

### MYCODERMA ACETI ET MYCODERMA VINI DE PASTEUR

Des êtres tout à fait anaérobies, obligatoirement anaérobies, comme on dit en Allemagne, nous passons peu à peu, et par des transitions qui se produisent parfois chez le même être, comme nous venons de le voir, aux espèces microscopiques qui mènent exclusivement une vie aérobie, c'est-à-dire qui sont plus ou moins des agents de combustion par l'oxygène de l'air. Pour quelques-unes d'entre elles, la combustion est si régulière, si complète, et le rendement est si voisin du rendement théorique qu'elles semblent n'avoir aucune place dans le phénomène dont elles sont pourtant l'agent essentiel. En interprétant les faits avec les idées que nous a données M. G. Bertrand, on pourrait dire que ces espèces aérobies sécrètent une oxydase particulière à la substance sur laquelle elles vivent. Elles n'empruntent à cette substance alimentaire qu'une part très faible de ses éléments pour former leurs tissus, et c'est l'oxydase qu'elles sécrètent qui détruit ou oxyde tout le reste. Mais cette interprétation, possible et même probable, est restée jusqu'ici purement théorique, et nous ne pourrons lui faire encore aucune place dans notre exposé.

**132. Conditions de l'étude.** — Tout ce que nous voyons, c'est que l'oxygène est pris à l'air et porté sur une substance oxydable qui est transformée en un produit nouveau. Nous sommes là aux antipodes de la vie anaérobie, mais les phénomènes redeviennent aussi faciles à étudier que lorsqu'il s'agissait du bacille amylozyme ou du *bacillus orthobutylicus*. Là nous n'avions qu'à comparer ce qu'on mettait de matière fermentescible dans un vase clos, et ce qui sortait de ce vase sous forme de produits gazeux, plus ce qu'on y retrouvait de produits liquides ou solides de la fermentation. L'oxygène de l'air n'intervenait pas. Quand il intervient, comme avec les microbes moitié aérobies et moitié anaérobies, les produits d'oxydation se mélangent aux produits de fermentation, et l'étude se complique. Elle redevient simple avec les microbes purement aérobies, avec lesquels il n'y a plus ou quasi plus de fermentation. Il faut seulement surveiller et mesurer l'apport d'oxygène provenant de l'air.

Nous trouvons un bon exemple de cette étude dans l'admirable mémoire sur la fermentation acétique, dans lequel Pasteur a ouvert ce monde des êtres aérobies. Ce mémoire mériterait donc historiquement une place à part, alors même qu'il ne contiendrait pas un enseignement de méthode. Pour cette double raison, nous le détachons dans ce chapitre de tout ce qui l'a suivi. Les êtres décrits par Pasteur sous le nom de *mycoderma aceti* et de *mycoderma vini* sont peut-être moins bien définis que les êtres de même ordre qui ont été découverts et étudiés depuis, mais ils ont servi à créer un type, et, à ce titre-là, ils mériteront toujours une place à part dans la science.

**133. Fermentation acétique.** — On sait depuis bien longtemps que les liquides alcooliques exposés à l'air deviennent du vinaigre, et cette substance, à raison de la facilité avec laquelle elle se produit, doit avoir été connue aussi anciennement que le vin, et avoir entravé, comme elle le fait encore aujourd'hui, les opérations et les calculs des vignerons de l'antiquité. Elle a été en outre de tout temps un assaisonnement recherché, et sa fabrication a été se perfectionnant lentement à travers les âges, pour aboutir à deux procédés principaux. L'un

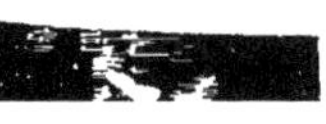

d'eux est surtout usité en France, et voici, d'après une description de Chaptal, comment on l'appliquait au commencement du siècle à Orléans, ville qui a toujours eu une réputation méritée pour ses vinaigres :

« On emploie des tonneaux qui contiennent à peu près 400 litres. On préfère ceux qui ont déjà servi, et on les appelle *mères de vinaigre*. Ces tonneaux sont placés sur trois rangs, les uns sur les autres ; ils sont percés à leur partie supérieure, sur la paroi verticale du fond qui est en avant, d'une ouverture de 55 millimètres en diamètre, laquelle reste toujours ouverte.

« D'un autre côté, le vinaigrier tient le vin qu'il destine à l'acétification dans des tonneaux dans lesquels il a mis une couche de copeaux de hêtre, sur lesquels la lie fine se dépose et reste adhérente. C'est de ces tonneaux qu'il soutire le vin très clarifié pour le mettre en vinaigre.

« On commence à verser dans chaque mère 100 litres de bon vinaigre *bouillant*, et on l'y laisse séjourner pendant huit jours. On mêle ensuite dix litres de vin dans chaque mère, et on continue à en ajouter tous les jours une égale quantité, jusqu'à ce que les vaisseaux soient pleins. On laisse alors séjourner le vinaigre pendant quinze jours. On ne vide jamais les mères qu'à moitié, et on les remplit successivement, ainsi que nous avons déjà dit, pour convertir du nouveau vin en vinaigre.

« Pour juger si la mère travaille, les vinaigriers sont dans l'usage de plonger une douve dans le vinaigre et de la retirer aussitôt. Ils voient que la fermentation marche et est en grande activité quand le sommet mouillé de la douve présente de l'écume ou fleur de vinaigre, et ils ajoutent plus ou moins de vin nouveau et à des intervalles plus ou moins rapprochés, selon que l'écume est plus ou moins considérable. »

Aujourd'hui la pratique est à peu près la même, comme nous le verrons quand nous étudierons industriellement l'opération ; seulement, au lieu de vinaigre bouillant, on se sert de vinaigre ordinaire, mais avec la précaution de le prendre le plus fort et le plus limpide possible. De plus, l'expérience a montré qu'il est difficile d'acétifier, par ce procédé d'Orléans, de l'alcool ou des flegmes étendus d'eau. Il faut alors leur ajouter de la matière organique azotée soluble, de façon à les rapprocher des vins. Même avec du vin, la conduite des opérations est toujours délicate. La mise en train d'une mère nouvelle était d'ailleurs, il n'y a pas encore bien longtemps, la difficulté principale de la fabrication, et les fabricants évitaient de leur mieux cette éventualité.

Ce procédé, qui fournit d'excellents produits, a l'inconvénient d'être long, et de ne bien s'appliquer qu'à certains liquides. En Allemagne, on suit, depuis Schutzenbach, une méthode plus expéditive. Dans une pile de tonneaux qu'on a défoncés, et à laquelle on donne 3 à 4 mètres de hauteur, on dispose des copeaux de hêtre, et on fait écouler lentement à la partie supérieure de la colonne des liquides alcooliques. On prend de préférence ceux qui sont pauvres en matières albuminoïdes, et on les additionne de quelques millièmes d'acide acétique. Un courant d'air, arrivant par des couronnes d'ouvertures que portent ces tonneaux à leur partie inférieure, parcourt en sens inverse la colonne de copeaux, et le liquide, largement exposé à son influence, s'acétifie peu à peu. Une portion de l'alcool et de l'acide acétique est bien perdue par suite de l'élévation de température à l'intérieur des tonneaux, et du courant d'air qui y circule, mais en revanche l'opération est rapide, et, après deux ou trois passages sur les copeaux, le vinaigre est fait.

Ces deux pratiques, si différentes l'une de l'autre, avaient autrefois une explication commune, qu'il avait fallu rendre un peu vague pour l'appliquer aux deux cas. Edmond Davy avait découvert en 1821 que le platine très pulvérulent, le noir de platine, présentait la sin-

gulière propriété de devenir incandescent lorsqu'on l'humectait avec de l'esprit de vin, et de continuer à rougir tant qu'il restait de l'alcool. Pendant cette combustion, l'alcool se transformait en acide acétique. En voyant un corps poreux produire cette transformation, on avait naturellement conclu que, dans la fabrication du vinaigre, l'acétification était due aussi à des corps poreux, aux copeaux de hêtre dans le procédé allemand, aux écumes ou fleurs de vinaigre mentionnées par Chaptal dans le procédé français.

L'existence de ces fleurs avait dû faire naître, et a fait naître en effet, après la publication du mémoire où Cagniard-Latour avait vu, dans la fermentation produite par la levure de bière, l'action d'un être vivant, la pensée que l'acétification n'était aussi qu'un effet dû aux végétations superficielles. Cette assertion ancienne, déjà combattue par Berzélius, fut en effet renouvelée par Turpin et Kutzing, mais sans aucune preuve à l'appui, et l'opposition puissante de Liebig la fit bientôt abandonner. Toutes les discussions se concentrèrent sur le rôle comparatif des copeaux de hêtre, envisagés uniquement comme corps poreux, et celui des matières organiques qu'il fallait ajouter à l'alcool pour obtenir du vinaigre dans le procédé d'Orléans. Quant à la mère du vinaigre, nom dont on désignait à peu près indifféremment le tonneau d'acétification ou les matières muqueuses qu'on y trouvait au fond ou à la surface du liquide, son rôle était aussi confus que l'objet auquel elle s'appliquait.

Comment des substances aussi dissemblables qu'un copeau de hêtre, les masses blanches gélatineuses qu'on rencontrait dans le vinaigre, ou les sucs végétaux qu'on mêlait au vin, pouvaient-elles avoir la même action ? L'exposé des doctrines émises sur ce sujet a perdu de son intérêt depuis que M. Pasteur a montré qu'elles étaient toutes inexactes.

**134. Mycoderma aceti.** — Il a fait voir en effet que toutes les fois qu'un liquide s'acétifiait, il y avait à sa surface un petit végétal, un être organisé en voie de développement ; que, le végétal absent, toute acétification était impossible ; que, le végétal mort, toute acétification s'arrêtait. C'était le même ordre de faits et de conséquences que pour la levure de bière. Nous ne nous y arrêterons pas.

Ce qui nous intéresse surtout, c'est la description de ce microbe et l'étude de ses propriétés. M. Pasteur décrit celui qu'il a observé sous la forme de chapelets d'articles en général étranglés vers leur milieu, dont le diamètre, un peu variable suivant les conditions dans lesquelles la plante s'est formée, est moyennement de 1μ.5. La longueur de l'article est un peu plus du double, et comme il est un peu étranglé en son milieu, on dirait quelquefois une réunion de deux petits globules, surtout quand l'étranglement est court ; quand le microbe est en couche un peu serrée, cet aspect apparent de globules isolés se prononce davantage, et il est très accusé sur les préparations un peu vieilles. Mais, à l'origine, on trouve dans toute leur netteté les formes que présente la fig. **11**.

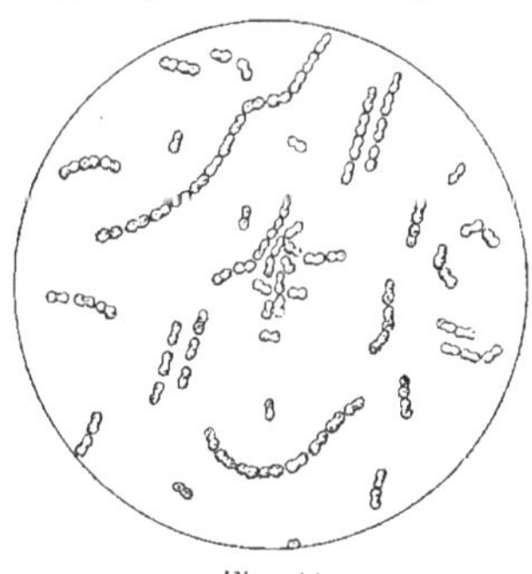

Fig. 11.

La multiplication a lieu par allongement de chacune des moitiés de l'article et segmentation transversale. C'est de là que viennent les chapelets. Pour les voir dans toute leur beauté, avec la régularité de structure et les formes onduleuses et élégantes qu'ils affectent, il faut les faire développer sur quelques centimètres cubes de liquide, placés dans une cuve dont le fond est fait d'une lamelle de verre extrêmement mince. Quand la plante est en voie de multiplication, on enlève avec une pipette la presque totalité du liquide. Le voile descend peu à peu sans se disloquer, et quand il est assez près du fond du vase, on l'examine par-dessous, à l'aide d'un microscope à réflexion. On voit alors des amas d'articles d'où partent dans toutes les directions de charmants chapelets (fig. 12).

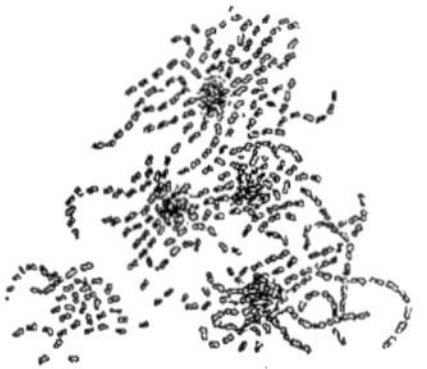

Fig. 12.

Tous ces chapelets finissent par se rejoindre, et forment bientôt à la surface un voile uniforme, d'aspect doux et velouté. Le développement se fait tellement vite, lorsque les conditions de température et de milieu sont convenables, qu'on peut, en déposant une quantité imperceptible de semence sur un liquide contenu dans une cuve de 1 mètre carré de surface, voir, en vingt-quatre heures, toute la surface couverte. En supposant qu'il n'y ait qu'une couche de cellules, cela donne pour la cuve 300 milliards d'articles produits dans ce court intervalle de temps.

Ce voile, à l'origine, est plus ou moins uni ; il est très facile à briser, mais ses fragments se laissent difficilement mouiller par le liquide ; une baguette de verre le troue, et en emporte, en se retirant, une partie qui la quitte facilement pour s'étaler à la surface d'un nouveau liquide où on la plonge. C'est même ainsi que les ensemencements se font le mieux. Quand le voile vieillit, il s'épaissit de plus en plus, après s'être ridé et comme veiné de traînées plus blanches, sur les points où il est vu en épaisseur. Il devient plus difficile à briser. Une baguette de verre le retire par fragments, sous forme de membranes grasses au toucher, glissantes, et toujours assez difficiles à mouiller. A ce moment les articles du mycoderme sont des points, rapetissés, quasi ratatinés comme le montre la fig. 13, dessinée à la même échelle que la fig. 12. Ces

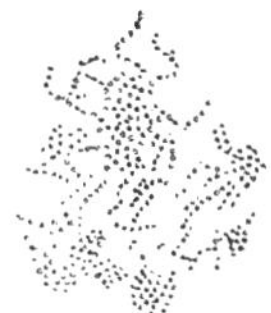

Fig. 13.

propriétés sont typiques pour le microbe que M. Pasteur a toujours rencontré dans ses expériences, et qu'il a appelé *mycoderma aceti.*

**135. Culture du mycoderma aceti.** — Le meilleur moyen pour se procurer de la semence de ce mycoderme est d'abandonner au contact de l'air un liquide à la fois alcoolique et acide, comme par exemple un mélange d'un volume de vin rouge ou blanc ordinaire avec deux volumes d'eau et un volume de vinaigre, ou bien encore un volume de bière, un volume d'eau et un volume de vinaigre. Les proportions de ces mélanges peuvent du reste être variées sans grand inconvénient ; l'important est qu'ils contiennent environ 1 1/2 à 2 p. 100 d'acide acétique et à peu près autant d'alcool, dans un liquide relativement pauvre en matières organiques.

L'ensemencement de ces mélanges se fait quelquefois par une voie singulière. Il est à peu près impossible d'exposer au contact de l'air, dans une étuve chauffée, un liquide à odeur acétique sans y voir apparaître, au bout d'un temps d'ordinaire très court, la mouche du vinaigre (*Musca cellaris L.)*, qui vit sur les liquides vinaigrés et en porte partout les germes au moyen de ses pattes. Beaucoup d'ensemencements *spontanés* ne réussissent que par elle, et elle joue certainement un grand rôle dans la diffusion du ferment acétique.

D'autres fois, le germe qu'on cherche se trouve, soit dans les poussières que l'air charrie ou a déposées sur les vases dont on se sert, soit dans le vinaigre employé. Dans ce vinaigre, les germes sont souvent répandus dans toute la masse du liquide, et il en résulte alors un mode de développement particulier dans le liquide d'ensemencement. Au lieu de former à sa surface une pellicule mince et grasse, le mycoderme, qui n'est peut-être pas le même que celui de tout à l'heure, se présente sous la forme d'une masse mucilagineuse, immergée, mais placée pour ainsi dire à fleur du liquide, et grandissant peu à peu de façon à atteindre la surface, où elle pousse comme des nodosités visqueuses, qui se relient peu à peu les unes aux autres et finissent par constituer une peau humide, gonflée, gélatineuse et glissante. Quand elle est devenue trop lourde, cette peau tombe, elle est remplacée par une nouvelle et ainsi de suite, jusqu'à ce que le liquide soit complètement épuisé de ses éléments assimilables.

Ce mode de développement est fréquent dans les flacons des pharmaciens, fréquent aussi dans les vinaigreries mal conduites. Quand il intervient dans une opération industrielle, l'acétification marche mal, les mères du procédé d'Orléans se remplissent de masses gélatineuses, les copeaux du procédé allemand s'engluent et ne fonctionnent plus. C'est précisément pour éviter sa formation que l'on emploie pour nourrir les mères, soit du vinaigre bouillant comme le voulait Chaptal, soit du vinaigre filtré sur des copeaux de hêtre et parfaitement limpide, comme on le fait encore aujourd'hui.

Les articles de ce mycoderme sont peut-être un peu

moins étranglés, sensiblement de même dimension que les autres, mais ils sont reliés par un mucus translucide qui, en vieillissant prend l'aspect d'une membrane homogène, et qui, desséché, donne une pellicule très résistante. Nous en retrouverons l'étude dans le chapitre suivant.

Quand on n'obtient que ce mycoderme gélatineux sur les liquides d'ensemencement spontané, ce qu'il y a de mieux à faire est de les remplacer par un autre liquide bouilli. Mais il est généralement possible de trouver en un point de la surface, une portion, d'ordinaire plus opaque que le reste, où le mycoderme est surtout superficiel. On prend dans cette portion, ne fût-ce qu'avec la pointe d'une épingle, un peu de semence, qu'on porte sur un liquide nouveau. On réussit ainsi assez rapidement à isoler le voile doux, uni ou ridé, du mycoderme superficiel que nous avons décrit en premier lieu. Quand on l'a obtenu, on peut l'ensemencer, le voir se développer et faire du vinaigre sur un liquide ne renfermant que de l'alcool et de l'acide acétique cristallisable, comme éléments hydrocarbonés, et des phosphates d'ammoniaque, de magnésie, de potasse et de chaux comme éléments minéraux, ce qui supprime toute contestation à propos du rôle des matières organiques sur lesquelles on le fait vivre d'ordinaire. Mais sur ces liquides purement minéraux, la plante n'a pas la même vigueur que quand elle a à sa disposition des matières albuminoïdes. Le voile est moins ferme, plus délicat, plus cassant. Il vaut donc mieux, pour étudier les propriétés de ce mycoderme, l'ensemencer sur un liquide organique. Celui qui, d'après M. Pasteur, se prête le mieux aux opérations au laboratoire est le suivant :

| | |
|---|---|
| Eau de levure de bière à 2-5 millièmes de matière dissoute | 100 parties |
| Acide acétique cristallisable | 1 à 2 — |
| Alcool ordinaire | 3 à 4 — |

Quelques taches de *mycoderma aceti* semées sur le liquide, à une température de 20° environ, en recouvrent toute la surface, quelle que soit son étendue, dès le lendemain ou le surlendemain, sous la forme d'un voile uni dont nous allons étudier les propriétés.

**136. Propriétés du mycoderma aceti.** — Comme c'est ici le premier exemple que nous rencontrons d'un être purement aérobie, nous insisterons un peu sur les moyens d'en faire l'étude.

Dans une fiole à fond plat, de 3 litres environ, comme celle de la fig. 14, introduisons environ 100 cc. d'un

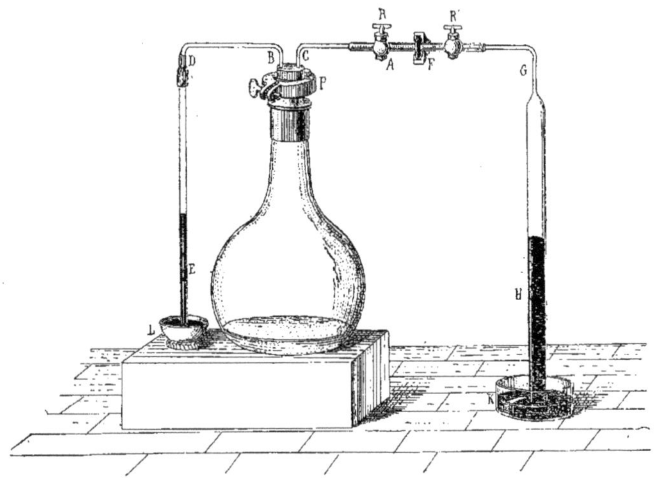


Fig. 14.

liquide ayant la composition de celui qui a été indiqué plus haut, et ensemençons à la surface une quantité inappréciable de semence de mycoderme jeune, sous forme de voile, puis fermons la fiole au moyen de la garniture métallique qu'elle porte et qui la met à l'origine en communication avec le manomètre E. Nous verrons, dès le lendemain, s'étendre sur toute la surface un voile très mince et uni. Dès que le voile se montre, on constate sur le manomètre une absorption gazeuse qui, faible à l'origine, va en augmentant avec les progrès du voile, et arrive bientôt à un maximum auquel elle reste stationnaire. Dans une expérience de M. Pasteur, l'absorption était déjà considérable dix-huit heures après l'ensemencement, et entièrement achevée après trente-six heures.

Les indications du manomètre sont complétées par l'analyse du gaz de la fiole, qu'on peut faire sans disloquer le voile, ni changer la fiole de place, en adaptant à la tubulure métallique, au moyen d'un collier à gorge F, le tube GH, qui n'est autre que le laboratoire de l'eudiomètre Regnault. Ce tube est à l'origine rempli de mercure. En ouvrant le robinet R', puis le robinet R, ce mercure s'écoule et aspire un peu d'air de la fiole ; on ferme les robinets quand on juge la prise de gaz suffisante. Le tube GH est alors séparé de la fiole et adapté à l'eudiomètre pour l'analyse du gaz. Dans l'expérience que je cite, ce gaz avait la composition suivante :

| | |
|---|---|
| Acide carbonique | 1,17 |
| Oxygène | 0,00 |
| Azote par différence | 98,83 |

Tout l'oxygène avait donc disparu, et il n'y avait qu'une très faible quantité d'acide carbonique, provenant sans doute plutôt de la vie de la plante que d'une combustion directe par l'oxygène des matériaux carbonés de la liqueur. La plante est donc un agent de transport de l'oxygène. Elle le porte sur l'alcool pour en faire de l'acide acétique, car on a trouvé dans l'expérience que le titre acide de la liqueur avait passé de 1,1 à 2,2 p. 100. La quantité totale d'acide acétique formée réellement est inférieure à celle qu'aurait dû produire l'oxygène absorbé dans la fiole : elle n'a pris que 550 mgr. environ d'oxygène. L'acide carbonique n'en a consommé qu'environ 75 mgr., cela fait en tout 625 mgr. Or, il en a été absorbé 825 ; restent donc 200 mgr. dont on ne retrouve pas l'emploi. C'est qu'une partie de l'oxygène est employée à faire d'autres produits que l'acide acétique, des corps neutres, de l'aldéhyde, etc., mais l'acide acétique est le produit dominant. On trouve encore un peu d'acide succinique qu'on isole par les mêmes moyens que pour la fermentation alcoolique.

Une dernière particularité doit nous frapper dans l'expérience de plus haut. Le poids du voile, à l'état sec, est toujours très faible. Je me suis assuré qu'il pouvait ne pas atteindre 0 gr. 5 pour 1 mètre carré de surface, tout en étant parfaitement continu et régulier. En supposant qu'il ait été tel dans l'expérience de M. Pasteur, on voit qu'il ne devait pas peser plus de 5 milligrammes ; or, il y a eu 550 cc. d'oxygène consommés, pesant 825 milligrammes. La plante sert donc d'agent de transport, en trente-six heures, à 165 fois son poids d'oxygène, et ce chiffre est encore trop faible, puisque nous ne faisons entrer en ligne de compte que le poids définitif. C'est un chiffre très notablement supérieur à celui de la levure aérobie, qui lui-même était déjà si élevé.

En prenant le tiers de ce poids comme poids moyen, ainsi qu'on en a le droit avec la levure (v. t. I, p. 210) c'est 500 fois son poids d'oxygène que la plante fixe sur l'alcool en 36 heures, et comme elle ne contient guère que le cinquième de son poids d'oxygène, elle fixe 2.500 fois ce qu'elle contient de ce corps. Il est donc difficile d'admettre que cet oxygène soit devenu dans l'intervalle de l'oxygène protoplasmique, et l'existence d'une oxydase rend mieux compte de cette puissance d'oxydation que toute autre explication.

**137. Etude du procédé par les copeaux de hêtre.** — Nous allons tout de suite tirer de cette notion l'explication de quelques faits restés longtemps embarrassants. Nous avons vu que le procédé allemand d'acétification consistait à faire écouler lentement, dans des tonneaux remplis de copeaux de hêtre, rassemblés sans ordre ou disposés par assises après avoir été roulés comme des ressorts de montre, de l'alcool, étendu d'eau de manière à ne plus marquer que 8 à 12° à l'alcoomètre, et additionné de quelques millièmes d'acide acétique. Comment agissent ces copeaux ? Ils ne cèdent évidemment rien de leur matière, car il y en a qui acétifient d'une façon presque indéfinie. D'un autre côté, lorsqu'on les retire d'une cuve fonctionnant bien, ils montrent une surface tellement nette que dans un mémoire destiné à combattre les opinions de M. Pasteur sur ce sujet, Liebig avait pu citer l'exemple de copeaux, en fonction depuis vingt-cinq ans, et jugés, par le fabricant et par lui-même, exempts, même au microscope, de toute couche mycodermique. Beaucoup de ces copeaux sont en effet tels qu'on dirait qu'ils viennent d'être lavés avec soin.

Il suffit pourtant d'ordinaire de les racler légèrement avec une lame de couteau, et d'examiner la raclure au microscope, pour reconnaître qu'un bon nombre portent à leur surface, au moins par places, une couche de *mycoderma aceti*. C'est ce qu'ont parfaitement montré, après M. Pasteur, les travaux de Mayer et de Knierym en Allemagne. Ils sont donc, non pas le ferment, mais le support du ferment. Ils multiplient les surfaces, et rendent plus facile l'oxydation ; mais, dans ce rôle, ils pourraient jusqu'à un certain point être remplacés par du verre ou de la porcelaine.

Il est facile de prouver en effet que, réduit à lui-même, le copeau n'a aucune action oxydante. Si, après en avoir disposé une pile dans le tube cylindrique de la fig. 15, on fait couler lentement, au sommet de la colonne, et à l'aide d'une pipette à obturateur, un liquide alcoolique comme celui des vinaigreries allemandes, on trouve que le titre acétique ne varie pas, malgré le passage en grande surface au contact de l'air ; cet air peut pourtant se renouveler constamment en passant par le tube inférieur d'écoulement, qu'on fait très large et taillé en biseau et par le tube latéral supérieur. On peut remplacer sans plus de succès la pile de copeaux par une corde ou mieux par un large ruban tendu ; mais fait-on couler une seule fois, dans ces tubes, un liquide déjà en

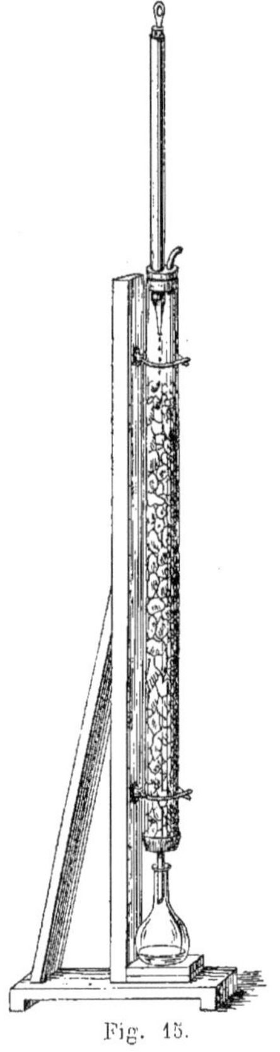

Fig. 15.

voie d'acétification et chargé de germes, ceux-ci s'arrêtent et se développent dans les rugosités des copeaux, la colonne devient acétifiante, et cette propriété, une fois acquise, y persiste indéfiniment.

A une condition pourtant, sur laquelle nous devons insister, c'est que l'on ne fera jamais passer sur la colonne que des liquides très faiblement chargés de matières organiques. Tels sont les flegmes, étendus d'eau et d'une très petite quantité de bière, du procédé allemand. Si l'on se sert de moût de bière, de vin, de jus d'orge, ou d'autres liquides organiques fermentés, le mycoderme prend un développement trop abondant, couvre les copeaux d'une couche gélatineuse dont le pouvoir acétifiant devient, comme nous l'avons vu, très faible ou même nul. Toutes ces notions, devenues scientifiques depuis le travail de M. Pasteur, résultent aussi de la pratique de la grande industrie. On comprend même qu'elles aient longtemps aveuglé les fabricants sur le véritable rôle du mycoderme, puisqu'on observait une acétification énergique là où les copeaux étaient intacts, et une marche très mauvaise dans les tonneaux où apparaissent les masses gélatineuses. Cette contradiction apparente a disparu aujourd'hui, et le fabricant peut voir qu'il doit se tenir entre deux extrêmes. Il ne doit pas employer de liquides organiques trop chargés ; il doit d'un autre côté fournir à la plante un peu de matière albuminoïde, ou au moins un sel d'ammoniaque ou des phosphates alcalins et terreux. Un mycoderme alimenté avec une solution d'alcool pur finirait par périr par épuisement, au bout d'un temps plus ou moins long, comme un animal qu'on ne nourrirait que d'une seule espèce d'aliments.

**138. Etude du procédé français.** — Les liquides qui ne peuvent pas se laisser acétifier par le procédé allemand conviennent au contraire parfaitement au procédé français. A la condition de ne jamais disloquer le voile quelquefois imperceptible formé à la surface des tonneaux, et de n'introduire jamais de germes dans toute la masse du liquide, le fabricant d'Orléans peut obtenir une fabrication régulière dont la marche dépendra, il est vrai, de la température extérieure, mais suivant une loi dont la moindre expérience lui apprendra bientôt à tenir compte.

Les écueils qu'il aura à éviter tiennent à un ordre de

faits différents de ceux que nous avons détaillés jusqu'ici, et sur lesquels nous devons donner quelques détails, à cause de leur importance à la fois théorique et pratique.

Le *mycoderma aceti* n'est pas seulement un agent d'oxydation de l'alcool. Il peut se développer, plus péniblement il est vrai, sur du vinaigre entièrement privé d'alcool, et il en brûle alors l'acide acétique, qu'il transforme en eau et en acide carbonique ; c'est ce dont il est facile de s'assurer au moyen d'une expérience dans une fiole à fond plat, comme celle de la p. 214, dans laquelle on fait vivre le microbe sur un mélange d'acide acétique étendu et d'eau de levure. On trouve que l'air de la fiole perd son oxygène, qui est remplacé par un volume égal d'acide carbonique, et que la diminution de l'acide dans la liqueur est en rapport avec l'oxygène absorbé et l'acide carbonique produit ; on a sous les yeux les éléments de la vérification complète de l'équation

$$C^2H^4O^2 + 4O = 2CO^2 + 2H^2O$$

On a dès lors le droit de se demander si cette combustion d'acide acétique n'a pas lieu en même temps que celle de l'alcool. L'expérience que nous avons citée plus haut montre que cela n'a pas lieu, au moins dans les premiers moments, puisque nous n'avons pas trouvé d'acide carbonique en quantités sensibles dans le gaz du ballon. Ce n'est que lorsque l'alcool est rare ou absent que la combustion de l'acide acétique commence. Si au moment où celle-ci est en train, on rajoute un peu d'alcool, on voit que l'acide est respecté et l'alcool brûlé. L'emploi de la fiole de plus haut permet d'étudier facilement ce phénomène : on le comprendra sans peine, si l'on songe aux deux cas extrêmes qu'elle nous a permis d'étudier, et l'on trouve avec elle que la transition dans le choix de la substance combustible se fait avec une soudaineté remarquable.

Au point de vue pratique, ces faits se résument en

ceci, c'est que le fabricant de vinaigre ne doit jamais laisser s'épuiser d'alcool le liquide de ses cuves. Il trouve à cela l'avantage d'éviter les pertes, et un autre avantage que nous apprécierons plus tard quand nous nous occuperons de l'application industrielle de ces notions scientifiques.

Au point de vue théorique, nous retrouvons là, sous une autre forme, les phénomènes d'action élective des microbes sur les substances qu'on présente à leur action. Mais ici cette action élective s'exerce dans des conditions plus précises que dans tout ce que nous avons encore vu. Tant qu'il y a de l'alcool, l'acide acétique reste intact. Dès qu'il n'y a plus d'alcool, l'acide est brûlé. Remettons de l'alcool dans le liquide, le phénomène change encore une fois : l'acide est respecté et l'alcool se transforme à nouveau en acide acétique.

« Ces faits, dit M. Pasteur, méritent au plus haut degré d'attirer l'attention. Ils nous offrent le curieux spectacle de petits organismes qui fixent l'oxygène de l'air, tantôt sur un principe, l'alcool, tantôt sur un autre, l'acide acétique : exclusivement sur le second, si le premier est absent, exclusivement sur le premier malgré la présence du second, tant que le premier ne fait pas défaut.

« Pourrait-on rencontrer un exemple de combustion plus voisin de la combustion respiratoire, qui s'effectue, elle aussi, par de petits organismes, les globules du sang. Nous voyons également dans ce dernier phénomène tel principe brûlé complètement et ramené à l'état d'eau et d'acide carbonique, tel autre s'arrêter à un degré de combustion intermédiaire, comme il arrive pour l'urée et l'acide urique.

« Mais la comparaison peut aller plus loin, et, de même que, dans certaines circonstances, les globules du sang deviennent malades et que les matériaux de l'organisme ne sont plus comburés de la même façon, d'où résultent des produits d'excrétion divers, et par suite, des désordres plus ou moins graves, de même nous allons voir nos petits organismes mycodermiques s'altérer dans certains cas si profondément qu'ils ne pourront plus porter la combustion jusqu'au terme acide acétique. Quelles importantes et trop souvent dangereuses modifications ne doit pas amener dans l'économie un changement de cet ordre s'appliquant aux globules du sang. Dans bien des maladies, c'est d'eux que doit procéder le mal. »

**139. Altérations dans la structure et les fonctions du mycoderma aceti.** — Il arrive en effet quelquefois que l'action du *mycoderma aceti* dévie complètement. A la suite de l'addition au liquide d'un alcool trop concentré, qui, à raison de sa faible densité, s'étale à la surface du liquide et ne se mélange pas rapidement à la masse, quelquefois à la suite de l'addition d'une substance dont le *mycoderma aceti* ne s'accommode pas, comme l'esprit de bois ou l'alcool amylique, on voit se former, au lieu d'acide acétique, des produits à odeur suffocante, parmi lesquels domine l'aldéhyde, et qui, chose assurément bien curieuse, sont identiques aux produits que fournit la combustion incomplète de l'alcool ou de l'éther par le noir de platine. Le voile, dans ces conditions, semble subir une altération profonde. Il est moins consistant et semble se délayer dans le liquide. Au lieu de conserver son aspect ordinaire, qui a quelque chose d'un peu translucide, il devient opaque, blafard, toujours prêt à se détacher des bords du vase et à tomber dans le liquide par lambeaux. Au microscope, les articles paraissent altérés, crispés, fanés, avec çà et là comme des globules graisseux qu'on prendrait pour des produits d'exsudation.

Il y a toujours un peu de ces produits dans les fabrications qui marchent le mieux. En entrant dans une étuve où se fabrique du vinaigre, on sent autre chose que l'odeur franche de l'acide acétique, qui agit sur le nez et non pas sur les yeux; au contraire, les produits du voile altéré excitent le larmoiement au plus haut degré.

Là par conséquent est encore un écueil de fabrication, que l'on évitera en faisant avec précaution les additions nouvelles d'alcool dans le liquide en voie d'acétification. Un certain nombre de pratiques industrielles sont évidemment inspirées par une connaissance confuse des faits que nous venons d'exposer, et nous pourrions déjà, à l'aide de ce que nous savons, étudier au point de vue technique et à celui du rendement les procédés de fabrication du vinaigre. Mais nous avons d'abord a connaître ce que Pasteur nous a appris au sujet d'une bactérie oxydante plus active que le *mycoderma aceti*, le *mycoderma vini*.

**140. Mycoderma vini.** — Il y a, dans l'industrie vinaigrière, une pratique que nous avons indiquée, qui est trop répandue pour être indifférente, et sur les raisons profondes de laquelle nous n'avons encore rien appris : c'est celle qui consiste à aciduler le liquide qu'on veut soumettre à l'acétification. Pourquoi faire ainsi rentrer dans la fabrication du vinaigre déjà fait? Il y a là en apparence une perte de temps et une immobilisation de capital qu'on devrait éviter.

L'expérience montre à ce sujet que lorsqu'on ensemence du *mycoderma aceti* sur un liquide alcoolique non acide, surtout si ce liquide est, comme le vin ou la bière, riche en matières organiques dissoutes, la semence ne se développe que très difficilement, et est bientôt écrasée par une espèce non ensemencée, le *mycoderma vini*, dont les germes sont universellement répandus, peut-être plus encore que ceux du *penicillium glaucum*. C'est elle qui forme à la surface des vins restés en vidange dans des bouteilles ou des tonneaux, ces pellicules blanches, qui, d'abord presque invisibles, s'épaississent peu à peu et se rident de la manière la plus prononcée, au fur et à mesure que la place leur manque pour s'étendre horizontalement, au gré de la puissance extraordinaire de reproduction des articles qui les composent.

L'aspect que présentent au microscope ces *fleurs du vin* est tout à fait différent de celui du mycoderme du vinaigre. Ce sont, quand on s'adresse à une pellicule jeune, des globules ovales et turgescents, portant en général dans leur intérieur des granulations nombreuses et une ou deux vacuoles à contours assez nets, réunis à l'origine en chapelets bourgeonnants comme de la levure haute, disjoints ensuite et isolés. C'est ce que montre la fig. **16**, dessinée à la même échelle que la fig. **11** du mycoderme du vinaigre de Pasteur, pour donner une idée de la différence des dimensions. Lorsque le mycoderme

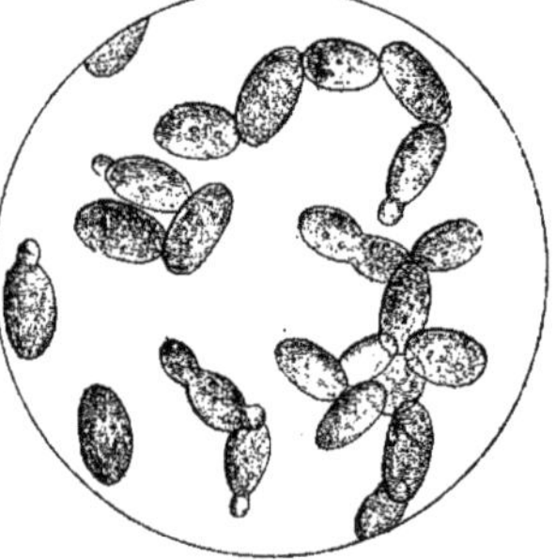

Fig. 16.

vieillit, ses formes deviennent plus irrégulières : quelques cellules s'allongent en devenant quelquefois anguleuses et bizarres.

Ces changements de forme peuvent se produire même dans les cultures jeunes, comme l'a montré Winogradsky, lorsqu'on change la composition du milieu nutritif. Ce savant a fait varier la composition de la matière organique pour un même milieu minéral, et inversement : il a vu se produire des changements dans l'aspect microscopique des cellules.

C'est dans ce mycoderme, ou peut-être dans une espèce de ce groupe, que de Seynes a découvert, en 1868, le mode de reproduction par spores que nous avons signalé à propos de la levure de bière. Cette découverte a été contestée depuis, et on a dit que de Seynes avait peut-être pris pour des spores les vacuoles ou les globules de matière grasse qui se forment dans les cellules de mycoderme quand elles vieillissent. Mais les spores ont été revues par Engel, Reess, Cienkowski, et leur existence ne semble pas douteuse. Il se peut d'ailleurs qu'elles ne se forment pas toujours, et même que certaines espèces perdent temporairement ou définitivement la puissance d'en fournir, comme il arrive pour les bacilles.

**141. Diverses espèces.** — On a vu en effet, depuis Pasteur, qu'il existe diverses espèces de mycodermes du vin. Hansen a le premier trouvé, dans les brasseries de Copenhague, un autre mycoderme dont les cellules très variables de forme sont, en général, moins rondes et moins réfringentes que les mycodermes ordinaires ; elles contiennent d'ordinaire deux ou plusieurs granulations réfringentes, elles forment des pellicules superficielles, n'intervertissent pas le saccharose et ne donnent pas d'alcool.

Cette espèce est extrêmement répandue à Copenhague sur toutes les bières, mais ne semble leur communiquer aucun goût fâcheux ni aucun défaut. Bélohoubek a rencontré le premier un mycoderme qui donne des défauts à la bière, Kukla, des mycodermes qui la troublent, et Lasché a décrit tout récemment quatre de ces derniers, qui diffèrent de celui de Hansen en ce qu'ils donnent de l'alcool aux dépens du mout de bière. L'un d'eux peut en donner 0,26 0/0 ; deux autres jusqu'à 0,79 0/0, et le dernier jusqu'à 2,51 0/0. Ce dernier peut passer pour une levure, et les autres constituent une transition avec les mycodermes proprement dits. Au reste, ces différences ont perdu de leur importance depuis qu'on sait que l'alcool est le résultat de l'action d'une zymase, et que la différence entre les mycodermes et les levures, au point de vue de la production de l'alcool, tient à des différences dans la sécrétion d'une diastase. Contentons-nous de conclure qu'il y a sans doute beaucoup de mycodermes du vin comme il y a beaucoup de levures, et revenons au mémoire de Pasteur pour y trouver les faits physiologiques généraux de l'histoire de ces êtres.

**142. Action physiologique.** — La fonction du mycoderme étudié par Pasteur est encore de porter l'oxygène de l'air sur les substances dissoutes dans le liquide sur lequel il se développe. D'après M. Mayer et M. Pasteur, il peut aussi brûler des matières hydrocarbonées diverses, des acides organiques. Mais il nous intéresse ici par l'action qu'il peut exercer sur l'alcool ou l'acide acétique.

Avec l'alcool, il exerce une combustion complète, sans s'arrêter comme le *mycoderma aceti* au terme intermédiaire acide acétique. Il le transforme en une seule fois en acide carbonique et en eau. Aussi les vins où il se développe deviennent peu à peu *plats*. M. Mayer a observé pourtant, passagèrement, la formation d'un peu d'aldéhyde, reconnaissable à son odeur ; mais cette action est faible, et nous avons le droit de la négliger pour n'envisager que le phénomène de combustion complète. L'absorption de l'oxygène nécessaire à l'activité de la nutrition du mycoderme, le dégagement d'acide carbonique qui en est la conséquence, et le développement de chaleur sont quelquefois considérables. Si la culture a lieu sur une cuvette plate recouverte d'une lame de verre, on voit celle-ci se recouvrir en quelques instants d'une buée qui se résout bientôt en grosses gouttes d'eau. La quantité d'oxygène utilisée est si grande qu'on ne voit jamais apparaître à la surface de ce voile aucune moisissure, bien que l'air y apporte à chaque instant des germes vivants. Le terrain est si favorable que, comme dans les cultures d'*aspergillus* sur du liquide Raulin, la plante étouffe toutes ses congénères, et ne les laisse s'implanter que lorsqu'elle devient elle-même languissante.

Avec l'acide acétique, les phénomènes sont les mêmes ; il y a aussi combustion complète, mais un milieu un peu acide est évidemment moins favorable à la plante, et les phénomènes se produisent avec bien moins d'intensité.

**143. Autonomie du mycoderma vini.** — La ressemblance extérieure du *mycoderma vini* avec la levure, et son apparition presque fatale sur tous les liquides fermentés, devaient faire naître et ont fait naître en effet l'idée que le mycoderme était une forme aérobie des levures ordinaires. Des expériences superficielles avaient confirmé cette manière de voir, en montrant qu'un liquide sucré où l'on introduisait de ces fleurs du vin se mettait à fermenter, et, inversement, qu'un liquide alcoolique ne renfermant en apparence que de la levure se couvrait de fleurs.

Ce que nous avons dit plus haut enlève un peu de son intérêt à cette question, qui a pendant quelque temps été considérée comme importante. Nous savons aujourd'hui qu'il y a des levures authentiques qui donnent des voiles. Nous avons vu tout à l'heure qu'il y a des mycodermes authentiques qui sont des levures faibles : celui de Hansen ne donne pas d'alcool. Ainsi la transition est continue.

Quand Pasteur a rencontré devant lui cette question de l'autonomie du *mycoderma vini*, elle était tout autre. Il s'agissait de savoir si le *mycoderma vini* était une forme de développement de la levure, c'est-à-dire si une levure quelconque pouvait donner, en se développant en voile, non pas un *mycoderma vini*, mais le *mycoderma vini* de Pasteur, qu'on croyait être unique.

Les expériences superficielles dont nous avons parlé tout à l'heure conduisaient à cette conclusion. Mais Pasteur ne pouvait s'en contenter : pour avoir toute certitude, il fallait opérer sur des cultures pures. Il est très facile de cultiver le *mycoderma vini* très pur sur du moût de vin ou de bière, contenu dans les ballons à deux cols que nous connaissons. Quand il est bien développé, on l'immerge à l'aide d'une agitation violente, car ces pellicules grasses se laissent difficilement mouiller : on constate qu'il n'y a jamais alors apparition d'une fermentation régulière et, par suite, que le mycoderme du vin ne subit aucune transformation en ferment alcoolique.

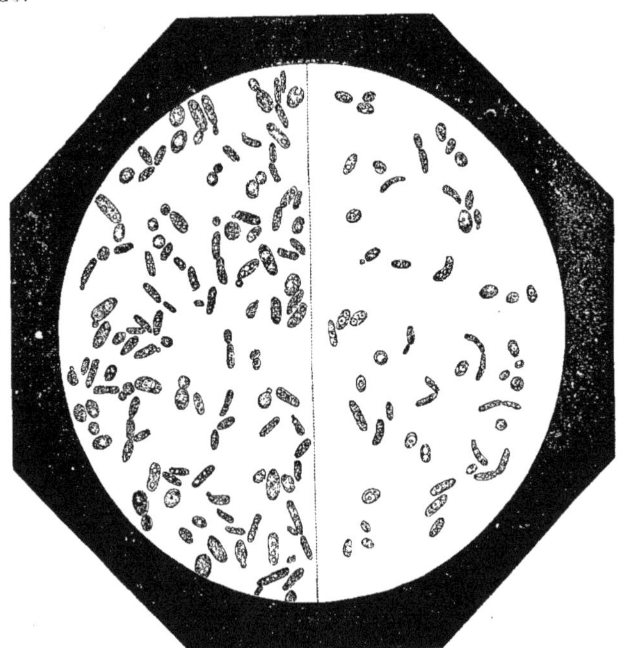

Fig. 17. — *Mycoderma vini.*
Moitié gauche, cellules vivant en surface.
Moitié droite, cellules submergées dans un liquide sucré.

Cependant, si l'on observe avec soin le liquide dans les premiers jours après l'immersion des cellules du mycoderme, on y voit s'élever d'une façon lente, mais continue, de petites bulles d'acide carbonique, et on

activité, siphonnons le liquide pour le remplacer par de l'eau additionnée de quelques centièmes d'alcool pur. Nous verrons aussitôt se manifester une acétification qui ira en augmentant avec le temps.

Pourquoi la couche mycodermique qui brûlait l'alcool sur le vin le transforme-t-elle en acide acétique sur ce liquide nouveau, privée de matière organique et d'éléments minéraux. L'absence de nourriture aurait-elle pour effet de changer quelque chose aux fonctions vitales du mycoderme du vin et d'atténuer ses facultés oxydantes. Cela est possible et mériterait d'être suivi. On s'explique assez bien dans cette hypothèse l'acétification qui se produit à l'origine. Mais l'activité que prend l'oxydation avec le temps résulte d'un tout autre mécanisme, de la substitution au *mycoderma vini* du *mycoderma aceti*, dont les germes écrasés, et invisibles dans le premier liquide, prennent leur revanche dans le second.

On ne les voit pas au microscope le premier jour ; le lendemain on en rencontre partout (fig. 19). Les jours sui-

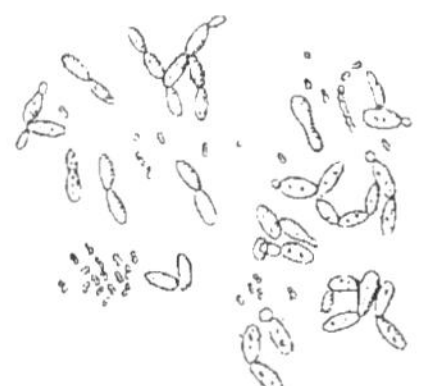

Fig. 18.

vants, rien qu'à la vue simple, on peut constater la disparition graduelle du voile primitivement épais et ridé du *mycoderma vini*, faisant place peu à peu au voile mince, uni et de poids total beaucoup moindre, de *mycoderma aceti*, parce qu'il y a simultanément combustion de divers principes du premier. C'est une véritable résorption, accompagnée de la formation de substances plus lentes à subir la combustion, et qu'on retrouvera à l'état libre dans la liqueur. Telle est, par exemple, une matière qui réduit avec facilité, même à la température ordinaire, la liqueur de Fehling, et qui est peut-être l'aldéhyde glycérique ou la dioxyacétone que nous retrouverons bientôt.

Nous aurons à utiliser, quand nous étudierons de plus près le mécanisme de la disparition des matières organiques mortes, ces notions, que nous venons d'établir, de parasitisme de ferments les uns sur les autres, et de remplacement d'une génération de microbes par une autre d'un poids moindre. Nous avons pour le moment à développer ce que la science a ajouté depuis Pasteur au mémoire initiateur que nous venons de résumer.

## BIBLIOGRAPHIE


CHAPTAL. *Chimie appliquée aux arts*, t. III, 1807.

E. DAVY. *Journal de Schweigger*, t. I, 1821.

DOBEREINER. *Journal de Schweigger*, t. VIII, 1823.

BERZÉLIUS. *Traité de chimie*, t. VI, 1829 à 1833.

TURPIN. Mémoire sur la cause et les effets de la fermentation alcoolique et acéteuse. *Mém. de l'Acad. des sc.*, t. XVII.

KUTZING. *Répertoire de chimie*, 1838.

LIEBIG. *Traité de chimie organique*, t. I, 1841.

DUMAS. *Chimie appliquée aux arts*, t. VI, 1843.

R. THOMSON. Sur la nature et les effets de la mère de vinaigre. *Ann. der Chem. und Pharm.*, t. LXXXIII, 1852.

PASTEUR. Mémoire sur la fermentation acétique. *Annales de l'Ecole normale supérieure*, t. I. 1864.

LIEBIG. Sur la fermentation et les sources de la force musculaire. *Ann. der Chem. und Pharm.*, t. CLIII, 1870.

HANSEN. *Meddelelser fra Carlsberg Laboratoriet*, 1886.

KUKLA. *Prager Bauer-und Hopfenzeitung*, 1889.

LASCHÉ. *Der Braumeister*, Chicago, 1891.

DE SEYNES. *Bull. de la Soc. chimique*, 1868.

MAYER. Untersuchungen ub. die alkoolische Gahrung, Heidelberg, 1869.

OTTO. Traité de la fabrication du vinaigre, 2e éd., 1876.

E. WURM. *Dinglers polyt. Journal*, t. CCXXXV, 1880.

## CHAPITRE XII

### BACTÉRIES ACÉTIFIANTES

**145. Variété des espèces.** — Dans le travail que nous venons de résumer, Pasteur ne s'était placé qu'au point de vue physiologique : il ne s'était pas préoccupé de la question d'espèce. C'est depuis seulement qu'on a vu que les espèces acétifiantes sont nombreuses, différentes extérieurement les unes des autres par l'aspect et les caractères du voile, par leur puissance d'acétification, le rendement qu'elles fournissent, etc., différentes aussi en ce qu'elles n'ont pas la même forme. J'ai signalé en 1877 l'existence d'un mycoderme, acétifiant comme celui de Pasteur, mais formant un voile plus sec, plus mince, se colorant même quelquefois des couleurs des lames minces. Ce voile ne se plisse pas, mais se recouvre d'un lacis de crêtes à arêtes vives, rappelant un peu la surface d'un rayon de miel : semé sur divers liquides, il s'est reproduit avec les mêmes caractères ; il était très actif et c'est à lui qu'était due cette acétification rapide dont j'ai parlé, t. I, p. 96, à propos de la puissance d'action des ferments. Comme contraste, j'ai aussi signalé un autre mycoderme donnant des voiles très développés, ressemblant beaucoup à ceux du mycoderme de Pasteur, mais d'un pouvoir acétifiant presque nul. Mayer a décrit une forme qui donne des peaux gélatineuses épaisses, analogues à celles que Pasteur avait décrites, mais qui en différaient en ce qu'elles acétifiaient très rapidement l'alcool. Il a considéré cette espèce comme distincte, tandis que Pasteur en avait fait en quelque sorte une forme maladive du mycoderma en voile mince.

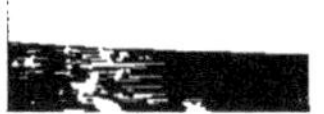

Wurm a observé de son côté d'autres formes différentes en apparence de celles qui précèdent. L'une, formant une pellicule épaisse, visqueuse et grasse, était faite de globules isolés et poussant en chaînes quand ils étaient jeunes, gélatineux en vieillissant : c'était une confirmation des idées de Pasteur. Un autre mycoderme, étudié par Wurm, était un bacille, ce qui montrait que les coccus n'étaient pas seuls à posséder le pouvoir acétifiant.

**146. Bactéries de Hansen.** — En 1880, M. Boutroux découvrit une bactérie acétifiante et capable en outre d'oxyder diverses substances. Nous la retrouverons dans le chapitre prochain. Pour rester dans le domaine de l'acétification, nous devons signaler un travail de Hansen, datant de 1879, et qui, appliquant pour la première fois à l'étude de cette question la méthode des cultures pures, cherchait à établir l'existence de deux espèces nouvelles, tellement semblables de formes qu'elles avaient dû être souvent confondues jusque-là, et qui se différenciaient en ce que l'une était colorée en bleu par l'iode, tandis que l'autre l'était en jaune.

Ce caractère, caduc et passager chez un certain nombre de bactéries, où il témoigne de la formation temporaire d'une substance voisine de l'amidon, pouvait avoir plus d'importance pour les ferments acétiques, s'il en colorait l'enveloppe extérieure. C'était une méthode de coloration ayant la valeur diagnostique de toutes les autres. Ce qui semblait indiquer qu'elle avait bien ce caractère, c'est que le *mycoderma pasteurianum*, qui se colore en bleu, et le *mycoderma aceti* qui ne se colore qu'en jaune, conservent leurs caractères au travers d'une série de cultures dans des milieux fort divers, parmi lesquels dominaient pourtant des bières de diverses origines.

Les formes qu'assigne Hansen à ses deux espèces et les aspects qu'il décrit pour leurs voiles me semblent les différencier de l'espèce qui formait les voiles doux et veloutés que j'ai vus chez M. Pasteur, au moment de son travail sur la fermentation acétique. Mais nous ne sommes pas prêts à étudier cette question d'espèce. Nous allons la retrouver tout à l'heure.

**147. Bactéries acétifiantes de A.-J. Brown.** — En 1886, Brown a signalé de son côté un *B. aceti,* rencontré sur de la bière, et qui semble différent des précédents : en outre il a étudié cette *mère de vinaigre* que Pasteur considérait comme une forme maladive de son *mycoderma aceti* et Mayer comme une espèce distincte. Voici le résumé de ce qu'il nous a appris sur ce point.

Le microbe de sa *mère de vinaigre*, purifié autant que possible par la méthode de fractionnement de Klebs et la méthode de dilution de Lister, se développe à la surface de la bière ou des liquides favorables sous forme d'une gelée transparente qui finit par former une membrane gélatineuse, pouvant atteindre, lorsque les circonstances sont favorables, une épaisseur de 25 à 30 millimètres. Elle est très résistante à la traction, et se laisse difficilement briser. Elle est au contraire très facile à cliver dans le sens de son épaisseur, et il est évident qu'elle résulte de la superposition de plusieurs couches successives. C'est ce que savaient depuis longtemps les vinaigriers et les pharmaciens, ces derniers surtout, qui voient souvent leurs préparations envahies par des productions gélatineuses. Au voisinage du goulot, se fait un bouchon microbien qui tombe à la moindre agitation, ou même en vertu de son propre poids. A la place il s'en forme un autre, qui tombe à son tour, et tout le flacon peut ainsi se remplir, avec le temps, de disques gélatineux dont le poids total représente évidemment une fraction notable du poids total de matière soluble qui leur a fourni leurs matériaux.

Si le liquide de culture n'est pas favorable, Brown a vu que la culture commence par le fond, et remonte peu à peu à la surface sous forme d'une gelée flottante très

diffuse. Ces formes différentes de développement sont dues à ce qu'il faut partout de l'oxygène. Lorsque le liquide est favorable, la culture se fait rapidement à la surface, et l'oxygène est empêché de pénétrer dans l'intérieur. La culture est donc superficielle. Avec les liquides défavorables, la culture superficielle est plus lente, l'oxygène pénètre plus facilement et la culture peut se faire partout.

Sauf ces différences, ce bacille se montre toujours semblable à lui-même sur les divers milieux. L'intérêt de son étude est dans la structure de sa membrane, qui, sous l'action de l'acide sulfurique et de l'iode, se colore en bleu intense et se comporte ainsi, en gros, comme une cellulose.

En l'examinant au microscope, on y voit des bactéries rangées en files plus ou moins linéaires, noyées dans une masse amorphe. Ces bactéries ont une longueur moyenne de 2 μ. Elles sont parfois isolées, parfois en chaînes dont les divisions deviennent visibles lorsqu'on fait une préparation sèche, qu'on teint avec le violet d'aniline. Les bacilles se colorent, tandis que leur membrane enveloppante reste incolore, ce qui témoigne d'une différence de constitution. Dans les milieux médiocres, les fils sont plus longs, et peuvent ressembler à des *leptothrix*. Jamais Brown n'y a vu les formes renflées sur lesquelles nous allons revenir tout à l'heure.

**148. Nature de l'enveloppe gélatineuse.** — Quant à la membrane gélatineuse, pour l'étudier, Brown l'a lavée à l'eau chaude et l'a faite bouillir ensuite 20 minutes dans une solution à 10 0/0 de potasse caustique, ce qui a disloqué les corps des bactéries sans toucher d'une façon apparente à la membrane elle-même, qui a conservé sa forme et son toucher gélatineux. Elle se dissolvait dans la solution ammonio-cuprique, et l'acide chlorhydrique l'en précipitait sous la forme que prend le coton traité de la même façon. L'acide sulfurique concentré la dissolvait sans noircissement, et en diluant et en faisant bouillir, on obtenait un sucre. L'analyse a montré que c'était une cellulose distincte de la cellulose des champignons et de celle qui forme l'enveloppe de la levure. Elle est aussi distincte de la dextrane du *Leuconostoc mesenterioïdes*, que les alcalis solubilisent.

L'emploi de la méthode de Muller a montré que cette cellulose se composait de 35 à 62 0/0 du poids total de la membrane séchée à 100°, et ce chiffre est probablement inférieur à la réalité, car la méthode de Muller, comme les autres méthodes de dosage de la cellulose, dissout les portions les plus gélatineuses de la substance qu'elle laisse comme résidu. Elle tient compte en effet non seulement de la nature chimique, mais de l'état d'aggrégation de la substance à laquelle elle s'attaque.

**149. Origine de la cellulose de la mère de vinaigre.** — La question qui se pose maintenant pour nous est la suivante : cette cellulose est-elle une production nécessaire et par là caractéristique de la plante, ou bien est-ce une production intérimaire et conditionnelle ? Nous avons vu chez les pneumocoques des productions toutes pareilles ; nous savons qu'un grand nombre de microbes peuvent, dans certaines circonstances, s'envelopper de couvertures gélatineuses et cellulosiques, qui ne jouent aucun rôle dans leur diagnose. Mais nous ne pouvons conclure d'un microbe à l'autre : il faut voir ce qui se passe pour le microbe de Brown.

Or ce savant a très nettement observé qu'il n'y a production de cellulose en quantité sensible que lorsqu'il y a, en même temps que l'alcool, un sucre ou une matière hydrocarbonée convenable présente dans la liqueur. L'eau de levure, à cause des hydrates de carbone qu'elle contient, donne un peu de cette cellulose, l'amidon et le saccharose en donnent un peu plus ; le lévulose est le sucre qui en fournit le plus. A son niveau se tient la mannite. Mais comme celle-ci se convertit en lévulose pendant l'action, cela n'a rien qui puisse surprendre. En revanche, en présence de l'alcool seul, il ne se forme pas de cellulose.

Nous reviendrons sur les rendements en cellulose fournis par les divers sucres. Mais nous en savons assez pour conclure que du moment que la formation de la cellulose est fonction de la nature de l'aliment, cette formation n'est pas caractéristique de l'espèce. En d'autres termes si nous avons, dans une certaine mesure, le droit de distinguer l'une de l'autre les bactéries acétifiantes qui, dans le même milieu, donnent ou ne donnent pas des sécrétions cellulosiques, nous n'avons pas le droit de dire que toutes ces bactéries à cellulose sont certainement distinctes du *mycoderma aceti* de Pasteur, qui n'en donnait pas. Il faut remarquer que Pasteur se servait, comme liquides d'acétification, de vin ou de liquides très pauvres. Au contraire, depuis lui, on s'est surtout servi de bière, où il y a beaucoup d'hydrates de carbone, qui poussent à la production de cellulose.

**150. Classification.** — Nous sommes donc obligés, par suite, de faire de nombreuses réserves sur les classifications déjà faites, et les espèces décrites. Il est probable qu'il existe un très grand nombre de bactéries acétifiantes, comme il existe un très grand nombre de levures. Mais il est probable aussi que la diagnose de celles dont nous avons constitué des espèces est à refaire.

Ce jugement serait encore plus rigoureux si nous allions jusqu'où n'ont pas craint d'aller quelques-uns des savants qui se sont occupés de cette question. Il en est qui ont placé dans le cadre des bactéries acétifiantes toutes celles qui produisent de l'acide acétique. C'est le moyen de mettre le désordre. Il n'est en effet presque pas de bactéries qui ne donnent de l'acide acétique. La levure et beaucoup de mucédinées sont dans le même cas. Le cadre des bactéries acétifiantes comprendrait donc la bactériologie toute entière.

Nous avons suivi une toute autre méthode. Nous avons soigneusement distingué, en principe au moins quand nous n'avons pu le faire par l'expérience, l'acide acétique provenant de la dislocation d'une matière organique complexe, pouvant quelquefois sortir d'une vie anaérobie, de l'acide acétique, produit d'oxydation d'une vie aérobie, et dont l'origine est particulièrement nette quand il provient de l'oxydation de l'alcool. Seules les bactéries qui donnent de l'acide acétique de cette origine seront pour nous des bactéries acétifiantes. Nous verrons dans le chapitre suivant qu'elles sont capables de beaucoup d'autres choses. Mais ce sera là la rubrique sous laquelle nous les étudierons.

Elles se distingueront en gros des autres bactéries productrices d'acide acétique par deux caractères : 1° elles seront des agents d'oxydation aux dépens de l'oxygène de l'air; 2° le rendement en acide acétique de la substance brûlée sera, en général, supérieur, avec elles, à ce qu'il est avec les anaérobies. Ces deux notions sont reliées ensemble, si on accepte l'hypothèse d'une oxydase produite par le microbe, et produisant l'oxydation en quelque sorte indépendamment de lui, une fois qu'elle est formée. La substance sur laquelle elle agit n'est pas alors impliquée dans un procès de nutrition, et le rendement peut atteindre le maximum. Tel est le cas pour l'alcool provenant du sucre sous l'action de la zymase, quand la levure mène une vie anaérobie. L'oxydase serait une sorte de zymase de la vie aérobie pour un grand nombre de cellules, dont les plus actives seraient précisément des bactéries acétifiantes, quand leur oxydase est celle de l'alcool ordinaire.

Il faut pourtant remarquer que ce rendement peut être diminué après avoir atteint son maximum, ou même en cours de route, par les bactéries qui consomment, en l'oxydant, l'acide acétique qu'elles ont formé. Mais l'absorp-

tion d'oxygène persiste pendant cette période du phénomène, et empêche de se méprendre sur son compte.

C'est sous le bénéfice de ces observations préliminaires que nous plaçons la liste suivante des bactéries acétifiantes les mieux caractérisées, avec la diagnose provisoire de chacune d'elles, empruntée au savant qui l'a décrite.

151. **Bacterium aceti** (**Hansen**). — Donne sur la bière double (bière riche en extrait, de fermentation haute, avec environ 4 0/0 d'alcool), à 34°, en 24 heures, une couche brillante et muqueuse, qui ne se colore pas par l'iode. Les cellules sont des bâtonnets en forme de sablier, rangés en files. Exceptionnellement, on trouve des fils allongés, avec ou sans renflements. A 40-42°, on obtient des filaments minces et allongés. Sur gélatine au

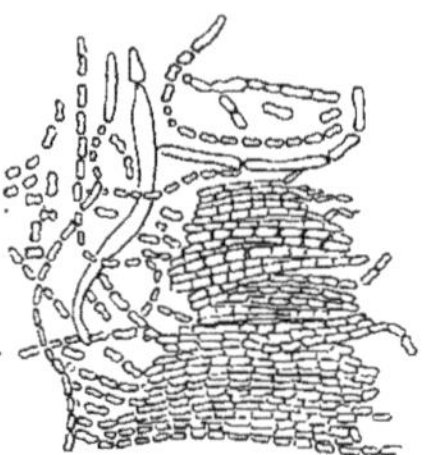

Fig. 19. — *B. aceti.*

moût de bière, cette bactérie donne à 25° des colonies régulières, rarement étoilées, grises à la lumière réfléchie, bleuâtres par transmission, faites de bâtonnets. Sur gélatine au bouillon et à la peptone, les colonies sont entourées d'une zone laiteuse, séparée de la colonie par une bande transparente. Par ensemencement en gouttes sur la gélatine au moût de bière, il se forme, en 18 jours à 25°, des colonies largement étalées, à crénelures longues, ou en forme de rosettes. Sur la bière double, le maximum de température de croissance est de 42° ; le minimum de 4 à 5°. Cette bactérie est restée vivante plus de 9 ans dans la bière basse de garde. La limite de sa vitalité est d'environ 2 ans dans une solution de saccharose, et de 16 mois dans l'eau.

152. **Bacterium Pasteurianum** (**Hansen**). — Forme sur la bière double, à 34°, une couche sèche, qui devient rapidement ridée et plissée. Dans les pellicules prospères, à la surface de la bière ou du moût, chaque cellule s'entoure d'une couche muqueuse que l'iode colore en bleu. Elles se forment en chaînes et sont en moyenne plus larges que celles de l'espèce précédente. Les filaments allongés qui se forment à 40°-40,5 sont aussi un peu plus épais que chez le *Bacterium aceti*. Les colonies sur géla-

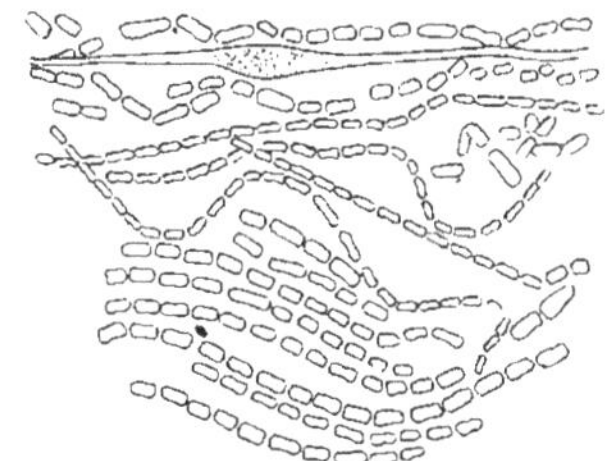

Fig. 20. — *B. Pasteurianum*.

tine au moût à 25° ressemblent beaucoup à celles de l'espèce précédente, mais sont pourtant un peu plus petites. Elles sont surtout formées de chaînes d'articles. Sur gélatine au bouillon et à la peptone, mêmes caractères que pour le *B. aceti*. Les colonies produites par un ensemencement en gouttelettes sur la gélatine au moût de bière sont un peu troubles, elles sont arrondies ou faiblement crénelées. Le maximum de température dans la bière double est de 42°; le minimum de 5 à 6°. La vie de ce bacterium dans la bière de garde a dépassé 10 ans : elle ne dépasse guère un an dans une solution de saccharose, et 6 à 12 mois dans l'eau.

153. **Bacterium Kutzingianum** (**Hansen**). — Forme sur la bière double à 34° une couche sèche, s'élevant le long

des parois, très haut au-dessus de la surface du liquide. Se colore en bleu par l'iode comme le précédent. Les cellules sont de petits bâtonnets isolés ou par paires, rarement en files. La forme filamenteuse, à 40-42°, ressemble

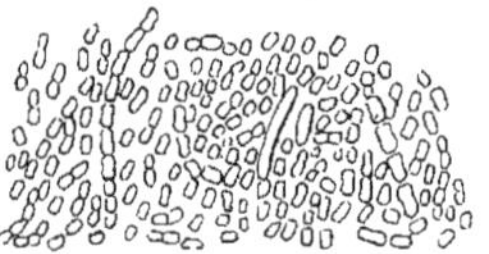

Fig. 21. — *B. Kutzingianum.*

à celle du *B. Pasteurianum*. De même pour les formes des colonies sur gélatine au moût, où les bâtonnets sont presque toujours isolés. De même encore pour les colonies sur gélatine à la peptone et au bouillon. L'ensemencement par gouttelettes sur gélatine au moût donne des colonies qui ne diffèrent de celles du précédent bacille qu'en ce qu'elles ont une surface plate, sans plis. Sur gélatine à la bière double, les colonies de cette espèce sont muqueuses, tandis qu'elles sont sèches avec les deux espèces précédentes. Le maximum de température sur bière double est de 42°; le minimum de 6 à 7°. La limite de vitalité a été de 7 ans dans la bière basse de garde, de un an dans une solution de saccharose, de 9 mois dans l'eau.

154. **Bacterium xylinum (Brown).** — C'est le bacille dont nous avons étudié plus haut la sécrétion cellulosique. Sa caractéristique différentielle des trois espèces précédentes est cette sécrétion, et nous avons vu qu'elle n'est pas constante. Sur gélatine solide au moût de bière, nous avons vu qu'il se forme d'abord à la surface, ou tout à son voisinage, des colonies sphériques qui étalent ensuite, à la surface, des membranes pareilles à celles qui se forment sur des liquides nutritifs.

**155. Thermobacterium aceti** (Zeidler). — C'est une forme mobile, rappelant le *bacterium termo* de Cohn. Les mouvements sont persistants dans les milieux où il n'y a pas production d'acide. Ils sont paresseux dans le vin. Ils cessent dans la bière, lorsque l'acidité augmente. Sur gélatine, colonies un peu grenues en leur milieu, d'abord rondes, puis irrégulières, ne liquéfiant pas la gélatine. Sur gélatine au moût ou gélatine au bouillon, mêmes aspects que les bactéries d'Hansen. Presque pas de culture sur pomme de terre. Pellicules peu développées sur bière ou moût de bière, très fines et légères sur le vin rouge, et formées alors de longs fils. La bactérie pousse mal sur eau de levure et eau de peptone : elle peut pousser sur le liquide minéral de Pasteur, où il n'y a d'autre source d'azote que les sels ammoniacaux. La température mortelle est de 40-45° dans le moût de bière, de 35 à 40° dans la bière. Le développement et l'acétification sont rapides entre 10 et 20°.

**156. Bacterium oxydans** (Henneberg). — Henneberg a aussi trouvé dans de la bière de fermentation basse une bactérie mobile, formant sur gélatine des colonies d'abord rondes, puis irrégulièrement chevelues ou dendritiques. Sur la bière elle forme une pellicule très fine, composée d'ilots reliés entre eux, et grimpant très haut sur les parois du vase. A l'état jeune, les articles sont isolés : plus tard, ils forment des chapelets. A 36°, sur la bière, on ne trouve que des fils longs et réguliers. Il se produit pourtant des formes renflées sur bière à 26°. Les cellules ne sont pas colorées en bleu par l'iode. L'optimum de température est de 23 à 27°. La température mortelle est de 55 à 60° à la chaleur humide, de 97 à 100° à la chaleur sèche.

**157. Bacterium acetosum** (Henneberg). — Les colonies du *B. acetosum* sur milieu solide ressemblent à celles du

*B. oxydans*. Mais tandis que ce dernier, sur de la bière, de l'eau de levure, donne des pellicules délicates, se comportant à la surface des liquides comme celles du *B. Kutzingianum*, les pellicules du *B. acetosum* sont sèches, épaisses, plus tenaces, et ressemblent à celles du *B. Pasteurianum*. Elles laissent limpide le liquide de culture, tandis que le *B. oxydans* le trouble. La pellicule est formée de filaments formés de cellules cylindriques ayant, dans les cultures de 2 jours, 1 $\mu$. de longueur sur 0,4 à 0,8 $\mu$. de large.

**158. Bacterium acetigenum (Henneberg).** — Ici, il n'y a pas de filaments, et les cellules isolées sont à peine plus longues que larges. Les pellicules à la surface des liquides sont fermes, minces, résistantes, se disloquant par lambeaux, que remplace une pellicule nouvelle. Elles ressemblent à celles du *B. xylinum*, chez lequel pourtant la pellicule est plus inégale d'épaisseur et plus gélatineuse. Aucune des trois espèces d'Henneberg ne se colore en bleu par l'iode. Cependant, avec l'acide sulfurique et l'iode, le *B. acetigenum* donne parfois les réactions de la cellulose.

**159. Bacterium industrium (Henneberg).** — Les colonies sur milieu solide sont humides et muqueuses. La pellicule sur milieu liquide est d'ordinaire muqueuse et se disloque facilement en flocons. Les éléments cellulaires ne forment pas de chaînes distinctes. Le liquide sous-jacent reste limpide. Aucune coloration bleue par l'iode. Les formes d'involution ou de souffrance sont rares, et sont faites, soit de filaments non cloisonnés, soit de cellules gonflées et rondes à la façon des levures. La température optima pour la multiplication est de 23°, le maximum est à 35° et le minimum à 8°. Les températures optima, maxima et minima pour l'acétification sont de même : 21°, 28° et 18°. C'est sur ce moût de bière et la gélatine au moût de bière que la bactérie se développe le mieux. On trouvera plus loin la liste des corps qu'elle oxyde. C'est le sucre qui est son aliment favori. Dans une solution à 20 0/0 de dextrine, elle a donné au bout de 20 jours 16,6 0/0 d'acide gluconique. Elle acidifie aussi rapidement les solutions de maltose et le moût de bière. Elle rend filants et gélatineux les liquides dextrineux et souvent la bière, ce qui permet de la distinguer du *B. oxydans* qui lui ressemble beaucoup. De plus elle n'oxyde pas l'acide acétique qu'elle a formé, ce en quoi elle diffère aussi du *B. oxydans*. Le vinaigre qu'elle produit est très aldéhydique. Il semble bien, d'après tous ces caractères que cette bactérie ne soit pas une bactérie acétifiante, au sens que nous avons donné plus haut à cette expression, mais une bactérie oxydante.

160. **Bacterium ascendens (Henneberg).** — Les colonies sur milieu solide sont blanches, sèches et entourées d'une auréole blanche. La pellicule à la surface des milieux liquides est très délicate et grimpe le long des parois du vase. En se disloquant, elle forme des flocons muqueux. Aucune coloration bleue par l'iode. Les éléments cellulaires sont ordinairement par groupes de deux, rarement en chaînes. Il y a aussi, comme pour le *B. industrium*, des formes de souffrance filamenteuses ou gonflées, et produites par les mêmes causes, excès de chaleur, trop forte concentration, vieillissement. Le *B. ascendens* se développe mieux sur le vin que le précédent. Pour sa multiplication, les températures optima, maxima et minima sont 31°, 44°, 10° ; pour l'acétification, ce sont 27°, 42° et 10°. Il n'oxyde que l'alcool éthylique, l'alcool propylique et le glycol. C'est le seul des ferments acétiques connus qui n'oxyde pas le dextrose. C'est aussi un des plus puissants. Il peut encore se développer sur des liquides contenant 12 0/0 d'alcool et monter jusqu'à 9 0/0 d'acide acétique. Il n'oxyde pas l'acide acétique qu'il a formé et le vinaigre produit est riche en éthers acétiques.

A cette liste, nous pourrions encore ajouter quelques espèces empruntées aux travaux de Peters, Lindner, Lafar, etc. Mais nous ne ferions que tourner dans le même cercle : il est déjà trop clair que les caractères distinctifs visés dans les diagnoses ci-dessus sont ou trop voisins, ou trop incertains, ou trop difficiles à traduire par des mots pour qu'on puisse leur accorder une confiance absolue. Ils sont tous ou presque tous, des caractères morphologiques du microbe ou de la membrane, et les uns comme les autres sont variables, comme nous allons le voir.

**161. Variations de forme chez la même espèce.** — Hansen a montré lui-même que les trois espèces qu'il a

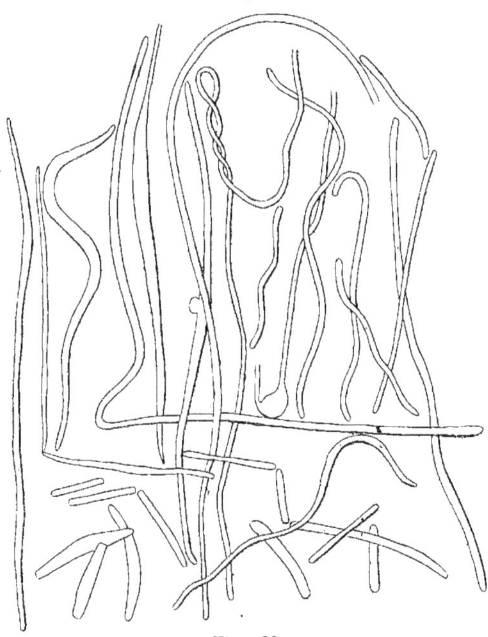

Fig. 22.

décrites peuvent se présenter chacune sous trois formes : celle de chapelets d'articles courts ; celle de filaments longs et réguliers ; celle de filaments irrégulièrement renflés. La première forme domine et même existe à peu près seule dans toutes les cultures sur bière haute, faites entre la température de 5° et celle de 34°, qui est la plus favorable au développement. Quand on transporte sur de la bière à 40°-40°5 un peu de cette semence jeune, on voit en quelques heures se produire des fils qui peu-

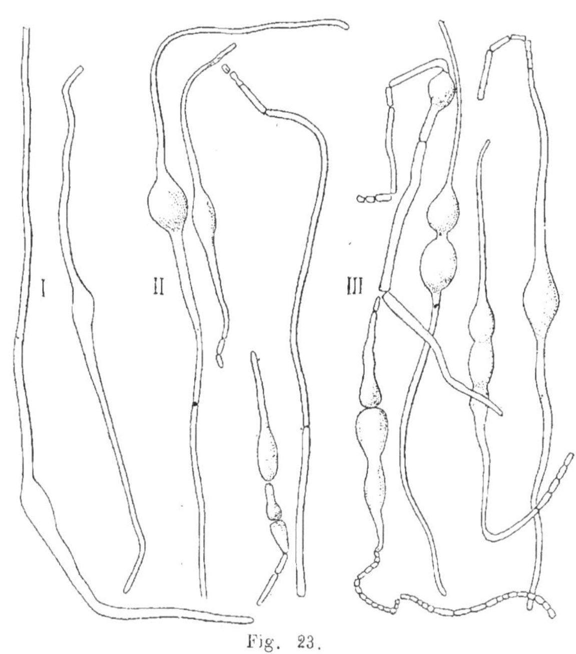


Fig. 23.

vent atteindre des longueurs de 500 μ et au-dessus, alors que l'article n'a que 2 à 3 μ de long. Si on ramène à 34° cette culture de longs fils, on y voit réapparaître la division en articles. Quand on la maintient à 40°, les fils s'épaississent, se renflent, et peuvent prendre les formes les plus variées. C'est ensuite seulement que les parties restées cylindriques se résolvent en articles ; tandis que les parties renflées persistent et se dissolvent peu à peu. Les

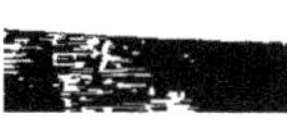

deux figures ci-jointes, reproduction de celles de Hansen, donnent une idée de ces variations de forme avec le *Bacterium Pasteurianum*, dont la fig. 19 représente les formes normales.

La fig. 22 montre les formes après 24 heures de culture sur de la bière double à 40°-40°,5. Les articles courts ont disparu, et on ne voit que des fils allongés, dont quelques-uns commencent à se renfler.

La fig. 23 montre les transformations des formes filamenteuses en formes renflées et en chaînes d'articles par culture sur la bière double à 34°.

Ce sont là évidemment de beaux exemples de ce qu'on appelle involution, mais comme c'est la température qui les provoque, ils peuvent apparaître avec l'apparence de phénomènes normaux chez un microbe dont la fonction élève facilement la température, si bien que quelquefois la couche active est tuée par la chaleur dégagée par l'oxydation qu'elle produit.

**162. Variations dans l'aspect de la membrane chez la même espèce.** — L'expérience apprend vite, quand on manie ces espèces acétifiantes, combien l'aspect de la membrane est variable suivant la nature du liquide, la température, suivant aussi que la semence était mouillée, ou s'étalait à la surface du liquide sous forme de pellicule presque insubmersible. M. Wermischeff a essayé de séparer les espèces d'un voile obtenu en abandonnant à un ensemencement spontané, dans une étuve à 20-22°, un mélange de vin rouge, d'eau et de vinaigre, dans les proportions indiquées par Pasteur. Après avoir isolé de son mieux les espèces par la méthode des dilutions, il a obtenu des colonies qu'il pouvait considérer comme provenant chacune d'un seul germe, mais qui présentaient des aspects assez variés qu'on a pu ranger sous six types, au moins aussi distincts que ceux des diagnoses écrites ci-dessus. Or, sur ces six types, il y en avait 5 qui passaient facilement de l'un à l'autre, suivant le mode et les conditions de l'ensemencement, et qui, par conséquent, peuvent être confondus. Ceci nous enseigne à nous défier des diagnoses portant sur l'aspect des colonies. Un seul type se reproduisait toujours semblable à lui-même, c'est celui qui correspondait à la formation des peaux glaireuses, ou *mères du vinaigre*. Nous retombons donc avec lui sur la plus claire des distinctions qui sont ressorties de nos études de plus haut, celle qui existe entre les bactéries acétifiantes productrices de cellulose et les autres. Or cette distinction, nous savons qu'elle est caduque. Raison de plus de se méfier des autres.

**163. Variations dans l'action de l'iode sur la membrane.** — Nous retrouvons des variations de même ordre dans la coloration bleue que l'iode donne quelquefois à la membrane. Déjà Hansen avait vu que cette coloration ne persistait pas dans des cultures successives. Beyerinck a trouvé, pour l'une des bactéries qu'il a étudiées, que certaines cellules d'une culture conservaient la faculté de bleuir par l'iode, d'autres la perdaient ; Hoyer a fait la même observation. En étudiant ces phénomènes de plus près sur deux de ses bactéries, le *Bacterium Pasteurianum* et le *B. Kutzingianum*, Hansen a observé qu'avec la première le pouvoir de produire une substance colorable par l'iode était assez persistant par cultures sur gélatine-gélose au moût de bière, à 32-33°, sauf dans de rares cellules qui le perdaient temporairement, mais le retrouvaient tout de suite quand on les rapportait sur de la bière double. Avec le *Bacterium Kutzingianum*, toutes les cellules perdent ce pouvoir : mais il y en a qui le retrouvent par changement du milieu de culture ; d'autres au contraire le perdent définitivement. Nous allons voir tout à l'heure qu'une simple addition de carbonate de chaux peut le faire paraître ou disparaître avec ces deux espèces. On ne saurait donc accorder aucun caractère spécifique à une pro-

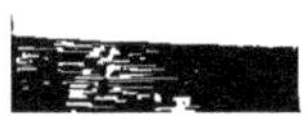

priété aussi flottante. On peut l'introduire dans une diagnose comme élément à consulter avec prudence. Mais on ne saurait en faire un élément de classification.

Nous retrouvons ici une conclusion que nous connaissons : avec des êtres aussi simples, on ne peut établir aucune classification sur des distinctions de forme. Il faut aller plus loin, et étudier la physiologie de la cellule. Sur ce point, nous avons une série de monographies et des expériences de comparaison que nous devons passer successivement en revue. Commençons par étudier l'action de quelques bactéries sur l'alcool ordinaire.

**164. Action sur l'alcool ordinaire.** — Sur ce point, les recherches de *Brown* avec une espèce qu'il assimile au *B. aceti* de Hansen, celles de Lafar avec d'autres espèces, ont confirmé les résultats de Pasteur. L'alcool est d'abord transformé en acide acétique, en donnant un rendement voisin du rendement théorique, toujours inférieur pourtant, et qui ne dépasse pas 100 p. 100. Or, d'après la formule chimique de la transformation,

$$C^2H^6O + 2O = C^2H^4O^2 + H^2O$$

100 d'alcool pur devraient donner 130 d'acide acétique. C'est qu'il faut faire la part de l'évaporation de l'alcool dans un liquide chauffé et étalé en large surface. Peut-être aussi y a-t-il un peu d'alcool brûlé directement, sans transformation préalable en acide acétique. Nous n'avons pas trouvé de traces bien sensibles de ce phénomène dans l'expérience de mesure de Pasteur, puisqu'il n'y avait que 1 p. 100 d'acide carbonique dans l'air de la fiole. Mais cette expérience, faite en présence d'un excès d'alcool et d'un volume d'air limité, n'est peut-être pas applicable aux résultats de la vie physiologique de la bactérie. Il est possible, il est même probable, d'après ce qu'on sait des autres bactéries, que le phénomène de combustion de l'acide acétique, signalé par Pasteur, ne commence pas

aussitôt que l'alcool a disparu, qu'il commence avant ce moment pour persister seul ensuite. La sélection entre deux aliments dépend, en effet, non seulement de la nature des aliments, mais aussi de leur quantité, et quelques résultats de Lafar montrent que certaines bactéries acétifiantes, au moins, touchent à l'acide acétique lorsqu'il y a encore un peu d'alcool. Mais l'ensemble du phénomène reste ce que Pasteur avait annoncé.

L'oxydation de l'alcool ordinaire est si facile qu'on s'est demandé de suite comment se comportaient les autres alcools. Il est certain, et Pasteur l'avait remarqué lui-même, que le mycoderme du vinaigre peut brûler d'autres substances que ces aliments ordinaires. Lorsque son action est interrompue à point, le vinaigre qu'il fournit est encore très faiblement alcoolique et il peut être très parfumé. S'il provient, par exemple d'une bonne vinaigrerie d'Orléans, au bouquet plus ou moins prononcé, en général assez faible, des vins blancs mis en œuvre, il joint celui des divers éthers formés par les alcools et les acides volatils de la liqueur. Ce bouquet est brûlé ensuite, et le vinaigre redevient plat, si on laisse l'action aller plus loin. C'est que les éthers ou des substances sapides et odorantes sont brûlées par la pellicule. Mais peut-on offrir directement comme aliments, à des bactéries acétifiantes, d'autres alcools que l'alcool ordinaire ? C'est ce que Brown a étudié pour le *B. aceti*, et Seifert pour le *B. Pasteurianum* et le *B. Kutzingianum*. Henneberg a fait aussi quelques essais avec son *B. oxydans*.

**165. Action sur l'alcool méthylique.** — Brown n'a pas réussi à oxyder cet alcool, même en le purifiant pour le débarrasser de toute trace de matière résineuse. Il y avait culture, mais pas d'acide formique produit en quantités sensibles. Brown opérait à 28°. A 23°, Seifert n'a pas été plus heureux. Seul Henneberg annonce avoir obtenu une oxydation avec le *B. oxydans* et le *B. acetosum*. On

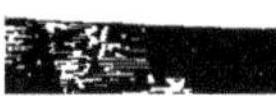

sait que l'alcool méthylique est en général très rebelle aux transformations microbiennes, peut-être parce qu'un commencement d'oxydation le transforme en une aldéhyde très toxique.

**166. Action sur l'alcool propylique.** — Brown a obtenu une pellicule de *B. aceti* sur de l'eau de levure additionnée de 3 0/0 d'alcool propylique normal, et après 14 jours ce liquide contenait 1.20 0/0 d'acide, calculé comme acide acétique, ce qui donne 1.50 0/0 environ calculé comme acide propionique. Sur un milieu de même composition, Seifert a vu que le *B. Pasteurianum* se développait très péniblement, et sans donner de pellicules. Les filaments qu'on trouvait dans le liquide se coloraient en bleu intense par l'iode. Le liquide était acide par de l'acide propionique. Le *B. Kutzingianum* est encore plus sensible à cet alcool que l'autre. Il forme pourtant une membrane sur de l'eau de levure à 1 0/0 d'alcool propylique, et donne aussi de l'acide propionique. Il en est de même d'après Henneberg pour le *B. Oxydans.* Dans tous les cas la réaction est la même

$$CH^3.\ CH^2.\ CH^2OH + 2O = CH^3.\ CH^2.\ COOH + H^2O.$$

C'est l'hydrogène du groupement alcool qui est brûlé et remplacé par un atome d'oxygène.

**167. Action sur l'alcool butylique.** — Brown n'a pas réussi à oxyder l'alcool butylique primaire normal. En opérant toujours sur de l'eau de levure additionnée de 0,5 0/0 d'alcool butylique normal. Seifert a vu que ces deux bactéries se développaient abondamment, en donnant des peaux épaisses. Le *B. Pasteurianum* ne se colorait pas par l'iode. Dans les deux cas, on a trouvé de l'acide butyrique normal. La réaction se fait sur le même groupement que tout à l'heure.

$$CH^3.\ CH^2.\ CH^2.\ CH^2OH + 2O = CH^3.\ CH^2.\ CH^2.\ COOH + H^2O$$

**168. Action sur l'alcool isopropylique et l'alcool isobutylique.** — Cela a conduit Seifert à chercher l'action de ses deux bacilles sur les alcools isopropylique et isobutylique. Sur le premier, il n'y a aucune action, même lorsqu'on remplace l'eau de levure par du moût de bière : la liqueur reste stérile quand elle contient 1 0/0 d'alcool. L'alcool isobutylique, à la dose de 1 0/0 dans le moût de bière, donne, avec les deux bactéries, après 8 jours, une membrane visible. L'oxydation est lente, pénible, mais elle se fait. Quant à l'acide formé, Seifert admet, sans bien le démontrer, que c'est de l'acide isobutyrique, et que la réaction est

$$(CH^3)^2.\ CH.\ CH^2OH + 2O = (CH^3)^2.\ CH.\ COOH + H^2O$$

**169. Action sur l'alcool amylique.** — Brown n'a pas réussi à oxyder cet alcool. Seifert a échoué de même pour le *B. Pasteurianum* ensemencé dans de l'eau de levure à 1 0/0 d'alcool. Dans le même milieu, le *B. Kutzingianum* a donné une mince pellicule, et oxydé lentement le liquide. Il y avait trop peu d'acide pour qu'on ait pu rechercher sa nature. Il est probable pourtant que c'était l'acide valérianique. Ces premiers résultats ont encouragé les deux savants à aller plus loin, et voici le résumé des tentatives faites avec ces bactéries acétifiantes.

**170. Action sur le glycol éthylénique.** — Les deux bactéries de Seifert se développent péniblement dans de l'eau de levure avec 0,5 0/0 de glycol éthylénique, plus vite quand on ajoute du carbonate de chaux. Après quelques semaines d'action, on peut retirer, du liquide évaporé, de fines aiguilles cristallines de glycolate de chaux $Ca(C^2H^3O^3)^2$. L'oxydation du glycol éthylénique se fait donc suivant la formule

$$CH^2\ OH.\ CH^2OH + 2O = CH^2OH.\ COOH + H^2O$$

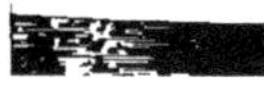

**171. Action sur la glycérine.** — Seifert a ensemencé ses bactéries sur de l'eau de levure contenant environ 2 0/0 de glycérine pure et cristallisable. Il se forme à la surface une pellicule fine. Au bout de 6 semaines, on constate que la glycérine a très peu diminué. En recommençant l'expérience après avoir ajouté du carbonate de chaux, le développement n'est pas beaucoup meilleur ni la consommation de la glycérine plus rapide. Brown était arrivé antérieurement à des résultats analogues, que Henneberg retrouve avec le *B. oxydans*. La glycérine est donc un aliment très réfractaire pour les bactéries acétifiantes soumises à l'étude.

**172. Action sur la mannite.** — La mannite est l'alcool dont le lévulose est l'aldéhyde. Brown a vu que le *bacterium aceti* se développait facilement dans une solution de mannite dans le liquide minéral de Pasteur, en donnant une saveur sucrée. L'action est plus rapide quand on remplace le liquide minéral par l'eau de levure. La mannite disparaît, et est remplacée par du lévulose. Outre ce lévulose, on trouve une autre substance réductrice non encore étudiée, mais le lévulose est le produit principal. Il n'y a pas formation d'acide par oxydation du lévulose. En acceptant pour ce dernier la formule de Kiliani, la réaction peut s'écrire

$$\underset{\text{Mannite}}{\left\{\begin{array}{l} CH^2OH \\ CHOH \\ CHOH \\ CHOH \\ CHOH \\ CH^2OH \end{array}\right.} + O = \underset{\text{Lévulose}}{\left\{\begin{array}{l} CH^2OH \\ CHOH \\ CHOH \\ CHOH \\ CO \\ CH^2OH \end{array}\right.} + H^2O$$

Seifert a vu que sur de l'eau de levure additionnée de 3 0/0 de mannite, ses deux bactéries se développaient très bien : le *B. Pasteurianum* ne se colore pas par l'iode. Avec lui, le liquide neutre reste neutre, tant au polarimètre qu'au papier de tournesol. Il ne se forme pas de sucre réducteur. Avec le *B. Kutzingianum*, il se forme du lévulose, mais en faible quantité. Ces résultats sont très différents de ceux de Brown. Une expérience de contrôle avec le *B. aceti* de Hansen et le *B. Pasteurianum* montra que le premier donnait du lévulose, pendant que le second restait sans action. Voilà donc un cas dans lequel on constate une différence très nette entre des espèces qui s'étaient comportées de même jusqu'ici.

**173. Action sur la sorbite et la dulcite.** — Il est donc intéressant d'étudier l'action sur les alcools stéréoisomères de la mannite, la sorbite et la dulcite. Nous trouverons bientôt, à propos de la première, les résultats de Bertrand, antérieurs aux observations de Seifert. Celui-ci a ensemencé purement, dans de l'eau de levure additionnée de 1 0/0 de sorbite, les trois bactéries de Hansen, et une espèce très voisine du *B. xylinum* de Brown. Il y a eu partout développement. Il s'est formé un sucre réducteur avec le *B. xylinum* et non avec les trois autres. Nulle part il n'y a eu d'acidification. Le sucre de la culture du *B. xylinum* était en trop petite quantité pour qu'on ait pu essayer de l'identifier avec du sorbose.

Avec la dulcite, aucune des bactéries n'a donné de sucre réducteur.

**174. Action sur le glucose.** — Nous arrivons maintenant aux sucres. Boutroux, dans un travail que nous retrouverons tout à l'heure, avait déjà montré qu'une bactérie acétifiante pouvait oxyder le glucose et le transformer en acide gluconique. Brown et Seifert ont repris le même sujet avec les bactéries acétifiantes dont ils faisaient l'étude physiologique.

Le *B. aceti* de Brown pousse et forme une pellicule mince sur un liquide minéral additionné de 2 0/0 de dextrose et de carbonate de chaux. Il ne se forme ni

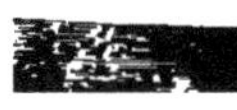

alcool ni acides volatils. Des précipitations multiples avec l'alcool permettent de séparer des concrétions cristallines rondes, formées de cristaux aciculaires de gluconate de chaux $(C^6H^{11}O^7)^2Ca$. Ce sel ne réduit pas la liqueur de Fehling, et n'a pas d'action sur la lumière polarisée. Il réduit le nitrate d'argent avec facilité, et empêche, comme les sucres, la précipitation de l'oxyde de fer par l'ammoniaque. L'acide est incristallisable, presque incolore, a une saveur acide très prononcée, et, chauffé, noircit déjà au-dessous de 100° par suite d'un commencement de décomposition.

Seifert a opéré sur deux dissolutions à 3 0/0 de glucose dans l'eau de levure. Le *B. Pasteurianum* et le *B. Kutzingianum* y poussent bien. La culture du premier se colore par l'iode, et aussi un peu celle du second. La culture devient plus facile si on ajoute du carbonate de chaux. Mais alors c'est l'inverse. Le *B. Pasteurianum* donne des chaînes régulières, sans fils ni renflements se colorant partiellement par l'iode ; le *B. Kutzingianum* donne des bacilles isolés ou par paires, qui bleuissent fortement par l'iode. Nouvelle preuve de la fragilité de ce caractère distinctif. Dans les deux cas, on retrouve du gluconate de chaux. La formule commune de l'action est donc la suivante

$$\underset{\text{dextrose}}{\left\{\begin{array}{l} CH^2OH \\ CHOH \\ CHOH \\ CHOH \\ CHOH \\ COH \end{array}\right.} + O = \underset{\text{acide gluconique}}{\left\{\begin{array}{l} CH^2OH \\ CHOH \\ CHOH \\ CHOH \\ CHOH \\ COOH \end{array}\right.}$$

Nous allons retrouver une action analogue avec le bacille de Boutroux.

**175. Action sur le lévulose.** — La production de ce sucre dans les expériences de combustion bactérienne de la mannite, relatées plus haut, montre que le *B. aceti* de Brown n'oxyde pas le lévulose. Il en est de même pour les deux bacilles acétifiants de Seifert ; cette différence profonde entre le glucose et le lévulose tient peut-être à ce que le dextrose est un sucre aldéhydique, tandis que le lévulose

$$\left|\begin{array}{l} CH^2OH \\ CHOH \\ CO \\ CHOH \\ CHOH \\ CH^2OH \end{array}\right.$$

lévulose

est un sucre cétonique. Nous aurons à confirmer bientôt la justesse de ce point de vue.

**176. Action sur le saccharose.** — Brown a constaté que son *B. aceti* se développe bien à la surface de solutions à 4 0/0 de saccharose dans l'eau de levure, mais sans toucher au sucre qui reste inaltéré. Il résulte de là que ce bacille ne sécrète pas de sucrase, et de plus qu'il est incapable de détruire, en l'attaquant par oxydation, la molécule du sucre de canne, bien que la théorie en fasse un sucre aldéhydique

$$O \left\{ \begin{array}{l} C^5H^6\,(OH)^4.\ COH \\ C^5H^6\,(OH)^4.\ COH. \end{array}\right.$$

**177. — Action sur les acides gras.** — Seifert a constaté que les deux bactéries acétifiantes se développent sur des solutions à 0,5 0/0 d'acide acétique dans l'eau de levure, et brûlent l'acide présent. Il est bien entendu que si on augmente la dose d'acide, le développement devient plus pénible, et même que la présence d'une dose d'acide trop forte dans un liquide nutritif peut empêcher la culture de la bactérie acétifiante, même lorsqu'il y a de l'alcool. La limite à atteindre pour cela est variable suivant la nature du liquide et la température.

Sur des solutions à 5 0/0 d'acide propionique, ni le *B. Pasteurianum* ni le *B. Kutzingianum* ne se sont développés, dans les expériences de Seifert. Il en a été de même avec l'acide butyrique. Ces acides sont décidément peu nutritifs, et dans la série des acides, comme dans celle des alcools, la qualité alimentaire diminue avec le nombre de molécules de carbone. Il y a pourtant une exception à faire pour l'alcool méthylique, comme nous l'avons vu en commençant cette étude.

**178. Action sur les acides fixes.** — Hoyer a constaté que le *B. rancens*, le *B. Pasteurianum* et le *B. aceti* brûlent le lactate de chaux et plus difficilement l'acétate de chaux, avec formation de carbonate de chaux. Les deux premiers n'attaquent pas le propionate de chaux. Le *B. aceti* l'a oxydé péniblement après un mois et demi.

**179. Expériences de Henneberg.** — Henneberg a comparé de son côté, dans leur action sur divers sucres et divers alcools, les trois bacilles acétifiants qu'il avait découverts et un certain nombre d'autres bacilles trouvés avant lui. Il s'est mis pour cela dans d'autres conditions que ses prédécesseurs. Il les a cultivés dans un même milieu, purement minéral, où n'entraient, outre la substance hydrocarbonée alimentaire, que du phosphate monobasique de potassium, du sulfate de magnésium, et du sulfate d'ammonium, comme source unique d'azote. Il avait voulu s'affranchir des substances azotées qui auraient pu devenir pour ses bacilles une source de carbone, et introduire par là une cause d'erreur dans ses études sur l'alimentation au moyen des matériaux offerts. La préoccupation est louable, mais l'a fait se heurter à un autre inconvénient : c'est que ces milieux artificiels sont très peu favorables à la culture, et qu'avec eux les bactéries respectent certains sucres ou certaines substances qu'elles auraient consommées dans des milieux plus riches. Nous avons vu de fréquents exemples de ce fait dans le chapitre dernier. Le tableau comparatif dont les éléments sont fournis par les expériences de Henneberg peut donc rendre des services tant qu'il ne s'agit que d'une comparaison, mais doit être lu avec prudence. De plus l'auteur, au lieu d'étudier les transformations survenues dans les milieux de culture, et de se demander, par exemple, si les bacilles qui attaquent un même sucre le détruisent de la même façon et en tirent les mêmes produits, ce qui aurait introduit des différenciations ou des ressemblances encore plus accusées, s'est contenté de rechercher si le milieu s'acidifiait ou non. Ce signe peut tromper, et ne permet pas, par exemple, de distinguer les bactéries acétifiantes du ferment gluconique de M. Boutroux, ou même du ferment mannitique qui donne de l'acide acétique sans être acétifiant, puisqu'il n'agit pas sur l'alcool.

Malgré ces réserves nécessaires, le tableau d'Henneberg est intéressant lorsqu'on y juxtapose les résultats de ces divers mémoires. C'est ce que nous avons fait ci-dessous. Le signe + signifie que le liquide de culture s'est acétifié, le signe — qu'il n'y a pas eu d'action appréciable, les guillemets, que le corps correspondant n'a pas été étudié. Toutes les solutions étaient à 1 0/0, sauf celles de dextrose, d'alcool éthylique et d'alcool propylique qui étaient à 2 0/0.

| | B. oxydans | B. acetosum | B. aceti | B. Kutzingianum | B. Pasteurianum | B. acetigenum | B. industrium | B. ascendens | B. xylinum | Thermo-bacterium aceti |
|---|---|---|---|---|---|---|---|---|---|---|
| Arabinose | + | + | — | — | — | — | + | » | — | — |
| Lévulose | + | — | — | — | — | — | + | » | — | — |
| Dextrose | + | + | + | + | + | + | + | — | + | + |
| Galactose | + | + | — | — | — | — | + | » | — | — |
| Sorbose | — | — | — | — | — | — | » | » | » | » |
| Saccharose | — | — | — | — | — | — | + | » | + | — |
| Maltose | + | — | — | — | — | — | + | » | — | — |
| Lactose | — | — | — | — | — | — | + | » | — | — |
| Dextrine | + | — | — | — | — | — | + | » | — | — |
| Amidon | — | — | — | — | — | — | + | » | » | » |
| Glycogène | — | — | — | — | — | — | » | » | » | » |
| Inuline | — | — | — | — | — | — | » | » | » | » |
| Alcool méthylique | — | — | — | — | — | — | ? | » | — | — |
| » éthylique | + | + | + | + | + | + | + | + | + | + |
| » propylique | + | + | + | + | + | + | + | + | + | + |
| » isopropylique | » | » | » | » | » | » | — | » | — | — |
| » amylique | — | — | » | » | » | » | — | » | — | — |
| Glycérine | — | — | — | — | — | — | + | » | » | » |
| Erythrite | + | — | — | — | — | — | » | » | » | » |
| Mannite | + | — | — | — | — | — | + | » | — | — |
| Dulcite | — | — | — | — | — | — | » | » | » | » |
| Mélampyrite | — | — | — | — | — | — | » | » | » | » |
| Quercite | — | — | — | — | — | — | » | » | » | » |
| Glycol | » | » | » | » | » | » | + | + | + | + |

Tel qu'il est, ce tableau semble très net, lorsqu'on ne le lit pas avec prudence. Mais il ne faut pas oublier qu'il ne dit pas tout, et qu'on ne peut pas compter sur tout ce qu'il dit. C'est ainsi que, conformément à ce que nous avons fait remarquer plus haut, la glycérine semble être un mauvais aliment pour les bactéries acétifiantes : la seule qui l'attaque est précisément le *B. industrium* que nous avons rangé parmi les bactéries oxydantes, en la faisant sortir du cadre des bactéries purement acétifiantes. Nous allons voir tout à l'heure que la bactérie du sorbose de G. Bertrand, qui est aussi une bactérie oxydante, le détruit aussi, et même une autre bactérie voisine du *B. xylinum*, qui est porté sur le tableau comme ne l'attaquant pas. Mais la seule chose que le tableau veuille dire au sujet de ce *B. xylinum*, c'est qu'il n'attaque pas la glycérine dans les conditions de l'expérience, et même, quand il s'agit d'un résultat de Henneberg, qu'il l'attaque peut-être, mais sans donner de produits acides, et on remplacerait tous les signes — du tableau par des points d'interrogation que le tableau n'en vaudrait pas moins. Peut-être même vaudrait-il davantage.

En second lieu, ce tableau ne dit pas tout, car aucune différence n'apparaît par le procédé opératoire qu'il résume, entre quelques microbes que nous savons pourtant différents, par exemple les *B. aceti*, *Kutzingianum* et *Pasteurianum*.

**180. Expériences de M. G. Bertrand.** — Faut-il en conclure que l'étude physiologique est elle-même inutile. Non : mais seulement qu'aucune méthode ne peut révéler toutes les différences physiologiques, et qu'il faut toujours chercher plus loin. Nous avons vu tout à l'heure (**172**) une différence très nette apparaître, par voie physiologique, entre le *B. aceti* et le *B. Pasteurianum* de Hansen dans les expériences de Seifert. Nous en trouvons une autre dans un travail de M. G. Bertrand.

Ce savant a découvert une bactérie que nous étudierons plus loin sous le nom de bactérie du sorbose et qui est aussi acétifiante, peut être même identique au *B. xylinum* du tableau ci-dessus. Cette bactérie agit sur la glycérine, et la transforme en dioxyacétone $CH^2OH. CO. CH^2OH$. M. Bertrand l'a comparée avec une bactérie acétifiante empruntée à des copeaux d'acétification, et très voisine, si elle ne lui est pas identique, de celle sur laquelle Pasteur a opéré. Or celle-ci agit bien sur la glycérine pour la brûler complètement, mais n'en fait pas un sucre réducteur. C'est une grosse différence, et il serait utile de savoir si on en peut trouver de pareilles entre divers bacilles. Ceci, bien entendu, non pour perfectionner une classification, mais pour creuser de plus en plus la question des propriétés physiologiques des diverses espèces.

**181. Résumé.** — En résumé, non seulement nous ne sommes pas en mesure de faire une classification des espèces : il semble même impossible en ce moment de faire une distinction des genres. Après avoir cherché des distinctions spécifiques entre les microbes qu'il a étudiés, et montré leur caducité, Beyerinck semble arriver seulement à séparer tout à fait l'espèce dénommée par Kutzing *Bacterium aceti*, et caractérisée sous ce nom par Hansen, de tous les autres ferments acétifiants, en ce que cette espèce est la seule qui se développe sur un liquide purement minéral composé de la façon suivante :

| | |
|---|---|
| Eau des conduites de la ville. | 100 |
| Alcool . . . . . . . . . . | 1 |
| Phosphate d'ammoniaque . . . | 0,05 |
| Chlorure de potassium . . . | 0,01 |

Je laisse de côté la question de savoir si ce bacille est ou non celui qu'a étudié Pasteur. Toujours est-il qu'il prend un développement exubérant là où les bacilles retirés de la bière par Hansen et d'autres savants ne se développent pas. Beyerinck en conclut que ni Hansen ni les autres savants n'ont connu la bactérie étudiée par Pasteur, et là je suis de son avis ; mais il pense que cela établit un fossé entre ces bactéries acétifiantes, et il n'en a pas le droit tant qu'il n'a pas montré qu'il est impossible de produire cette adaptation.

**182. Classification générale.** — Tout ce que nous venons de constater encourage peu à tenter en ce moment une classification de ces bacilles. Il est clair que c'est à peine si nous avons les éléments nécessaires pour y faire quelques grands groupes. C'est pourtant à quoi se sont essayés successivement Beyerinck, Rothenbach, Henneberg, et les discussions survenues entre eux à ce sujet montrent que la question n'est pas encore mûre. Si on essaie une classification fondée sur les propriétés physiologiques, il faut renoncer à ces questions de forme, du reste variables et caduques, et alors s'adresser au détail des actions de combustion produites sur divers corps. Mais là aussi les difficultés apparaissent, car ces propriétés sont peu connues et beaucoup sont contingentes. Tout ce que nous voyons de plus clair sur ce point est qu'il y a des bactéries pour lesquelles l'alcool est une substance plus oxydable que les autres, et qui alors peuvent se développer sur des milieux nutritifs qui ne contiennent pas ou qui contiennent peu d'autres aliments hydrocarbonés. Ces bactéries particulières seront naturellement par excellence les ferments d'acétification des vins ou des alcools dilués. Ce sont celles qu'on rencontre de préférence dans la fabrication des vinaigres d'Orléans ou des vinaigres de copeaux faits par le procédé allemand. D'autres bactéries oxydantes ou acétifiantes préfèrent ou exigent des substances hydrocarbonées autres que l'alcool, et à celles-ci appartiennent surtout les espèces rencontrées par Hansen sur la bière, et qu'on n'a presque plus le droit d'appeler *bactéries acétifiantes*, car leur action sous ce point de vue est très faible. Ce sont des bactéries oxydantes, analogues à celles que nous étudierons dans le chapitre prochain, et comptant l'alcool parmi les substances qu'elles peuvent oxyder.

**183. Classification de Beyerinck.** — Mais cette idée générale ne peut pas à elle seule fournir les éléments d'une classification, ni même servir à des groupements bien déterminés. On en a la preuve dans les tentatives faites.

La classification de Beyerinck distingue quatre genres, pourvus ou non de nombreuses variétés.

1° Le *Bacterium aceti Pasteur*, auquel se rattachent toutes les bactéries à acétification active, celles qui tapissent la surface des copeaux dans le procédé allemand;

2° Le *Bacterium rancens*, comprenant les bactéries acétifiant la bière, parmi lesquelles il y a de nombreuses variétés non acclimatées;

3° Le *Bacterium Pasteurianum*, comprenant les bactéries acétifiant la bière et qui bleuissent par l'iode;

4° Le *Bacterium xylinum* de Brown, comprenant les bactéries qui détruisent l'acide acétique dans les vinaigres, et qui forment des pellicules résistantes à la surface des liquides sucrés.

Tels sont les quatre groupes de Beyerinck. Encore les réduirait-il volontiers à trois, en considérant le *B. Pasteurianum* comme une variété du *B. rancens*.

**184. Classification de Rothenbach.** — Rothenbach n'est pas d'accord avec lui au sujet du premier groupe, dans lequel il introduit une considération industrielle. Il réserve le nom de bactéries à acétification rapide (Schnellessigbacterien) à celles qui peuvent industriellement fournir du vinaigre de copeaux, c'est-à-dire qui acétifient vite les alcools dilués de ce mode de fabrication, et peuvent donner des vinaigres riches en acide acétique. Sa classification est donc la suivante :

I. *Schnellessigbacterien*, bactéries à fermentation rapide du procédé de Schutzenbach, et incapables ou peu capables de former des zooglées.

II. Formes de transition entre les bactéries donnant des pellicules et les *Schnellessigbacterien*. Ce sont les formes habituées à des liquides faiblement alcooliques, et celles qui, en l'absence de sucres et en présence de l'alcool, peuvent emprunter leur azote à l'ammoniaque.

III. Bactéries industrielles d'acétification du vin, de la bière et du cidre, pouvant vivre à la surface de ces liquides, en général riches en alcool, et donner des vinaigres forts.

IV. Bactéries non industrielles de la bière ou des moûts fermentés de fruits.

V. Bactéries non industrielles du moût de bière, capables surtout d'oxyder les sucres.

VI. Bactéries de maladies pouvant troubler le vinaigre, ou le recouvrir d'une couche résistante détruisant le vinaigre formé.

**185. Classification d'Henneberg et Rothenbach.** — Il est évident que cette classification est hybride comme tenant compte à la fois des caractères physiologiques et des caractères industriels. On retrouve le même caractère dans une classification d'Henneberg et Rothenbach, qui ont rangé de la façon suivante les bactéries dont ils ont fait l'objet de leurs études.

I. *Schnellessigbacterien*, groupe défini comme plus haut, et dans lequel on ne peut encore ranger que le *B. acetigenum*.

II. Bactéries de la bière, groupe auquel appartiennent le *B. aceti*, le *Thermobacterium aceti*, isolés de bières basses, et les *B. Pasteurianum*, *Kutzingianum et acetosum*, isolés de bières hautes.

III. Bactéries du moût de bière : *B. oxydans* et *B. industrium*.

IV. Bactéries du vin : *B. xylinum* et *B. ascendens*.

Cette dernière classification, plus simple et moins ambitieuse que les autres, qu'on pourrait même traiter de conventionnelle, tient compte de la distinction que nous avons établie plus haut entre les bactéries acétifiantes du vin, des alcools étendus ou de la bière, et celles qui sont des agents d'oxydation. Nous aurons l'occasion de la retrouver quand nous parlerons de l'industrie des vinaigres. Pour le moment, nous restons sur le terrain physiologique, et nous constatons qu'elle n'a pas de racines profondes dans les faits. Comme nous l'avons souvent dit, une classification sur de pareilles matières n'est possible que lorsque la science est faite, et alors elle devient une table des matières.

## BIBLIOGRAPHIE

A. J. Brown. *Journ. of the chem. Society*, t. XLIX, p. 172 et 432, 1886.
Hansen. *Meddelelser*, t. I, 1879 ; t. III, 1894 et t. V, 1900.
Peters. *Botanische Zeitung*, p. 405, 1889.
Zeidler. *Woch. f. Brauerei*, p. 213, 1890 et *Centralbl. f. Bakt*, 2e p., t. III, p. 399, 1897.
Wermischeff. *Ann. de l'Inst. Pasteur*, p. 213, 1893.
Lafar. *Centralbl. f. Bakt*, 2e p., t. II, p. 129, 1895.
Seifert. *Id.*, t. III, p. 337, 1897.
Henneberg. *Id.*, t. III, p. 223, 1897, et t. IV, p. 14, 1898.
Beijerinck, *Id.*, t. IV, p. 209, 1898.
Henneberg. *Zeitschr. f. d. Essigindustrie*, n° 14 et n° 19, 1898.
Hoyer. *Id.*, 1899.
Rothenbach. *Woch. f. Brauerei*, p. 445, 1898.

# CHAPITRE XIII

## BACTÉRIES OXYDANTES

Nous avons vu, dans le chapitre précédent, que des bactéries acétifiantes authentiques peuvent, lorsqu'elles sont développées à la surface d'un liquide, porter leur action comburante sur des matériaux divers, probablement bien plus nombreux que ceux que nous avons énumérés. Toutes les expériences ci-dessus ont été faites, en effet, de la même façon. On a préparé des milieux variés, on y a ensemencé une bactérie acétifiante, et on a laissé de côté tous ceux où ne se produisait pas de culture ou de voile, c'est-à-dire tous ceux qui ne renfermaient pas une substance qui fut à la fois aliment de construction et aliment d'entretien. Or nous savons que pour un microbe donné, quel qu'il soit, le nombre des aliments de construction est toujours plus restreint que celui des aliments d'entretien. Nous avons vu que des mucédinées et des bactéries aérobies pouvaient brûler au contact de l'air des substances sur lesquelles elles se refusent à pousser. On trouverait sûrement qu'il en est de même pour les bactéries acétifiantes. La gamme des matériaux qu'elles peuvent brûler est probablement très étendue.

Nous avons maintenant à faire connaissance avec des bactéries qui ont été étudiées pour leurs propriétés comburantes, et qui se sont révélées ensuite comme des bactéries acétifiantes, en ce sens qu'elles peuvent brûler l'alcool en donnant un rendement très élevé en acide acétique. L'étude de ces bactéries élargit donc le cercle des bactéries acétifiantes, et le rattache à un groupe plus

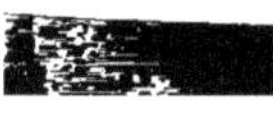

étendu. La première en date a été étudiée par M. Boutroux.

**186. Micrococcus oblongus. Etude morphologique.** — M. Boutroux en a découvert le germe dans une bière. Récemment ensemencé à la surface d'un liquide convenable, il s'y présente sous la forme de cellules ovales ou sphériques, souvent étranglées en leur milieu, très turgescentes, ayant à leur intérieur une sorte de condensation protoplasmique assez nette. Pour tout le reste, la ressemblance est grande avec le mycoderme du vinaigre de Pasteur. Leurs dimensions sont variables. Le petit diamètre atteint 3μ chez les plus grosses. Elles sont ou isolées ou réunies en chapelets plus ou moins longs et sinueux, ou entassées en amas dans lesquels on retrouve comme une vague disposition géminée ou moniliforme. Aucune de ces cellules n'a de mouvements propres.

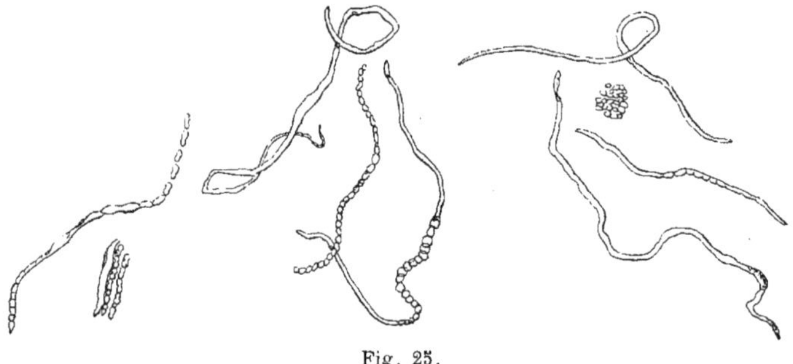

Fig. 25.

Quelques heures après l'ensemencement, on distingue à la surface du liquide un voile léger, qui devient blanc le lendemain, prend l'aspect velouté sur sa face inférieure et le surlendemain laisse pendre dans le liquide une multitude de petits filaments. Ce voile n'a aucune ténacité. La moindre agitation le disloque en lambeaux écailleux qui tombent au fond du vase.

Lorsque le microbe vieillit, sa grosseur diminue, son

petit diamètre tombe à 1μ, ses formes deviennent moins nettes, on n'y distingue plus de tache centrale, la forme en chapelet devient plus rare, et les amas, le pointillé fin dont il tapisse le champ du microscope est de plus en plus confus. Lorsque le milieu d'ensemencement est médiocre, les grains disparaissent plus ou moins complètement, et l'on trouve à leur place des filaments grêles, courbes, de formes tout à fait irrégulières, et d'une longueur tout à fait indéterminée (fig. 25). C'est le même aspect que pour les bacilles acétifiants du chapitre précédent, et en particulier du *B. industrium* de Henneberg. Le tout est mélangé à des cristaux aciculaires dont nous allons bientôt indiquer la nature.

La différence d'aspect entre les grains et les filaments qui les remplacent est telle qu'on est toujours tenté de croire à deux espèces différentes, qui se seraient succédé dans le même liquide. Il n'en est rien. Si l'on ensemence ces filaments dans de l'eau de levure, on les voit pour ainsi dire s'égrener en chapelets d'articles étranglés comme ceux du ferment jeune. Ils représentent la forme vieillie de ce ferment, et s'ils se produisent dans certaines liqueurs et pas dans d'autres, c'est que les premières par leur nature propre, et par suite de conditions que nous allons avoir à étudier, sont mieux appropriées à l'existence du microbe, et lui permettent de vivre plus longtemps. On peut dire que la forme filamenteuse caractérise les cellules vieillies ou ayant souffert, la forme en grains indistincts, les cellules mortes jeunes. On ne connaît pas les spores dans cette espèce, qui a été nommée par M. Boutroux, *micrococcus oblongus*.

**187. Etude physiologique. — Oxygène.** — Demandons-nous maintenant quels sont les besoins physiologiques de ce microbe, et tout d'abord, est-il aérobie ou anaérobie ?

La forme de couche superficielle qu'il prend dans les

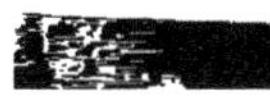

liquides d'ensemencement indique qu'il est aérobie. Il absorbe en effet l'oxygène de l'air, et le remplace par un volume d'acide carbonique qui est un peu variable, mais est toujours inférieur au tiers du volume d'oxygène absorbé, et n'en dépasse pas d'ordinaire le 1/10. Nous le cultiverons donc en petit, dans des matras Pasteur, et en grand, dans des fioles à large fond, où le liquide sera en petite épaisseur. L'aspiration produite de l'extérieur à l'intérieur par suite de l'absorption d'oxygène suffit en général, aidée de la diffusion, pour assurer l'alimentation gazeuse du microbe. Quand le volume du liquide est trop grand, comparé à celui de l'air, on peut, avec un aspirateur, faire circuler très lentement dans le matras un courant d'air qu'on fait d'abord barboter dans l'eau pour le rendre humide, et qui se dépouille, par son passage au travers d'une bourre de coton, des éléments d'impureté qu'il pourrait apporter avec lui.

Un court séjour dans l'acide carbonique ou dans l'air désoxygéné est d'ailleurs sans inconvénient pour ce mycoderme. Le développement s'arrête, pour reprendre lorsqu'il y a de nouveau de l'oxygène.

**188. Aliments minéraux et azotés.** — On n'a pas réussi à cultiver le microbe sur un milieu purement minéral. On ne sait donc pas quelles sont les substances salines dont il a besoin. Pourtant il semble, d'après quelques expériences que nous rencontrerons tout à l'heure, que la chaux lui soit indispensable. Mais les expériences directes peuvent seules nous renseigner sur ce point.

Quant aux aliments azotés, c'est l'eau de levure qui les présente sous la forme la plus favorable. On peut la remplacer assez bien par de l'eau de malt, ou de l'eau de foin, ou des décoctions de carottes et de navets. Le petit lait et l'urine donnent de mauvais résultats.

**189. Aliments hydrocarbonés.** — Le *micrococcus*

*oblongus* paraît pouvoir vivre aux dépens de matériaux hydrocarbonés très divers. Nous n'envisagerons d'abord que son action sur les sucres. Celui qui est le plus rapidement attaqué est le glucose, puis vient le sucre interverti, puis le sucre candi ; le sucre de lait reste inaltéré.

Le milieu de culture le plus favorable est donc une dissolution de glucose dans l'eau de levure. Les proportions les meilleures sont de un quart d'eau de levure, faite avec 10 de levure et 100 d'eau, et de trois quarts de dissolution de glucose du commerce à 22 p. 100, marquant environ 12° B. Le liquide doit être exposé à une température comprise entre 30 et 35°. Le microbe peut, il est vrai, se développer même à 10°, mais son action est alors très lente ; à 37°, son développement est pénible, il devient impossible à 40°. Une exposition de 5 jours à cette température suffit même pour tuer le microbe ; à 53°, il ne faut que dix minutes pour amener la mort du microbe vieux ; s'il est jeune, il faut dix minutes à 60°.

Lorsque l'on rassemble pour une culture les conditions les plus favorables, que nous venons d'indiquer, et qu'on sème le microbe, on voit l'action commencer de suite. Le voile se développe, et la réaction neutre du liquide est remplacée par une réaction acide qui augmente de plus en plus. Mais l'acidité ne dépasse jamais une certaine limite, variable avec la nature du liquide, et en général éloignée de celle qui correspondrait à la transformation complète du sucre employé. C'est que, comme le ferment lactique, le *micrococcus oblongus* est gêné dans son développement par l'acidité qu'il crée autour de lui, et ici encore, on rendra l'action plus facile et plus complète en ajoutant au préalable, à la liqueur, un peu de craie destinée à la maintenir alcaline ou au moins faiblement acide.

On pourrait remplacer le carbonate de chaux par du carbonate de magnésie, de baryte, de strontiane, ou en-

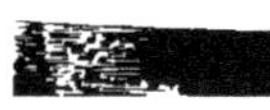

core de zinc, car il n'y a là en jeu qu'une question de saturation de l'acide. Cependant, en présence du carbonate de chaux, même lorsqu'on n'en met qu'une dose insuffisante, le degré d'acidité auquel le microbe peut amener le liquide est plus grand que dans un liquide sans carbonate. Comme il n'est pas douteux que ce degré maximum ne dépende de l'état de santé du microbe, on doit admettre, et c'est là l'expérience à laquelle nous faisions allusion plus haut, que les sels de chaux sont utiles au développement du *micrococcus oblongus*.

**190. Processus de la fermentation.** — Une fermentation étant mise en train comme nous venons de le dire, on voit au bout de trois ou quatre jours quelques bulles gazeuses sous le voile de *micrococcus*, et en agitant la craie déposée au fond du vase (ce qui paraît n'avoir aucun inconvénient pour la marche de la fermentation, bien qu'on disloque le voile), on en voit sortir des bulles d'acide carbonique. Ce gaz provient uniquement de l'attaque de la craie par l'acide produit. Il ne s'en dégage jamais quand il n'y a pas de carbonate de chaux. Malgré la craie, l'acidité du liquide est toujours notable, ce qui témoigne que l'acide est faible et n'attaque pas facilement le carbonate de chaux. Au bout de dix-huit à vingt jours environ, on n'observe plus de dégagement gazeux, même en agitant la craie. L'action n'est pourtant pas entièrement terminée. Vers le vingt-cinquième ou vingt-sixième jour, si le liquide a le degré de concentration que nous avons indiqué, on voit se déposer des cristaux au-dessus de la craie. Ces cristaux sont aciculaires, en général très ténus, quelquefois en tablettes allongées terminées ou non par des pointements. A ce moment, on constate souvent un nouveau dégagement de gaz pendant l'agitation. L'épaisseur de la couche de cristaux augmente de jour en jour. Au bout d'un mois environ, il n'y a plus de dégagement gazeux par l'agitation, et les cristaux sont tellement abondants qu'ils ne laissent au-dessus d'eux qu'une très petite épaisseur de liquide limpide. La fermentation est alors finie. Si l'on ouvre le vase, on sent une odeur particulière, assez faible, voisine de celle du lait. La saveur est faible, également un peu laiteuse, mais nullement sucrée.

**191. Produits de la fermentation.** — La fermentation ne donne ni alcools ni acides volatils. Le sel en aiguilles est du gluconate de chaux. M. Boutroux a même étudié de très près la façon dont cet acide dérive du glucose. Il a fait pour cela une expérience analogue à celle qui a donné à Pasteur la démonstration nette de l'action du *mycoderma aceti*. Il a fait une fermentation dans un vase clos, sans craie, en mesurant le poids de glucose disparu et d'acide gluconique formé. Puis, faisant l'analyse du gaz avant et après fermentation, il démontre que chaque molécule de glucose absorbe un atome d'oxygène pour donner une molécule d'acide gluconique. En réalité l'oxygène absorbé est toujours un peu en excès, et il y a toujours formation d'un peu d'acide carbonique non prévu par l'équation d'oxydation. Mais il faut bien tenir compte de la respiration et des fonctions vitales du microbe pendant la durée du phénomène.

Comme avec les bactéries acétifiantes, l'action de ce microbe sur le glucose est par conséquent une simple oxydation au moyen de l'oxygène de l'air. Quant à l'acide carbonique dégagé, qui est d'ordinaire en petite quantité, on peut l'attribuer, comme pour le *mycoderma aceti*, au travail respiratoire du microbe, qui vit et se développe aux dépens d'une partie des matériaux de la liqueur. Il ne peut le faire qu'en en transformant une partie en eau et en acide carbonique.

**192. Micrococcus oblongus et mycoderma aceti.** — Le microbe que nous étudions ressemble, comme on voit, au *mycoderma aceti* par sa forme, son mode de développement en voiles superficiels, ses propriétés oxydantes, et ses allures. Ces ressemblances n'impliqueraient-elles point une parenté, ou même une identité absolue ? C'est une question que M. Boutroux a essayé de résoudre.

Cherchons tout d'abord ce que devient le *micrococcus oblongus* sur un liquide alcoolique. En l'ensemençant sur de l'eau de levure additionnée de 2,5 p. 100 d'alcool environ, et acidifiée avec $\frac{1}{1000}$ d'acide tartrique, on le voit se développer encore sous forme de voile, dont les articles sont plus grêles, moins gonflés, plus serrés les uns contre les autres que lorsqu'ils vivent sur le sucre, mais conservent leur forme de cellules ovales étranglées par le milieu. En même temps l'alcool s'acétifie. Le titre acide paraît même pouvoir s'élever, lorsqu'on opère avec du vin ou de la bière étendue d'eau, au niveau des vinaigres ordinaires.

Ainsi le *micrococcus oblongus* agit sur les liquides alcooliques comme le *mycoderma aceti*. Voyons maintenant comment se comporte le *mycoderma aceti* au contact du sucre. C'est ici que M. Boutroux a vu le premier que ce mycoderme était aussi un agent de combustion du sucre.

Un mycoderme, trouvé sur du vin rouge, s'est développé sur de l'eau de levure sucrée en y prenant d'abord des formes irrégulières, qui ont disparu dans les générations ultérieures, et en y développant une acidité qui est restée faible. En faisant la culture en présence de la craie, on voyait ce liquide se remplir d'aiguilles cristallines et identiques d'aspect à celles que donne le ferment gluconique. Le rapport de la chaux dissoute au glucose disparu, qui donne une mesure grossière de l'équivalent de l'acide formé, était le même que dans la vie du micrococcus au contact du sucre.

Ainsi les deux êtres exercent des actions identiques, qui paraissent ne dépendre que de la nature du substratum, et qui passent de l'une à l'autre sans qu'il soit besoin d'une adaptation préalable, car après plusieurs générations sur de l'eau sucrée ou de l'alcool, les deux microbes se comportent de la même façon quand on les sème sur de l'alcool ou de l'eau sucrée. La première culture du *mycoderma aceti* sur un milieu sucré présentait les mêmes caractères chimiques que la treizième, et ces caractères étaient les mêmes que ceux du micrococcus, soit que ce dernier eût toujours vécu sur les milieux sucrés, soit qu'il eût été cultivé préalablement huit fois dans des milieux alcooliques où il faisait fonction de ferment acétique.

D'autres variétés de *mycoderma aceti* ont présenté les mêmes ressemblances d'action physiologique avec le *micrococcus oblongus*. Que faut-il en conclure? Uniquement ceci, que le *micrococcus oblongus* est une espèce acétifiante, peut être différente des précédentes par la façon dont elle brûle le saccharose, mais qui s'en rapproche par toutes ses propriétés.

**183. Autre microbe oxydant du sucre.** — En outre du *micrococcus oblongus*, M. Boutroux en a découvert un autre, donnant une oxydation plus avancée. Morphologiquement, il ressemble beaucoup au premier. Comme lui, il est, à l'état jeune, en petits grains, qui peuvent s'allonger en filaments contournés et irréguliers en vieillissant. Il est capable d'acétifier l'alcool, mais beaucoup plus lentement que le *M. oblongus*. Semé sur une solution de glucose dans l'eau de levure, il donne aussi de l'acide gluconique, et cette acidité produite met fin à la culture. Mais si à ce même liquide on ajoute du carbonate de chaux, tout change : le glucose est transformé en un sel insoluble et cristallin. Semé directement sur une solution de gluconate de chaux dans du bouillon de levure, on voit réapparaître les mêmes cristaux. M. Boutroux s'est assuré qu'il n'y avait pas là superposition d'action de deux microbes, dont l'un produirait l'acide gluco-

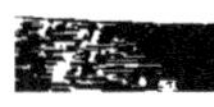

nique et l'autre l'utiliserait ; c'est la même espèce qui peut faire les deux choses, et qui, par cela, se distingue du *M. oblongus* qui n'en fait que la première.

Le sel de chaux obtenu est transformé en sel de cadmium, qui cristallise et duquel on retire l'acide par l'hydrogène sulfuré. Cet acide est un corps gauche, soluble dans l'eau et l'alcool, pas dans l'éther, non cristallisable, très altérable, noircissant dès qu'on le chauffe, ou même simplement par une longue conservation à l'air en présence de l'acide sulfurique. Le moindre excès de base le noircit aussi, et c'est peut-être un des éléments les plus importants du mélange connu sous le nom d'acide humique. Il est réducteur et aussi ses sels. Ses formules chimique et surtout stéréochimique ne sont pas encore connues. Cependant, on peut dire qu'il a la même formule chimique que l'acide glycuronique, découvert par MM. Schmiedeberg et Meyer comme produit de l'organisme des animaux auxquels on a fait ingérer du camphre, du bornéol, divers phénols, du chloral. D'après M. Thierfelder, ce corps a pour formule brute $C^6H^{10}O^7$, et la dérivation d'un corps de cette formule aux dépens de l'acide gluconique résulterait de la formule

$$C^6H^{12}O^7 + O = C^6H^{10}O^7 + H^2O$$

Comme formule développée, Thierfelder donne à l'acide glycuronique la constitution suivante

$$COH - (CHOH)^4 - CO^2H$$

qui explique son pouvoir réducteur. M. Boutroux montre pourtant que son acide n'est pas identique à l'acide glycuronique de Thierfelder, qui est dextrogyre et insoluble dans l'alcool : ce sont probablement deux isomères.

Quoiqu'il en soit, nous trouvons ici un microbe qui peut produire successivement deux termes de l'oxydation du glucose, en faire disparaître d'abord la fonction aldéhydique par l'adjonction d'un atome d'oxygène, puis faire reparaître cette fonction aldéhydique en oxydant une des fonctions d'alcool de l'acide gluconique formé, à la condition qu'il y ait un sel de chaux présent dans la liqueur, tandis que si ce sel manque, tout s'arrête. Ceci donne une idée de la complication du phénomène de nutrition dans une cellule vivante. Nous allons en trouver un exemple encore plus curieux.

**194. Bactérie du sorbose.** — Il va nous être fourni par une bactérie étudiée en 1896 par G. Bertrand, et qui préside à la transformation de la sorbite $C^6H^{14}O^6$ en sorbose, $C^6H^{12}O^6$. La sorbite existe dans le jus de sorbes, et, d'après MM. Vincent et Delachanal, dans le suc d'autres fruits de la même famille. Quand on abandonne à lui-même du suc de sorbes, il ne tarde pas à subir une fermentation alcoolique qui en fait disparaître tous les sucres fermentescibles, mais y laisse la sorbite. Il n'y a pas encore de sorbose, qu'on pourrait y découvrir plus facilement que dans le suc avant fermentation, attendu que ce sorbose, non fermentescible par la levure, serait débarrassé des autres sucres. La fermentation alcoolique terminée, le *mycoderma vini*, ou fleur du vin, s'étale à la surface, sous forme d'une couche mince et fragile au début, plus épaisse et fortement plissée ensuite. Elle y brûle l'alcool et une partie des matériaux organiques du jus. Mais elle laisse encore la sorbite inaltérée. Cette sorbite ne disparaît, et il ne se forme du sorbose que lorsque la couche de *mycoderma vini* a fait place à une nouvelle couche plus mince, plus sèche, et formée d'éléments tout autres.

Ce sont des bâtonnets immobiles, de 2 à 3 μ de longueur sur 0,5 μ environ d'épaisseur. En vieillissant ils se segmentent et prennent l'aspect de granulations sphériques ayant environ 0,5 μ de diamètre, et qui sont peut-être des spores. En outre, les microbes s'entourent d'une gaine gélatineuse qui les soude les uns aux autres et forme une

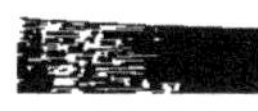

membrane résistante qu'on peut enlever d'une seule pièce. G. Bertrand croit que cette bactérie est voisine du *B. xylinum* de Brown, si elle ne lui est pas identique : ce serait donc une bactérie acétifiante. Elle existe en effet dans les vinaigreries, et presque toujours le germe en est apporté, sur les sucs de sorbes qui donnent du sorbose, par la petite mouche du vinaigre dont nous avons déjà vu (**135**) le rôle actif dans l'ensemencement, en apparence spontané, des mycodermes acétifiants. C'est l'ensemencement par cette mouche qui explique comment, dans les mêmes conditions apparentes, certains sucs de sorbes peuvent tantôt donner du sorbose, tantôt n'en pas donner. Le suc de sorbes, abandonné à lui-même pendant plus d'un an, et dans lequel Pelouze avait découvert le sorbose, avait sans doute été visité par cette mouche.

Quand on veut étudier les propriétés de cette bactérie, il faut la cultiver sur des liquides appropriés. On peut se servir pour cela de liquides artificiels contenant par litre :

| | |
|---|---|
| Phosphate monopotassique....... | 0,1 gr. |
| » de sodium cristallisé . | 0,1 |
| Chlorure de calcium fondu..... | 0,1 |
| Sulfate de magnésie cristallisé.. | 0,06 |
| Peptone....................... | 10 |
| Sorbite....................... | de 1 à 5 |

Quand on opère avec un jus de fruits contenant des sucres fermentescibles, on les en débarrasse en laissant fermenter, et en filtrant ensuite. Il faut prendre quelques précautions pour la stérilisation à la chaleur, qui rend la liqueur moins apte à nourrir la bactérie du sorbose. Il faut étendre le jus de son volume d'eau, et ne le faire bouillir que quelques minutes. On stérilise de préférence par la filtration au travers d'une bougie poreuse.

Dans tous les cas, le liquide stérilisé est étalé en couches minces de quelques centimètres d'épaisseur et ensemencé, puis maintenu à 25°. On surveille l'action en étudiant de temps en temps son pouvoir réducteur sur la liqueur de Fehling. Dès que ce pouvoir cesse d'augmenter, on arrête et on fait un traitement au sous-acétate de plomb, comme à l'ordinaire. Le liquide filtré, débarrassé de plomb et évaporé, donne, après évaporation, quand on est parti d'une culture en milieu artificiel, un sirop qui se prend en masse cristalline. Quand on a opéré sur un suc de fruits, ce sirop ne cristallise pas. Il faut le reprendre par l'alcool. On ajoute au mélange ce qu'il faut d'acide sulfurique pour précipiter les substances qui gêneraient la cristallisation du sorbose. Puis, après repos suffisant, on chasse l'alcool par évaporation dans le vide et on laisse cristalliser. L'équation brute de transformation de la sorbite en sorbose ne peut être que la suivante :

$$C^6H^{14}O^6 + HO = C^6H^{12}O^6 - H^2O$$

**195. Action sur la glycérine.** — Comme les autres bactéries acétifiantes, la bactérie du sorbose peut porter son action oxydante sur beaucoup d'autres corps. L'un des mieux étudiés à ce point de vue est la glycérine. En l'ensemençant sur une décoction de levure renfermant environ 5 gr. d'extrait par litre, et additionnée de 4 à 5 0/0 de glycérine, on voit qu'elle se développe et fournit au bout de 4 ou 5 jours une pellicule bactérienne blanche, couvrant toute la surface du liquide. Une substance douée du pouvoir réducteur apparaît dans le liquide. On met fin à la culture dès que le pouvoir réducteur cesse d'augmenter. Il faut de 10 à 15 jours pour arriver à ce résultat, quand on opère en matras à large col, bouchés au coton, et placés à l'étuve à 25° ou 30°, contenant environ 1/10 de leur volume d'une solution de glycérine. Toute la glycérine a alors disparu.

On sépare les membranes gélatineuses bactériennes ; on les comprime lentement, et le liquide qui en sort, réuni à la masse principale du bouillon de culture, est concen-

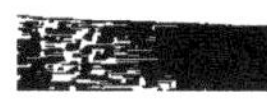

tré par distillation dans le vide, à la plus basse température possible. L'eau du bain-marie ne doit pas dépasser 60°. Il reste un sirop épais qu'on additionne peu à peu de 5 à 6 fois son poids d'alcool absolu. On complète la précipitation en ajoutant 2 à 3 volumes d'éther. Puis on laisse reposer.

On décante après quelques heures le liquide alcoolique éthéré très limpide, qui surnage un précipité visqueux et adhérent aux parois du vase. Quand, au-dessus de ce précipité, il se forme une couche sirupeuse, il faut recommencer sur elle le traitement à l'alcool et à l'éther.

Les solutions éthéro-alcooliques sont évaporées par distillation dans le vide, en chauffant le moins possible. Le résidu qu'elles laissent, versé dans une capsule, ne tarde pas à cristalliser quand l'opération a été bien réussie. On broie la masse formée, on l'essore à la trompe, et on lave à fond avec l'alcool absolu. Il reste une poudre blanche, cristallisée en petites lamelles à contour hexagonal, sucrée, réduisant rapidement à froid la liqueur de Fehling, et ne fermentant pas sous l'action de la levure. Elle est optiquement neutre. Son analyse montre qu'elle a la formule $C^3H^6O^3$. Elle dérive donc de la glycérine par un procès d'oxydation

$$C^3H^8O^3 + O = C^3H^6O^3 + H^2O$$

tout à fait identique à celui qui nous a donné le sorbose aux dépens de la sorbite. Mais ce qui est intéressant c'est de savoir à quel corps correspond cette formule $C^3H^6O^3$.

Dans l'oxydation de la glycérine :

$$\begin{array}{l} CH^2OH \\ | \\ CHOH \\ | \\ CH^2OH \end{array}$$

l'oxygène peut se porter soit sur l'un des groupements alcooliques extrêmes, soit sur le groupement intermédiaire, donnant naissance à deux corps différents. Dans le premier cas il y a formation d'aldéhyde glycérique.

$$\left.\begin{array}{l} CH^2OH \\ | \\ CHOH \\ | \\ CH^2OH \end{array}\right\} + O = \left\{\begin{array}{l} CH^2OH \\ | \\ CHOH \\ | \\ COH \end{array}\right\} + H^2O$$

Dans le second, on a de la dioxyacétone :

$$\left.\begin{array}{l} CH^2OH \\ | \\ CHOH \\ | \\ CH^2OH \end{array}\right\} + O = \left\{\begin{array}{l} CH^2OH \\ | \\ CO \\ | \\ CH^2OH \end{array}\right\} + H^2O$$

En transformant ce corps en oxime au moyen de l'hydroxylamine, par la méthode de Piloty, on obtient un corps tout à fait identique par ses propriétés avec le corps obtenu de la même façon par Piloty avec de la dioxyacétone de synthèse. C'est donc la seconde équation qui est vraie, et c'est l'hydrogène du groupement alcool secondaire qui est le premier oxydé, en donnant un corps cétonique.

Ce corps cétonique jouit pourtant d'une propriété commune aux aldéhydes, celle de se combiner avec le bisulfite de sodium de façon à donner une combinaison cristallisée. C'est le premier sucre connu jouissant de cette propriété, et nous aurons à utiliser cette notion tout à l'heure.

**196. Action sur d'autres alcools polyatomiques.** — Après que G. Bertrand eut signalé l'action de la bactérie sur la sorbite, Vincent et Delachanal montrèrent qu'elle agissait de la même façon sur la mannite, qu'elle transforme en lévulose. Cette action est de tous points comparable à la première, et correspond encore à la formation d'une cétose par oxydation d'un groupement alcoolique secondaire du corps primitif. La même formule les représente toutes les deux, et la sorbite est au sorbose ce que la mannite est au lévulose.

Ces corps de même formule et de même constitution diffèrent par leur structure stéréochimique, et cette remarque engagea M. Gab. Bertrand à faire réagir la bactérie du sorbose sur d'autres alcools plurivalents, pour voir si chacun d'eux ne donnerait pas, sous son action, un sucre à fonction cétonique. Dans cette étude il a trouvé trois alcools absolument impropres au développement de la bactérie du sorbose, et résistant à son action oxydante quand on les met au contact d'une culture en pleine activité. Ce sont le glycol, la xylite et la dulcite. Parmi ceux qui, au contraire, s'oxydent à son contact, nous avons d'abord cité la glycérine, la sorbite et la mannite mentionnées tout à l'heure, l'érythrite, l'arabite, la volémite et la perséite.

En écrivant la formule de ces corps sous la forme stéréochimique qu'on a été conduit à lui attribuer dans la chimie générale, on arrive à la curieuse remarque suivante : c'est que seuls sont attaqués par la bactérie les corps qui, dans leur formule développée, contiennent un chaînon CH-OH dont l'oxyhydrile attaquable ne soit pas voisin, d'un même côté de la chaîne, d'un atome d'hydrogène. C'est ce qu'on voit nettement sur le tableau ci-dessous, dans lequel les chaînons oxydables ont été indiqués en caractères gras. Pour la perséite, il y a un chaînon dont on ne connaît pas encore bien la forme, et dont pour cette raison, nous n'avons pas indiqué l'arrangement stéréochimique.

PREMIER GROUPE DES ALCOOLS NON OXYDABLES

$CH^2OH\text{-}CH^2OH$ . . . . . . . . . . . . . . . . . . Glycol.

```
         H  OH  H
CH²OH-C—C—C-CH²OH. . . . . . . . . . . . . . l-Xylite.
        OH  H  OH

         H  OH OH  H
CH²OH-C—C—C—C-CH²OH. . . . . . . . . . . d-Dulcite.
        OH  H  H  OH
```

DEUXIÈME GROUPE DES ALCOOLS OXYDABLES

```
       H
CH^2OH-C-CH^2OH .................. Glycérine.
       OH

       H   H
CH^2OH-C—C-CH^2OH ................ l-Erythrite.
       OH  OH

       OH OH H
CH^2OH-C—C—C—CH^2OH .............. l-Arabite.
       H  H OH

       H  H OH H
CH^2OH-C—C—C—C-CH^2OH ............ d-Sorbite.
       OH OH H OH

       H  H OH OH
CH^2OH-C—C—C—C-CH^2OH. ........... d-Mannite.
       OH OH H H

       H  H OH OH
CH^2OH-C—C—C—C-CHOH-CH^2OH. ...... Perséite.
       OH OH H H
```

Heptite de structure inconnue .......... Volémite.

Chacun de ces alcools donne un sucre à fonction cétonique, de même formule stéréochimique : la glycérine donne la dioxyacétone privée de pouvoir rotatoire, parce que sa formule stéréochimique possède un plan de symétrie, et l'érythrite deux érythuloses optiquement inverses. L'étude de tous ces sucres n'est pas encore faite, mais on en sait assez sur eux pour pouvoir tabler sur l'exactitude de la loi que nous avons énoncée. Nous retrouvons donc à propos des fonctions d'oxydation, des influences stéréochimiques analogues à celles que nous avons constatées avec les ferments anaérobies, et de plus nous voyons combien certains microbes, qui ont une gamme alimentaire très étendue, peuvent avoir de sensibilité et manifester d'intransigeance au sujet de la structure de ces

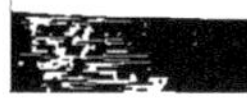

aliments. La bactérie du sorbose est nettement plus indifférente à la nature de son aliment qu'à la façon dont y sont arrangés les chaînons stéréochimiques.

**197. Action sur les sucres.** — L'apparition d'un sucre cétonique dans cette oxydation biologique d'un alcool plurivalent montre que ce sucre est inattaquable ou difficilement attaquable par la bactérie qui l'a produit. M. G. Bertrand s'est demandé ce que donnerait la même bactérie ensemencée dans un milieu contenant un sucre aldéhydique, et il a commencé par le xylose. Sur des liquides nutritifs à base de xylose, il y a développement moins facile que sur les bouillons à la sorbite ou à la glycérine, et la membrane qui apparaît n'est plus aussi continue, aussi homogène comme aspect et résistance. Elle n'a ces caractères que par places, qui sont comme autant de taches correspondant chacune à l'une des colonies ensemencées. Le xylose disparaît avec lenteur, et à sa place apparaît un acide qui est au xylose ce que l'acide gluconique de Boutroux est au glucose : c'est l'acide xylonique. M. G. Bertrand l'a isolé sous la forme très caractéristique qu'il avait signalée dans un travail antérieur, celle de xylonobromure de cadmium. Pour l'obtenir sous cette forme, on commence par saturer par la potasse le liquide de culture. Cette saturation présente une particularité utile à observer. Quand on a atteint la neutralité, si on attend, on voit l'acidité reparaître. On sature à nouveau, le même phénomène recommence, et ainsi de suite, jusqu'à ce qu'on soit arrivé à une saturation définitive. Ceci tient à ce que l'acide xylonique, comme au reste l'acide gluconique et les acides de la même série, se déshydrate partiellement, même au contact de l'eau, et donne une lactone neutre. Un certain état d'équilibre, variable avec la concentration, la température, etc., s'établit entre l'acide et la lactone. Si l'acide est saturé, une portion de lactone se dédouble, et ce n'est que peu à peu qu'on arrive à tout saturer. Pour aller plus vite, on peut ajouter un excès d'alcali, chauffer quelques minutes, et revenir à l'alcalinité avec de l'acide titré.

Au liquide de culture neutralisé, on ajoute 1 gr. de bromure de cadmium pour 100 cc., on réduit au quart après filtration, et on précipite par l'alcool. Il se précipite au bout de 24 heures un sel double $C^5H^9O^6.Cd.Br + H^2O$ dont on peut conclure la quantité d'acide xylonique. Elle représente à peu près poids pour poids le xylose disparu. Il ne se forme d'un autre côté que des traces d'acide volatil. La formule de la réaction se résume donc, à quelques centièmes près, dans une simple oxydation,

$$C^5H^{10}O^5 + O = C^5H^{10}O^6$$

L'application des mêmes méthodes à l'arabinose, au dextrose et au galactose a montré que tout se passe à peu près de même. L'arabinose a donné de l'acide arabonique, le dextrose de l'acide gluconique, le galactose de l'acide galactonique, et partout, le rapport entre le poids de sucre disparu pendant la culture et le poids d'acide formé, s'est montré tel qu'on a le droit d'attribuer au phénomène la formule générale suivante :

$$\begin{array}{lcl} COH & + O = & CO.OH \\ | & & | \\ (CHOH)^n & & (CHOH)^n \\ | & & | \\ CH^2OH & & CH^2OH \end{array}$$

qui se résume en une fixation d'un atome d'oxygène sur le groupement aldéhydique du sucre donné comme aliment. En calculant en effet la quantité théorique d'acide que devait fournir la quantité de sucre disparu, on a trouvé les chiffres suivants pour les trois sucres :

| | Sucre disparu | Acide correspondant | Acide trouvé |
|---|---|---|---|
| Avec l'arabinose...... | 0,66 | 0,73 | 0,74 |
| » le dextrose...... | 3,18 | 3,46 | 3,62 |
| » le galactose..... | 1,39 | 1,51 | 1,27 |

Le curieux ici c'est que l'arabinose et le dextrose contiennent un oxyhydrile secondaire attaquable par la bactérie, tandis que le xylose et le galactose n'en contiennent pas. Tous ces sucres, divers à ce point de vue, et entre lesquels la bactérie finirait peut-être par faire une différenciation, se comportent pourtant de même, et la première action de la bactérie est d'oxyder chez tous le groupement aldéhydique. Ce n'est donc plus cette différenciation que nous observions tout à l'heure avec les alcools plurivalents. Mais la leçon est tout autre, et nous voyons avec quelle méthode la bactérie procède à l'attaque des divers chaînons de la molécule dont elle fait son aliment.

**198. Résumé.** — Résumons maintenant ce que nous venons d'apprendre sur les ferments aérobies, dont le type nous a été offert par Pasteur dans son histoire de la fermentation acétique. Nous voyons que ce type, tout en restant vrai dans ses traits généraux, s'est effacé dans ses caractères spécifiques. On pourra, comme nous l'avons fait, continuer à appeler pratiquement ferments acétiques ou acétifiants les êtres qui, capables de se développer sur le vin, la bière, les phlegmes alcooliques, les transforment en vinaigres avec le plus d'activité, de rapidité, avec le moins de pertes. Mais, au point de vue physiologique, le mot de ferment acétique n'a plus de sens. Toutes les barrières entre le ferment de Pasteur, celui de Boutroux, celui de G. Bertrand sont tombées à mesure que nous étudions la question davantage, et tous sont au fond des microbes oxydants. Je ne dis pas qu'ils soient identiques ; mais leur différenciation est à peine ébauchée et ne peut résulter que d'études nouvelles qui sont à faire, et qui ne seront fructueuses qu'à la condition d'atteindre une profondeur que les premières ne soupçonnaient pas.

Que peuvent, par exemple, signifier pour nous aujourd'hui, après les notions que nous venons d'acquérir, les recherches que nous avons signalées au sujet de la différenciation des ferments acétiques, et, par exemple, celles dans lesquelles, pour savoir si un sucre était un aliment pour un des bacilles déjà baptisés, on lui offrait un sucre, en s'informant seulement si ce bacille le rendait ou non acide, et en comptant que l'acide était de l'acide acétique. La recherche était bonne à faire, mais en la poussant au degré où M. G. Bertrand a poussé la sienne. C'est ainsi que ce savant a pu faire un pas, qui n'est pas le dernier.

Il y a ici un autre point de vue à mettre en lumière. Dans leur action sur l'alcool, les bactéries que nous venons d'étudier donnent de l'acide acétique par un simple transport, en apparence au moins, de l'oxygène de l'air. Nous avons observé, avec les espèces étudiées au commencement de ce volume, la production d'acide acétique, en quantités parfois assez considérables, par des espèces anaérobies. Nous en avons conclu qu'il ne fallait pas appeler ferments acétiques tous les êtres qui donnaient de l'acide acétique, mais qu'il fallait réserver ce nom à ceux qui le produisaient par voie aérobie. Mais voilà que nous découvrons que cette distinction est purement verbale, et non physiologique, comme on pouvait le croire quand nous l'avons faite. L'acide acétique résulte en effet souvent, en vie anaérobie, d'une combustion intérieure, faite aux dépens de l'oxygène de l'eau. En vie aérobie elle résulte d'une combustion, en apparence extérieure, aux dépens de l'oxygène de l'air. Mais comme nous savons qu'il y a des êtres qui passent sans transition de la vie aérobie à la vie anaérobie, on a le droit de se demander à quel moment ils changent de conditions d'existence, et s'il n'est pas plus probable que, dans un cas comme dans l'autre, c'est le même mécanisme protoplasmique qui est en jeu. De sorte que l'unité de fonction existerait dans le monde des microbes, depuis les bactéries les plus anaérobies jusqu'aux bactéries les plus aérobies et aux mucédinées comburantes auxquelles nous arrivons maintenant.

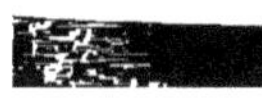

# BIBLIOGRAPHIE

L. Boutroux. *Ann. de l'Ecole normale supérieure*, 1880, et *Ann. de l'Inst. Pasteur*, t. II, p. 309, 1888.

Pelouze. *Ann. de Ph. et de Chimie*. 3e s., t. XXXV, p. 222, 1852.

G. Bertrand. *Bull. Soc. Chim.*, 3e s., t XV, p. 627, 1896 ; et t. XIX, pp. 312, 347 et 502, 1898. — *Comptes rendus*, t. CXXVII, pp. 124 et 128, 1898.

Piloty. *Deutsche chem. Gesells*, t. XXX, p. 1656, 1897.

Vincent et Delachanal. *Comptes rendus*, t. CXXV, p. 716, 1897.

# CHAPITRE XIV

## OXYDATIONS PAR LES BACTÉRIES AÉROBIES

Chez les êtres que nous venons d'étudier, nous avons constaté trois choses : 1° une vie à fleur d'eau qui en fait tout naturellement, il semble, des agents de transport de l'oxygène de l'air sur les substances contenues dans le milieu de culture ; 2° une régularité et presque une méthode dans l'emploi de cet oxygène, qui fait d'eux des oxydants presque aussi sûrs dans leur action que peuvent l'être l'hypermanganate ou le bichromate de potasse ; 3° l'existence, dans le procès d'oxydation, de termes intermédiaires ayant une stabilité relative, c'est-à-dire produits à un certain moment de l'action, et détruits à un autre, tels par exemple que l'acide acétique dans le procès d'acétification.

Nous n'avons jusqu'ici rien trouvé de pareil à propos des microbes anaérobies, ou du moins rien d'aussi net. La levure, dans son action sur le sucre, arrive du premier coup à des termes auxquels elle ne touche plus, et si, dans le tome III de cet ouvrage, nous avons été conduits à douter de cette interprétation, et à considérer l'alcool comme pouvant être un aliment pour la levure dans sa vie aérobie, nous ne pouvons méconnaître que c'est encore là une hypothèse non démontrée. Nous avons trouvé, au sujet de la glycérine de la fermentation alcoolique, des faits qui témoignent que cette glycérine est un produit intérimaire, comme l'acide acétique pour le mycoderme du vinaigre. D'un autre côté, nous avons vu, avec les ferments anaérobies étudiés au commencement de ce volume, des produits authentiques d'une fermentation, dis-

paraître après avoir apparu. Mais tout cela n'était pas net, et nous devons maintenant chercher à trouver, pour les bacilles aérobies ou anaérobies vivant dans la profondeur des liquides, des faits qui comblent le fossé creusé entre eux et les bactéries de surface par les faits que nous venons de relater.

On comprend que l'étude de ces termes intermédiaires est aussi importante, sinon plus, pour la connaissance de la vie physiologique, que celle des termes ultimes et définitifs. Leur formation à un certain moment témoigne qu'ils avaient alors une certaine stabilité, soit au regard de l'être qui les formait, soit au regard du milieu dans lequel ils prenaient naissance, et que cette stabilité ne persistait pas. De quoi dépend cette stabilité ou cette instabilité ? Y a-t-il des conditions de température, d'acidité ou d'alcalinité du milieu, de constitution de la molécule, de sa forme stéréochimique ? C'est ce que nous allons essayer de constater.

**199. Termes intermédiaires dans les mucédinées.** — Les mucédinées sont les intermédiaires naturels entre les mycodermes superficiels que nous venons d'apprendre à connaître, et les êtres vivant dans la profondeur des liquides, et y menant une vie plus ou moins anaérobie. Une mucédinée a des organes aériens, mais sa vie la plus active semble confinée dans son mycélium, organe submergé, et plus ou moins sevré d'oxygène. Nous avons vu, dans le tome I, que ce mycélium pouvait avoir deux sortes d'aliments : 1° des aliments de construction, à l'aide desquels il peut s'édifier ; 2° des aliments d'entretien plus ou moins favorables, avec lesquels il ne peut pas s'édifier, avec lesquels sa multiplication est impossible, mais qu'il peut brûler lorsqu'il est construit. Les premiers sont pour lui des aliments de prédilection ; les autres des aliments de disette. Voyons si nous pouvons découvrir des termes intermédiaires dans l'utilisation, c'est-à-dire dans la combustion de ces divers aliments. C'est surtout l'*aspergillus niger* qui a été l'objet de ces études.

**200. Formation intérimaire d'acide oxalique.** — Le sucre n'est jamais brûlé, sous l'action de l'*aspergillus*, sans donner un produit intermédiaire, que j'ai reconnu être l'acide oxalique. L'acidité du liquide Raulin, pendant la vie de la mucédinée, va en augmentant à mesure que le sucre se consomme, passe par un maximum, et commence à décroître au moment où le sucre commence à devenir rare. A partir de ce moment, le sucre et l'acide oxalique sont brûlés concurremment, puis le sucre disparaît le premier, et enfin l'acide oxalique. De sorte qu'à la fin de l'opération, la mucédinée ayant aussi brûlé l'acide tartrique de la liqueur, celle-ci devient absolument neutre, tous ses éléments hydrocarburés ayant disparu.

On observe surtout cette formation transitoire d'acide oxalique dans deux cas : d'abord lorsque la végétation est languissante, réduite à son mycélium, et se poursuit dans de mauvaises conditions de température et de milieu. L'acide oxalique est, il est vrai, produit alors en faibles quantités, mais il représente une proportion plus notable du poids du sucre que dans les conditions ordinaires. On observe aussi une formation transitoire du même acide lorsque, après avoir produit à la surface de la cuvette une épaisse couche de la mucédinée, on remplace le liquide sur lequel elle a vécu par du liquide neuf, sur lequel la combustion commence de suite, mais dans des conditions telles que les filaments de la plante, surtout les filaments mycéliens, serrés les uns contre les autres, n'ont pas à leur disposition tout l'oxygène nécessaire pour brûler l'aliment qui leur est offert.

Dans les deux cas, l'acide oxalique se présente comme le résultat d'une combustion imparfaite, et ce fait, de même que sa production aux dépens du sucre, a son intérêt quand on songe qu'il se forme abondamment dans

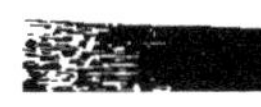

les tissus végétaux. L'oxalate de chaux qu'on rencontre aussi quelquefois dans ces tissus résulte sans doute d'un mécanisme secondaire qu'une simple expérience avec l'*Aspergillus* permet de découvrir. Si l'on met un sel de chaux dans le liquide Raulin, l'acide oxalique qui d'ordinaire est brûlé intégralement, donne de l'oxalate de chaux en beaux octaèdres, que leur insolubilité protège contre toute combustion nouvelle. C'est évidemment par un mécanisme analogue que l'oxalate de chaux se dépose dans les plantes qui en contiennent.

On observe cette formation d'oxalate de chaux avec tous les éléments hydrocarbonés capables de servir à l'*Aspergillus* d'aliments de disette. Lorsque après avoir produit une couche florissante de cette plante sur du liquide Raulin, on décante le liquide, et qu'on le remplace, après 2 ou 3 lavages à l'eau, par de l'empois d'amidon, par exemple, ou un liquide contenant de la glycérine, de la mannite, du sucre de lait, on voit encore se former de l'acide oxalique ou de l'oxalate de chaux. Avec l'alcool, la végétation mycélienne reprend avec une activité remarquable, ainsi que je l'ai montré, et il ne se forme pas d'acide acétique, mais bien de l'acide oxalique qui disparaît à son tour quand l'alcool commence à être en trop petite quantité. L'acide acétique lui-même, introduit en liqueur étendue sous le mycélium, est brûlé avec production intérimaire très abondante dans l'acide oxalique. Bref pour cette plante, l'acide oxalique est un degré sur lequel l'action physiologique de combustion s'arrête volontiers.

**201. Recherches de Wehmer.** — Wehmer a depuis beaucoup élargi le cadre de ces recherches en les étendant à diverses mucédinées (*Penicillium glaucum*, *Peziza Fuckeliana*, *Mucor stolonifer*, *Aspergillus glaucus*, *Phycomyces nitens*, *Pilobolus cristallinus*, *Mucor mucedo*) : seulement il ne semble pas avoir regardé du bon côté dans cette étude. Il s'est préoccupé surtout de rechercher quelles sont les conditions de nutrition minérale ou azotée qui influent sur la production et la disparition ultérieure de l'acide oxalique, et n'a visé que de loin les conditions d'alimentation en oxygène qui jouent le rôle le plus important. Il est clair qu'en laissant ainsi fonctionner simultanément, sans les séparer, des influences tantôt favorisantes, tantôt déprimantes, les résultats ne peuvent être que contradictoires, et par là incertains. L'acide oxalique est un produit de souffrance. On le voit apparaître, comme dans les expériences précédentes, quand l'aliment est mauvais, alors que la végétation est prospère. Même avec un bon aliment comme le sucre, et une végétation prospère, il apparaîtra encore si l'oxygène est en quantité insuffisante dans les couches profondes du mycélium. Or nous savons, par les expériences de Raulin, combien il est difficile d'aérer à fond un mycélium qui se développe bien. On favorisera l'aération en retardant la culture par un abaissement de température, et alors l'acide oxalique qui avait pu apparaître à la chaleur disparaîtra. D'un autre côté, il pourra se faire que cet abaissement de température soit à lui seul une cause de souffrance, et augmente au contraire la production de l'acide oxalique. Enfin, comme l'acide oxalique dont on constate la formation est la différence entre celui qui est produit et celui qui est consommé à chaque instant, on voit que l'interprétation des variations qu'il subit devra être faite avec prudence.

Aussi beaucoup des conclusions du travail de Wehmer restent indécises. Il trouve, par exemple, que la nature chimique des aliments azotés ou hydrocarbonés est presque sans influence, ce qui est assurément une conclusion très inattendue dans une question de nutrition.

Il retrouve par contre les notions connues sur l'influence des bases présentes qui, en se combinant à l'acide oxalique, le protègent contre la combustion. Enfin, au sujet de l'action de la température, il opère avec *l'aspergillus niger* cultivé sur un milieu où la seule source d'azote est

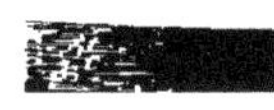

du nitrate d'ammoniaque. L'ammoniaque étant consommée, l'acide nitrique reste, et la liqueur augmentant ainsi régulièrement son acidité, il se forme de l'acide oxalique et non pas de l'oxalate de chaux, comme dans les autres milieux. A la température optima de la culture, vers 34 ou 35°, il n'y a pas formation d'acide oxalique libre. Il se forme seulement de petites quantités d'oxalates, et surtout d'oxalate de chaux. Quand on fait la culture à 15 ou 20°, on voit au contraire de l'acide oxalique apparaître et atteindre un certain maximum au-delà duquel il est brûlé. A 8 ou 10°, il se forme encore plus d'acide oxalique qu'à 15 ou 20°. Tous ces résultats ne sortent pas des lignes générales des considérations qui précèdent.

Ce qu'il y a de plus nouveau dans le travail de Wehmer est ceci : c'est que le rendement en acide oxalique peut être parfois très grand. C'est ainsi qu'il a pu obtenir 1,253 gr. d'acide oxalique par la combustion incomplète de 1,5 gr. de sucre, c'est un rendement de plus de 80 0/0. Si on entre dans le détail, on trouve que cet acide oxalique contenait le carbone de 0,832 gr. de sucre, et comme il s'était formé un poids de 0,290 gr. de mucédinée, on voit, en admettant que cette mucédinée ait la composition du sucre, que nous retrouvons, comme produits solides, l'équivalent de 1,122 gr. de sucre sur 1,5 gr. Le reste peut être compté comme acide carbonique, de sorte que 100 parties de sucre ont subi la distribution suivante :

| | | |
|---|---|---|
| Plante vivante ..... | 20 0/0 | environ |
| Acide oxalique...... | 55 | » |
| Acide carbonique... | 25 | » |

C'est un bel exemple de *respiration oxalique* se substituant à la *respiration carbonique*. Je n'ai pas besoin de dire que par ce mot de respiration, je n'entends pas un phénomène distinct des autres phénomènes de la vie végétale, et attribuable, comme paraît le faire Wehmer, à la vie des cellules plutôt qu'à leur multiplication. J'entends par là le résumé des actes d'oxydation accomplis par la cellule, et tout ce que je veux dire, c'est que ces actes d'oxydation n'aboutissent pas nécessairement à l'acide carbonique. L'acide acétique pour les bactéries acétifiantes, l'acide oxalique pour un grand nombre de mucédinées, peuvent devenir des paliers d'arrêt. Mais ces paliers sont transitoires, et lorsqu'on lui en laisse le temps, la plante aboutit toujours à l'acide carbonique.

Ce qui démontre encore mieux le caractère respiratoire de la formation d'acide oxalique, c'est que Zopf l'a retrouvé avec un grand nombre de bactéries acétifiantes, les *B. aceti*, *Kutzingianum*, *Pasteurianum* (Hansen) *xylinum* (J. Brown) *acetigenum*, *acetosum*, *ascendens* (Henneberg), lorsqu'il les faisait agir sur du sucre de fruits. Il en serait probablement de même pour toutes les bactéries croissant en milieu acide, où l'acide oxalique formé reste à l'état libre. Du reste les aliments hydrocarbonés ne sont pas seuls à pouvoir fournir ce corps, car j'en ai retrouvé avec une mucédinée poussant sur une solution de caséine.

**202. Mucédinées productrices d'acide citrique.** — Les conclusions qui précèdent vont nous être utiles pour l'étude d'un phénomène découvert par Wehmer, et qui a beaucoup frappé l'attention quand il a été publié ; c'est la production d'acide citrique dans certaines conditions par certaines mucédinées. Ce phénomène est peu connu, car comme il fait l'objet d'un brevet et d'une exploitation industrielle, ceux qui l'ont étudié ont été sobres de renseignements sur son compte. Mais il est trop intéressant pour que nous ne disions pas ici le peu qu'on sait sur lui.

L'acide citrique produit dans ces conditions se comporte comme l'acide oxalique dans nos expériences de tout à l'heure. C'est un produit intérimaire que la présence des bases, et surtout de la chaux, protège contre une com-

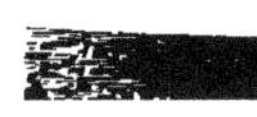

bustion trop rapide, et comme sa formule brute $C^6H^8O^7$ en fait un produit plus oxygéné que le sucre qui sert de point de départ, il peut être considéré comme un produit d'oxydation intermédiaire entre le sucre et l'acide carbonique. L'équation

$$C^6H^{12}O^6 + 3O = C^6H^8O^7 + 2H^2O$$

nous montre même un fait que nous connaissions déjà par l'exemple de la mannite, une oxydation qui ne touche pas au carbone, dont le nombre d'atomes reste le même dans le corps formé que dans le corps générateur. Les bactéries de Boutroux nous ont donné le même exemple, et si celle qui fournit l'acide glycuronique (**193**) avait continué son œuvre, elle aurait pu aboutir à l'acide citrique.

Mais quand on envisage l'équation ci-dessus au point de vue stéréochimique, une difficulté surgit. Le sucre est formé d'une chaîne simple d'atomes, et jusqu'ici nous avons vu que cette chaîne restait simple quand il s'y produisait une action de combustion. L'acide citrique a une forme un peu plus compliquée. Un des atomes de carbone a perdu sa place dans la chaîne centrale pour former une chaîne latérale :

$$\begin{array}{l} CO^2H \\ | \\ CH^2 \\ | \\ CHOH \\ | \\ CH - CO^2H \\ | \\ CO^2H \end{array}$$

et ce déplacement atomique, cette rupture de chaîne avec soudure nouvelle en un autre point, semblent au premier abord peu conciliables avec l'idée de la simplicité que nous attribuons au phénomène de la respiration.

C'est qu'on a peur des fantômes qu'on a créés soi-même ; c'est qu'après avoir, avec grand effort, trouvé des interprétations que nous qualifions arbitrairement de lois naturelles, nous sommes toujours surpris, et même un peu effrayés, quand nous découvrons que la nature n'en tient pas toujours compte. Un déplacement atomique n'est qu'un jeu, nous l'avons souvent remarqué, pour les cellules vivantes, et même pour certaines actions chimiques. Beaucoup des formules stéréochimiques proposées pour les sucres en $C^{12}$ font sortir, pour expliquer comment se soudent deux sucres en $C^{6}$, un atome de carbone de l'une des deux chaînes simples de chacun de ces sucres, et par là admettent implicitement qu'il suffit de l'action d'une diastase, d'un acide, pour disloquer le sucre en $C^{12}$ et remettre en place l'atome de carbone qui s'en était écarté. De même la production de l'alcool isobutylique aux dépens d'un sucre authentique ne surprend personne. La production d'acide citrique aux dépens d'un sucre n'est pas plus surprenante.

Il est vrai que l'on n'appelle pas la production d'alcool butyrique un acte respiratoire, comme nous l'avons fait plus haut pour l'acide citrique. Mais cela est encore une convention que nous avons faite, et dont nous ne devons pas être dupes. Tout acte de réduction est, comme nous le montrerons, corrélatif d'un acte d'oxydation, que la nature ne sépare pas, parce qu'elle se moque de nos distinctions. A l'intérieur du protoplasma, soit par l'action d'une diastase, soit par d'autres actions plus compliquées, et qui ne peuvent pas encore être isolées de la cellule vivante, il y a constamment des corps qui s'oxydent et d'autres qui se réduisent en perdant de l'oxygène ou de l'eau. Chaque protoplasma produit le genre de transformations qui est dans la loi encore inconnue de la nature, et rien *a priori* ne limite le cercle de son action. Tout ce que nous pouvons dire, c'est que les champignons producteurs d'acide citrique en font aussi naturellement que les bactéries acétifiantes font du vinaigre, et que les uns comme les autres se préoccupent très peu de nos réserves en fait de stéréochimie.

**203. Citromyces.** — Les deux premiers champignons, caractérisés par Wehmer comme producteurs d'acide citrique, ressemblent beaucoup au *penicillium*. Ils forment un tapis épais à la surface des solutions nutritives.

Le *citromyces Pfefferianus* forme un mycélium cloisonné, très rameux, incolore, dont la largeur va de 3 à 10 μ de largeur. Les filaments fertiles ont la même largeur et une longueur de 70 μ en moyenne. Les conidies sont rondes, lisses, hyalines ; elles ont de 2, 3 à 2,8 μ de diamètre. Le tapis qu'elles forment, d'abord vert jaunâtre, passe ensuite au gris et au brun. La mucédinée pousse bien sur les jus sucrés, les fruits, l'albumine, de préférence sur les citrons et les solutions sucrées et citriques : elle semble très répandue. Ses limites de température sont 4 à 29°. Son optimum est de 15 à 18°. L'auteur ne dit pas si cette température optima est celle où elle pousse le mieux, ou celle à laquelle elle donne le plus d'acide citrique.

Le *citromyces glaber* ressemble au précédent pour la dimension des hyphes, des conidies, etc. Les tapis qu'il forme à la surface sont plus lisses, jaunissent plus vite, fournissent une masse conidienne plus épaisse, et se foncent davantage. Les limites de température sont 8 à 32° ; l'optimum 20 à 25°. Il colore l'empois de riz en jaune, ce que ne fait pas le précédent, et fournit plus d'acide citrique.

Tous deux produisent, dans les solutions sucrées, de l'acide citrique, qu'on peut protéger contre une combustion nouvelle en lui offrant une base pour le saturer, mais qui finit par disparaître, si on lui laisse le temps, parfois très long, nécessaire pour cela. L'intéressant est de savoir dans quelles conditions cette production d'acide citrique se fait bien et atteint son maximum. C'est un point sur lequel on ne trouve pas beaucoup de renseignements. Voici pourtant ce qu'on peut comprendre.

**204. Conditions d'action.** — Il faut une production copieuse de plante et une aération insuffisante ; si la plante ne pousse pas bien, le phénomène est lent : on peut même ne rien obtenir si l'aération est trop abondante, l'acide citrique étant brûlé dès qu'il est produit. Si l'aération devient trop forte, même avec une production abondante de plante, il peut en être de même. Les facilités d'aération, reliées à la forme des vases, doivent donc être en rapport avec le caractère nutritif du milieu employé. Pour des raisons analogues, la température du maximum de rendement de l'acide citrique n'est pas nécessairement la même que la température optima de croissance de la plante.

On devine qu'il y a, au milieu de tout cela, un complexe à débrouiller. La production d'acide citrique dépend : 1° du milieu de culture qui est plus ou moins favorable au développement de la plante ; 2° de la facilité de pénétration de l'oxygène, dont la quantité optima dépend à la fois de la température du milieu de culture et de la forme des vases. Il y a à chercher un optimum au milieu de ces conditions, et, pour le fabricant d'acide citrique, l'optimum est à la fois celui qui, tout en fournissant la quantité de plante nécessaire pour que la transformation soit rapide, ne la laisse pas se multiplier assez pour qu'elle absorbe à son profit une grande partie du sucre alimentaire, et celui qui réduit au minimum la quantité d'oxygène nécessaire à la quantité de plante produite, pour que celle-ci respire difficilement. Le mémoire de Wehmer ne donne aucune donnée numérique pouvant permettre de dire comment on réalise ces conditions de bonne marche industrielle, ni même comment le sucre mis en œuvre se répartit entre la plante, l'acide citrique et l'acide carbonique. Le seul renseignement fourni est que un poids de 11 k. de sucre, a fourni, en rendement industriel, un poids de 6 k. d'acide citrique, ce qui fait un rendement de 55 0/0.

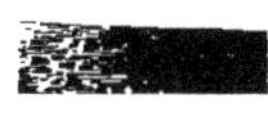

Il y a cependant quelques renseignements sur les propriétés biologiques des espèces mises en jeu. Ainsi on voit qu'elles préfèrent les sucres, surtout ceux qu'elles n'ont pas besoin de fabriquer elles-mêmes aux dépens des empois d'amidon. Elles peuvent vivre aussi sur des solutions, même concentrées, d'acide citrique, ce qui prouve que si l'acide citrique est un aliment médiocre, il est pourtant un aliment. Les conidies qui se développent, péniblement il est vrai, dans des solutions contenant 20 0/0 d'acide citrique, ne germent pas en présence de 0,12 0/0 d'acide sulfurique ou d'acide chlorhydrique. Avec 1 0/0 de sulfate de cuivre dans une solution de sucre à 10 0/0, la végétation se fait, mais d'une façon tout à fait languissante.

Il nous reste à faire observer, pour terminer ce sujet, que si on en juge par ce qui se passe à propos d'autres produits de fermentation, la fonction productrice d'acide citrique n'est certainement pas limitée aux deux espèces que nous venons d'apprendre à connaître, et doit appartenir à d'autres mucédinées et mêmes à des bactéries. Si on ne l'a pas recherchée, c'est qu'on n'y a pas pensé et aussi peut-être parce qu'il est difficile de découvrir de l'acide citrique au milieu de la matière organique. La réaction découverte par M. Denigès, et que nous avons mentionnée au commencement de ce volume (**22**), rendra cette recherche plus facile.

**205. Termes intérimaires chez les bacilles.** — M. Péré a étudié au même point de vue, mais en approfondissant beaucoup sa recherche, trois microbes qui, il est vrai, peuvent former des pellicules superficielles et se présentent même sous cette forme dans des cultures en surface mais qui peuvent aussi vivre dans les profondeurs du liquide lorsque l'air peut y arriver. Ce sont en réalité des êtres aérobies, mais qui diffèrent des bactéries oxydantes ou acidifiantes que nous avons étudiées en ce qu'ils sont immergés d'ordinaire et peuvent vivre aux dépens de l'oxygène dissous. Peut-être cette différence est-elle moins profonde qu'on ne croit, en ce sens que même les mycodermes les plus superficiels n'ont leur protoplasme en contact avec l'air que par l'intermédiaire d'une membrane humide, de sorte que l'oxygène qui arrive au protoplasme n'est jamais que de l'oxygène dissous. Sans creuser pour le moment cette distinction, prenons-la comme elle se présente.

Les trois bactéries étudiées par M. Péré sont le *Tyrothrix tenuis* de mes études sur le lait, le *Bacillus mesentericus vulgatus* et le *Bacillus subtilis*, isolés des macérations de foin par le procédé classique. Le *Tyrothrix tenuis* et le *Bacillus subtilis*, sans se confondre, sont certainement de la même famille, et aussi voisins l'un de l'autre que deux levures, ou encore que le *B. coli* et le bacille typhique. Quant au *B. mesentericus vulgatus*, ses propriétés générales, sa résistance à la chaleur, son abondante ubiquité semblent le ranger à côté des deux premiers. Ce sont donc des microbes voisins qui forment la matière première des recherches de M. Péré, et c'est peut-être cela qui explique à la fois les ressemblances et les différences des résultats obtenus.

Pour étudier les questions posées plus haut, M. Péré a utilisé cette notion générale, que lorsqu'on veut obtenir les produits intérimaires d'une action microbienne, il faut mettre le microbe dans des conditions où il n'est pas très actif, et où il peut donner le plus de ces produits qu'on peut appeler produits de souffrance. Au contraire, quand on veut que l'action soit complète, il faut leur fournir un milieu très favorable.

Dans le premier cas, M. Péré se servait d'un milieu de culture où l'azote n'existait qu'à l'état d'azote ammoniacal, et qui avait la constitution suivante :

| | | |
|---|---|---|
| Phosphate d'ammoniaque pur. . . . | 10 gr. | par litre. |
| Sulfate d'ammoniaque pur. . . . . | 5 | — |
| Phosphate de potasse . . . . . . . . | 2 | — |

On ajoutait à ce liquide le corps ternaire à étudier. Les trois microbes y poussent bien à la condition que la liqueur soit bien neutre. Si la réaction était légèrement acide après stérilisation à l'autoclave, on ajoutait une à deux gouttes d'ammoniaque : un léger excès ne nuit pas. Cette neutralité et même cette alcalinité du liquide sont choses à ne pas oublier.

Le liquide de culture à azote organique était un bouillon de viande fait avec une partie de viande pour deux parties d'eau. Les cultures se faisaient à 34°-35°.

**206. Action sur les alcools polyatomiques.** — Avec la mannite, dissoute en proportion de 10 0/0 dans le liquide minéral ci-dessus, on obtient, avec les trois microbes signalés, des cultures qu'on distille et qu'on évapore ensuite au bain-marie. Dans ce résidu, repris par l'eau, il y a une substance active, dextrogyre avec le *T. tenuis* et le *B. mesentericus vulgatus*, lévogyre avec le *B. subtilis*. Dans le premier cas, c'est très probablement du d-mannose, dans le dernier du lévulose.

M. Péré a surtout porté son attention sur les produits de distillation. Il y a des acides qu'on sépare par une distillation nouvelle sur du carbonate de chaux, et on trouve alors dans le second liquide distillé une substance réduisant fortement la liqueur de Fehling et lévogyre avec les 3 microbes.

En remplaçant la liqueur minérale nutritive par le bouillon de viande, sans rien changer par ailleurs aux conditions de culture, on ne trouve plus d'acides fixes dans le résidu de la distillation. Par contre, le produit de la distillation reste réducteur et lévogyre. Il semble donc bien que les choses se passent de la façon suivante. Les hexoses résultent de la mannite par le procès d'oxydation que nous connaissons bien

$$C^6H^{14}O^6 + O = C^6H^{12}O^6 + H^2O$$

et le corps aldéhydique volatil est le résultat de l'action du microbe sur ces hexoses.

Avec la glycérine dissoute en proportion de 5 0/0 dans le liquide minéral nutritif, on ne trouve, après 30 jours de culture, aucune trace de sucres fixes dans le résidu, mais le liquide distillé est encore réducteur et lévogyre, quel que soit le microbe générateur. De plus, avec la glycérine comme avec la mannite, cette aldéhyde volatile ne recolore pas la solution de fuchsine décolorée par l'acide sulfureux. Il y a donc à croire que cette aldéhyde pourrait contenir dans sa molécule asymétrique le groupement CHOH. CHO, que possèdent d'autres aldoses asymétriques et qui ne recolorent pas non plus la fuchsine décolorée.

L'équation avec la glycérine serait donc, en développant les formules atomiques

$$\begin{array}{lcl} CH^2OH + O & = & CH^2OH + H^2O \\ | & & | \\ CHOH & & CHOH \\ | & & | \\ CH^2OH & & COH \end{array}$$

formule différente de celle que nous avons trouvée avec la bactérie du sorbose en ce que, ici, c'est l'hydrogène du groupement alcoolique primaire qui est oxydé, tandis que tout à l'heure, c'était celui du groupement alcoolique secondaire. Le corps formé est l'aldéhyde glycérique, et non plus la dioxyacétone.

Soumis à l'action de l'amalgame de sodium, le corps découvert par M. Péré fournit de la glycérine, avec de l'alcool isopropylique, un peu d'alcool allylique, et des traces d'acétone. Soumis à l'action oxydante de l'acide azotique étendue, il donne de l'acide glycérique droit. Mais ceci ne le distingue pas de la dioxyacétone. Il s'en distingue surtout par sa volatilité, son action optique, et aussi parce qu'il ne forme pas de composés cristallisés avec le bisulfite de soude. Nous avons vu que la dioxyacétone

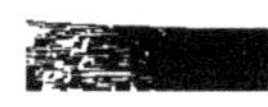

en donne au contraire facilement. M. Péré n'a pas réussi à préparer son aldéhyde glycérique à l'état de pureté, comme l'a fait M. Bertrand pour le dioxyacétone : c'est que l'aldéhyde glycérique est beaucoup plus instable. Les renseignements résumés ci-dessus suffisent pourtant pour la caractériser, et ainsi se trouve démontré ce fait curieux, du même ordre que ceux que nous avons rencontrés plus haut, mais pourtant différent, qu'avec une même substance, la glycérine, des microbes divers peuvent les uns porter l'oxydation sur le groupe alcoolique secondaire, les autres sur le groupe alcoolique primaire, et qu'ainsi les microbes oxydant la glycérine peuvent se partager en deux groupes, dont l'un contient la bactérie du sorbose, et l'autre les trois bacilles, probablement de la même famille, nous l'avons vu, étudiés par M. Péré.

Les deux corps sont des glucoses, l'un cétonique, l'autre aldéhydique, tous deux curieux en ce que la dioxyacétone, qui n'est pas une aldéhyde, jouit de la propriété de donner des combinaisons cristallines avec le bisulfite de sodium, tandis que l'aldéhyde glycérique ne jouit pas des propriétés des autres aldéhydes, de recolorer la solution de fuchsine décolorée par l'acide sulfureux. Dans les deux cas l'action est intéressante car nous aboutissons par voie microbienne tantôt à un corps plus stable, tantôt à un corps instable comme l'aldéhyde glycérique, qui se détruit facilement sous l'action des acides et des alcalis, et même en liquide neutre sous l'action de la lumière.

**207. Action sur les sucres et hydrates de carbone.** — L'interprétation que nous avons acceptée plus haut de l'action sur la mannite nous donne d'avance la clef de l'action des bactéries étudiées par M. Péré sur les hexoses, et en général sur les hydrates de carbone que les diastases de ces microbes peuvent transformer en hexoses, par exemple sur les amidons. L'expérience montre en effet que le *Tyrothrix tenuis* se développe bien dans la solution minérale nutritive indiquée ci-dessus, additionnée de 2 0/0 de fécule de pommes de terre. L'amidon se liquéfie, donne un sucre réducteur et une substance volatile réductrice et lévogyre. Le maltose donne de même du glycérose, après avoir été au préalable dédoublé en glucose. M. Péré ne donne malheureusement nulle part, dans son mémoire, de chiffres permettant de savoir autrement que par à peu près quelle est la proportion de glycérose formé.

La question a pourtant de l'importance. Voici pourquoi. La glycérine donne directement du glycérose en vertu d'une oxydation qu'on peut représenter par la formule brute :

$$C^3H^8O^3 + O = C^3H^6O^3 + H^2O$$

Nous en savons plus sur le phénomène que ne l'indique cette formule : nous savons sur quel groupe atomique porte l'oxydation qui en détache deux atomes d'hydrogène. Mais bornons-nous ici à l'étude de la formule brute.

Avec la mannite, l'interprétation que nous avons adoptée comprend la superposition de deux phénomènes : 1° un phénomène d'oxydation tout à fait parallèle à celui que nous venons de signaler, et qu'on peut représenter par la formule brute :

$$C^6H^{14}O^6 + O = C^6H^{12}O^6 + H^2O$$

tout à fait calquée sur celle qui précède ; 2° une formation de glycérose aux dépens du sucre formé. Cette interprétation est rendue très probable par ce que nous venons de découvrir au sujet de l'action directe des bactéries à glycérose sur les sucres.

C'est cette action sur laquelle nous ne savons rien. Si la vie était aérobie, il n'y aurait pas d'incertitude : la formule serait celle d'un véritable dédoublement

$$C^6H^{12}O^6 = 2C^3H^6O^3$$

analogue, ou même identique, sous sa forme brute, à celle

qui dédouble une molécule de sucre en deux molécules d'acide lactique. Mais, quand l'air intervient, il y a une foule de formules possibles, par exemple celle-ci

$$C^6H^{12}O^6 + 6O = C^3H^6O^3 + 3CO^2 + 3H^2O$$

avec laquelle le rendement est la moitié de ce qu'il était tout à l'heure.

On voit dès lors de quelle importance est la question de rendement. Si la quantité de glycérose formée soit aux dépens de la glycérine, soit aux dépens des sucres, était voisine de la quantité de matière alimentaire fournie, on pourrait conclure que la formation de ce glycérose est comparable à celle qui donne l'acide gluconique aux dépens du sucre, le lévulose aux dépens du ferment mannitique, ou encore, comme nous allons le voir tout à l'heure, l'acide lactique aux dépens du sucre, et se fait presque avec le rendement théorique. Si, au contraire, le rendement en glycérose est faible, comme tel semble avoir été le cas, on a choix entre deux hypothèses : 1° Le glycérose n'est formé qu'en quantités très faibles ; 2° Le glycérose est formé en quantités très grandes, et avec le rendement théorique ; mais il est consommé à mesure qu'il est produit. Les deux hypothèses sont également possibles. Mais avant de se les proposer pour chercher à les résoudre, il eût été utile de savoir si elles s'imposaient, et la question de rendement pouvait nous y aider.

**208. Action sur le sucre de cannes.** — L'étude du sucre de canne a fourni aussi des résultats intéressants. Les deux isomères optiques qu'il fournit en se dédoublant ne sont pas attaqués de la même façon. Avec le *Tyrothrix tenuis*, tant en liqueur minérale qu'en bouillon de viande, c'est le lévulose qui est attaqué le premier, et le glucose qui reste le dernier. Avec le *Bac. mesentericus vulgatus*, il en est de même. Le *Bacillus subtilis*, au contraire, attaque de préférence le glucose de façon à laisser un résidu de lévulose. Nous avons vu des différences pareilles dans le monde des levures, et cette remarque nous permet de conclure que cette différenciation entre les trois bacilles n'est pas bien profonde. Mais elle est bonne à signaler ; elle devient plus intéressante, lorsqu'on la rapproche des observations relatives à l'oxydation de la mannite. Les deux microbes, qui attaquent de préférence le lévulose provenant de la dislocation du saccharose, sont ceux-là mêmes qui, aux dépens de la mannite, nous ont donné un sucre dextrogyre, et le *Bac. subtilis,* qui attaque de préférence le dextrose, est celui qui a fourni du lévulose aux dépens de la mannite. Mais il est en ce moment impossible de creuser le pourquoi de ces faits.

On pourrait dire que le microbe qui laisse un sucre droit avec la mannite ne se comporte ainsi que parce qu'il a consommé le sucre gauche, et inversement : ce serait attribuer la presque totalité de l'influence au microbe. On pourrait dire d'un autre côté que l'activité optique du sucre alimentaire a aussi un rôle : et alors ce serait donner de l'importance à la structure stéréochimique, et croire à sa persistance au travers de la dislocation. Il est certain qu'il y a des cas où cette persistance apparaît. Il est certain qu'il y en a aussi où on n'en voit aucune trace, et quand on voit des chaînons CHOH se retourner bout pour bout, sous de faibles influences chimiques, et changer ainsi la formule stéréochimique d'un sucre, comme dans les expériences de Van Ekenstein, il est impossible de compter sur la stabilité stéréochimique d'un sucre ou d'un corps quelconque engagé dans une action microbienne. Il faut donc se contenter pour le moment de signaler les rapprochements rencontrés plus haut, en laissant à l'avenir le soin de les interpréter. Nous retrouverons du reste cette question quand nous étudierons la fermentation lactique.

**209. Action sur le glycérose.** — La question qui se

pose maintenant est de savoir ce que représente ce glycérose, que nous voyons être un produit constant de l'action des microbes étudiés par M. Péré, et qui ne sont sans doute pas les seuls à en produire. Est-ce un corps comme l'acide carbonique ou l'alcool, rejeté par un être qui n'en a plus l'emploi, ou bien un corps comme l'acide acétique du mycoderme du vinaigre, un produit intérimaire encore utilisable. L'expérience montre qu'il appartient à cette dernière catégorie. Le *Tyrothrix tenuis*, ensemencé dans du bouillon glucosé à 5 0/0, en fournit peu au début de la culture, proportionnellement à la quantité de glucose détruit : puis cette proportion augmente. Le glycérose peut persister seul après la destruction du sucre. Mais il est attaqué à son tour et finit par disparaître. Avec la glycérine, il en est de même. Comme dans le cas de l'acide acétique avec le mycoderme du vinaigre, le glycérose commence à être attaqué avant que l'aliment de prédilection ait disparu. Il suffit qu'il devienne rare. Le glycérose est donc un des stades de la dislocation de diverses molécules plus complexes, alimentaires pour les trois microbes étudiés.

Sans que G. Bertrand le dise expressément, il est probable que la dioxyacétone qu'il a rencontrée dans l'étude de la bactérie du sorbose est dans le même cas que l'aldéhyde glycérique. La recommandation, faite fréquemment par ce savant, d'arrêter l'action aussitôt que l'aliment fourni a disparu et de ne pas attendre davantage pour rechercher la dioxyacétone, témoigne que cette substance disparaît à la fin de la combustion.

Le glycérose de M. Péré est-il à son tour brûlé sans produits intermédiaires ? Il a encore une formule assez complexe, puisqu'il contient 3 atomes de carbone. L'observation suivante montre qu'il y a du moins un terme intermédiaire, une aldéhyde ordinaire. Si, dans l'étude que je viens de résumer sur l'accumulation et la disparition ultérieure du glycérose dans le liquide de fermentation, on étudie le liquide distillé qui le contient, au point de vue de son pouvoir rotatoire et de son action sur la solution sulfureuse de fuchsine, on remarque que cette solution ne se colore pas, tant que le pouvoir rotatoire augmente ou même quand il commence à décroître. Quand il arrive au voisinage de zéro, elle prend parfois une coloration rouge plus ou moins accusée, indice de la présence d'une aldéhyde de fonction simple, dont l'apparition est postérieure à la destruction complète du glucose, et coïncide avec la disparition des dernières traces de glycérose. Une étude particulière faite sur du glucose a montré que cette aldéhyde, qui ne se forme qu'en quantités très faibles, est l'aldéhyde formique $CH^2O$. M. Péré s'est du reste assuré que cette aldéhyde pouvait être brûlée par des voiles tout formés de *T. tenuis*, à la condition d'être introduite à doses très faibles, comparables à celles qu'on rencontre dans les cultures ordinaires.

L'existence de cette aldéhyde formique comme terme de passage, dans la voie de la destruction d'une molécule complexe, présente de l'importance, parce que cette aldéhyde formique est considérée comme pouvant être le premier terme de la recombinaison synthétique de l'acide carbonique et de l'eau, avec élimination d'oxygène

$$CO^2 + H^2O = CH^2O + 2O$$

ce qui serait la formule schématique de la respiration végétale sous l'influence de la lumière. Cette aldéhyde, qui a déjà la formule schématique d'un sucre, pourrait donner une glycérose par une action de synthèse tout à fait symétrique et inverse de celle qui fait dériver la première de la seconde sous l'action des microbes ; cette glycérose peut, par condensation moléculaire ou par combinaison avec la dioxyacétone, donner des sucres variés, et ces sucres eux-mêmes devenir des alcools polyatomiques par une action de nouveau inverse de celle qui transforme la mannite en hexoses ou la glycérine en glycérose. On

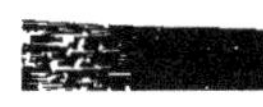

aurait donc en présence deux chaînes inverses, l'une d'analyse, faite par les microbes, l'autre de reconstitution synthétique, faite par le végétal. L'étude de cette dernière, très peu avancée, pourrait peut-être alors bénéficier des recherches plus nombreuses faites sur l'autre. Nous répèterons sur ce point ce que nous disions plus haut, c'est que nous ne pouvons encore émettre que des conjectures sur cette relation, qui ne peut plus être perdue de vue, mais qui réclame de nouvelles études.

## BIBLIOGRAPHIE

DUCLAUX. Microbiologie, 1883.

WEHMER. *Bot. Zeitüng*, p. 233, 1891, et *Ber. d. bot. Gesellsch*, t. IX. p. 163 et p. 218, 1891.

JORISSEN. *Maandblatt natuurwiss*, t. XXII, p. 100.

ZOPF W. *Berichte d. deutsch. bot. Gesells*, XVIIIe année, t. I, p. 32.

WEHMER. Beiträge zur Kentuiss einheimischer Pilze. I. Zwei neue Schimmelpilze als Erreger einer Citronensäuregæhrung. Hannover 1893, Hahn. *Bull. de la Soc. ch. de Paris*, 1893. — *Sitzunsgsber. d. k. pr. Akad d. Wissens. zu Berlin*, t. XXIX. 15 juin 1893. *Ber. d. bot. Gesells.*, p. 333, 1893. *Deutsche Zuckerindustrie*, t. XVIII, p. 1392. 1893.

PÉRÉ. *Ann. de l'Inst. Pasteur*, t. X, p. 417, 1896.

## CHAPITRE XV

### FERMENTATION LACTIQUE

La fermentation lactique a par elle-même, et au point de vue théorique, une importance très grande. Au point de vue pratique, elle commande presque toutes les opérations de la laiterie, un certain nombre de grandes industries, telles que celles de la distillerie, la préparation de certains aliments fermentés comme la choucroute. Par son côté utilitaire, elle peut être placée à côté de la fermentation alcoolique. Mais elle n'en a pas la belle simplicité d'allures. Les phénomènes y sont en apparence plus simples, puisqu'ils se résument dans le dédoublement d'une molécule de sucre en deux molécules d'acide lactique :

$$C^6H^{12}O^6 = 2C^3H^6O^3$$

Mais nous allons voir qu'au fond ils sont plus compliqués, plus indécis de contours que les phénomènes principaux de la fermentation alcoolique, que les êtres qui les produisent sont plus variés que les levures, et aussi plus difficiles à étudier. De sorte qu'en somme la fermentation lactique est peu connue et, par là même, oblige à plus de détails dans son étude.

Ces détails, tels qu'on les trouve disséminés dans les milliers de mémoires auxquels a donné lieu l'étude de la coagulation du lait, de sa conservation, de la fabrication de la crème, du traitement du moût de distillerie, pour ne parler que des sujets les plus étudiés, ces détails, dis-je, sont tellement nombreux qu'il faudrait un volume comme celui-ci pour les résumer tous, et qu'au bout de cette étude, on ne trouverait que du regret de l'avoir faite. Il vaut mieux essayer de grouper les principaux de ces détails pour en faire une vue et une étude d'ensemble. Mais cela même exige un plan prémédité et une sévère méthode, dont nous allons essayer de ne pas nous écarter.

**210. Acide lactique** — La transformation du sucre en acide lactique est un fait connu depuis longtemps. L'acide lactique a précisément été découvert en 1780, par Scheele, dans le lait aigri, et reconnu comme un acide particulier, distinct de l'acide acétique, avec lequel il a été longtemps confondu, par Berzélius, en 1807. Bientôt après, Braconnot le retrouvait dans les eaux-mères des amidonniers, dans la jusée des tanneurs, dans le riz abandonné en fermentation sous l'eau, dans le jus fermenté de betteraves, dans l'eau de fermentation des pois et haricots bouillis, dans l'eau sûre du levain des boulangers. Pelouze et Gay-Lussac avaient même proposé de le retirer du jus de betteraves, et Liebig du liquide de fabrication de la choucroute. Mais la source la plus commode était encore celle de Scheele, le lait aigri, et l'on doit à Boutron et Frémy, à Pelouze et Gélis, à Bensch, divers procédés propres à amener une transformation rapide en acide lactique du sucre de lait, ou même d'autres sucres ajoutés au lait.

Tous ces procédés, dans lesquels la mise en train se faisait avec du lait aigri, du vieux fromage pourri, même de la viande gâtée, étaient longs et peu sûrs. Quand ils aboutissaient, ils ne donnaient l'acide lactique que perdu dans un mélange complexe, du milieu duquel on le retirait péniblement et avec pertes. Voilà pour la pratique. Quant à la théorie de l'opération, il était évidemment difficile de trouver, pour appuyer les idées de Liebig, mieux que cette fermentation, où l'influence des matières organiques en décomposition apparaissait si évidente, et où la cause productrice, le ferment, était si difficile à démêler du chaos de matières amorphes au milieu duquel il était perdu.

Ce qui augmentait la difficulté, c'était que l'apparition de la fermentation lactique dans un lait s'accompagne d'une coagulation, coagulation qu'on peut produire aussi avec de la présure, obtenue par la macération de la muqueuse de l'estomac du veau. La ressemblance était d'autant plus frappante que cette coagulation par la présure rendait aussi le lait acide, à raison de la mauvaise préparation du produit. Lehmann en 1850, et même Soxhlet, en 1873, envisageaient encore l'action de la présure comme comparable à l'action d'un acide, et c'est Hammarsten qui a montré le premier, en 1872, que les deux procès de coagulation du lait étaient tout à fait différents. Pasteur avait fait voir déjà, en 1859, dans son mémoire *sur les générations dites spontanées*, qu'il pouvait y avoir des coagulations du lait non acides, analogues à celles que donnait la présure, et produites sous l'action des ferments. En tout cas, ces actions restaient confondues, vers 1850, dans l'esprit des savants, et c'était dans la fermentation lactique que les idées de Liebig conservaient leur plus solide appui, au moment où elles commençaient à perdre du terrain du côté de la fermentation alcoolique.

**211. Ferment lactique de Pasteur.** — Il existe pourtant un ferment lactique, comme il existe un ferment alcoolique, et c'est M. Pasteur qui l'a découvert. En examinant une fermentation lactique produite dans un mélange de lait sucré et de craie, on peut voir quelquefois, au-dessus du dépôt formé au fond du vase, des taches d'une substance grise que l'examen au microscope ne permet guère de distinguer du caséum désagrégé. Son poids est toujours très faible comparé à celui de la matière azotée qu'on s'est cru obligé de mettre dans le liquide pour le faire fermenter. Quelquefois même elle est tellement mélangée au dépôt de caséum et de craie, qu'il n'y a pas lieu de croire à son existence. C'est pourtant elle qui joue le principal rôle.

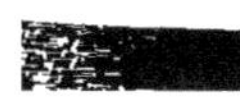

Prenons en effet un peu de ce dépôt grisâtre, semons-le dans de l'eau de levure additionnée de 50 à 100 grammes de sucre par litre et de craie, et portons le tout à l'étuve à 30 ou 35°. Dès le lendemain, une fermentation vive et régulière se manifeste. Le liquide se trouble, la craie entre peu à peu en dissolution sous l'influence de l'acide lactique qui se produit, son acide carbonique se dégage, et si l'on n'en a pas trop mis, elle peut disparaître en entier. Il ne reste alors au fond du vase qu'une matière analogue à celle qu'on a semée, accrue et développée seulement, comme l'aurait fait de la levure de bière dans une fermentation alcoolique.

Pris en masse, le dépôt étudié par Pasteur ressemble en effet à de la levure. Il a seulement une consistance un peu plus visqueuse et une couleur plus grise. Au microscope, l'aspect est tout différent : ce sont de tout petits articles immobiles, étranglés en leur milieu, de 1,6 μ de diamètre, ayant quelquefois la forme du *mycoderma aceti*, quelquefois plus amincis, comme étirés l'un sur l'autre en leur point de jonction, et aussi plus turgescents, plus pleins, plus réfringents, et mieux modelés. Quand ils vieillissent, ils semblent se disloquer, se rapetisser, ils s'étalent en amas confus et finissent par tapisser le champ du microscope d'un pointillé délicat, analogue à certains précipités amorphes, et n'ayant en apparence rien de vivant.

**212. Divers ferments lactiques.** — Dans la pensée de Pasteur comme dans la lettre de son mémoire, le ferment lactique est considéré comme une espèce unique, analogue à ce qu'on appelait alors la levure de bière. et Pasteur, qui s'occupait surtout de physiologie, n'attachait à la morphologie qu'une importance secondaire. Lister fit faire en 1873 un pas à la question, en combinant la méthode des cultures avec la méthode de séparation des germes par dilution que nous avons décrite. Il trouva ainsi en 1877, divers ferments lactiques, beaucoup plus différents de forme et de fonction que les levures, coagulant le lait dans des temps inégaux. Le monde des ferments lactiques se peupla encore davantage à la suite d'un travail de Hueppe, qui décrivit d'une façon plus précise les espèces rencontrées, et en particulier établit la diagnose d'un être que nous rencontrerons souvent sous le nom de *Bacillus acidi lactici*.

Hueppe étudia aussi les conditions d'existence de divers de ses bacilles, leurs pouvoirs d'aérobiose et d'anaérobiose, les sous-produits formés en dehors de l'acide lactique, et constata que ces sous-produits variaient avec l'espèce et les conditions de culture.

C'est à ce moment que commença une étude assidue des ferments lactiques rencontrés, soit dans le lait, la crème, les fromages, soit dans les intestins. Je renvoie à la bibliographie par ordre alphabétique, insérée à la fin de ce chapitre, pour les principaux travaux publiés sur ce sujet. Elle peut donner une idée de la variété des sujets et des points de vue. On peut en outre en tirer une conclusion générale qu'il faut un peu développer.

**213. Caractères d'un ferment lactique.** — Tous ces travaux ont qualifié du nom de *ferments lactiques* tous les microbes qui donnaient de l'acide lactique en se développant dans un bouillon de culture sucré, additionné de carbonate de chaux. Le point de vue auquel nous nous sommes placés dans cet ouvrage nous oblige à faire sur ce point toutes réserves.

Ainsi que nous l'avons vu, l'acide lactique est un terme stable dans la série des dégradations que peut subir une molécule organique complexe en se détruisant sous l'influence des ferments. L'acide acétique en est une autre. A-t-on le droit d'appeler ferments acétiques tous les êtres qui en fournissent? Faut-il aussi appeler ferments lactiques tous les êtres avec lesquels on obtient de l'acide lactique? La question est d'autant plus pressante que nous avons rencontré au commencement de ce volume des bacilles qui fournissent à la fois de l'acide acétique et de l'acide lactique, qu'on aurait le droit d'appeler indifféremment ferments lactiques ou ferments acétiques, et qui ne sont certainement ni l'un ni l'autre. Il faut donc s'entendre et faire que les mots cadrent plus exactement avec les choses.

Or, précisément sur ce point, nous pouvons, pour nous entendre, partir de ce que nous venons d'apprendre sur les ferments acétiques L'acide acétique qu'on rencontre dans une liqueur fermentée peut avoir des origines diverses.

1° La première résulte d'un procès d'oxydation de l'alcool. Il ne suffit pas de dire, comme on le fait quelquefois, que cette transformation est d'ordre chimique : toutes sont dans ce cas. Mais celle-ci est, de toutes, la plus simple et la plus facile à écrire : elle se fait, comme nous l'avons vu, à peu près exactement, suivant la formule :

$$C^2H^6O + O^2 = C^2H^4O^2 + H^2O$$

et le rendement est aussi à peu près le rendement théorique. Elle est exclusivement aérobie.

2° A l'autre extrême nous trouvons l'acide acétique provenant de combustions intérieures chez un certain nombre d'anaérobies, et pouvant alors provenir de la dislocation de substances très variées. Celui-ci n'a naturellement pas la même origine que l'autre. Il s'en différencie aussi en ce que le rendement est toujours inférieur à ce qu'il peut être dans le premier cas ; il est alors de quelques centièmes, parfois même de quelques millièmes, comme avec la levure, dont personne ne songe à faire un ferment acétique.

Entre ces deux extrêmes, il peut y avoir naturellement toutes les transitions, et il peut être parfois difficile de dire à laquelle de ces deux origines distinctes appartient l'acide acétique rencontré dans une fermentation. Ce que nous avons vu au sujet des divers baciles, étudiés jusqu'ici, nous montre, en effet, que l'acide acétique est à l'état de perpétuel devenir, que celui qui est formé par voie anaérobie, au commencement d'une fermentation, peut disparaître ensuite, quand, à la fin, le bacille reprend une vie aérobie, ou bien qu'il se mélange à celui qui est produit à nouveau, à la fin de la fermentation, par la continuation de la vie du bacille aux dépens des matériaux formés au début. Tout ce détail est à fouiller dans des études ultérieures. Mais ce ne serait pas les faciliter que d'appliquer indistinctement le nom de fermentation acétique à toutes les fermentations où on trouve de l'acide acétique, et ce n'est pas non plus faciliter les recherches sur les ferments lactiques que d'attribuer ce nom générique à tous les êtres variés qui produisent de l'acide lactique.

**214. Ferments lactiques vrais.** — Il faut donc faire, si on veut être clair, une place à part aux ferments lactiques vrais, ceux pour lesquels on peut considérer comme à peu près réalisée l'équation de dédoublement, inscrite plus haut, qui donne un rendement de 100 p. 100 avec les hexoses. Nous y sommes d'autant plus obligés qu'il existe de ces ferments lactiques, donnant, comme nous le verrons tout à l'heure, des rendements de 90, 95 et même 98 0/0. Il faut séparer de ces *ferments lactiques vrais* ceux qui ne fournissent, par voie aérobie ou anaérobie, que des rendements faibles d'acide lactique, rendements ne dépassant pas quelques millièmes et pouvant être considérés comme des excrétions de la vie protoplasmique, ou comme des sous-produits d'une fermentation principale.

Je conviens, ici comme plus haut, que les limites entre ces deux catégories d'êtres sont loin d'être précises, que lorsqu'un ferment lactique, mis en présence d'un sucre, donnera des rendements de 20, 40, 60 0/0, il sera difficile de savoir dans quelle classe on peut le ranger. Mais,

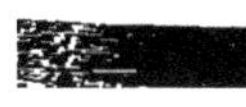

en attendant que des études plus précises nous aient renseigné sur ce point, il est commode, pour l'étude, de faire ces deux grandes catégories. Dans ces chapitres, au moins, nous n'étudierons que la première, pour ne pas tomber dans un inextricable dédale.

**215. Diastase lactique.** — Cette distinction, que je n'estime pas arbitraire, mais seulement conventionnelle, prendrait beaucoup plus de valeur si on découvrait une diastase lactique provoquant le dédoublement du sucre suivant la formule écrite plus haut. L'idée d'une diastase vient tout naturellement à l'esprit quand on constate des rendements comme ceux que nous venons de signaler. Une diastase semble seule capable de provoquer l'écroulement d'une molécule complexe sans en utiliser aucun des débris. De plus, la transformation atomique qu'il faut faire subir à un sucre quelconque pour en faire deux molécules d'acide lactique semble infiniment moins compliquée que la dislocation dans laquelle la zymase tire de la molécule de ce sucre deux molécules d'alcool et deux molécules d'acide carbonique. Par exemple, dans la formule développée d'un sucre aldéhydique :

$$\underset{1}{CH^2OH}.\underset{2}{CHOH}.\underset{3}{CHOH}.\underset{4}{CHOH}.\underset{5}{COH}.\underset{6}{CHOH}$$

Les groupes 1, 2 et 5 peuvent, par un simple remplacement d'un groupement hydroxyle du groupe 2 par un atome d'hydrogène du groupe 5, fournir un acide lactique

$$CH^2OH.CH^2.COOH$$

et les groupements 3, 4 et 6, qui restent à l'état de chaîne ouverte, peuvent prendre un état stable par une oxydation intérieure donnant encore un acide

$$CH^3.CHOH.COOH$$

Mais rien n'a encore donné un corps à cette hypothèse

d'une diastase lactique, et nous n'en garderons le souvenir que comme d'un moyen commode de coordonner les faits nombreux rencontrés dans l'étude des fermentations lactiques.

**216. Formation de divers acides lactiques.** — La distinction entre les ferments lactiques vrais et les autres peut être intéressante à un autre point de vue : quel que soit le mode de dislocation du sucre, qu'il provienne de l'action du microbe ou de celle d'une diastase, l'expérience, comme la théorie, montre que plusieurs acides lactiques sont possibles.

On a cru pendant longtemps que l'acide provenant des fermentations était toujours l'acide lactique inactif. Il est certain que c'est de beaucoup le cas le plus fréquent avec les ferments lactiques provenant de la crème et du fromage, qu'on employait autrefois comme levains. En étudiant des cultures microbiennes destinées à l'acidification de la crème, Epstein, dans le laboratoire de Hueppe, a séparé 11 espèces, dont neuf donnent de l'acide inactif, une donne très peu d'acide droit, l'autre de l'acide gauche. C'est Schardinger qui a le premier signalé la formation d'acide gauche dans une fermentation lactique. Nencki et M^me^ Sieber avaient trouvé que leur *micrococcus acidi paralactici* ne donnait que de l'acide droit, et pensé que cette propriété le caractérisait.

Nous avons vu plus haut que cette conclusion était combattue par les travaux de Péré, qui opérant, il est vrai, sur le *Bacillus coli communis*, avait montré que la nature de l'acide produit dépendait du milieu de culture. Telle espèce de *B. coli* qui, cultivée sur glucose, donne de l'acide droit, fournit de l'acide inactif quand elle agit sur du lévulose. Elle est pourtant capable de donner avec le lévulose de l'acide droit, si on lui rend la vie pénible en remplaçant, dans son liquide nutritif, la peptone par un sel ammoniacal. Mais comme ce *B. coli* n'est pas ce que nous venons d'appeler un ferment lactique vrai, et ne donne qu'un rendement médiocre, on a toujours le droit de se demander s'il ne donne pas toujours de l'acide inactif, dont il brûlerait tantôt l'un, tantôt l'autre des composants, suivant les conditions de culture. Ce qui autorise à chercher dans cette voie, c'est que M. Péré a vu que ce bacille, agissant sur le lactate de chaux inactif, en brûle les deux composants avec une vitesse égale dans les solutions de peptone, tandis que l'acide droit est détruit de préférence quand la peptone est remplacée par des sels ammoniacaux. La diminution de rendement avec les sucres s'explique alors tout naturellement par la combustion ou la transformation d'une partie de l'acide produit, et dans cette interprétation, tous les microbes producteurs d'acide lactique seraient ce que nous avons appelé plus haut des ferments lactiques *vrais*. Quelques-uns d'entre eux, incapables d'utiliser les deux acides produits, les laisseraient persister dans la liqueur : ce seraient les plus débiles, les plus mal armés au point de vue alimentaire, quelque chose d'analogue à ce que sont les levures vis-à-vis de l'*Eurotiopsis Gayoni*. Ce seraient en même temps les microbes à plus fort rendement, les *vrais* ferments lactiques, comme la levure est le vrai ferment alcoolique. Les autres seraient simplement des microbes producteurs d'acide lactique, dont les rendements sont d'autant plus faibles que leur consommation d'acide lactique est plus grande.

Cette conception qui fait voir les ferments lactiques les plus puissants dans ceux qui donnent le plus faible rendement en acide lactique, et les ferments lactiques les plus faibles dans ceux que nous appelons les ferments lactiques vrais, contient certainement une part de vérité qu'il ne faut pas oublier. Mais il faudrait se garder aussi de la prendre aux pieds de la lettre. Il est des cas où elle est adéquate aux faits : il y en a où elle ne peut leur servir d'explication.

**217. Ferments lactiques à faible rendement.** — Avec les ferments lactiques à faible rendement, la marge laissée à l'interprétation est grande. On peut admettre un dédoublement du sucre en deux acides lactiques, inactifs par compensation, dont le microbe consommerait ensuite un seul des éléments de façon à laisser l'autre. On peut admettre que quelque chose de la structure du sucre initial persiste après le dédoublement, et qu'il peut n'y avoir qu'un seul acide lactique formé, lentement attaquable ensuite ou même inattaquable, mais conservant son signe optique d'un bout à l'autre de la réaction. On peut admettre aussi, en se rappelant ce que nous avons déjà vu, que le même sucre et le même microbe ne donnent pas le même acide lactique lorsqu'on change les conditions de la culture, ou même simplement la réaction du liquide. Nous verrons que c'est ce qui arrive pour les sous-produits de la fermentation lactique. Mais toutes ces questions n'ont pas été abordées, ou à peine, en ce qui concerne le produit principal. C'est encore là un complexe à débrouiller.

Tout ce qu'on peut dire *a priori* à ce sujet, c'est que pour faire utilement cette étude il faudra se débarrasser de toute idée préconçue. Ni le microbe, ni le sucre, ni les conditions de la culture n'ont d'influence qui s'impose. Pour les sucres, on sait que les migrations atomiques qui les transforment les uns dans les autres ne sont qu'un jeu pour les microbes ou pour leurs diastases. Pour les microbes et le milieu de culture, nous pourrions nous en référer à ce que nous savons. Mais nous allons de préférence citer des faits, relatifs, il est vrai à un microbe à fort rendement, à un ferment lactique vrai pour lequel la marge d'interprétation est plus étroite et le résultat plus net.

**218. Ferments lactiques à fort rendement.** — M. Potevin a étudié un ferment lactique isolé par la méthode des dilutions d'un jus d'oignons abandonné à une fermentation spontanée. C'est un bâtonnet immobile qui, en culture, se présente sous la forme d'articles isolés ou réunis en chaînettes. Il peut pousser dans le lait, qu'il coagule en 24 heures à 35°, dans l'eau de touraillon sucrée. Son milieu d'élection est du jus d'oignons additionné de 0,5 0/0 de peptone. On l'a mis en contact avec plusieurs sucres, dissous dans de l'eau contenant 1 0/0 de peptone, et voici, dans ces conditions, les rendements en acide lactique et le pouvoir rotatoire de cet acide.

| | Rendement 0/0 | Nature de l'acide |
|---|---|---|
| Lactose ..... | 98 0/0 | inactif |
| Saccharose .. | 97 » | id. |
| Maltose ..... | 88 » | id. |
| Glucose ..... | 97 » | id. |
| S. interverti. | 96 » | id. |
| Galactose ... | 96 » | id. |
| Mannose .... | 95 » | id. |

Ainsi tous ces sucres dissous dans de l'eau additionnée de 1 0/0 de peptone, donnent des rendements voisins de 100, et fournissent de l'acide inactif. Mais réduisons de moitié la proportion de peptone, et nous allons voir, comme dans les expériences de M. Péré, des faits curieux se produire. A mesure qu'on diminue la quantité de peptone, l'acide inactif se mélange d'acide droit, puis il n'y a plus que de l'acide droit. Le tableau suivant donne les proportions de peptone avec lesquelles ce fait a été observé et le rendement correspondant en acide droit.

| | Peptone | Rendement | Nature de l'acide |
|---|---|---|---|
| Maltose..... | 0,6 0/0 | 89 | droit |
| Glucose .... | 0,3 » | 81 | id. |
| Galactose... | 0,4 » | 94 | id. |
| Mannose.... | 0,5 » | 92 | id. |

On voit nettement ici que la structure chimique de l'acide change, les rendements restant très élevés. On voit, en outre, que ces changements dépendent plus de la nature de la matière alimentaire que de celle du sucre générateur. Concluons donc qu'il y a des ferments lactiques vrais qui donnent du premier jet de l'acide actif, et qu'il n'y a aucune raison de supposer *a priori* que lorsque, dans une culture d'un ferment lactique quelconque, on trouve un acide actif, c'est que son congénère a été brûlé ou consommé. Cela peut être comme cela peut n'être pas.

Les résultats de M. Pottevin, venant s'ajouter à ceux de M. Péré, nous montrent, en outre, que pour bien nous représenter ce que c'est qu'une fermentation lactique, il faut s'abstraire des notions suggérées à notre insu par l'identité des formules des divers acides lactiques, et les considérer comme des corps différents. On ne les confond pas avec l'acide acétique, qui a pourtant la même composition centésimale. Il ne faut pas non plus les confondre entre eux. Le pouvoir du microbe s'étend jusqu'à la forme stéréochimique, et c'est là une notion que nous possédons déjà, mais qu'il ne faut pas oublier.

Avec elle, nous voyons que les acides sarcolactique, paralactique, hydracrylique, lactique inactif par nature ou par compensation sont des produits divers, dont tantôt l'un domine, tantôt l'autre, et dont les substitutions réciproques doivent être envisagées au même point de vue que les variations entre l'acide lactique, l'acide succinique, l'acide acétique, que nous avons observées avec le *bacillus ethaceticus* et d'autres microbes anaérobies. L'étude en devient plus compliquée, parce que les savants n'ont pas toujours spécifié l'acide lactique auquel ils ont eu affaire. Mais, en se bornant aux traits généraux, on peut écrire une histoire assez complète de la fermentation lactique. C'est ce que nous allons essayer de faire, après avoir développé ces remarques préliminaires, destinées à indiquer la direction à donner à cette étude.

**219. Sous-produits de la fermentation lactique. —**

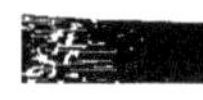

Il nous reste pourtant un dernier point à examiner. Lors même que les ferments lactiques vrais agiraient par une zymase alcoolique, à la façon de la levure de bière, le rendement ne serait jamais de 100 p. 0/0 à cause de la part prélevée par la vie du microbe, dont les mutations protoplasmiques comportent évidemment autre chose que la formation d'acide lactique. L'expérience est tout à fait d'accord avec cette conclusion et il y a toujours une perte dont partie se retrouve dans l'acide carbonique exhalé par le microbe, partie dans des sous-produits qu'on trouve dans le liquide de fermentation. Les seuls connus de ces sous-produits sont l'acide acétique ou l'acide formique qu'on retrouve dans les liqueurs fermentées, et dont la proportion varie naturellement avec la nature du microbe et les conditions de la culture. Ces sous-produits, témoins de la vie protoplasmique, devront évidemment entrer en ligne de compte, d'autant plus qu'ils sont naturellement abondants surtout lorsque l'acide lactique est rare. Nous allons en effet les voir figurer dans tous nos résultats.

## BIBLIOGRAPHIE

BAGINSKY (A.) Zur Biologie der normalen Milchkothbacterien. — *Zeitschrift fur phys. Chemie*, Bd. XII, p. 443-462.

BERTHELOT. *Ann. de chimie et de physique*, 3e série, IL., p. 322,

BERZÉLIUS. Uber die Milchsaure. — *Ann. der Phys. und Chemie* XIX, 1830. p. 26.

BEYERINCK. *Bot. Zeitung*, 1891, n° 46.

BEYERINCK. *Centralblatt fur Bacteriologie und Parasitenkunde*. 1889, v. II. p. 44.

BOURQUELOT (EM.). Les microbes de la fermentation lactique du lait. — *Journ. de pharmacie et de chimie*, 1886, XIII, p. 195.

BOUTRON ET FRÉMY. Recherches sur la fermentation lactique. — *Ann. de chimie et de phys.*, II, 1840, p. 271.

BOUTROUX. Sur la fermentation lactique. — *C. R.* LXXXVI, p. 605. 1878.

BRACONNOT. Sur un acide particulier qui se développe dans les matières acescentes. — *Ann. de chimie*. LXXXVI, 1813. p. 84.

DELACROIX (E.), Fabrication von Milchsaure aus dem Milchserum. — *Journ. f. Pharm. und Chemie*. 5, t. XXIII, 1891, p. 287.

DUCLAUX (E.). *Annales de chimie et de physique*, 6e série, t. VIII, 542.

DUCLAUX (E.). Recherches sur les vins. — *Ann. de chimie et de physique*, 5e série, t. III, 1874.

EPSTEIN. Untersuch uber Mitchsauregahrung. — *Archiv. f. Hyg*, t. XXXVIII, 1890.

FLUGGE. *Zeitscher f. Hyg.*, t. XVII, p. 272, 1894.

FOKKER (A. P.), Uber Bacterienvernichtende Eigenschaften der Milch. — *Zeitschrift fur Hygiene*, Bd. IX, 1890, p. 41.

FOKKER (A. P.). Onderzoekingen omtrent Melkzuurgisting. — *Ned Tydschr. v. Geneesk*, 1890, p. 88.

FOKKER (A. P.) Uber das Milchsaureferment. — *Centralblatt fur Bactériologie und Parasitenkunde*, VI Band., p. 472, 1889.

FRANKLAND (P.) and J. MAC GREGOR, Sarcolactic acid obtained by the fermentation of. inactive lactic acide. — *Trans. of the chem. Society*, 1893.

FREUDENRICH. *Centralbl. Bakt.*, 1897, 1898 et 1899.

GROTENFELT (G.). Studien uber die Virulenz einiger Milchsaurebacterien. — *Fortschritte der Medecin.*, LL., 1889.

GUNTER et THIERFELDER. *Archiv f. Hyg.*, t. XXV, p. 164, 1895.

HAMMARSTEN. *Maly's Jahresbericht*, t. II, p. 118, 1874.

HAYDUCK. Uber Milchsauregahrung. *Wochenschrift fur Brauerei*, n° 17, Berlin, 1887.

HUEPPE (F.). Untersuchungen uber die Zersetung der Milch durch Microorganismen. — *Mittheilungen aus dem Kaiserl. Reichsgesundheitsamte*, II, 1884, p. 309.

JACQUEMIN (J.). Fabrication industrielle de l'acide lactique. — *Bull. Soc. chim. de Paris*, t. V, 1891.

KABRHEL (G.). Uber das Ferment der Milchsauregahrung in der Milch. — *Allgemeine Wiener med. Zeitung*, nos 52 et 53, 1889.

KAYSER. Études sur la fermentation lactique. — *Ann. de l'Instit. Pasteur*, t. VIII, p. 737, 1894.

LIEBIG (J.). Uber die Ursachen des raschen Gerinnens der Milch bei Gewitter und die Mittel dasselbe zu verhindern. — *Dissertation, Heidelberg*, 1891.

LINDNER (P.). Uber ein neues, in Malzmaische vorkommendes Milchsaure bildendes Ferment. *Wochenschrift fur Brauerei*, n° 23, 1887.

LINOSSIER (G.). Sur le dédoublement de l'acide lactique inactif par les moisissures. — *Bull. Soc. chim., Paris*, t. V, p. 10.

LISTER. *Quarterly Journal of microscop. science*, t. XIII, p. 380, 1873.

LISTER. On the lactic fermentation and its bearing on pathology. — *Trans. of the pathological society of London*, vol. 29, 1878.

LOFFLER. *Berl. klin. Wochens*, p. 631, 1887.

LUBOLT. *Journal fur prakt. Chemie*, t. LXXVII, p. 282.

MALY. Uber die Entstehung der Fleischmilchsaure durch Gahrung. — *Berichte der d. chem. Gesellschaft*, VII, p. 568, 1874.

MALY. Untersuchungen uber die Quelle der Magensaftsaure. — *Liebigs Ann. der Chemie*, V, 173, 1874, p. 227.

MAYER HERM. Uber das Milchsaureferment und sein Verhalten gegen Antiseptica. — *Dorpat*. 1888.

MAYER (A.). Studien uber die Milchsauregahrung. — *Zeitschrift fur Spiritusindustrie*, nos 25 à 27, 1891.

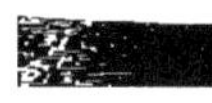

NENCKI (M.). Die isomeren Milchsauren als Erkennungsmittel einiger Spaltpilzarten. — *Centralblatt fur Bacteriologie und Parasitenkunde*. IX B., 1891.

NENCKI ET SIEBER, Uber die Bildung der Paramilchsaure durch Gahrung des Zuckers. — *Sitzungsberichte der kaiserl. Academie der Wissenschaften in Wien*, mai 1889, Bd. XCVIII.

OPPENHEIMER, Biologie der Milchkothbacterien des Sauglings. — *Centralb. Bact.*, p. 586, vol. II. 1889.

PASTEUR. Mémoire sur la fermentation appelée lactique. — *Ann. de chimie et de physique*, 3e série, t. LII, p. 404.

PÉLOUZE ET GÉLIS, Fermentation lactique. — *Ann. de chimie et de physique*. 3e série, t. X, 1844.

PÉRÉ. Contribution à la biologie du bact. coli commune et du bacille typhique. — *Ann. Inst. Pasteur*, 1892, p. 512.

PÉRÉ. Formation des acides lactiques isomériques. — *Ann. Inst. Pasteur*, 25 nov. 1893, p. 737.

PIROTTA (R.). ET RIBONI (G.). Studii sul latte, *Milano*, 1879.

PURDIE (R.) ET WALKER (W.). Resolution of lactic acid into its opticaly active compounts. — *Journal of the chem. Society*, 16 juin 1892, n° 59.

REMAK. *Canstadts Jahresbericht*, t. I, p. 7, 1841.

RICHET (CH.). De la fermentation lactique du sucre de lait. — *C. R.* LXXXVI, 1878, p. 550.

ID. De quelques conditions de la fermentation lactique. — *C. R.*, LXXXVIII, 1879. p. 750.

ID. De l'action de quelques sels métalliques sur la fermentation lactique — *C. R.*, t. CXIV. 1892, p. 1494.

SCHARDINGER. Uber ein neue, optisch active, Modification der Milchsaure durch bacterielle Spaltung des Rohrzuckers erhalten. — *Monatshefte fur Chemie, Bd.* XI. 1890, p. 545.

SCHEELE. *Sammtliche Werke*, t. II. p. 249, 1793.

SCHOLL. (H.). Uber Milchsauregahrung. — *Fortschritte der Medicin*, n° 2, 1890.

STORCH (V.). Nogle Undersgelser over Flodens Syrning. — *Kjobenhavn Trykt hos Nielsen and Lydiche*, 1893.

TATE (G.). Uber Gahrungsversuche mit einem Linksmilchsaure producirenden ferment. — *Journ. of the chem. Society*, 1893. p. 1263.

TIMPE (H.). *Landwirthschaftliche Versuchsstationen*, Bd. XLIII. p. 223.

WEIGMANN. Sur Saurung des Rahmes mittels Bacterienreinculturen. — *Land. Woch. fur Schlesvig-Holstein*, n° 29, 1890.

ID. Neue Mittheilungen uber Rahmsauerung mittels Reinculturen von Saurebacterien. — *Milchzeitung*, Bd. XIX, p. 944-1890.

ID. Erfahrungen uber die Rahmsauerung mit Reinculturen. — *Land. Woch. fur Schlesvig-Holstein*, n° 16, 1892.

WISLICENUS. Die isomeren Milchsauren. — *Annalen der Chemie und Pharmacie*, neue Reihe, Bd., XCI, 1873, p. 302, et Bd. CLXVI. 1873, p. 6.

# CHAPITRE XVI

## DIVERS FERMENTS LACTIQUES

Même en réservant comme nous l'avons fait, le nom de ferments lactiques aux êtres qui ne prennent pour eux qu'une faible portion du sucre qu'on leur donne pour aliments et transforment tout le reste en acide lactique, le nombre des espèces est considérable et dépasse certainement la centaine. Ces espèces semblent d'ailleurs appartenir à des genres assez variés. Nous avons vu que le ferment lactique de Pasteur était une sorte de diplococcus, ou plutôt ce qu'on appelle plus volontiers aujourd'hui une cocco-bactérie. Dans le travail que nous avons visé au chapitre précédent, Lister a décrit plusieurs formes dont quelques-unes sont des bacilles. Hueppe a rencontré de son côté dans du lait aigri, son *bacillus acidi lactici*, fait de courts batonnets immobiles ayant de 1 à 1,7μ de longueur, 0,3 à 0,4μ de largeur, d'ordinaire par couples, quelquefois, mais plus rarement, en chaînes de quatre. Lindner, Storch, divers autres savants, ont de leur côté décrits comme ferments lactiques des coccus authentiques parfaitement ronds, isolés, par couples, ou en chaînes.

Les espèces variées ainsi découvertes ont en général fait l'objet d'une description portant sur leur forme, les caractères de la culture sur gélatine ou sur gélose, les limites de résistance à la température. Tous ces renseignements étaient précieux à recueillir, mais nous savons aujourd'hui qu'ils sont un peu contingents. De plus, si à l'origine, leur ensemble pouvait être considéré comme constituant un portrait méconnaissable, il y a aujourd'hui tant de traits communs aux diverses espèces, qu'on s'y embrouille et qu'on ne sait plus par où elles se détachent les unes des autres. Je ne crois pas qu'il y ait une seule de ces diagnoses sur laquelle on puisse compter. Il y a sûrement des doubles. Pour toutes ces raisons, nous les passerons toutes sous silence. Nous grouperons sous une même rubrique les résultats obtenus par divers savants pour diverses espèces de ferments lactiques, et nous compterons comme propriétés générales, celles qui résulteront de ce mode de comparaison. En admettant même que cette vue d'ensemble ne nous donne pas grand'chose, il vaudra encore mieux s'y tenir que de se noyer dans les détails de la description particulière d'une centaine d'espèces.

M. Kayser a précisément fait, dans cet ordre d'idées, une sorte de travail de révision auquel nous aurons beaucoup à emprunter. Malheureusement les ferments lactiques sur lesquels a porté ce travail de comparaison ne semblent être, ni les uns ni les autres, des ferments lactiques bien actifs. Et ici, nous devons définir de suite ce que nous nommons activité, pour distinguer de ce que nous nommerons puissance.

**220. Activité d'un ferment lactique.** — Imaginons que nous mettions en activité, au même moment, plusieurs fermentations identiques au point de vue des conditions extérieures, mais ensemencées avec des quantités égales de ferments lactiques différents. Si nous mesurons, par un moyen quelconque, la quantité d'acide lactique produite dans les premières 24 ou 48 heures, ces quantités pourront évidemment être prises comme mesure de l'activité des divers ferments fonctionnant dans les mêmes conditions. Il est bien entendu que l'activité, ainsi définie, dépend de ces conditions, que l'ordre dans lequel se rangent les ferments étudiés peut se modifier dans un autre milieu, à une autre température, etc. ; mais cette activité, ainsi définie, dépend de la semence et, sans en être un caractère spécifique, n'en est pas moins un élément important à connaître.

C'est pourtant très rarement qu'elle a été mesurée. En général, l'expérience de comparaison dont nous venons de tracer le plan a été faite en introduisant, dans les ballons d'essai, non pas le même poids de ferment lactique déjà formé, suffisant pour donner en 24 heures un poids mesurable d'acide lactique, mais la même quantité de semence, qui avait besoin de se développer avant de commencer à agir, de sorte que l'expérience superposait deux actions qui n'obéissent pas aux mêmes lois : 1° la puissance de multiplication ; 2° l'activité du microbe. Il faut, pour mesurer l'activité seule, que la multiplication soit nulle ou au moins très réduite. On y arrive, ou à peu près, en mettant à l'avance une quantité de cellules vivantes voisine de celle que le même liquide fournit dans une fermentation sous le même volume, lorsqu'il a été ensemencé.

Cette mesure de l'activité se trouve encore plus faussée lorsqu'on se sert du lait comme milieu de comparaison, et que pour se dispenser de mesurer la quantité d'acide lactique, on prend la durée de coagulation du lait comme terme de comparaison, dans la pensée que lorsque le lait se coagule, c'est toujours, à la même température, sous l'influence de la même dose d'acide lactique. Les activités sont alors considérées comme étant en raison inverse des durées de coagulation.

Ce procédé de mesure suppose plusieurs conditions qui ne sont pas toujours réalisées. Si le ferment lactique sécrète par exemple de la présure, qui vient aider l'action coagulante de l'acide lactique, ou bien s'il sécrète de la caséase, qui vient l'empêcher, la durée de coagulation ne dit plus rien sur l'activité du microbe comme producteur d'acide lactique. De plus, comme la température a une influence très puissante sur le phénomène de la coagulation, de petites variations, provenant de places différentes dans l'étuve, peuvent influencer le résultat. Quoi qu'il en soit, c'est par cette méthode que les activités des ferments lactiques ont été généralement mesurées et il faudra bien nous contenter de ces résultats.

**221. Puissance d'un ferment lactique.** — Imaginons maintenant d'autres fermentations de comparaison, dans lesquelles on mesure non pas la quantité d'acide lactique produite dans l'unité de temps, mais le niveau atteint lorsque la fermentation est terminée et que le microbe refuse son concours. Nous savons qu'en thèse générale les produits de l'action microbienne sont défavorables pour le microbe qui les a formés. La fermentation lactique s'arrête lorsque l'acide lactique atteint une certaine limite, et cette limite est variable d'un microbe à l'autre, dans les mêmes conditions de culture. Elle est ainsi, pour ce microbe, un élément de son histoire.

On l'appréciera en étudiant le niveau atteint par les fermentations vieillies. Il faudra naturellement se garder de mettre, dans ces liquides, du carbonate de chaux qui supprime, au fur et à mesure, l'influence fâcheuse de l'acide lactique déjà formé. Il ne la supprime pas complètement, il est vrai, ou bien il en laisse subsister d'autres, car des fermentations en présence de carbonate de chaux ne vont pas toujours jusqu'au bout, lorsque la proportion du sucre y est trop forte. Mais il vaut mieux faire la mesure avec des liqueurs qui s'acidifient.

On retrouve là des notions analogues à celles que nous avons établies et dotées des mêmes noms à propos de la levure. Avec elles, et la notion déjà fournie du *rendement*, nous pouvons entrer dans l'examen des circonstances qui agissent sur la fermentation lactique.

**222. Action de la température.** — L'expérience la plus étendue qui ait porté sur ce point est celle de M. Kayser, qui a opéré sur 15 espèces de ferments provenant d'origines diverses. Les uns, les premiers dans le tableau suivant, sont des ferments de la crème et du fromage. Ceux qui suivent sont de préférence des ferments des brasseries ou des distilleries. Le ferment *f* est le *bacillus lactis aerogenes*, que nous savons (**97**) n'être pas un ferment lactique vrai. Les bacilles *e*, *g*, sont le *Bac. Bischleri*, et le *B.* de Freudenreich *α* : *s* est le microbe de la mammite contagieuse des vaches, découvert par M. Nocard ; *d* est le bacille Guillebeau *c*, provenant d'une inflammation de la mamelle. Le tableau indique leur origine, leur activité mesurée par la durée de coagulation du lait à 28°, et les effets de la chaleur mesurés de la façon suivante :

Des pipettes fines, remplies d'une culture en milieu acide des divers microbes, étaient chauffées pendant des durées variables aux températures de 55, 60 et 65°. Sitôt le nombre de minutes écoulées, on les plongeait dans l'eau froide ; on s'en servait aussitôt pour ensemencer du lait, et on regardait s'il y avait ou non coagulation. Quand ce lait ne se coagulait pas, c'est que la semence avait été tuée par le chauffage. La mort est représentée dans le tableau par le signe +, la résistance par le signe —.

| Noms | Origine | Activité | Résistance à 55° | | Résistance à 60° | | Résistance à 65° | Température optima |
|---|---|---|---|---|---|---|---|---|
| — | — | — | 10 min. | 15 min. | 5 min. | 10 min. | 5 min. | — |
| *a* | Crème, | 20 à 24 h. | — | + | + | + | + | 25 à 35° |
| *b* | Crème, | 24 h. | — | + | + | + | + | 30 à 35° |
| *c* | Crème, | id. | — | + | + | + | + | 35 à 40° |
| *r* | Crème, | 30 h. | — | + | + | + | + | 35° |
| *e* | | 84 à 90 h. | — + | + | + | + | + | 30° |
| *f* | | 36 h. | — | + | + | + | + | 40° |
| *g* | | 72 à 84 h. | — | — | — | — | + | 35° |
| *h* | Moût de seigle, | 100 à 120 h. | — | + | + | + | + | 30 à 35° |
| *l* | Moût de distillerie, | 30 h. | — + | + | + | + | + | 40° |
| *m* | Id. | 48 à 60 h. | — | — | — | — | + | 40° |
| *n* | Jus de choucroute, | 60 h. | — | — | — + | + | + | 35 à 40° |
| *o* | Bière, | 72 h. | — | — | — | + | + | 35 à 40° |
| *p* | Id. | 72 à 84 h. | — | — | — | + | + | 35° |
| *s* | Mammite de vache, | 30 h. | — | — | — | — | + | » |
| *d* | | 36 h. | — | — | — | — | — | 40° |

On voit que les quatre bacilles retirés de la crême se montrent à peu près également fragiles ; aucun ne résiste à 5 minutes de chauffage à 60°. Ceux de la fin du tableau sont en moyenne plus résistants. Le bacille *d* (*c Guillebeau*) est même remarquable, car il résiste à des conditions de chauffage qui tuent tous les autres. Mais, en moyenne, on voit que ces ferments sont plus sensibles à la chaleur que la moyenne des bacilles. Leur sensibilité les rapproche des coccus, et c'est là une notion qui résume aussi les conclusions qu'on peut tirer des nombres disparates fournis par divers savants sur la température mortelle des microbes qu'ils ont étudiés.

On a placé dans ce tableau quelques chiffres relatifs à ce que Kayser appelle la température optima de la culture. Ce sont les températures auxquelles la coagulation du lait est la plus rapide pour les microbes étudiés. Mais ces chiffres tombent sous le coup des réserves que nous avons formulées plus haut. En outre, la dose d'acide nécessaire pour coaguler un lait, n'est pas la même à diverses températures. De sorte que la coagulation ne correspond pas à des quantités égales d'acide produit, et dès lors ne peut plus être une commune mesure. Dans leur ensemble, ces nombres sont pourtant d'accord avec les données qu'on rencontre dans d'autres mémoires. Aussi Hueppe avait fixé 35 à 42° pour limites de la température optima des fermentations lactiques ; Liebig, 30 à 35° ; Mayer, de 30 à 40°.

**223. Résistance au temps.** — Les microbes qui résistent mal à la chaleur résistent en général assez mal aussi au vieillissement dans les milieux de culture, surtout lorsque ces milieux ne contiennent pas de carbonate de chaux et restent acides. A l'état de dessiccation, la résistance est plus grande. D'après Kayser, les ferments lactiques qu'il a étudiés, déposés sur du papier où ils se dessèchent, et abandonnés à l'abri des poussières de l'air dans des tubes flambés et fermés au coton, conservent plus de trois mois la faculté de coaguler le lait stérile qu'on introduit dans ces tubes, et cela qu'ils aient été exposés à l'étuve à 25°, en présence de la lumière diffuse, ou à une obscurité complète.

**224. Action de l'oxygène.** — Il existe sur ce point, dans la science, des renseignements en apparence un peu contradictoires. Mayer a vu que la fermentation lactique peut se poursuivre en l'absence d'air, et telles sont bien, en effet, des fermentations lactiques actives poursuivies en présence de carbonate de chaux, où se fait un dégagement permanent d'acide carbonique. D'après Hueppe, au contraire, la présence de l'air est nécessaire à la fermentation lactique, et Richet a même constaté que l'oxygène activait le phénomène, et amenait, toutes choses égales d'ailleurs, l'acidité à un plus haut degré, c'est-à-dire augmentait à la fois l'activité et la puissance du ferment. M. Kayser a donné la clef de ces contradictions en montrant que tous les ferments lactiques ne se comportent pas de même. Tous semblent avoir besoin, à l'origine, de la présence d'un peu d'oxygène. Mais, en l'absence de ce gaz, il y en a qui s'arrêtent et peuvent être comptés comme aérobies, d'autres qui restent indifférents. Je ne citerai pourtant aucun des nombres qu'il a obtenus, parce que, sur ce point, ses expériences sont indécises. Il s'est contenté de comparer des cultures en surface et des cultures en profondeur faites avec le même liquide et le même microbe. Mais, comme ses fermentations étaient lentes, le degré d'aération différait peut-être peu entre les liquides. De plus, dans les cultures en surface, il y a, ou il peut y avoir, des phénomènes de combustion qui ne se produisent pas dans les cultures en profondeur. Toutefois, comme les divers microbes qu'il a étudiés se comportent diversement suivant qu'on étale le liquide de culture dans un matras à fond plat, ou qu'on l'introduit dans un tube étroit, cela suffit pour qu'on

puisse admettre que ces microbes sont très inégalement avides d'oxygène.

Pour faire cette étude d'une façon correcte, il faudrait comparer deux cultures identiques, l'une faite en matras aéré et plat, l'autre dans le vide ou en présence d'acide carbonique. Il faudrait, dans ces conditions, comparer l'activité du microbe, mesurée par la rapidité de la disparition du sucre, et sa puissance, c'est-à-dire le taux auquel s'élève l'acidité à l'air et dans le vide, lorsque la fermentation s'arrête d'elle-même en milieu acide. Il faudrait en outre rechercher si les acides produits sont les mêmes dans les deux cas, c'est-à-dire s'il y a la même proportion d'acides fixes et volatils. Dores et déjà, les résultats de Kayser montrent que le rendement en acide, c'est-à-dire la quantité d'acide formée pour 100 de sucre disparu, diminue lorsque l'arrivée de l'air devient plus facile, mais que cet acide total est fait alors d'une plus grande proportion d'acides volatils, et d'une moins grande proportion d'acides fixes. Ceci est surtout vrai pour ses ferments lactiques les mieux caractérisés comme tels, les ferments *n* et *v*, par exemple.

**225. Multiplication du ferment.** — L'intervention de l'oxygène peut être envisagée à un autre point de vue. A propos de la levure, nous avons vu que l'air active la multiplication et diminue le pouvoir ferment, c'est-à-dire le rapport du sucre disparu au poids de cellules actives. M. Kayser n'a pas étudié spécialement ce sujet, mais on trouve, dans son mémoire, à propos d'une autre question, des nombres qui peuvent nous donner une idée du phénomène.

Une des causes qui rendent cette étude difficile, c'est qu'il est très difficile de retenir sur un filtre les ferments lactiques, de façon à les laver, à dessécher et à les peser. Ils sont si fins qu'ils traversent les pores de tous les papiers usuels. Le ferment *n*, déjà signalé, est entièrement retenu, et en l'ensemençant sur de l'eau de touraillons à 13,3 de glucose par litre, on a trouvé les chiffres suivants :

| | En surface | En profondeur |
|---|---|---|
| | — | — |
| Sucre disparu.................. | 5,48 | 8,1 |
| Rendement en acide lactique..... | 80 0/0 | 94 0/0 |
| Poids du ferment en mgr......... | 333 | 386 |
| Pouvoir ferment ............ ... | 16,4 | 20,9 |

Dans une autre expérience faite avec le même microbe ensemencé sur du jus d'oignons, à 10,54 gr. de glucose par litre, on a trouvé de même :

| | En surface | En profondeur |
|---|---|---|
| | — | — |
| Sucre disparu.................. | 6,70 | 7,53 |
| Rendement en acide lactique...... | 60 0/0 | 94 0/0 |
| Poids du ferment en mgr......... | 1.147 | 1.467 |
| Pouvoir ferment................. | 6,3 | 5,1 |

D'autres nombres, un peu éparpillés dans le mémoire, ou relatifs à d'autres microbes, ne sont pas en désaccord avec ceux-ci, d'où il résulte que pour ce ferment *n* :

1° Le rendement en acide est plus grand en profondeur qu'en surface ;

2° Le poids du ferment suit une loi analogue ;

3° Le pouvoir ferment semble plus capricieux. Cette complication apparente tient peut-être à ce que, comme nous allons le voir tout à l'heure, le sucre n'est pas la seule substance du milieu à laquelle le microbe puisse emprunter ses aliments. Dans tous les cas, les nombres relatifs au pouvoir ferment nous avertissent que, contrairement à ce qu'on a fait pendant longtemps, il y a un large compte à tenir du poids des cellules formées pendant la fermentation, et qu'on n'a pas le droit, qu'on a longtemps pris, de la considérer comme une quantité négligeable. Il y a des cas où 20 0/0 du sucre sont immobilisés à la fin de la fermentation dans la matière des globules, et même on peut se demander comment il peut se faire, dans le dernier exemple cité, que les 7.550 gr. de sucre disparu aient pu fournir 94 0/0 de leur poids, c'est-à-dire 7.100 gr. d'acide fixe, et 1.467 gr. de ferment. Ceci nous confirme dans notre conclusion que dans le jus d'oignons, il y a eu une autre substance que la glucose prenant part au phénomène de nutrition microbienne.

Quoi qu'il en soit, on voit qu'aucun ferment lactique, même nourri exclusivement aux dépens du sucre, ne pourra donner un rendement de 100 0/0, à cause de la perte toujours sensible, correspondant à la formation des cellules.

**226. Alimentation hydrocarbonée.** — M. Pottevin a étudié au point de vue de son alimentation hydrocarbonée le bacille dont nous avons déjà parlé à la fin du chapitre précédent. Nous avons vu comment il se comporte avec les sucres en ce qui concerne l'acide lactique. En dehors de ce corps et des acides volatils qui l'accompagnent toujours, comme nous le verrons tout à l'heure, l'auteur ne signale ni alcool, ni acide succinique.

Avec la mannite, la transformation est très lente, même lorsqu'on force la quantité de peptone pour rendre le liquide plus nutritif, et qu'on la porte de 1 0/0 à 2 0/0 et 3 0/0. On obtient une fermentation un peu plus active quand on remplace l'eau peptonisée par du jus d'oignons additionné de 0,5 0/0 de peptone. Dans ces conditions, 100 gr. de peptone ont donné après 2 mois et demi :

| | |
|---|---|
| Alcool éthylique....... | 9.7 |
| Acide acétique........ | 5.0 |
| Acide formique....... | 4.9 |
| Acide lactique droit... | 62.1 |

Avec la dulcite, la transformation est également très lente : on retrouve l'alcool, l'acide acétique en petites quantités, et environ 25 0/0 d'acide lactique droit.

Avec la glycérine, il se forme aussi de l'acide lactique

droit en proportions plus considérables, environ 60 0/0. On retrouve là les produits déjà rencontrés dans l'étude du groupe du Friedlaender, mais ici les fermentations sont plus difficiles.

Le bacille de Pottevin n'attaque pas le lactate de chaux. L'expérience a été faite dans divers milieux nutritifs sans aucun changement dans le résultat. Il n'attaque pas non plus le succinate de chaux, les tartrates de chaux, de magnésie, d'ammoniaque. Mais il peut se développer très bien dans des solutions de peptone à 2 0/0 additionnée de 3 0/0 de malate de chaux. Au bout de quelques jours, le liquide est le siège d'un dégagement gazeux très actif, qui n'a malheureusement pas été étudié, et il contient, pour 100 gr. d'acide malique disparu, environ :

| | |
|---|---|
| Alcool éthylique....... | 8 |
| Acide acétique........ | 16 |
| Acide formique....... | 24 |

et pas d'acide lactique ni d'aucun autre acide fixe. Le caractère de ferment lactique, si manifeste avec les sucres, a donc complètement disparu. Il y a plus, ce bacille qui diffère complètement des bacilles de Friedlaender lorsqu'il agit sur les sucres, avec lesquels il ne donne ni alcool, ni acide succinique, leur ressemble dans son action sur les alcools polyatomiques. Il leur ressemble aussi en ce que, avec certains milieux nutritifs, il ne donne plus d'acide lactique.

C'est ici que nous pouvons peut-être nous rappeler utilement, pour la préciser, la distinction établie dans le chapitre précédent entre les ferments lactiques vrais et les autres microbes producteurs d'acide lactique. Elle est de même nature que celle qu'on établit entre les levures alcooliques ordinaires et les espèces productrices d'alcool. Un ferment lactique qui donne 95 0/0 de rendement en acide lactique quand il agit sur le sucre ne peut évidemment donner que des traces d'alcool, qui pourront être

22

plus abondantes avec un bacille donnant moins d'acide lactique. Nous pouvons donc dire, en forçant un peu les expressions, que la caractéristique du ferment lactique vrai est de ne donner que de l'acide lactique lorsqu'il agit sur du glucose ou sur du lactose, tout en étant capable de donner moins d'acide lactique et plus d'alcool lorsqu'il agira sur d'autres corps. Je sais bien qu'aucune définition n'est absolue, et que la nature se moque des barrières artificielles que la science pose pour la mieux comprendre, et pour cataloguer les êtres divers qu'elle présente à notre étude. Mais il suffit qu'à un moment donné du développement de la science, une barrière soit utile pour qu'on soit autorisé à l'établir, en laissant à l'avenir le soin de la renverser ou de la déplacer quand elle gênera au lieu de servir.

Cette distinction devient encore plus nette quand on adopte une autre interprétation, proposée aussi dans le chapitre précédent, celle qui consiste à voir dans la segmentation d'une molécule de sucre en deux molécules d'acide lactique l'action d'une diastase. Les ferments lactiques vrais seraient ceux qui, en présence du sucre, ne produiraient que de la diastase lactique, tout en pouvant sécréter de la zymase alcoolique en présence des alcools polyatomiques ou du malate de chaux. De même les bacilles du groupe Friedlaender seraient capables de produire à la fois les deux diastases, et peut-être aussi de la diastase succinique ou acétique en présence des sucres. La diastase étant une sécrétion dépendant en partie de l'alimentation, on comprend qu'avec certains aliments la diastase lactique manque, comme c'est le cas pour le bacille de Pottevin en présence du malate de chaux.

L'absence de l'alcool avec les sucres serait donc le caractère des ferments lactiques vrais. Y en a-t-il beaucoup dans ce cas ? C'est ce qui semble probable. L'alcool a été très rarement signalé dans les fermentations données comme lactiques. Kayser, qui a étudié 15 espèces de ferments lactiques, n'en signale que des traces, sans dire quelles sont celles des espèces qu'il a étudiées qui en produisent le plus. Or, il a certainement rencontré des espèces très médiocres comme ferments lactiques, et par exemple son *B. aerogenes* appartient, comme nous l'avons vu (**97**), au groupe Friedlaender. Epstein, sur 13 espèces examinées soigneusement à ce point de vue, n'en signale qu'une donnant de l'alcool. Il y aurait une enquête à faire à ce point de vue dans les nombreux mémoires consacrés à la fermentation lactique, ou plutôt, la question serait à reprendre. En attendant qu'elle soit résolue, nous nous en tiendrons à la notion simplificatrice que nous venons de développer.

**227. Alimentation azotée.** — Dans ses premières recherches sur la fermentation lactique, M. Ch. Richet avait vu qu'en ajoutant de la matière azotée soluble à du lait qu'on mettait en fermentation lactique, la limite d'acidité à laquelle la fermentation s'arrête ou devient très lente était sensiblement élevée. Cette addition augmente donc ce que nous avons appelé la puissance du ferment. Toutes les matières azotées ne sont pas équivalentes à ce point de vue, et Hueppe d'abord, Scholl ensuite, et enfin Kayser, Jensen, ont vu que c'était la peptone, ou plutôt le mélange confus et variable qu'on appelle d'ordinaire de ce nom, qui augmente à la fois la rapidité de la fermentation, c'est-à-dire l'activité du ferment, et sa puissance.

En étudiant cette question, M. Kayser a observé un autre fait. Non seulement l'addition de peptone augmente toujours le titre acide du milieu de culture, que le ferment employé soit faible ou actif, mais encore le rendement en acide lactique, obtenu avec une quantité de sucre donnée, augmente à mesure qu'on augmente la dose de peptone, et peut dépasser le chiffre de 100 0/0.

C'est ce que montre le schéma que voici, et qui résume plusieurs expériences comparatives. Dans les premières, on a semé les ferments *c, d, m, n, p* dans de l'eau de touraillons contenant 4 gr. de lactose par litre, et des proportions croissantes de peptone. On a étudié le liquide au bout d'un mois. L'acidité est mesurée par la hauteur de la ligne noire verticale correspondant à chaque culture.

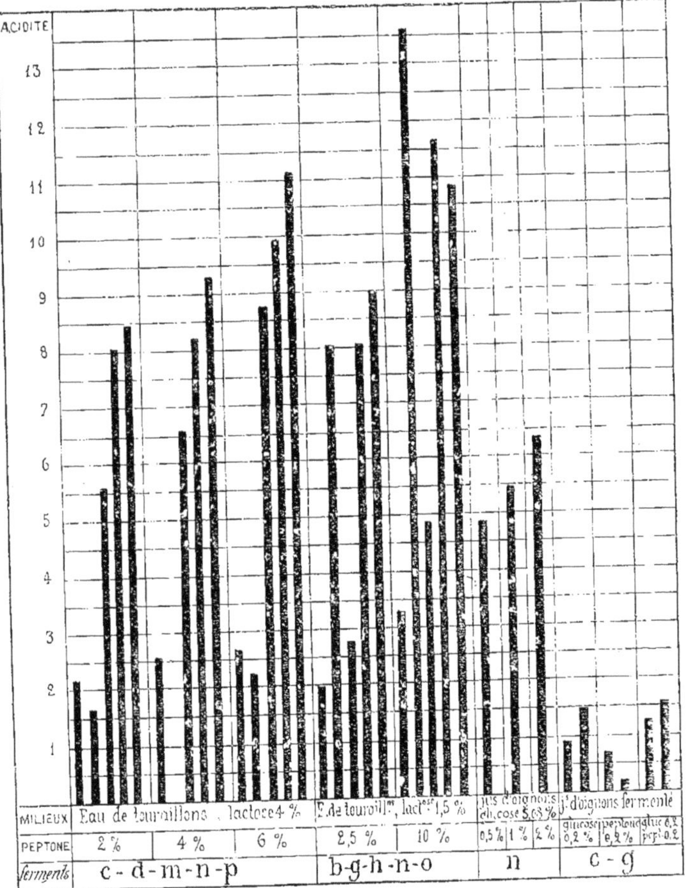


Fig. 26.

On voit que ces ferments sont très inégaux comme puissance, mais que pour chacun d'eux la dose d'acidité atteinte augmente avec la proportion de peptone. Même conclusion pour le second groupe d'expériences portant sur d'autres ferments du tableau de la p. 331. On voit même que l'ordre de puissance peut être interverti. Dans de l'eau de touraillons à 2,5 0/0 de peptone, c'est le ferment *o* qui est en tête. Avec 10 0/0 de peptone, c'est le ferment *g*.

La troisième série d'expériences donne les résultats de la culture du ferment *n*, que nous savons très actif, sur du jus d'oignons ne renfermant que 5 gr. 08 de glucose par litre, et additionné de quantités croissantes de peptone. On voit que la dose d'acide augmente graduellement encore ici avec la proportion de peptone, et monte à plus de 6 0/0, alors que le sucre présent ne peut en fournir que 5 0/0.

Tout se passe par conséquent comme si la peptone apportait une substance pouvant fournir de l'acide lactique. Et en effet la dernière colonne du tableau montre que dans du jus d'oignons fermenté, et ayant de ce fait perdu son glucose, on peut, en introduisant un peu de peptone, avoir une production sensible d'acide lactique. M. Kayser a toujours observé la production d'acide lactique, reconnaissable à son sel de zinc, dans des solutions de 1 et 2 0/0 de peptone Chapoteaut, qui ne réduisaient la liqueur de Fehling ni avant ni après traitement par l'acide chlorhydrique, et ne renfermaient par conséquent ni glucose, ni matières capables d'en fournir facilement ; elles donnaient pourtant de l'acide lactique quand on les ensemençait avec divers ferments lactiques.

Les résultats ont été les mêmes avec les produits de la peptonisation de l'albumine d'œuf et de la fibrine au moyen de l'acide chlorhydrique et de la pepsine. Les rendements sont même assez élevés. Un liquide contenant 6,44 gr. par litre de matière azotée peptonisée a donné une acidité de 0,315 gr. par litre, soit 5 0/0 environ du poids de la matière azotée provenant de la peptonisation de la fibrine. Avec de la peptone d'albumine, les ferments *n* et *e* ont donné des rendements voisins de 10 0/0. Nul doute par conséquent que de la matière albuminoïde peptonisée ne puisse donner de l'acide lactique.

**228. Les aliments ternaires sont-ils indispensables aux ferments lactiques ?** — La question qui se présente maintenant est de savoir si de la matière albuminoïde non peptonisée peut être aussi un aliment pour ces microbes. La question, il est vrai, n'est pas facile à résoudre, à cause de l'incertitude qui règne sur la définition d'une peptone. Quand une matière albuminoïde coagulée, comme du blanc d'œuf ou de la fibrine, est mise en macération dans l'eau stérile, elle finit toujours, quelle que soit sa compacité originelle, par laisser entrer en solution plus ou moins complète, plus ou moins colloïdale, une substance qui donne les réactions de la peptone. Dans le lait, où la plus grande partie de la caséine est à l'état de suspension colloïdale, il y en a un dixième environ, passant au travers des cloisons poreuses, et qu'on peut considérer comme contenant de la peptone. En ensemençant dans ces macérations azotées un ferment lactique, il pourra vivre aux dépens de la peptone présente, et dès lors on peut prévoir ce qui se passera.

Si ce microbe est incapable de solubiliser de nouvelle matière albuminoïde, et est obligé de se contenter de la peptone présente, ou de celle qui continue à se produire lentement, sous l'action du temps et de la macération, il mettra en œuvre cette matière, et comme il la dégrade en s'en servant, il en transformera l'azote en ammoniaque, qui saturera peu à peu l'acide lactique et pourra même rendre le liquide alcalin. Le cas s'est présenté dans les expériences de Kayser. Son ferment *n*, au lieu de fournir des liquides acides quand on le fait vivre en présence de peptones variées, donne des liquides alcalins, où il y a de l'ammoniaque libre en même temps que du lactate d'ammoniaque. Si au contraire le microbe est capable de sécréter des diastases dissolvantes des matières albuminoïdes qui accompagnent la peptone dans le milieu où on l'ensemence, il peptonisera ces matériaux au fur et à mesure de son action, et fournira des proportions croissantes de matériaux de dislocation.

**229. Expériences de M. de Freudenreich.** — En examinant à ce point de vue divers ferments lactiques, M. de Freudenreich a obtenu des résultats que nous devons signaler, parce qu'ils intéressent une question que nous ne pourrons aborder que dans le volume prochain, celle de la maturation des fromages. Ce savant s'est demandé ce que devenait la matière albuminoïde du lait ensemencé par divers ferments lactiques, lorsqu'on laissait la fermentation durer. Nous verrons tout à l'heure qu'elle s'interrompt assez vite. L'acidité ne dépasse guère un certain niveau rapidement atteint. Mais si le microbe a la faculté de solubiliser la caséine, on doit s'en apercevoir à ce que la proportion d'azote soluble dans le liquide va en augmentant, et en second lieu à ce que cet azote perd de plus en plus son état albuminoïde pour prendre celui d'azote amidé ou même d'ammoniaque.

Au point de vue de l'augmentation de la quantité d'azote soluble dans le liquide, voici les résultats : Deux laits, filtrés à la bougie Chamberland après 3 mois d'étuve, contiennent en moyenne 0,32 gr. d'azote soluble par litre, ce qui correspond à environ 2 gr. de caséine soluble. Cinq autres laits, ensemencés avec trois ferments lactiques différents, ont donné, après trois mois d'étuve, les chiffres suivants pour la quantité d'azote dans le produit de la filtration au travers du filtre Chamberland :

| | Azote par litre | Caséine solubilisée |
|---|---|---|
| 1 | 1.79 | 11.78 |
| 2 | 1.52 | 9.96 |
| 3 | 1.91 | 12.25 |
| 4 | 0.44 | 2.89 |
| 5 | 1.11 | 7.30 |

L'augmentation n'est pas douteuse : elle semble aussi variable d'un bacille à l'autre, et même pouvoir varier pour un même bacille, car les liquides 4 et 5 étaient deux

cultures identiques, et il y en a une où la caséine a été à peine touchée, tandis qu'elle a été assez fortement attaquée dans l'autre.

Dans une seconde série d'expériences, M. de Freudenreich a cherché à distinguer, dans cet azote solubilisé par les ferments lactiques, la portion précipitable par l'acide phospho-tungstique, et qui est la plus voisine de l'état albuminoïde, pour la séparer du reste, qui est de préférence de l'azote amidé ou ammoniacal. La distinction n'est pas absolue, car l'acide phospho-tungstique précipite aussi les sels ammoniacaux et les bases de Drechsel. Mais elle peut donner une idée approximative du degré de dislocation subie par la caséine solubilisée. Il y a d'autant plus de bases amidées que la dégradation a été poussée plus loin.

Les expériences ont été faites en ensemençant différents ferments lactiques, isolés du fromage, dans du lait additionné de craie. Après plusieurs semaines d'étuve, on filtrait le liquide au travers d'un filtre Chamberland. Sur une partie du liquide filtré, on déterminait l'azote total. Une autre partie était traitée par l'acide phospho-tungstique, et on dosait tant l'azote du précipité lavé que celui du liquide de lavage. Le total de ces deux azotes devait donner l'azote total, et on avait ainsi un moyen de contrôle.

Voici les nombres obtenus avec les divers bacilles mis en œuvre :

| Bacilles et temps de l'action | Azote total | Azote album. | Azote amidé |
|---|---|---|---|
| *Bac.* α, 7 semaines........ | 2.01 | 0.35 | 1.66 |
| *Id.*, 13 semaines.......... | *Id* | *Id* | *Id* |
| *Bac.* ε, 6 semaines....... | 1.18 | 0.24 | 0.99 |
| *Id.*, 10 semaines.......... | 1.33 | 0.31 | 0.94 |
| *Bac.* γ, 2 mois.......... | 1.08 | 0.23 | 0.77 |
| Streptocoque, 2 mois...... | 0.45 | 0.11 | 0.35 |
| *Bac.* ι, 2 mois et demi... | 1.99 | 0.44 | 1.56 |
| *Id.*, 3 mois et huit jours... | 1.90 | 0.43 | 1.40 |
| *Bac.* β ? .... | 1.47 | 0.33 | 1.06 |
| *Bac.* α et γ, 4 semaines.. | 1.56 | 0.38 | 1.05 |
| *Id.*, 3 mois............. | 2.72 | 0.81 | 2.01 |
| *Bac.* α + ε, 2 mois et demi. | 1.85 | 0.36 | 1.41 |

Dans son ensemble, ce tableau montre que l'azote amidé domine de beaucoup dans l'azote filtré au travers de la bougie Chamberland. Tous ces bacilles sont donc capables de solubiliser la caséine, et de la dégrader pour l'utiliser. On remarque en outre que tous ne sont pas également actifs ni également persistants dans cette œuvre. Le bacille $\alpha$ a donné les mêmes chiffres après 7 et 13 semaines. Au contraire avec les bacilles $\alpha$ et $\gamma$, la solubilisation et la dégradation ont fait de grands progrès de 4 semaines à 3 mois. Un streptocoque, rencontré dans un fromage d'Emmenthal, et qui caille le lait, s'est montré au contraire bien inerte dans son attaque de la caséine. Bref nous retrouvons ici une conclusion déjà connue, c'est que vis-à-vis de l'attaque de la caséine, tous les ferments lactiques ne se ressemblent pas.

Aucun d'eux n'est naturellement aussi actif sous ce rapport que les microbes qui sont, à proprement parler, des ferments des matières albuminoïdes, le *T. tenuis* que j'ai décrit, par exemple. M. de Freudenreich a examiné, par la même méthode que plus haut, une culture de *T. tenuis* dans du lait, vieille de 4 semaines seulement, et a trouvé :

| | |
|---|---|
| Azote total par litre........ | 2.69 |
| Azote albuminoïde.......... | 1.18 |
| Azote amidé................ | 1.22 |

Ces nombres sont plus faibles que ceux que j'avais trouvés moi-même, mais ils sont supérieurs aux chiffres maximum trouvés pour les ferments lactiques les plus actifs pendant un temps plus long. Il faut donc en conclure que l'attaque de la caséine dans le lait est toujours plus lente avec les ferments lactiques qu'avec les ferments de la caséine. C'est une conclusion que nous aurons à rappeler plus tard.

**230. Influence de la peptone sur la fermentation.** — Tout ce qui précède nous conduit encore à une conclu-

sion que nous allons utiliser de suite. Nous avons vu dans les expériences de Kayser, que lorsqu'on met dans un liquide peu de sucre et beaucoup de peptone, on peut avoir un rendement en acide lactique qui dépasse de beaucoup celui que le sucre seul pourrait fournir. Nous avons dès lors à faire une double remarque.

Quand il y aura de la peptone en proportions sensibles par rapport au sucre, ou, plus généralement, quand nous opèrerons avec un liquide très chargé de matière azotée et contenant peu de sucre, la question de rendement ne pourra plus se poser utilement, à cause de la double origine de l'acide lactique formé.

La quantité d'acide lactique n'est pas seule à envisager dans ce cas. Il y a aussi sa qualité. L'acide lactique du sucre et celui de la matière albuminoïde ne sont nécessairement pas identiques. Il en serait ainsi si la formule stéréochimique de cet acide ne dépendait que de l'être qui le produit. Mais nous savons que la formule stéréochimique de la matière alimentaire a aussi un rôle. Il est probable dès lors que nous aurons un mélange de deux acides lactiques. Nous avons même le droit de nous demander si les changements dans les caractères optiques de l'acide lactique formé, que nous avons vus se produire sous l'action de la peptone, ne seraient pas dus à la prédominance de l'acide produit par la peptone sur celui qui provient du sucre : c'est une cause d'erreur à éviter. Mais même en lui faisant une large part, le phénomène constaté reste debout. On ne comprendrait pas, par exemple, comment dans les résultats de Pottevin, une petite diminution dans la quantité de peptone fait passer l'acide produit du type inactif au type droit, en laissant à peu près intact le rendement, si la presque totalité de l'acide ne provenait pas du sucre. La présence de la peptone change donc le caractère de la fermentation portant sur le sucre. Ce n'est pas le même être agissant sur un élément nouveau, la peptone ajoutée. C'est un être nouveau au point de vue de son fonctionnement protoplasmique. Nous avons trouvé, dans le travail de M. Péré, des résultats du même ordre.

**231. Variations dans le pouvoir rotatoire de l'acide lactique produit.** — S'il en est ainsi, il ne faut pas s'étonner que ce caractère soit général, et qu'un même ferment puisse donner des acides lactiques différents suivant les milieux. De même il devra arriver que dans un même milieu, des ferments différents donnent des acides différents. Kayser a fait sur ce point quelques expériences que nous allons résumer dans un tableau, parce qu'elles montrent que les conclusions que nous venons de tirer sont générales. Voici quels ont été les caractères optiques des acides lactiques produits dans un même milieu, l'eau de touraillons additionnée de différents sucres, par les divers ferments étudiés par ce savant. Nous les prenons dans l'ordre de notre premier tableau : les ferments de la crème tiennent la tête. Puis viennent ceux de la brasserie et de la distillerie.

| Noms | Glucose | Lévulose | Galactose | Lactose | Saccharose |
|---|---|---|---|---|---|
| *a* | droit | » | » | » | » |
| *b* | droit | » | droit | » | » |
| *c* | droit | » | » | » | » |
| *r* | droit | droit | » | » | droit |
| *e* | gauche | » | » | » | gauche |
| *g* | droit | » | droit | » | » |
| *h* | gauche | » | » | » | gauche |
| *l* | gauche | » | » | » | » |
| *m* | droit | » | » | droit | droit |
| *n* | inactif | droit | droit | » | droit |
| *o* | droit | » | » | » | inactif |
| *p* | droit | inactif | inactif | droit | inactif |
| *s* | inactif | inactif | » | inactif | inactif |
| *d* | droit | » | » | droit | » |

On voit qu'en présence de la matière albuminoïde de l'eau de touraillons, les divers microbes étudiés se comportent de façons très différentes. Ceci, nous pouvions le prévoir avec ce que nous savions déjà. Mais ce qui nous intéresse le plus, c'est que, avec le même sucre, les acides lactiques produits par le même microbe peuvent être différents dans des milieux différents.

Ainsi voici les variations observées par M. Kayser, d'un côté pour le maltose en moût de bière et en eau peptonisée, d'un autre pour le lactose en lait peptonisé et eau de touraillon :

| | Maltose | | Lactose | |
|---|---|---|---|---|
| Noms | Moût de bière | Eau peptonisée | Lait peptonisé | Eau de touraillon |
| *a* | droit | » | » | » |
| *b* | » | » | droit | » |
| *c* | droit | » | droit | » |
| *z* | droit | » | » | » |
| *e* | » | » | gauche | » |
| *g* | inactif | » | droit | » |
| *h* | gauche | » | gauche | » |
| *l* | droit | » | inactif | » |
| *m* | inactif | » | droit | droit |
| *n* | inactif | droit | » | » |
| *o* | inactif | » | » | » |
| *p* | inactif | » | droit | droit |
| *s* | » | » | » | inactif |
| *d* | droit | » | droit | » |

Tous les cas sont donc possibles, ce qui veut dire que nous n'en savons pas la loi. Cela n'est pas surprenant, parce que nous voyons que trois influences se superposent pour commander la nature de l'acide lactique produit, le ferment, la matière alimentaire hydrocarbonée, la matière alimentaire azotée. En d'autres termes, et pour en revenir à ce que nous avons dit plus haut, toutes ces fermentations et tous ces ferments n'ont de commun que le terme de lactiques, mais ils diffèrent dès qu'on considère comme des corps différents les acides lactiques différents.

Nous pouvons pourtant remarquer que les ferments retirés de la crème, peu actifs pour la plupart, donnent de préférence de l'acide droit dans tous les milieux. Les ferments de la distillerie donnent de préférence des acides inactifs dans les milieux usuels au saccharose et au maltose : ce sont les ferments les plus puissants. Mais ils peuvent donner aussi des acides droits. En particulier le ferment *n*, que nous avons souvent choisi comme exemple, semble très variable, et donne aussi facilement de l'acide inactif que de l'acide droit.

C'est en cela que se résument nos connaissances sur le mécanisme de la formation des divers acides lactiques : on voit que cette question, très complexe, réclame de nouvelles études. Nous avons maintenant à étudier la marche de cette fermentation, et des produits divers auxquels elle peut donner lieu en dehors de l'acide lactique.

## BIBLIOGRAPHIE


Kayser. *Ann. de l'Inst. Pasteur*. t. VIII, p. 1, 1894.

Pottevin. *Id.*, t. XII. p. 49, 1898.

Epstein. *Archiv f. Hyg.*, t. XXVIII, Heft 4. 1900.

Richet. *Comptes rendus*. t. LXXXVI. 1878 et t. LXXXVIII, 1879.

Hueppe. *Mittheil a. d. k. k. Gesundheitsamte*, t. II. 1884.

Scholl. *Fortschritte d. Medizin*, 1890.

Freudenreich (De). *Ann. de micrographie*, t. IX, pp. 185 et 385, 1897.

Jensen. *Centralbl. f. Bakt.*, 2e p. 1898.

## CHAPITRE XVII

### LA FERMENTATION LACTIQUE

Ce que nous avons appris au chapitre précédent nous montre qu'on ne pourra pas parler de la fermentation lactique comme on parle par exemple de la fermentation alcoolique. Les diverses levures, en présence du même sucre, se ressemblent dans des milieux variés, parce que l'aliment azoté est en quelque sorte secondaire dans l'alimentation du globule de levure. Ici la présence de cet aliment azoté transforme physiologiquement le ferment lactique et en fait dans une certaine mesure un être différent dans différents milieux. Pourtant, au milieu de cette variété d'actions, il y a quelques lignes générales que nous devons essayer de mettre en lumière.

**232. Marche théorique d'une fermentation.** — Pour cela, commençons par bien nous représenter quelle peut être, avec ce que nous savons sur elle, la marche théorique d'une fermentation lactique. Imaginons que nous ensemencions un ferment lactique dans un liquide sucré, en nous assujettissant à deux conditions que nous savons réalisables ; la première est que la dose de sucre ne dépasse pas un niveau tel que le ferment ne puisse pas la faire disparaître ; la seconde est que ce ferment soit tout à fait sans action sur l'acide lactique qu'il a formé. Ces conditions sont précisément celles de la levure de bière, ensemencée dans un liquide moyennement sucré, comme le sont par exemple les jus de fruits, et alors nous pouvons dire que la courbe de la fermentation lactique ressemblera, dans ses traits généraux, à la courbe de la fermentation alcoolique, c'est-à-dire que de quelque nature que soit l'action, qu'elle soit une action du protoplasma de la cellule, comme on le croyait autrefois, ou une action diastasique, comme on le sait aujourd'hui, elle se rapprochera de la forme d'une logarithmique : il y aura seulement un petit trouble, traduit par une inflexion au point de départ, et dû à ce que le ferment se multiplie au début, et que, par conséquent, la quantité de cellules ou la quantité de zymase augmentent, et avec elles, la quantité de leurs produits. Mais la multiplication n'est très active que pendant les premières heures dans la fermentation alcoolique ; elle semble encore plus limitée dans la fermentation lactique. A partir du moment où elle est terminée, la courbe de l'action devient plus régulière, et si on prend pour abcisses les temps, et pour ordonnées les quantités d'acide lactique formé, elle aura la forme générale indiquée sur la figure 27. A la fin du phénomène, elle n'atteindra pas la hauteur correspondant à la quantité OS de sucre mis en

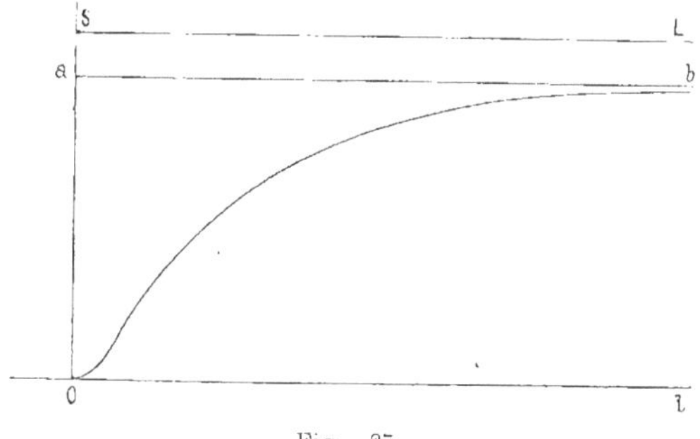


Fig. 27.

œuvre, ce qui veut dire que le rendement en acide lactique ne sera pas de 100 0/0. Il y aura une perte due aux matériaux que la cellule a absorbés pour sa construction ou gazéifiés pour les besoins de sa respiration et de sa vie. Mais cette perte, nous le savons, n'est jamais bien grande avec les ferments lactiques vrais, et la courbe de l'acide lactique formé sera asymptote à une certaine ligne *ab*, plus ou moins rapprochée de SL.

Cette figure schématique nous donne une idée de ce que nous avons appelé l'*activité* du ferment employé, qui sera évidemment d'autant plus grande que la courbe s'élèvera plus vite, et mettra moins de temps à gagner le niveau *ab*. Mais elle ne nous donne aucune idée de ce que nous avons appelé la puissance du ferment. Pour cela il faut nous placer dans une autre hypothèse, et admettre qu'on a dissous une quantité de sucre telle que le ferment lactique ne puisse pas le transformer tout entier. Lorsqu'il ne peut pas utiliser pour ses besoins l'acide qu'il a produit, il est gêné par sa présence comme la levure l'est par l'alcool qu'elle fournit ; dans les deux cas la fermentation s'arrête, et un ferment est d'autant plus puissant qu'il la pousse plus loin. Si donc nous faisons des expériences comparatives, en ensemençant divers ferments lactiques dans un même liquide assez sucré pour que tout le sucre ne disparaisse dans aucun cas, chacun des ferments atteindra plus ou moins vite un niveau *ab*,

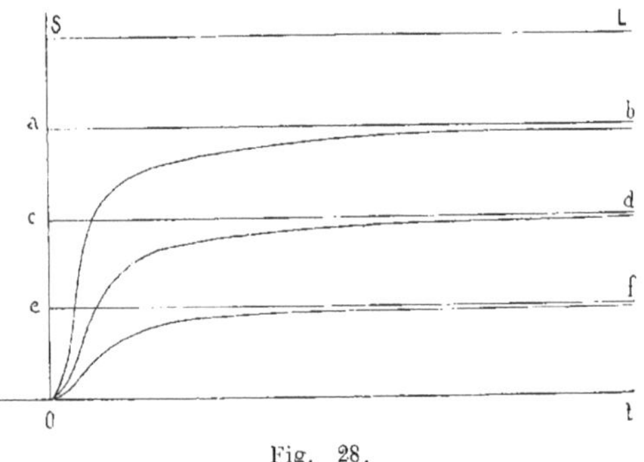

Fig. 28.

ou *cd*, ou *ef*, dont la hauteur traduira sa puissance, et on aura des figures schématiques comme celles de la fig. 28.

Il faut bien remarquer que le classement qui en résultera pour les microbes mis à l'étude ne sera relatif que pour les conditions réalisées dans l'expérience, qu'il pourra devenir différent avec un autre sucre, avec une autre matière albuminoïde, à un autre température, etc. Il y a là une foule de variations possibles sur lesquelles on a beaucoup écrit. Il serait long d'entrer dans le détail des résultats, qui, du reste, ne sortent pas du cadre des notions générales connues. Ainsi en améliorant le milieu de culture, on augmente à la fois l'activité et la puissance des divers ferments. On les diminue au contraire, comme nous le verrons bientôt, par l'addition de certaines substances paralysantes ou antiseptiques. On les diminue aussi en s'éloignant, dans un sens ou dans l'autre, de la température optima, qui peut d'ailleurs n'être pas la même pour les divers ferments. La puissance n'est pas la même, avec les mêmes sucres, dans le lait ou dans un liquide artificiel, comme nous le verrons en parlant du lait, et nous aurons alors à chercher la cause du phénomène. Enfin l'acide lactique produit étant un antiseptique dont l'influence va sans cesse en grandissant, on augmentera l'activité et la puissance en mettant à l'origine dans le liquide du carbonate de chaux qui sature au fur et à mesure l'acide lactique formé. M. Richet a vu que beaucoup de fermentations lactiques, mises en train dans du lait sans aucune préoccupation au sujet de la pureté de l'espèce, et produites dès lors, probablement, par des ferments lactiques très variés, s'arrêtaient lorsque la dose d'acide lactique formé était d'environ 1 gr. par litre. On dépasse ce chiffre en milieu peptonisé, mais on ne l'élève pas à plus de 2 et 3 gr. par litre. On peut au contraire faire fermenter des solutions contenant 100 gr. de sucre par litre en ajoutant du carbonate de chaux. La liqueur reste toujours acide, tant à cause de l'acide carbonique qui se dégage que de la petite quantité d'acide lactique qui reste toujours libre, même en présence de la craie. Mais le niveau acide, en présence de la craie, est toujours au-dessous de celui auquel le ferment, si sensible qu'il soit, commence à souffrir.

**233. Cas où l'acide lactique produit est utilisé.** — Tout ce qui précède se rapporte au cas où l'acide lactique produit par le ferment reste intact, comme l'alcool dans la fermentation alcoolique. Il est clair que si c'est un produit transitoire, destiné à être utilisé par le microbe qui le forme, comme l'acide acétique dans la combustion de l'alcool, le phénomène change, et la courbe de l'action aussi. Si la production dépasse la consom-

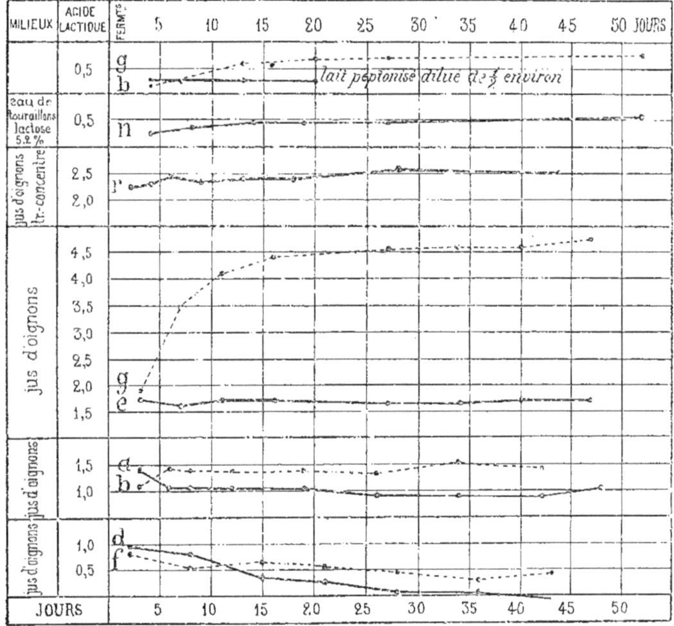


Fig. 29.

mation, la courbe, après avoir atteint un certain niveau, passera par un maximum, et, après quelques oscillations possibles, dues à ce que la production et la consommation peuvent ne pas marcher absolument du même pas, elle devra commencer à décroître. Ce maximum pourra lui-même être plus ou moins accusé, donner un dos plus ou moins plat, de sorte que théoriquement toutes les formes de courbe sont possibles.

Pratiquement, c'est ce qui arrive aussi, ainsi que cela résulte de la figure ci-dessus, dans laquelle M. Kayser a synthétisé quelques-uns de ses résultats au sujet des ferments étudiés à ce point de vue. On y trouve indiquée la composition des liquides dans lesquels l'ensemencement a été fait. Il faut seulement, pour bien comprendre, remarquer que les premières parties de chacune des courbes manquent, l'étude n'ayant été commencée que 2, 3, ou 4 jours après la mise en train. Toutes devraient partir du zéro de leur échelle ; on voit que s'il y en a, comme celle des ferments *n* et *g*, qui y aboutissent tout naturellement, il y en a d'autres, comme *a* et *d*, qui ont dépassé leur maximum et sont dans leur période de décroissance.

On voit en outre quelles variétés de courbes peut donner le même ferment. Le ferment *g* par exemple, qui est le bacille α de Freudenreich, se comporte dans le jus d'oignon comme un ferment lactique vrai, ne touchant pas à l'acide lactique dont il élève la teneur assez haut. Dans le lait peptonisé, étendu de son volume d'eau et contenant environ 2 0/0 de lactose, il n'élève pas l'acidité au-dessus de 0,3 0/0, et se montre un ferment très médiocre comme activité et comme puissance.

D'une manière générale on peut dire que les ferments actifs sont caractérisés par la forme logarithmique de la courbe, et sa courbure prononcée. Ce sont surtout les ferments de la brasserie, de la distillerie, de la fabrication de la choucroute. Les ferments de la crème, au contraire, sont des ferments donnant des courbes plates, s'élevant peu au-dessus de l'axe des abcisses. Mais la question se représente ici de savoir si ce sont des ferments plus faibles ou plus vigoureux que les autres. Plus faibles, ils le sont certainement au point de vue de la produc-

tion d'acide lactique. Mais nous devrons les considérer comme plus vigoureux s'ils ont de plus que les autres, la facilité de détruire cet acide lactique formé. C'est ainsi qu'une levure qui consommerait l'alcool qu'elle a produit serait un ferment alcoolique plus faible, mais une cellule plus puissante que les autres, pour pouvoir faire ce qu'elles ne font pas.

**234. Bilan de la fermentation lactique.** — C'est ici le cas de faire un bilan d'une fermentation lactique. Nous savons que ces bilans se ressemblent moins qu'ils ne le font dans la fermentation alcoolique, l'action étant ici beaucoup plus complexe. Examinons d'abord le cas où la ressemblance avec la fermentation alcoolique est la plus grande, c'est-à-dire celui où l'acide lactique produit donne à peu près le rendement théorique. Il n'y aura de sucre distrait de la production d'acide lactique que celui qui est employé à l'édification des cellules du ferment, et aux besoins de leur vie pendant la durée de la fermentation.

La construction des cellules en prendra une part notable, plus grande, nous l'avons vu, que ce qu'on supposait. Pour l'évaluer, prenons l'exemple concret d'une fermentation faite dans de l'eau de touraillon, renfermant 13 gr. 3 de glucose par litre et interrompue, pour ne pas compliquer les choses, au moment où tout le sucre n'avait pas encore disparu. Ce liquide, ensemencé avec le ferment *n*, a donné les résultats suivants dans deux cultures identiques, l'une en surface et l'autre en profondeur, c'est-à-dire (**224**) en matras plats et en tubes profonds.

| | Surface | Profondeur |
|---|---|---|
| Sucre disparu, par litre...... | 5,48 | 8,10 |
| Acide lactique produit........ | 4,40 | 7,60 |
| Poids du ferment............. | 0,333 | 0,386 |
| Pouvoir ferment.............. | 16,4 | 30,9 |
| Rendement................... | 80 0/0 | 94 0/0 |

On voit, en examinant d'abord la culture en profondeur, qui ressemble le plus à la fermentation alcoolique, que la somme de l'acide lactique et du ferment représente à peu près le poids du sucre disparu. Il y a encore une place pour d'autres actions plus difficilement mesurables, mais elle est très réduite.

Ce qui empêche de pousser plus loin les conclusions de ce côté, c'est que le ferment n'a pas la même composition que le sucre, et qu'une partie de ses matériaux de construction est empruntée à une autre source que le sucre. Sa composition le rapproche beaucoup plus d'une matière albuminoïde que d'un sucre. Kayser a vu qu'il pouvait contenir **13** à **14 0/0** d'azote, et même pour lui, contrairement à ce qui arrive pour la levure, la proportion d'azote augmente à mesure que la fermentation se poursuit et s'achève. Cet azote lui vient sûrement accompagné d'autres éléments de la matière azotée à laquelle il est emprunté, de sorte qu'une part probablement notable du ferment est formée par autre chose que le sucre.

On en a une preuve lorsqu'on recommence l'expérience précédente non dans de l'eau de touraillon, mais dans un liquide plus favorable, tel que le jus d'oignons. Voici, disposés de la même façon que ci-dessus, les résultats de l'ensemencement du même ferment *n* dans du jus d'oignons avec 10,5 gr. de glucose par litre.

| | Surface | Profondeur |
|---|---|---|
| | — | — |
| Sucre disparu, par litre...... | 6,70 | 7,55 |
| Acide lactique produit........ | 4,08 | 7,10 |
| Poids du ferment............. | 1,147 | 1,467 |
| Pouvoir ferment ............. | 6,5 | 4,2 |
| Rendement.................. | 61 0/0 | 94 0/0 |

On voit qu'ici la somme des poids de l'acide lactique produit et du ferment dépasse, dans la culture en profondeur, le poids du sucre mis en œuvre. Une partie du ferment ou de l'acide lactique, et sans doute des deux, comme nous l'avons vu, provient donc des matériaux

fournis par le jus d'oignons. Dès lors le rendement de 94 0/0, calculé en prenant le rapport de l'acide lactique produit au sucre disparu, a quelque chose de fictif, et aussi le pouvoir ferment, calculé en prenant le rapport du sucre détruit au poids de cellules vivantes. L'évaluation faite plus haut, avec l'eau de touraillons, approche certainement plus de la vérité. D'autres expériences, faites avec des liquides variés, lait peptonisé ou moût de bière, donnent des chiffres du même ordre, et, par conséquent, on peut conclure que le poids de ferment varie entre 1/10 et 1/20 du sucre disparu. En prenant 1/20, cela fait 5 0/0 du sucre qui échappent à la formule théorique de la transformation du sucre en acide lactique, et le rendement maximum est alors voisin de 95 0/0. Quand il dépasse ce chiffre, c'est qu'une partie de l'acide lactique provient d'une autre source que le sucre introduit.

**235. Formation constante d'acide acétique.** — Ce n'est pas tout. Nous avons vu qu'il se produisait toujours, pendant la fermentation lactique, un peu d'acide acétique, d'acide formique, et parfois d'alcool. Ce dernier est très rare dans les vrais ferments lactiques. Mayer ne le signale pas dans des fermentations qu'il a bien étudiées, et qui étaient produites par un mélange de ferments variés dont aucun n'était producteur d'alcool. Nous le passerons sous silence. Nous ne ferons aussi que mentionner l'acide formique, qui semble également rare, et l'acétone qu'on a signalée dans quelques cas. Mais l'acide acétique est plus intéressant, parce qu'on en trouve partout et en quantités parfois très grandes.

Ce corps peut être un produit direct de la dislocation du sucre. Dans une molécule $C^6H^{12}O^6$, il y a tout aussi bien trois molécules de $C^2H^4O^2$ que deux molécules de $C^3H^6O^3$, et le microbe qui la dédouble est tout aussi bien capable de la détripler. Dans ce cas, le dosage d'acide évalué en acide lactique, donne un rendement d'autant plus supérieur à 100 0/0 que la proportion d'acide acétique est plus élevée, et pourrait atteindre 150 0/0, s'il n'y avait que de l'acide acétique, évalué en acide lactique. Mais l'acide acétique peut provenir aussi, comme dans nombre des cas que nous avons étudiés, de la combustion de l'acide lactique, et dès lors il passe à l'état de produit secondaire de la fermentation lactique. Cette combustion

$$C^3H^6O^3 + 2O = C^2H^4O^2 + H^2O + CO^2$$

exige le contact de l'air, et se fait sans variation de l'acidité, elle donne de l'acide carbonique dont le carbone provient cette fois, non pas du carbonate de chaux, comme dans la fermentation lactique, faite en présence de craie, mais du sucre lui-même. Elle s'accompagne donc d'une diminution de rendement, qu'on ne peut pas apprécier lorsqu'on dose l'acide formé à l'eau de chaux, car alors l'acide acétique consomme autant d'alcali que l'acide lactique dont il provient, mais qu'on trouve facilement quand on fait une analyse plus précise. S'il en est ainsi, c'est dans les fermentations où le rendement est le plus diminué qu'on doit trouver le plus d'acide acétique.

Il y a un autre moyen de se renseigner sur l'origine de cet acide acétique, c'est de faire un dosage soigneux de l'acide carbonique formé, et de voir s'il dépasse celui qu'aurait pu fournir le carbonate de chaux entré en dissolution. Mayer est, à ma connaissance, le seul savant qui ait fait cette étude d'une façon un peu précise. Il a trouvé en effet un petit excédant d'acide carbonique, mais tellement faible et tellement incertain qu'il n'insiste pas, et constate seulement que le nombre réel et le nombre théorique sont d'accord.

Kayser a étudié par un autre moyen la question de l'origine de cet acide. Il a fait des ensemencements comparés de ses ferments dans deux liquides identiques laissés, l'un à l'air, il est vrai dans un tube cylindrique

profond où l'air pénétrait peu, et l'autre dans un tube vidé d'air et scellé à la lampe. Il aurait fallu, pour donner du relief aux résultats, aller à l'extrême des moyens employés, faire bouillir l'un des liquides dans le vide pour en chasser tout l'air, et étaler l'autre en surface. Les résultats de M. Kayser, résumés dans le tableau suivant, laissent pourtant apparaître quelques conclusions.

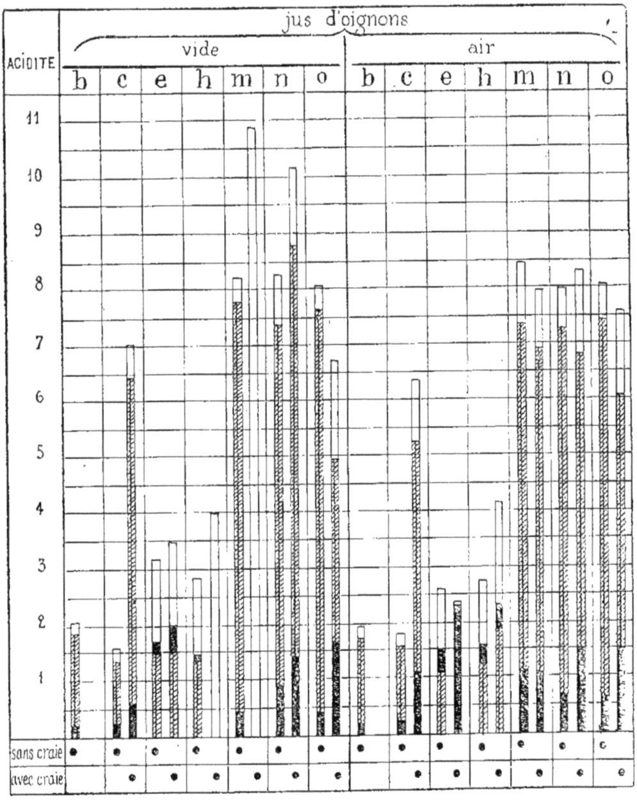

Fig. 30.

Le liquide de culture était du jus d'oignons. La hauteur totale de la colonne est proportionnelle à la quantité totale d'acide formé. La partie barrée, comptée à partir du bas, représente l'acide lactique, la partie noire l'acide acétique. Quand il y a plus d'acide acétique formé que d'acide lactique, la partie noire dépasse la partie barrée, et inversement. En examinant alors ce tableau, on y voit inscrites diverses choses :

1° Les divers ferments étudiés diffèrent les uns des autres non seulement par la quantité d'acide lactique qu'ils produisent dans un même liquide, mais aussi par les proportions et les quantités différentes de l'acide fixe et de l'acide volatil formés. Les plus actifs, ceux de la fin de la série, en particulier le ferment *n* de la choucroute dont nous avons souvent parlé, donnent beaucoup d'acide lactique et relativement peu d'acide acétique, 1/10 environ, tandis que d'autres ferments, tels que *e* et *h*, donnent toujours plus du second que du premier, en présence et en l'absence de craie, dans le vide comme dans l'air ;

2° Pour les ferments lactiques les plus actifs, la quantité d'acide acétique, et sa proportion aussi, augmente en présence de la craie, dans le vide comme dans l'air. Pour les autres ce n'est pas toujours le cas. Cependant le ferment *e* ne donne guère que de l'acide acétique, lorsqu'il est cultivé sur craie au contact de l'air ;

3° Enfin, il y a toujours de l'acide acétique dans les cultures faites dans le vide, et même quelquefois, comme avec *e* et *b*, en proportions notables. Il est donc impossible qu'ici cet acide acétique provienne d'un procès de combustion aérobie, et il résulte nécessairement d'un dédoublement de la molécule sucrée.

**236. Autre mode de production de l'acide acétique.** — Mais cette conclusion n'exclut pas une autre origine, et il se peut que l'acide acétique, comme dans beaucoup d'autres cas, provienne d'un procès de combustion incomplète d'une substance plus complexe. Nous avons un moyen de nous en assurer. Suivons une fermentation lactique de bout en bout, et, en y faisant des prises à divers intervalles, suivons le mouvement de production de l'acide fixe et de l'acide volatil. S'ils augmentent tous deux régulièrement, il n'y aura rien à conclure ; si au contraire nous voyons à un moment donné l'acide fixe disparaître, et l'acide volatil augmenter, c'est que ce dernier sera produit aux dépens du premier. Or, c'est ce qu'on trouve, non pas avec tous les ferments étudiés par M. Kayser, mais pour quelques-uns d'entre eux, précisément les plus faibles, ceux qui ne donnent jamais de forts rendements, et qui, après avoir donné un maximum d'acide, le brûlent peu à peu. Un des stades de destruction de l'acide lactique est alors l'acide acétique. On trouvera un exemple très net de cette action dans les dosages suivants, faits sur une fermentation dans du jus d'oignons du ferment *s* de la mammite contagieuse. Les chiffres sont, en milligrammes les quantités d'acide total, d'acide fixe et d'acide volatil trouvés à divers intervalles. Le rapport entre l'acide fixe et l'acide volatil dans chaque cas est inscrit dans la dernière colonne

| | Ac. total | Ac. volatil | Ac. fixe | Rapport |
|---|---|---|---|---|
| Après 11 jours .. | 720 | 368 | 352 | 0,95 |
| » 15 » .. | 698 | 419 | 279 | 0,66 |
| » 21 » .. | 585 | 491 | 94 | 0,19 |
| » 28 » .. | 473 | 410 | 63 | 0,15 |
| » 46 » .. | 900 | 867 | 33 | 0,04 |

Le tableau met bien en évidence la diminution de l'acide fixe et l'augmentation de l'acide volatil, mais il faut reconnaître pourtant qu'il est loin d'en établir la correspondance. On ne comprend pas comment, du 28e au 46e jour, une diminution de 30 milligrammes d'acide fixe a pu donner plus de 400 milligrammes d'acide volatil. On est conduit à conclure qu'il restait encore du sucre le 28e jour, et s'il y a eu du sucre présent pendant toute la durée du phénomène, il devient douteux que l'acide acétique provienne uniquement de l'acide lactique et ne soit pas produit par une dislocation du sucre comme celle que nous avons visée plus haut. C'est une question à reprendre.

**237. Autres produits de la fermentation lactique.** — Ce que nous venons de constater nous montre que le mot de fermentation lactique est très mal défini. On a considéré longtemps comme des ferments lactiques tous les êtres qui fournissent de l'acide lactique, et même tous ceux qui sont capables de coaguler le lait en le rendant acide : c'est ainsi que le *bacillus coli*, le bacille typhique, les vibrions cholériques, la bactéridie charbonneuse elle-même ont été des ferments lactiques. En limitant comme nous l'avons fait le domaine de la fermentation lactique, nous avons été obligés d'y laisser encore une foule d'êtres, à coup sûr très divers dans leur morphologie et dans leur physiologie, et que nous aurions maintenant le devoir de décrire.

Mais il n'entre pas dans le plan de ce livre d'y faire entrer des pages sans intérêt et sans portée. Quels que soient le soin et la conscience apportés par divers savants à la description des microbes lactiques qu'ils ont découverts et isolés, quel que soit le luxe de détails fournis sur les cultures, il n'est aucun de ces ferments qui puisse être sûrement identifié : leurs formes sont trop voisines ; leur physiologie est trop peu connue. Le travail de Kayser, sur lequel nous avons longtemps insisté, est celui qui en dit le plus long sur les propriétés biologiques des microbes qui y sont étudiés : on peut dire pourtant qu'il ne peut servir à en caractériser aucun. Il prouve que le problème de la spécification est difficile ; il ne le résout pas pour ceux qu'il étudie ; il nous autorise à ne pas tenir compte des autres descriptions d'espèces qui existent dans la science. Tout ce que nous pouvons faire, du moment que nous devons renoncer à faire des histoires individuelles, est de résumer les faits généraux qui en sont ressortis.

**238. Bacilles de la crème.** — C'est à ce point de vue que nous avons à parler des ferments lactiques donnant naissance à des produits odorants. On a remarqué depuis longtemps, dans les laiteries, que dans la crème mise en réserve pour la fabrication du beurre, il se faisait parfois des coagulations lactiques qui s'accompagnaient d'une odeur agréable, rappelant les éthers de fruits, et que cette saveur et cette odeur agréable persistaient dans le beurre, ce qui lui donnait un plus haut prix.

Ces fermentations avaient sûrement leur origine dans des ferments empruntés au lait, et commençaient pendant la montée de la crème. Quand l'usage des centrifuges s'est généralisé, il a permis d'écrémer du lait frais et de baratter immédiatement la crème. On a vu bientôt que le beurre obtenu n'avait plus les qualités de finesse du beurre obtenu antérieurement. L'usage s'est alors répandu de laisser cette crème fermenter un peu avant le passage à la baratte, et même de l'ensemencer pour cela avec des ferments retirés des bons beurres, ou empruntés à des laiteries où le beurre était estimé. Ces ferments se sont trouvés être surtout des ferments lactiques, dans le sens ancien, c'est-à-dire des ferments capables de coaguler le lait.

Nous en avons rencontré quelques-uns dans le travail de M. Kayser, et nous avons vu que ce sont en général des ferments peu actifs, n'élevant pas beaucoup le titre acide des milieux dans lesquels ils se développent. Epstein en a décrit un certain nombre, empruntés de préférence a des produits commerciaux vendus pour servir à l'acidification artificielle des crèmes. Ceux-là non plus ne semblent pas en moyenne très actifs. Antérieurement Maassen en avait décrit avec plus de détails quatre espèces dont nous devons, comme exemple, donner quelques traits généraux.

Son *Bacillus esterificans stralauense* est celui qui donne le moins d'arome à la crème, et rien ne permet de le caractériser comme un ferment lactique. Son *Bacillus esterificans* donne aux divers milieux de culture une odeur de fruits, analogue à celle des pommes mûres. Mais il donne des spores et ne ressemble pas en cela aux ferments lactiques les plus connus. Comme il donne avec la peptone de l'hydrogène sulfuré et du mercaptan, il y a des raisons de le considérer comme un ferment des matières albuminoïdes, et de penser que c'est de là que vient son odeur. Le *Bac. esterificans fluorescens*, comme le précédent, commence par donner une odeur éthérée fine, pour finir par une odeur de triméthylamine. C'est donc peut-être aussi un ferment de matières albuminoïdes. Enfin le *B. præpollens* de Maassen fait fermenter l'albumine coagulée, et donne, aux dépens de la peptone de Witte, du propionate, du valérianate, du formiate et du succinate d'ammoniaque, de la tyrosine, de la leucine, des oxyacides aromatiques, du mercaptan, de l'éther valérianique. Il détruit l'urée et décompose les nitrites en donnant de l'azote. C'est un ferment de putréfaction bien caractérisé. Avec cela il donne sur le lait un arôme très agréable et très fin, et se montre supérieur sur ce point à tous ses congénères. Ceci est un renseignement, et nous permet de voir que les ferments producteurs d'arôme ne sont pas, de préférence, des ferments lactiques, bien qu'ils coagulent le lait, peut-être par une action de présure.

Les odeurs qu'on leur demande sont en effet des odeurs de fruits, où interviennent les alcools supérieurs, les acides butyrique et valérianique, tandis que, comme nous l'avons vu, les ferments lactiques ne donnent que des traces d'alcool et de l'acide acétique. Or, l'éther acétique est de tous les éthers celui qui a l'odeur la moins pénétrante. Concluons donc que, suivant toute probabilité, ces ferments aromatiques appartiennent bien plus aux ferments des matières albuminoïdes ou au groupe du B. de Friedlaender et du *B. coli* qu'au groupe des ferments lactiques. Peut-être aussi la coexistence de ces ferments avec les ferments lactiques est-elle utile pour produire le résultat cherché.

**239. Antiseptiques de la fermentation lactique.** — Il nous reste, pour terminer l'étude de ce qu'on sait sur ce sujet, à chercher quels sont les agents adjuvants et empêchants de la fermentation lactique. Cette question a été étudiée tant au point de vue théorique qu'au point de vue pratique, à cause de l'intérêt qu'elle présente pour la conservation du lait.

Les études théoriques ont été faites, par M. Richet d'abord, par MM. Chassevant et Richet ensuite, dans des conditions que nous devons signaler. M. Richet a commencé par étudier les effets de diverses doses de divers antiseptiques sur du sérum de lait, neutre, stérilisé, et étendu de son volume d'eau. Pour juger de l'effet produit, il dosait l'acide lactique formé pendant le même temps dans les divers milieux de culture. Si la dose d'acide formé reste faible pendant la durée de l'opération, son action antiseptique est négligeable vis-à-vis de celle de la substance ajoutée, surtout lorsque celle-ci est énergique.

Dans cette voie, il a rencontré des faits de même ordre que ceux que nous avons signalés (t. III), à propos de la fermentation alcoolique. Il y a, pour chaque antiseptique employé, une dose optima, pour laquelle la fermentation marche le mieux ; une dose indifférente, pour laquelle la fermentation marche comme dans le ballon témoin, non additionné d'antiseptique, une dose retardatrice et une dose mortelle pour laquelle la production d'acide lactique est empêchée ; ce qui ne veut pas dire pourtant que la semence, prise dans le ballon où elle reste inerte, serait incapable de peupler un nouveau ballon non additionné d'antiseptique.

Les doses optima, évaluées en millionièmes suivant notre habitude, sont à peu près les suivantes :

| | |
|---|---|
| Sulfate de cuivre | 0,5 |
| Bichlorure de mercure | 0,5 |
| Chlorures d'or et de platine | 5,0 |
| Chlorure de fer | 500,0 |
| Chlorure de magnésium | 20.000,0 |

Plus tard, MM. Chassevant et Richet cherchent à séparer et à mesurer ce qu'ils appellent *dose antigénétique* et *dose antibiotique*. La dose antigénétique s'obtient en cherchant ce qu'il faut de divers sels pour empêcher la production d'acide lactique dans un sérum de lait préparé comme nous l'avons dit, lorsqu'on y introduit peu de semence ; la dose antibiotique est celle qui paralyse de même un sérum dans lequel on a mis environ 1000 fois plus de semence que dans le premier. Ils trouvent tout d'abord que cette seconde dose est plus grande que la première, ce à quoi on devait s'attendre, attendu que la dose d'antiseptique à ajouter à un milieu, pour le stériliser, croît avec la quantité de microbes qui y sont contenus.

Ces savants considèrent leur dose anti-génétique comme celle qui empêche la multiplication des cellules, la dose antibiotique comme celle qui arrête la fermentation. Cette distinction, purement théorique, se comprendrait très bien s'il y avait ici une action de diastase pouvant continuer à agir après la mort de la cellule. La dose antibiotique serait alors celle qui la paralyserait. Mais tant que cette diastase reste hypothétique, multiplication de la cellule et fermentation restent les deux faces d'un même phénomène, et subissent les mêmes influences.

Quoi qu'il en soit, voici exprimées, non en milligrammes, mais en molécules-milligrammes ($Mg_2$, $Li_2$, etc.) par litre, les nombres donnés par MM. Chassevant et Richet.

| | Dose antigénétique | Dose antibiotique |
|---|---|---|
| | — | — |
| Magnésium.... | 500 | 1500 |
| Lithium ...... | 250 | 500 |
| Calcium....... | 150 | 400 |
| Strontium .... | 125 | 250 |
| Baryum ....... | 125 | 250 |
| Aluminium .... | 26 | 37 |
| Manganèse .... | 6,4 | 8,5 |
| Fer .......... | 4 | 5 |
| Plomb......... | 3,6 | ,1 |
| Zinc .......... | 2,5 | 3,5 |
| Cuivre ........ | 1,5 | 1,5 |
| Cadmium...... | 0,85 | 2,1 |
| Platine........ | 0,25 | 0,75 |
| Mercure....... | 0,18 | 0,18 |
| Nickel ....... | 0,12 | 0,20 |
| Or............ | 0,08 | 0,16 |
| Cobalt........ | 0,06 | 0,06 |

Ces nombres sont intéressants, rangés en série. Individuellement, ils dépendent, il ne faut pas l'oublier, de la nature du milieu de culture, de la température, etc.

**240. Essais pratiques sur les antiseptiques.** — Ces essais ont surtout été faits en vue de la conservation du lait par l'addition d'une substance qui empêche la pullulation des microbes. Comme nous le verrons lorsque nous étudierons le lait, ce liquide est peuplé, dès la traite, par une foule de ferments divers dont les plus redoutables, au point de vue de sa conservation jusqu'à son arrivée chez le consommateur, sont des ferments lactiques. Les autres, les vrais ferments de la matière albuminoïde, sont en général primés par ceux-ci et ne fonctionnent que plus tard, ou même ne fonctionnent pas du tout, arrêtés qu'ils sont par l'acidité que prend le liquide ; si bien que la fermentation lactique dont un liquide peut être naturellement ou artificiellement le siège la protège contre des fermentations plus dangereuses. Tel est le cas, comme nous le verrons, dans la distillerie, dans la fabrication de la choucroute, etc. Mais cette fermentation lactique, lorsqu'elle est commençée, empêche le lait de supporter l'ébullition. D'après Segelcke, le lait se coagule à la température ordinaire quand il contient 5 à 6 gr. par litre d'acide lactique. Il ne supporte pas l'ébullition s'il en contient 2 gr., et, entre ces limites, à chaque dose d'acide correspond une température que le lait ne peut dépasser sans se coaguler.

Dans leur recherche des moyens à employer pour éviter ces inconvénients, les laitiers ont naturellement commencé par essayer de supprimer cet acide gênant, en ajoutant au lait du carbonate ou mieux du bicarbonate de soude ou de potasse, et cela même préventivement, afin de paralyser l'acide qui pourrait se produire. L'aspect blafard, à demi transparent, des laits qu'on consomme d'ordinaire à Paris n'est pas dû à une autre cause. La caséine en effet subit peu à peu, par ce contact alcalin, une transformation qui la rend plus gélatineuse, et fait perdre au lait cette opacité qui est un de ses principaux caractères. La saveur est aussi changée. Avec seulement 2 grammes de bicarbonate de soude par litre, le lait prend un goût de cuit caractéristique. A l'ébullition, il brunit sensiblement, par suite de l'action de l'alcali sur le sucre de lait. Cette addition de sels alcalins n'est en outre qu'un palliatif insuffisant ; elle n'arrête pas la fermentation lactique, elle permet seulement au lait d'arriver sans se cailler chez le consommateur. Il est vrai que c'est tout ce que demandent les marchands. La modification de propriétés qu'ils ont communiquée à leur produit ne les inquiète guère.

Une pratique meilleure est le chauffage, qu'il suffit de pousser jusqu'à 60 ou 65° pour tuer ou au moins paralyser les ferments lactiques les plus immédiatement dangereux. Le lait ainsi *pasteurisé* contient encore des germes plus résistants, et la durée de conservation que lui a assurée ce chauffage ne dépasse guère 24 ou 48 heures, suivant son état de propreté et la température extérieure. Mais ce petit bénéfice n'est pas dédaigné par l'industrie, et une bonne partie des laits vendus dans les grandes villes est ainsi pasteurisée. La stérilisation par chauffage à 110° sous pression est une opération différente de la première, dont nous parlerons en temps et lieu.

L'emploi de la chaleur comporte une manipulation et des appareils. L'addition d'un antiseptique est évidemment d'une pratique plus facile. L'acide salicylique a été pendant quelque temps en faveur. D'après Kolbe, du lait additionné de 0 gr. 4 par litre de cet acide ne s'est coagulé, à 18°, que trente-six heures après le lait normal, et ne présentait aucune saveur salicylique. Il faut se méfier des affirmations des inventeurs. Du lait que j'avais additionné de cette même quantité d'acide en présentait nettement le goût. Il faut d'ailleurs faire ses réserves à propos de l'introduction d'un antiseptique dans un aliment dont chacun consomme de grandes quantités. Il ne revient pas du tout au même de mettre de l'acide salicylique ou du borax dans le vin, la bière et le lait, ou dans le beurre et le fromage, qu'on consomme d'ordinaire en petites quantités. Avec l'acide salicylique, il y a d'ailleurs un danger de plus, c'est qu'il se dissout très difficilement à l'état pulvérulent, et qu'il est très difficile à répartir dans la masse du lait. De là à être tenté de le remplacer par ses dissolutions aqueuses, il n'y a qu'un pas, et il faut éviter les tentations de cette nature, qui font vendre au prix du lait ou du vin la solution de l'antiseptique.

L'acide borique, proposé en 1858 par Jacques, et étudié depuis par MM. Béchamp, Dumas, C. Pavesi, Gahn, Polli, Musso et Manetti, semble un peu moins actif que l'acide salicylique pour la conservation du lait. 1 gramme par litre suffit pourtant à retarder beaucoup la coagulation du lait ; mais elle finit par se produire. Le borate de soude, qui peut saturer l'acide lactique formé, et laisser de l'acide borique dans la masse, s'oppose d'une manière plus efficace à la coagulation ; 1 gr. 5 de borax par litre, à 12°, suffit pour conserver le lait pendant une semaine. Il en faudrait un peu plus à une température plus élevée. On trouve dans le commerce un mélange d'acide borique et de borax qui s'emploie dans ces proportions.

Il est certain que le borate de soude ne donne ni le goût de cuit, ni la saveur un peu savonneuse que communique le bicarbonate de soude, mais 1 ou 2 grammes par litre de ce produit correspondent à l'introduction journalière, dans l'alimentation, de doses assez considérables de sel, et soulèvent de graves questions d'hygiène.

**241. Comparaison pratique des divers antiseptiques du lait.** — Pour comparer, au point de vue de leurs effets, les divers antiseptiques employés par les praticiens, les savants se sont placés naturellement dans des conditions assez variées et assez étroites, dont il est bon de dire un mot.

Lazarus a opéré sur du lait cru, ou sur des laits stérilisés ensemencés avec des bacilles saprophytes et pathogènes, et a cherché à quelles doses, pour quelle durée d'action, et à quelle température les microbes devenaient incapables de se développer. La soude à la dose de 3 gr. par litre, dose à laquelle elle devient perceptible au goût, le bicarbonate de soude à la dose de 3 gr., l'acide borique (1 à 2 gr.), l'acide salicylique (0,75 gr.), le borax (14 gr.), la chaux (1,5 gr.), ont été sans effet. L'acide salicylique arrête la multiplication des bactéries, l'acide borique est un peu moins actif, le borax agit à peine, et la chaux pas du tout.

Stokes a étudié la durée de conservation d'un lait additionné de divers antiseptiques, ajoutés à des doses qui sont indiquées, en grammes par litre, dans le tableau suivant. Pour évaluer les durées de conservation, on chauffait à l'ébullition une partie du lait témoin et des divers mélanges. Le tableau donne les durées de *survie* que l'addition de l'antiseptique donnait au lait correspondant :

| | Doses | Survie — Jours |
|---|---|---|
| Carbonate de potasse ou de soude............ | 1 | 5 |
| » » ............ | 2 | 20 |
| Borax.................................... | 1 | 17 |
| » ...................................... | 2 | 25 |
| Acide borique............................ | 1 | 24 |
| » ............................ | 2 | 42 |
| Borax et acide borique.................... | 1 | 20 |
| » ..................... | 2 | 27 |

L'acide borique se montre encore ici plus actif que le borax.

En 1896, Klein et Thomson ont repris ces expériences, à cause de l'apparition d'un antiseptique nouveau, qui, à l'inverse d'un certain nombre de substances préconisées, dans l'intervalle (bichromate de potasse, hypermanganate de potasse, ozone), semblait utilisable : c'était le formol, qui forme environ 40 0/0 de la formaline du commerce. Klein a vu que du lait, additionné de 300 à 500 milligrammes de ce produit par litre, pouvait se conserver deux mois sans subir aucune transformation appréciable, ni aucune modification de goût bien sensible. Il recommande aussi comme très actif le sulfate double de cuivre et d'ammoniaque, qui donne au lait une durée de conservation de 1 mois à 11°, à la dose de 1 et 0,5 gr. de sel par litre : on voit qu'il n'écrit pas dans l'intérêt du consommateur. Thomson a essayé ce qu'était devenu, après 8 et 11 jours, un lait additionné des doses suivantes d'antiseptique. Les doses indiquées sont des milligr. par litre.

| | | | | | |
|---|---|---|---|---|---|
| Avec 125 mgr. formaline, | Lait intact ap. | 8 | jours, | coag. après 11 j. |
| » 250 » » | » | » | » | intact après 11 j. |
| » 500 » ac. borique, | » | 4 | » | coag. apr. 6 à 7 j. |
| » 500 » ac. bor. et borax (*āā*), | » | 8 | » | id. 11 j. |
| » 250 » ac. salicylique, | » | 6 | » | ac. après 7 à 8 j. |
| » 500 » » | » | 8 | » | id. |
| » 250 » ac. benzoïque, | » | 4 | » | id. 6 à 7 j. |

L'acide borique se range encore ici après l'acide salicylique.

Voilà à peu près tout ce que l'on sait sur les antiseptiques chimiques. Quant à la stérilisation du lait par la chaleur, beaucoup plus importante au point de vue pratique, nous ne pourrons en parler utilement que dans le volume prochain, quand nous aborderons l'étude du lait, après avoir fait l'étude des matières albuminoïdes.

## BIBLIOGRAPHIE

Kayser. *Ann. de l'Institut Pasteur*, t. VIII, p. 737, 1894.
Mayer. *Zeitschr. f. Spiritusindustrie*, 1891.
Epstein. *Archiv. f. Hyg.*, t. XXXVII, 1890.
Maassen. *Arb. a. d. K. Gesundh*, t. XV, p. 500, 1899.
Segelcke. *Milchzeitung*, nº 89, p. 997, 1874.
Lazarus. *Zeitschr f. Hyg.*, t. VIII, p. 207, 1890.
Stokes. *Society of Public analysts*, 3 juin 1891.
Klein. *Milchzeitung*, p. 745, 1896.
Thomson. *The Analyst*, p. 65, 1896.
Cazeneuve et Haddon. *Comptes rendus*, t. CXX, p. 1272, 1895.

## CHAPITRE XVIII

### AÉROBIES ET ANAÉROBIES

Nous avons passé en revue les êtres les mieux connus du monde des aérobies, des anaérobies et des espèces intermédiaires. Le moment est venu de nous demander ce que vaut cette grande distinction, existant dans la science depuis Pasteur, entre les êtres qui ont besoin d'oxygène et ceux qui le redoutent.

Pasteur avait bien établi cette différence dans le domaine des faits. Il avait non seulement isolé et cultivé à part des aérobies et des anaérobies; il avait aussi montré comment ils se comportent quand ils sont dans un même liquide. Les aérobies se développent les premiers, en appauvrissant le liquide en oxygène ou même en l'en débarrassant complètement : c'est dans ce milieu désaéré que les anaérobies se développent à leur tour. Quand la culture mixte est faite au contact de l'air, les aérobies sont à la surface, formant une couche grouillante qui arrête l'oxygène au passage. Les anaérobies sont dans la profondeur, ajoutant d'ordinaire, à la première ligne de défense fournie par les aérobies de la surface, une seconde ligne à l'aide des gaz acide carbonique ou hydrogène qu'ils dégagent, si bien qu'il leur arrive parfois de rendre la vie difficile à leurs alliés, et de les expulser du champ de bataille.

Mais la question résolue en fait reparaît, en droit, quand on la creuse. En gros, on peut résumer nos connaissances en disant que les bacilles anaérobies sont réducteurs, que les bacilles aérobies sont oxydants. Mais un corps réducteur est un corps qui absorbe de l'oxygène : il en a donc besoin, et il est singulier d'appeler anaérobies des êtres qui ont besoin d'oxygène et qui le font servir évidemment à des phénomènes d'oxydation. Si l'acide carbonique était le produit le plus recherché de la fermentation alcoolique, la levure de bière serait à bon droit considérée comme un oxydant. De même un être aérobie et oxydant est un corps réducteur. Le ferment acétique emprunte l'oxygène à l'air, qu'il réduit, pour le porter sur l'alcool qu'il oxyde. Cela ne l'empêche pas d'être un corps réducteur, car Rothenbach a vu qu'à l'abri de l'air, il pouvait réduire le bleu d'indigo, le bleu de méthylène et la teinture de tournesol.

Au fond, qu'il s'agisse d'un aérobie ou d'un anaérobie, il y a deux phénomènes, l'un de réduction, l'autre d'oxydation, qui sont connexes et ne peuvent pas être séparés. C'est tout à fait arbitrairement que nous donnons le pas tantôt à l'un, tantôt à l'autre, et par là nous voyons bien que la distinction des aérobies et des anaérobies, sur laquelle nous avons tablé jusqu'ici, n'est pas aussi nette que nous pouvions le croire, et a besoin d'être étudiée de près.

On voit aussi tout de suite que l'étude que nous commençons fait tout naturellement suite à celles que nous avons entreprises. C'est l'étude de l'oxygène comme aliment qui suit l'étude des autres matières alimentaires. Il se présente, comme le carbone, l'hydrogène, l'azote, sous des formes variées qui ne sont pas également accessibles à toutes les espèces microbiennes. Résumons ce que nous savons sur ce point, comme nous avons résumé ce qui est relatif aux autres aliments. Seulement, la tournure qu'a prise l'étude de cette question nous oblige à changer un peu le mode d'exposition. Au lieu de rassembler autour de chaque groupe d'espèces voisines des notions relatives à leur mode d'alimentation, nous allons rassembler, autour de chaque forme que peut revêtir l'aliment oxygène, les espèces qui s'en accommodent.

**242. Moyens de mesure.** — Dans cet ordre d'idées, nous avons d'abord à nous préoccuper de trouver des moyens de mesurer l'avidité que les divers microbes ont pour l'oxygène. Entre ceux qui le consomment facilement à l'état combiné, et arrivent même, comme nous l'avons vu, à décomposer l'eau pour en dégager l'hydrogène, il y a évidemment des degrés que nous devons apprendre à apprécier.

**243. Matières colorantes.** — On peut d'abord se servir de certaines matières colorantes, faciles à oxyder ou à désoxyder, offrant par conséquent à l'oxygène une liaison peu solide qu'il peut quitter ou reprendre suivant les cas. Quand on colore par exemple, comme je l'ai fait, par le bleu de Paris, une culture de bactéries, et qu'on voit le liquide se décolorer, sauf à sa surface, quand il est abandonné à lui-même, se recolorer quand on l'agite au contact de l'air, pour se décolorer à nouveau, on peut dire que la bactérie mise en œuvre est assez avide d'oxygène pour l'emprunter à la matière colorante, et par conséquent plus avide de ce gaz qu'une bactérie qui ne décolorerait pas la liqueur.

L'emploi de diverses matières colorantes fournit ainsi une gamme analytique. On en a proposé plusieurs : le tournesol, le bleu Coupier, l'indigo-sulfate de soude, qui tous se décolorent dans les milieux réducteurs, en perdant leur oxygène. Mais la puissance avec laquelle ils le retiennent dépend de la réaction du milieu, et il faut tenir compte de ces indications. Dans un milieu neutre, par exemple, Beyerinck recommande le carmin d'indigo, qui, très riche comme couleur quand il est oxydé, se décolore en devenant jaune pur lorsqu'il a perdu son oxygène. Ces méthodes sont d'un emploi facile, mais, dans l'état actuel de la science, il est difficile d'en tirer les moyens de mesure dont nous avons besoin.

On peut procéder d'une façon inverse, et évaluer la

puissance d'absorption de l'oxygène par une bactérie, en cherchant si elle permet ou ne permet pas la recoloration d'une substance colorante réduite par un moyen quelconque. Le mélange le plus commode pour cela est l'indigo-sulfate de sodium réduit par l'hydrosulfite de sodium. On fait passer jusqu'à saturation de l'acide sulfureux dans du bisulfite de sodium du commerce, puis on introduit **100** gr. de liqueur, **30** gr. de poudre de zinc dans un flacon que le mélange remplit complètement, et on agite pendant une demi-heure environ. On jette alors le contenu du flacon dans un autre flacon de 2 litres déjà presque rempli avec un lait de chaux, pareillement préparé avec 100 gr. de chaux vive. Le mélange agité s'éclaircit rapidement : on décante le liquide limpide, on l'étend de son volume d'eau et on le conserve en flacon bouché. A l'aide de ce liquide, on décolore quelques gouttes de solution sulfurique d'indigo, et on obtient un liquide limpide.

L'hydrosulfite de sodium ne se décompose pas à l'ébullition, ce qui permet de stériliser ce liquide. Il n'est pas vénéneux, du moins pour un grand nombre de microbes. En s'oxydant il se transforme en sulfate de sodium inoffensif. Il faut seulement ne l'employer qu'en solution neutre, car en milieu acide, il y a de l'acide sulfureux mis en liberté c'est-à-dire un antiseptique actif.

**244. Méthode des gélatines.** — Imaginons que nous abandonnions à elle-même, à l'obscurité, dans un tube à essai, une gélatine contenant une dissolution décolorée d'indigo dans l'hydrosulfite ; nous verrons que la couleur bleue reparaîtra d'abord à la surface et descendra ensuite peu à peu, mais sans dépasser, au moins pendant longtemps, un certain niveau. Ce n'est pas que l'oxygène ne continue à pénétrer ; ce n'est pas que la matière colorante manque, car, en enlevant la couche bleue, on voit s'en former une autre qui procède comme la première. C'est que la gélatine est aussi une substance oxydable, ou contient des matières oxydables, auxquelles l'oxygène qui pénètre va, de préférence à l'indigo, ou même qui peuvent réduire, si on porte le tube à la lumière, l'indigo déjà recoloré. Il faut en conclure qu'un tube de gélatine présente du haut en bas, une série de tranches dans lesquelles l'oxygène dissous va en diminuant de tension. On a tiré parti de ces étages pour en faire des classements.

Laissons refroidir une de ces gélatines après y avoir mélangé intimement des semences microbiennes. Si le microbe est exclusivement aérobie, il se développe exclusivement à la surface, même sous forme de pellicule. S'il est anaérobie, il se développera surtout dans la profondeur, ou même pas du tout, s'il est difficile à ce point de vue. Dans ce cas, on favorisera parfois son développement en étalant au-dessus de la gélatine une couche d'huile qui gêne l'accès de l'air. S'il peut tolérer la présence d'une certaine tension dans l'oxygène dissous, il poussera dans le tube jusqu'à la hauteur où cette tension se trouve réalisée. On reconnaît là quelques-unes des pratiques que nous avons signalées dans le tome I de cet ouvrage, au sujet de la culture des anaérobies sur milieux solides. Mais ici nous nous préoccupons de tirer, de l'emploi de ces moyens, des méthodes de mesure.

De même, si la gélatine est inoculée par piqûre, le niveau auquel se développeront les germes, en admettant pour un instant qu'ils aient été également répartis le long de la piqûre, sera celui auquel se trouvera réalisée la tension de l'oxygène qui leur convient le mieux ; la surface pour les aérobies purs, le fond pour les anaérobies, des niveaux intermédiaires pour ceux qui sont plus ou moins aérobies qu'anaérobies. Si la gélatine n'est pas liquéfiée, la couche superficielle formée par les aérobies s'enfoncera, au fur et à mesure que les couches exposées à l'air, devenues inertes par manque de nourriture, cesseront de protéger contre l'oxygène les couches sous-jacentes. Les couches profondes formées par les anaérobies tendront au contraire à remonter à la surface, au fur et à mesure que les gaz qu'elles dégagent élimineront l'oxygène qui les gênait. Il pourra donc y avoir une grande variété de formes d'envahissement, donnant occasion ou prétexte à des descriptions verbales ou à des dessins. Cette méthode donne de bons renseignements, mais ne saurait encore être considérée comme donnant des mesures.

Elle table en effet sur les matières oxydables de la gélatine, qui ne sont pas nécessairement toujours les mêmes en quantité ou qualité, et sur lesquelles on ne sait d'ailleurs rien. Il faut, pour pouvoir faire des mesures, un champ d'expérimentation mieux connu.

**245. Méthode de Beyerink.** — Beyerinck a cherché à en trouver un dans l'expérience dans laquelle nous avons vu Pasteur distinguer les aérobies des anaérobies dans une goutte de culture étalée sous la lamelle du microscope. Les aérobies se portent au voisinage du ménisque extérieur ou des bords des bulles d'air incluses, tant qu'il y a de l'oxygène. Les anaérobies meurent au contraire au bord de la goutte, tandis que leurs mouvements persistent au centre. Il est sûr que c'est là un spectacle parfois fort curieux : j'ai vu, dans une goutte de lait étalée sous la lamelle, les bacilles aérobies qui la peuplaient se ranger en rangs serrés sur tout le pourtour du ménisque, en formant autour de lui une frange régulière et ininterrompue de bâtonnets parallèles entre eux et perpendiculaires à la ligne du ménisque, comme s'ils s'étaient entendus pour qu'il y ait le plus grand nombre possible de participants au banquet. M. Beyerinck a systématisé cette étude, et voici ce qu'il a observé.

Dans un tube à essai, on introduit au fond une petite quantité de gélatine nutritive ou une graine stérilisée, qui laissent peu à peu diffuser dans le liquide sus-jacent des subtances nutritives. Puis on ensemence une bactérie. Si elle est tout à fait aérobie, elle se tient exclusivement à la surface, et si elle est mobile, tous les articles émigrent à ce niveau. Si elle craint un peu l'oxygène libre, elle limite ses mouvements ou son évolution à une couche voisine de la surface, mais enfoncée de 1 ou de 2 millimètres au-dessous du niveau. Elle trouble la couche qui la contient, tandis qu'au-dessus existe une couche limpide, dont l'épaisseur varie en sens inverse de l'avidité de la bactérie pour l'oxygène.

Beyerinck témoigne de l'exactitude de cette explication par l'expérience curieuse que voici. Un tube en U, contenant un liquide nutritif ensemencé avec une bactérie convenable, a une de ses branches fermée par une plaque de verre rodée, et l'autre exposée à l'air libre. La liqueur nutritive a, dans l'une des branches, l'atmosphère ouverte au-dessus d'elle, et la bactérie s'y tient à un certain niveau, qui demeure constant pendant quelques jours. Pendant ce temps, le niveau bactérien dans l'autre branche se rapproche de plus en plus de la surface libre, à mesure que l'air confiné qui la surmonte perd peu à peu son oxygène.

En faisant de même arriver de l'hydrogène au-dessus du niveau du liquide, on élève le niveau bactérien : on l'abaisse au contraire en faisant arriver de l'oxygène. En mettant au-dessus du liquide, sans le toucher, un absorbant de l'oxygène, par exemple une graine en germination, le niveau bactérien s'élève ; si on met dans le liquide un fragment de plante verte, le niveau bactérien s'abaisse à la lumière, s'élève à l'obscurité. On peut même arriver à former, à des cellules chlorophyliennes immergées, une auréole de bacilles, très voisins s'ils sont aérobies, et qui se tiennent à distance plus ou moins grande, s'ils sont un peu anaérobies.

Enfin on peut observer des phénomènes analogues dans un ménisque entre deux lames de verre, ou en goutte pendante. Les aérobies sont toujours à la surface, et les autres plus ou moins dans l'intérieur.

Cette méthode d'observation est curieuse, mais elle est encore trop complexe pour fournir des moyens de mesure. Elle met en jeu les lois de diffusion de l'oxygène, lois dans lesquelles entre toujours une quantité, qu'on appelle *coefficient de diffusion,* et qui dépend de la nature du liquide et de la rapidité avec laquelle l'oxygène y est absorbé.

**246. Méthode de Chudiakow.** — Chudiakow est arrivé à de meilleurs résultats par un autre moyen. Il place ses cultures sur plaque de gélatine dans une cloche tubulée, d'où une pompe permet d'extraire l'air, de le raréfier à la pression voulue ou de le remplacer par d'autres gaz. Les liquides nutritifs, solides ou liquides, sont soumis à un chauffage à 40° dans le vide, de façon à être débarrassés de tout l'oxygène qu'ils peuvent contenir, et un dispositif spécial permet de faire des ensemencements sans que le milieu de culture désaéré ait le contact de l'air. La semence seule est aérée à des degrés divers, et la première question que s'est posée Chudiakow, c'est de savoir quelle était l'action de l'oxygène sur des bacilles anaérobies.

**247. Action de l'oxygène sur les bacilles anaérobies.** — Il s'est servi du *Clostridium butyricum* Prazm ; espèce mal définie, voisine des ferments de la cellulose que nous rencontrerons plus loin ; du *Bactridium butyricum* Chudiakow, espèce qu'il avait décrite dans un précédent mémoire, du bacille de l'oedème malin ou vibrion septique de Pasteur, du *B. Chauvaei,* ou bacille du charbon symptomatique, enfin du bacille du tétanos, toutes espèces notoirement anaérobies.

Des cultures sans spores du *bactridium butyricum* étaient exposées pendant des durées variables au contact de l'air, et semées ensuite dans le vide de façon à pouvoir procéder à la numération des colonies, c'est-à-dire à savoir, en comparant avec un témoin, la proportion de germes que le contact de l'air avait tués. On trouve ainsi qu'une heure de séjour à l'air ne fait que ralentir un peu l'activité du développement, et qu'il faut des heures et des jours d'exposition pour voir le nombre des colonies diminuer d'autant plus que le contact a été plus prolongé. Au bout de 15 heures d'exposition, tous les bacilles exposés à l'air sont morts. L'oxygène est donc une substance toxique, dans les conditions de l'expérience ; mais on voit que son action est lente, même avec un anaérobie pur.

Les spores de ces anaérobies purs sont naturellement encore plus résistantes ; il leur faut des mois d'exposition à l'air pour périr. On constate, comme tout à l'heure, des retards de développement, et des retards à la fermentation plus grands quand les spores ont été conservées à l'air, que lorsqu'elles ont séjourné le même temps dans le vide.

A la température de 30-36°, l'action toxique de l'air était plus rapide qu'à 17-20° ; l'adjonction d'un antiseptique comme l'acide butyrique favorise l'action de l'oxygène.

**248. Action de l'oxygène sur la culture.** — Nous venons d'examiner l'action de l'oxygène sur la semence : étudions-la maintenant sur la culture. Au lieu de faire le vide dans la cloche, raréfions seulement l'oxygène au degré qui permet encore un développement. On trouve ainsi que le *B. butyricus* peut encore se multiplier à une pression de 5 mm. d'air, le *Clostridium butyricum* à 10, le bacille de l'œdème malin et du tétanos à 20 mm. ; et le bacille du charbon symptomatique à 40 mm. De plus, on a vu que, dans de l'air à 40 mm., ce bacille utilise l'oxygène et l'emploie à des oxydations. A cette pression c'est donc un aérobie,

Il y a plus, on peut habituer un pur anaérobie à supporter des pressions d'air de plus en plus grandes : c'est ainsi que le *B. butyricus* a pris, dans des cultures successives à des pressions d'air de plus en plus élevées, le pouvoir de se développer encore à 50 mm., c'est-à-dire à une pression 10 fois plus grande que celle qu'il supporte à l'état normal. Il reprend pourtant très rapidement ses propriétés originelles quand on le ramène dans le vide. Il y a donc retour au type, mais ces acclimatations à l'oxygène doivent aussi se produire dans la nature, et par là nous ne voyons pas que la façon de se comporter vis-à-vis de l'oxygène soit un élément bien caractéristique de l'espèce.

**249. Action de l'oxygène sur les êtres aérobies.** — Cette action curieuse de l'oxygène sur les anaérobies conduit à se demander ce que ferait ce même gaz sur les aérobies, si on en augmentait la pression. Ils s'en accommodent à la pression ordinaire comme le *Clostridium butyricum* à 40 mm. Mais servons-le leur à plusieurs atmosphères. Chudiakow a vu ainsi que pour le *bacillus subtilis*, cultivé sur gélatine peptone, le maximum de pression au-delà duquel la culture souffre, est de 3 à 4 atmosphères d'air ; il est de 2,5 à 3 atm. pour l'*aspergillus niger* ; pour *le Clostridium viscosum*, anaérobie facultatif, il est entre 1 et 2 atm. ; pour le *saccharomyces cerevisiae* au-dessous de 3 atmosphères.

Ceci nous rappelle les recherches de P. Bert et de Regnard sur l'action toxique de l'oxygène à haute pression sur les microbes très variés qu'on rencontre dans un liquide entré en fermentation ou en putréfaction spontanée. Chudiakow a observé aussi qu'un contact de 14 jours avec de l'air à 4 atmosphères tuait le *clostridium viscosum*, mais laissait intact le bacille du foin.

A l'autre bout de l'échelle des pressions, on trouve des phénomènes analogues. Le *bacillus subtilis* pousse encore bien à 10 mm. de pression, mais non à 5 mm. L'*aspergillus niger* et le *penicillium glaucum* poussent encore à la tension de l'oxygène correspondant à 5 mm. d'air, mais seulement sur de bons milieux, contenant du glucose et de la peptone, non sur les autres. Le *mucor stolonifer* sur le pain blanc, le *clostridium viscosum* sur milieu glycériné, croissent bien encore à 5 mm.

La nature du milieu nutritif ne pouvait en effet ne pas avoir un rôle. La privation d'oxygène est mieux supportée lorsqu'il n'y a pas d'autre privation à subir. Il arrive même, d'après Chudiakow, que la présence ou l'absence de l'air modifie les conditions alimentaires. Tandis que dans l'air ordinaire le *bacillus subtilis* préfère hautement le dextrose à la glycérine, c'est l'inverse sous forte pression d'oxygène, et la puissance de développement s'éteint plus vite avec la dextrose-peptone qu'avec la gélatine-peptone.

Enfin, comme on pouvait s'y attendre aussi, la quantité de semence intervient : c'est ce que Beyerinck a observé avec sa méthode. Quand la quantité de semence est grande, la zone bactérienne se rapproche de la surface du liquide, et le microbe anaérobie peut se comporter comme un aérobie.

**250. — Synthèse des résultats.** — On peut synthétiser tous ces résultats de la façon suivante. L'oxygène est un aliment que les anaérobies prennent à des substances qui le retiennent plus ou moins, c'est-à-dire qui opposent à son départ une résistance que nous pouvons évaluer par une tension négative. Ces tensions, si elles étaient possibles à mesurer, constitueraient une échelle continue comme l'échelle thermométrique. Chaque microbe aurait sa zône. Le *B. butyricum* partirait par exemple d'une tension inconnue $-p$ à une tension positive de 1 mm. d'oxygène ; le bacille du charbon symptomatique irait de $-p'$ à $+8$ mm., le *bacillus subtilis* de $+2$ à $+600$ mm. environ. Les limites de cette zone d'action peuvent être variables, ainsi qu'en témoigne l'exemple du *B. butyricum*. Mais ce qui est essentiel, c'est qu'à aucun moment, dans cette conception, on ne peut mettre de barrière et dire : tout ce qui est au-dessus est aérobie, tout ce qui est au-dessous est anaérobie. C'est ainsi qu'après avoir aboli ou au moins rendu très flottantes les barrières établies entre les diverses espèces, nous faisons disparaître aussi celles qui séparent les deux grands groupes des aérobies et des anaérobies.

Tous sont à la fois oxydants et réducteurs, prennent l'oxygène à une certaine substance qui, avec les anaérobies, est souvent l'eau, qui, avec les aérobies, est d'ordinaire l'air, et font entrer cet oxygène dans des combinaisons variées, comptant beaucoup de termes communs.

Arrivés à cette conclusion, il serait intéressant de savoir si une espèce quelconque anaérobie pourrait se passer complètement d'oxygène, et si elle n'a pas besoin de ce gaz, ne fût-ce qu'en quantités infiniment petites et à une époque seulement de son existence. C'est une question qui n'a pas été abordée. Tout ce qu'on sait sur elle nous a été appris par M. Denys Cochin dans son étude sur la levure. La levure ne peut pas fournir une suite indéfinie de générations quand on la prive d'oxygène. Elle a besoin de temps en temps du contact de ce gaz. Nous avons aussi parlé de l'expérience dans laquelle M. Pasteur revivifiait, à l'aide d'une bulle d'air grosse comme une tête d'épingle, une fermentation en milieu minéral qui languissait dans un ballon de plusieurs litres. Il est clair que l'oxygène ne se révélait pas ici comme un aliment, car la part de chacune des cellules présentes était infinitésimale. C'était un excitant de l'activité protoplasmique, et c'est peut-être à ce titre que tous les anaérobies, même les plus exclusifs en ont besoin, peut-être pendant toute la durée de leur existence, peut-être seulement au moment de la germination de la spore.

**251. L'oxygène est un antiseptique.** — Résumons maintenant ce que nous venons d'apprendre. Pour beaucoup de microbes, et peut-être pour tous, l'oxygène est une substance utile à une certaine dose, nuisible à une dose un peu plus élevée. Pour ceux qui disposent d'une certaine marge au sujet de la dose, on relève très nettement une dose optima comprise entre 0 et la dose mortelle. La dose toxique varie avec la température, la quantité de semence, la nature du milieu. Il y a même des phénomènes d'accoutumance. Bref, l'oxygène se comporte comme un antiseptique dont il ne faut que des doses très faibles pour arrêter les fonctions des anaérobies, dont il faut des doses très fortes pour les aérobies, mais qui, dans les deux cas, se comporte de même.

Remarquons qu'au fond, il n'y a pas contradiction entre considérer, ainsi que nous le faisons ici, l'oxygène comme un antiseptique, et le prendre pour un aliment, comme nous l'avons fait jusqu'ici. Nous avons déjà dit (t. III) qu'entre aliments et antiseptiques, la barrière est difficile à établir. Pour nourrir la levure, il faut du sucre et il n'en faut pas trop. Il y a donc une zone optima. Pour lui faire sécréter plus de diastase, il faut des fluorures et il n'en faut pas trop. L'oxygène se comporte comme les fluorures.

Dans l'expérience de Pasteur que nous avons citée plus haut, une minime bulle d'air ranimait la fermentation, c'est-à-dire rendait plus active la zymase des cellules présentes, ou les forçait à en sécréter davantage. Cette zymase est une sécrétion de la cellule à laquelle l'oxygène manque. L'expérience de M. Cochin (t. III) montre que si l'oxygène manque trop, la sécrétion ne se fait pas ; l'expérience de Pasteur montre qu'un peu d'oxygène l'excite, et qu'il n'y en a plus lorsque l'air est trop abondant. Nous retrouvons donc là aussi cette question de dose optima que nous rencontrions tout à l'heure.

Si les ferments anaérobies, en général, ressemblent à la levure, c'est-à-dire si les dédoublements auxquels ils donnent lieu sont produits par des diastases, voici donc comment on peut se représenter leur fonctionnement physiologique.

La cellule a la propriété, lorsque l'oxygène, qui lui est toujours nécessaire, lui est fourni à une pression très faible, mais supérieure pourtant à un certain minimum, de sécréter une diastase qui lui donne son caractère ferment. Dès que cette diastase entre en jeu, sa puissance d'abord, et l'importance des produits qu'elle fournit, mettent au second plan la cellule qui, précisément à ce moment-là, se multiplie peu, souffre, et même se résout en spores, laissant sa zymase intérieure se répandre dans le liquide ambiant, et donner un excédant d'activité apparente au phénomène, juste au moment où la cellule disparait et meurt. De sorte qu'on peut dire à la fois que la fermentation exige un peu d'air, attendu qu'il y a une dose minima d'oxygène correspondant au maximum d'activité ou de sécrétion de la diastase, et continuer à dire avec Pasteur, qui a le premier lancé cette formule, que la fermentation est la vie sans air.

Pasteur ne s'était pas trompé sur les faits qu'il avait résumés dans cette formule. Il s'était trompé sur leur interprétation, qui est toujours révisable. Il avait pris l'acide carbonique de la fermentation pour de l'acide carbonique de respiration, et cru que le levure empruntait au sucre son oxygène pour le rendre sous forme de produits brûlés. Il avait même cru que c'était pour lui emprunter cet oxygène, qu'elle le détruisait et qu'elle était ferment. L'interprétation, peut-être caduque aussi, que nous donnons aujourd'hui de ces phénomènes est plus simple. La cellule de levure a une respiration s'accomplissant toujours de la même façon, d'autant plus active que sa multiplication est plus rapide. Quand l'oxygène lui manque, elle suspend à la fois sa multiplication, et sa respiration cellulaire, et juste à ce moment-là, sa zymase apparaît, qui s'empare de la scène, et masque la respiration cellulaire, qui persiste pourtant et ne cesse pas de préférer l'oxygène libre à toute autre forme de ce gaz. La vie aérobie persiste donc au milieu de la vie anaérobie. Peut-être en est-il de même pour les autres anaérobies. S'il en était ainsi, on pourrait dire que les anaérobies sont au fond tous des aérobies.

**252. Produits principaux et sous-produits d'une fermentation.** — Cette conclusion n'est pas la seule qui nous intéresse. Il faut encore remarquer ceci. Sous l'influence des idées courantes, on a pris l'habitude de n'attacher d'importance qu'aux produits de l'action des diastases, et à laisser de côté ce qui se manifeste dans la cellule. Dans la fermentation alcoolique, par exemple, c'est l'alcool qui fixe surtout l'attention, l'acide carbonique beaucoup moins, la levure ne compte que comme un produit gênant, dont il faut se débarrasser. Comme la diastase en jeu donne toujours des dédoublements, des simplifications de molécules, toute fermentation se présente à l'esprit comme un ensemble de phénomènes de dislocation. Il faut revenir de ce point de vue quand on fait intervenir la cellule. Celle-ci est un constructeur au contraire, et fabrique, par des moyens encore inconnus, des édifices plus complexes que les matériaux qui lui servent d'aliments. Avec de l'ammoniaque elle se fait de l'albumine ; avec de la glycérine ou du sucre, elle se fait de la cellulose, dont la richesse en carbone est plus grande que celle de ses éléments formateurs. Avec l'oxygène de l'eau, elle fait des substances hydro-carbonées.

Ces édifices de synthèse ne comptent pas, ou comptent peu dans le phénomène total, parce qu'ils sont pondéralement très réduits. Mais philosophiquement ils ont autant de valeur que les actions de diastases, et il y a même des cas où ils prennent le pas sur eux. Quand la levure se développe au contact de l'air et acquiert un poids égal au quart du poids du sucre disparu, quand le ferment acétique prend la forme de pellicules gélatineuses et diminue par là le rendement, les synthèses produites dans ces circonstances sont aussi dignes d'étude que les phénomènes de dislocation qui les accompagnent dans le liquide, et il peut même arriver qu'elles soient plus importantes au point de vue théorique et pratique.

En d'autres termes, à côté de l'étude des fermentations qui simplifient la molécule, il faut faire une place à l'étude des actions microbiennes qui la compliquent. Celles-ci sont peu connues. Mais nous n'en sommes pas moins autorisés à conclure que nous n'avons jamais encore étudié tout le phénomène, et qu'à côté des livres que nous écrivons sur les produits de dislocation par fermentation d'une matière organique complexe, ternaire ou quaternaire, il y en aurait d'autres à écrire sur les produits de synthèse ou de construction organique. Ce ne sera que quand nous serons bien renseignés de ce côté que nous comprendrons un peu ce qui se passe dans la cellule, c'est-à-dire le mécanisme de sa vie.

Ce côté de la question n'a guère encore été abordé. Nous résumons dans le chapitre suivant, sous le nom de fermentations synthétiques, à peu près tout ce que l'on sait sur ce sujet.

## BIBLIOGRAPHIE

Beijerinck. *Centralbl. f. Bakt*, t. XIII, p. 368, 1898, et *Id*, *Archives néerlandaises*, t. II, sér. II, p. 397, 1899.

Chudiakow. Zur Lehre d. Anaérobiose, Theil I (en Russe), Moscou, 1896.

## CHAPITRE XIX

### FERMENTATIONS SYNTHÉTIQUES

Dans toutes les actions microbiennes que nous avons étudiées jusqu'ici, nous nous sommes surtout préoccupés de la dislocation plus ou moins complexe que subissait la matière fermentescible. Cette matière fermentescible n'est pas toujours la matière alimentaire. A plusieurs reprises, par exemple, à propos de la fermentation mannitique, nous avons vu que l'un des produits de la fermentation était en quelque sorte un produit latéral et non pas nécessaire. Il nous a semblé que ce que le microbe détruisait, ce n'était pas sa matière alimentaire, mais une matière dont il n'avait pas besoin, qui pouvait exister ou ne pas exister dans son milieu de culture, et qui ne se trouvait impliquée dans un procès de décomposition que parce que le microbe se trouvait lui-même sécréter une diastase capable de la dédoubler. Avec la fermentation lactique et les bacilles qui donnent un rendement de 98 0/0, nous pouvons parfaitement nous représenter que les choses se passent de la façon suivante : le ferment vit exclusivement avec les matériaux de la peptone, qu'on ajoute quelquefois en proportions considérables. Il n'a pas besoin de sucre. Mais quand on lui en donne, il secrète assez de diastase pour en décomposer beaucoup plus qu'il n'en utilise, et ainsi son pouvoir ferment est, dans une large mesure, indépendant de ses besoins alimentaires.

C'est la même conception que celle à laquelle nous sommes arrivés à propos de la levure, dès que nous avons connu l'existence de la zymase de Buchner, et l'ensemble de ces notions donne du jeu et de l'élasticité à la conception certainement trop étroite qui faisait dépendre la fermentation d'un phénomène de nutrition et de digestion.

Mais que la matière fermentescible se décompose pour fournir au microbe de la matière alimentaire ou pour subir passivement l'action de ses diastases, il n'en est pas moins vrai qu'elle se disloque le plus souvent en éléments plus simples. Nous savons, il est vrai, qu'à côté de cette destruction il y a une synthèse, que la cellule élève le rang d'une partie de sa matière alimentaire en même temps qu'elle dégrade l'autre, qu'elle se fait avec le sucre de la cellulose, de la matière albuminoïde, en même temps qu'elle en fait de l'alcool, de l'acide lactique, de l'acide acétique ou carbonique. Ici c'est bien un phénomène d'alimentation, de digestion et de vie. Nous savons d'un autre côté qu'il y a des actions de diastases synthétiques, en même temps que des réactions de diastases analytiques et que, par suite, tous les phénomènes microbiens de destruction sont corrélatifs, quel que soit leur mécanisme, à des phénomènes de digestion. La fermentation mannitique nous a donné un premier exemple de production, par un microbe, d'une substance à molécule plus complexe que celle qui sert de point de départ. Il en existe d'autres, rapprochées par ce lien commun de fournir avec abondance des produits de synthèse qui ne font pas partie de l'être vivant qui les a formés. Les mieux connues sont celles qui se traduisent par une production d'enveloppes glaireuses, analogues à celles que nous avons constatées chez l'actinobacter. Mais elles sont encore si peu connues qu'on ne peut faire leur histoire générale. Il faut les étudier individuellement, et c'est ce que nous allons faire en commençant par la gomme de sucrerie.

**253. Formation de la gomme de sucrerie.** — On voit quelquefois, dans les sucreries et distilleries, des dissolutions de mélasse se transformer en masses gélatineuses compactes, composées de grumeaux insolubles empâtés dans une liqueur visqueuse. Une cuve où s'est produit ce phénomène le reproduit régulièrement, à moins qu'elle ne soit nettoyée à fond ou qu'elle ne reçoive des liquides d'une autre composition. D'un autre côté, quelques grammes du liquide visqueux, mélangés à une nouvelle dissolution de mélasse, y provoquent à peu près sûrement une transformation analogue à celle du liquide d'où ils sortent. La matière gélatineuse formée porte en France le nom de gomme de sucrerie, en Allemagne celui de *frai de grenouille* (Froschlaich).

Les conditions dans lesquelles on en observe la formation semblent bien indiquer qu'elle est le résultat de l'action d'un microbe. M. Jubert paraît avoir le premier pressenti cette vérité. M. Texeira Mendès, chimiste au Havre, a, le premier, observé au microscope et a décrit avec soin les traits essentiels de la structure de ces masses gommeuses : il y a vu un ferment formé de petits grains sphériques, entouré d'une gangue, et l'a rapproché des Nostocs ; M. Cienkowski, qui a aussi bien vu l'origine animée de ces productions gélatineuses, les a décrites comme pouvant être produites indifféremment par « les formes les plus diverses de la famille des bactéries, toutes celles qu'on a distinguées sous les noms de *micrococcus*, *torula*, *bacterium*, *bacillus* et *vibrion* » ; en quoi il a raison, s'il veut dire seulement que beaucoup de bactéries diverses peuvent s'entourer de sexgaines. Mais toutes celles qui s'engainent ne sont pas le ferment de la gomme de sucrerie. C'est M. Van Tieghem qui en a, le premier, bien précisé la morphologie et le rôle physiologique.

Examiné à l'état jeune, l'être qui produit la gomme de sucrerie se présente sous la forme d'un tube gélatineux dont l'axe est occupé par un chapelet de très petits grains sphériques, en voie de bipartition active. Le grain s'allonge, s'étrangle en son milieu, et se divise en deux par une cloison. En même temps que chacune des nouvelles cellules arrondit sa surface de contact, la lamelle moyenne de la cloison se gélifie et se gonfle, de façon à séparer l'un de l'autre les deux grains sphériques, et à confluer latéralement avec la gaine extérieure qui est devenue ovale. Puis chacune des deux nouvelles cellules s'allonge à son tour, se sépare en deux grains qui s'isolent, et on a quatre grains occupant l'axe d'une gaine gélatineuse allongée.

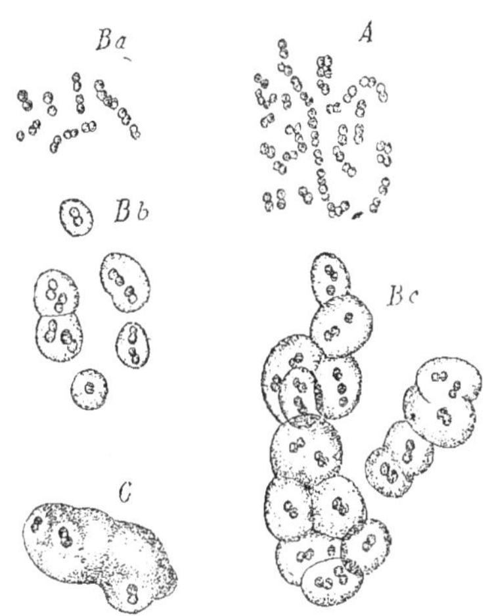


Fig. 32. — *Leuconostoc mesenterioïdes*, d'après Zopf.

A. Variété nue, culture sur pomme de terre.
*Ba*. Culture à ses débuts sur gélatine sans sucre.
*Bb*. La même après 24 heures dans une solution de mélasse.
*Bc*. La même après 48 heures dans une solution de mélasse.
C. Une petite masse gélatineuse dont les cellules sont en voie d'élimination.

Le même phénomène se continuant, on arrive à de longs boudins réfringents qui ne restent ni circulaires ni rectilignes; mais se recourbent de façons très irrégulières en conservant toujours dans leur axe les chapelets de grains qui leur ont donné naissance. Ces tubes, pelotonnés dès l'abord sur eux-mêmes, forment, en se développant et se segmentant, des corps muqueux dont la grosseur augmente peu à peu, et dont la surface est vermiculée et contournée comme celle du cerveau. Puis ces corps muqueux s'agglomèrent en masses mamelonnées de plus en plus volumineuses, formées de portions polyédriques réunies en une sorte de parenchyme. L'aspect général qu'ils présentent alors et leur structure intérieure les rapproche de la famille des *nostocs*. M. Van Tieghem a donné à l'être qui les produit le nom de *Leuconostoc*, qui indique à la fois sa ressemblance anatomique avec le nostoc et la principale différence qui l'en sépare, à savoir l'absence chez lui de chlorophylle, et il a ajouté à ce nom l'épithète de *mesenteroïdes*, pour accuser les rapports d'aspect de la masse vermiculée avec les replis du mésentère.

Quand l'action est terminée, la gangue se ramollit et se dissout peu à peu, les chapelets de grains se dissocient et s'isolent. Portés dans un liquide neuf, ils font éclater leur cuticule intérieure, la membrane enveloppante moyenne se gonfle, forme une épaisse enveloppe gélatineuse autour du grain central, qui s'allonge et se multiplie comme nous l'avons vu plus haut.

Cet être se développe très facilement dans les sucs végétaux renfermant du sucre de canne, et aussi dans des solutions simples de sucre de canne dans l'eau, additionnées de sels minéraux, nitrates et phosphates. Il préfère en général les liquides neutres, avec un peu de carbonate de chaux, et une température de 30°. Il résulte des faits cités par M. Durin que, sous son influence, le sucre est interverti, sans doute par l'action d'une diastase, et que de ses deux éléments, le glucose est seul à pouvoir servir à la nutrition du microbe, tandis que le lévulose est respecté et reste dans la liqueur. Le tout s'accomplit sans dégagement de gaz.

**254. Poids de plante obtenue.** — Le poids de plante, microbe et gangue, est une fraction assez notable du poids de sucre détruit, et peut atteindre, à l'état humide il est vrai, la moitié ou les deux tiers du poids de glucose consommé. Or la matière des tubes est bien différente du sucre. Elle est insoluble à l'ébullition dans l'eau, même fortement alcalinisée par de la soude caustique, ce qui prouve en passant qu'elle ne saurait être rapprochée des composés pectiques. Une longue ébullition dans de l'eau acidulée par l'acide sulfurique la dissout et la convertit en dextrine, puis en glucose, ce qui la rapproche de la cellulose. Ce qui confirme ce rapprochement, c'est que l'acide azotique étendu transforme la gomme de sucrerie en acide oxalique, que l'acide monohydraté ne la dissout pas et en fait du pyroxyle. Pourtant, la liqueur de Schweitzer ne la dissout pas. Les filaments non encore agrégés, qui entourent les grumeaux et qui rendent le liquide visqueux, peuvent être précipités par l'alcool, et présentent alors les mêmes réactions générales que les grumeaux eux-mêmes. À cette matière cellulosique viennent s'ajouter d'autres substances dont la partie soluble dans l'alcool contient, d'après M. Scheibler, de la mannite, des acides gras, de l'acide glycérophosphorique et un principe azoté, la bétaïne ou oxynévrine. Il y a sans doute, escortant ces principes, toute la série des substances azotées dont s'accompagne nécessairement la vie de toute cellule. Mais la cellulose est le produit dominant.

Supposons que cette dextrane de Scheibler ait, pour certains emplois, une valeur supérieure au sucre, et qu'on emploie le *Leuconostoc* pour la fabriquer. Elle serait alors un produit de fermentation. Or elle a certainement une composition plus complexe que celle du sucre, plus riche en carbone, et elle résulte, non d'un procès d'analyse, mais d'un procès de synthèse. Il est clair que nous devons rapprocher sa formation de celle de la cellulose dans la culture de l'*aspergillus niger* sur liquide Raulin, où le poids de plante est aussi une fraction notable du sucre disparu. Cette fermentation de l'*aspergillus*, considérée comme donnant la cellulose, serait donc synthétique au lieu d'être analytique. Mais il est clair que cette distinction est tout à fait arbitraire et conventionnelle. En réalité, à côté de la formation synthétique de dextrane avec le *Leuconostoc*, il y a une destruction de matière sur laquelle nous ne sommes pas renseignés, et la formation de la gomme de sucrerie résulte d'une fermentation ordinaire que nous n'appelons synthétique que parce que nous ne l'étudions que par un seul côté.

**255. Formes nues du Leuconostoc.** — La seule différence avec l'*aspergillus*, c'est que la dextrane du *Leuconostoc* est une sécrétion. Ce qui le démontre c'est que Liesenberg et Zopf ont découvert et décrit une forme nue (fig. 32 A et B*a*), cultivable dans divers milieux, où elle donne des dépôts fins blancs, formés de filaments courts formés par groupes de deux. Dans une solution de sucre ou de mélasse la forme gélatineuse et enveloppée apparaît en 12-24 heures. On voit avec celle-ci que la couche de dextrane est une protection. La forme nue périt dans les cultures entre 83 et 86°, l'autre entre 87 et 88°. A sec, elle peut supporter 5 minutes de séjour à 100°. Les cultures vieilles sont moins résistantes.

A. Koch et Hosœus ont découvert une autre forme où le caractère de sécrétion de l'enveloppe apparaît encore mieux : ce sont des boudins droits, contournés, parfois fourchus : quand on colore au bleu de méthylène, on voit, à une extrémité de chacun de ces boudins, un ou deux bâtonnets fortement colorés, dont le grand axe est d'ordinaire perpendiculaire à celui du boudin. De cela, Koch et Hosœus tirent la conclusion que la sécrétion n'a lieu que d'un côté du bacille, et non pas sur toute sa périphérie. Ward avait déjà décrit un *Bacterium vermiforme* qui présente le même aspect, avec cette différence que le renflement n'est pas toujours à l'extrémité du boudin et en occupe quelquefois un des côtés. Une sécrétion unilatérale paraît un peu surprenante, et peut-être faut-il expliquer le phénomène par un déplacement du microbe à l'intérieur de son enveloppe comme l'a fait Zopf dans l'interprétation de la forme C de la fig. **32**. Mais de quelque façon qu'on interprète ces phénomènes, il faut bien admettre que l'enveloppe est sécrétée par le microbe.

**256. Gamme alimentaire du Leuconostoc.** — Nous avons vu que Van Tieghem avait à peine effleuré ce sujet, que Liesenberg et Zopf ont étudié plus à fond. Ils ont vu que le sucre de canne et le sucre de fruits, seuls, donnaient de la dextrane et un acide ; il n'y a pas de dégagement apparent de gaz. Le sucre de lait, le maltose et la dextrine fermentent avec formation d'acide, les deux premiers sans interversion. Dans le lait, il n'y a pas précipitation de la caséine, ni formation de peptone, bien qu'il y ait formation d'un acide, que Baumert a caractérisé, dans une fermentation de sucre de canne, comme étant de l'acide lactique.

La peptone et l'asparagine peuvent, en présence des sels, servir de source à la fois de carbone et d'azote, mais sans donner de dextrane. En présence du sucre, le *Leuconostoc* peut emprunter son azote aux nitrates et aux sels ammoniacaux.

Le chlorure de calcium, en proportion de 3 à 5 0/0, exerce une influence curieuse sur le *Leuconostoc*. Il active la production de dextrane, d'acide, et le dégagement du gaz devient apparent. Il n'y a pas formation d'enveloppe quand le milieu est privé de sels de chaux. Ceci indique que l'enveloppe résulte probablement d'un phénomène de coagulation. Le sel marin, à la dose de 1 à 3 0/0, la carnallite, à la même dose, le nitrate de soude à la dose de 1 0/0, exercent aussi une action favorable.

Le *leuconostoc* peut vivre d'une vie anaérobie, et l'absence d'oxygène favorise aussi ici la fermentation. Il ne commence à pousser que vers 11°. Sa température optima est de 30 à 36°, au delà de 43°, il ne pousse plus. Nous avons vu plus haut qu'il ne périssait qu'à 80-85°.

C'est à cela que se borne ce que nous savons sur le *Leuconostoc*. On voit qu'ici encore, comme à propos de la fermentation mannitique, c'est le produit de synthèse qui a fixé l'attention, et qu'on n'a guère étudié les produits de la décomposition des sucres. On sait seulement que le glucose est consommé de préférence et que le lévulose reste plus volontiers dans la liqueur. Mais comme le rendement en dextrane n'est guère que de 40 à 50 0/0, on ne sait pas ce que deviennent les 60 à 50 0/0 de sucre qui ont servi à faire autre chose. C'est une question à reprendre.

**257. Ferments visqueux.** — A côté des ferments dont nous venons de parler, viennent se placer ceux qui rendent visqueux ou muqueux les liquides de culture, sans concréter autour des corps des bacilles les matières visqueuses formées.

Je ne veux pas dire par là que toutes ces matières soient identiques. Il est probable qu'il y en a plusieurs, de même qu'il y a probablement plusieurs substances que nous confondons sous le nom de dextrane, et encore sous celui de cellulose. Mais de quelque nature qu'elles soient, elles présentent, au point de vue auquel nous nous plaçons dans ce chapitre, un caractère commun, c'est d'être des édifices moléculaires plus compliqués que les corps dont elles proviennent. L'origine de presque toutes est le sucre. Or, celles qu'on connaît le mieux ont la formule $(C^6H^{10}O^5)^n$, ce qui veut dire qu'elles proviennent du sucre par déshydratation, avec soudure d'un nombre $n$ de molécules. Nous verrons, à propos de la cellulose, que cette soudure peut donner lieu à des édifices très variés. Mais tous ces édifices sont des édifices de synthèse, et à ce titre, doivent apparaître ici.

Le nombre de ces ferments visqueux est considérable. Quelques-uns s'attaquent à nos boissons ou à nos aliments. Nous les retrouverons à propos des maladies des vins, des bières, du lait. Comme, pour ceux-là, la matière visqueuse qu'ils forment est noyée au milieu d'une grande quantité de matière organique dont il n'est pas facile de la séparer, elle n'a pas été très étudiée. Nous ne parlerons ici que des ferments qu'on a pu cultiver dans des liquides artificiels, et dont on a pu étudier les produits.

Ils sont peu nombreux et en général mal connus, bien que la fermentation visqueuse des solutions sucrées ait été observée depuis longtemps. Dans des fermentations spontanées et par conséquent impures, Béchamp avait attribué la viscosité observée à une substance qu'il a séparée du liquide et qu'il appelle *viscose* ; c'est une substance d'une grande blancheur, aisément pulvérisable, n'ayant nullement l'apparence ni, comme nous allons le voir, les propriétés de la gomme, avec laquelle on l'a longtemps confondue. L'alcool la précipite de sa solution aqueuse en une masse étirable en longs fils. Elle ne réduit pas le réactif de Fehling, ce n'est donc pas un glucose. Sa composition, lorsqu'elle a été séchée à 140° dans le vide, est celle de la matière amylacée $C^{12}H^{20}O^{10}$. Son pouvoir rotatoire est voisin de celui de la fécule soluble. Elle donne, sous l'action de l'acide nitrique, les mêmes dérivés que la fécule ; avec l'acide concentré, elle donne de l'acide oxalique sans production d'acide mucique. L'acide sulfurique étendu agit sur elle à l'ébullition plus lentement que sur la fécule, en donnant des dextrines que la levure ne fait pas fermenter, et un glucose fermentescible. On voit que cette matière ressemble beaucoup à la dextrane de Scheibler, si elle ne lui est pas identique.

Cette même fermentation, d'origine incertaine, a fourni parfois à Béchamp de la mannite, que nous retrouverons dans quelques-unes des fermentations plus pures que nous allons rencontrer. Krause a décrit un *B. viscosus sacchari*, qui transforme rapidement une solution sucrée en une masse visqueuse. Glaser a rencontré et décrit, sous le nom de *B. gelatinosum betæ*, une autre espèce, qui rend visqueux le jus de betteraves et donne en même temps de l'alcool. C'est peut-être une espèce voisine de mon *actinobacter* (**88**). Beaucoup de sucs végétaux peuvent subir des transformations analogues. Brautigam a décrit un *micrococcus gelatinogenus*, qui rend visqueuses les infusions de feuilles de digitale, qui gélatinise beaucoup de jus de fruits quand on y ajoute du sucre, en donnant en outre de l'acide lactique. La matière gélatinisante, précipitée par l'alcool, ne réduit pas la liqueur de Fehling et est insoluble dans l'eau bouillante. Ritsert a aussi isolé, dans des infusions devenues visqueuses, son *Bacterium gummosum*, qui, d'après lui, rend visqueuses les solutions de sucre de canne et non pas de dextrose, si bien qu'il peut servir à distinguer ces deux sucres, ou à faire apparaître le sucre de canne dans son mélange avec le sucre de raisins. La concentration la meilleure est de 10 0/0 de sucre.

Hery a rencontré, dans une encre devenue visqueuse, deux bactéries dont l'une liquéfie la gélatine glycérinée et saccharisée, et la rend ensuite filante. Cette bactérie est capsulée. Sa capsule a 3 ou 4 fois la largeur du bacille, et se teint mieux que lui par le violet de gentiane. Les capsules se dissolvent ensuite, et le liquide devient visqueux. La matière visqueuse est précipitée par l'alcool, comme celle de plus haut.

Happ a trouvé dans des infusions de digitale un bacille long de 5 à 7,5 μ, large de 0,6 à 2 μ, plus long et plus épais sur gélose que sur gélatine. Il est faiblement mobile, porte des cils et donne des spores endogènes. Happ le nomme *Bacillus gummosus*. Il a de même appelé *micrococcus gummosus*, comme jouissant de la même propriété de rendre visqueuses des solutions de sucre, un coccus épais de 0,4 μ environ, très analogue au *M. gelatinogenus* de Brautigam, mais qui en diffère pourtant en ce que ce dernier ne gélatinise pas les solutions à 10 0/0 de maltose, tandis que le premier se comporte avec elles comme avec des solutions de saccharose.

La matière gélatineuse est soluble dans l'eau, insoluble

dans l'alcool et l'éther. Elle a la formule $(C^6H^{10}O^5)^n$. Comme sous-produits, nous retrouvons la mannite, qui semble décidément un produit normal de certaines fermentations visqueuses, de l'acide lactique et de l'acide butyrique.

Enfin Boeckhout a montré tout récemment qu'on pouvait se procurer un grand nombre d'espèces ou de variétés de bacilles producteurs de dextrane en ensemençant, sur du bouillon de Loeffler à 20 0/0 de saccharose, soit des fleurs, soit des eaux, soit du lait, soit d'autres matériaux exposés à l'air. La liqueur devient visqueuse, et si on en étale une goutte sur de la gélatine de Loeffler, à 20 0/0 de saccharose, on obtient une foule de colonies gélatineuses peuplées d'une façon variée. La variété qui a été étudiée de préférence est un streptocoque, appelé *Streptococcus Hornensis*, qui se colore très facilement par les couleurs d'aniline. Il rend peu visqueuses les solutions à 4 0/0 de saccharose, il gélatinise les solutions de 8 à 40 0/0. Dans une solution de sucre de canne à 10 0/0 additionnée de sels ammoniacaux divers, d'asparagine, de tartrate d'ammoniaque, de peptone, il n'a gélatinisé que celle qui contenait de la peptone. En essayant de même divers sucres dans un milieu de peptone, l'auteur a vu que la culture ne se faisait pas dans le lévulose et le dextrose, mais très bien dans le saccharose : ce n'est donc que lorsqu'il opère sur un édifice moléculaire un peu compliqué que ce micrococcus peut l'augmenter.

Ce streptocoque peut se passer d'oxygène et sécrète autant de dextrane qu'au contact de l'air. Son optimum de température est entre 22° et 30°. A 36° il y a culture, mais pas de formation de dextrane, qui reparaît si on rapporte à 22°. La mort survient après 5 minutes à 55°.

Ce microbe produit un peu d'acide et de gaz, mais en quantités très petites. La dextrane, précipitée et lavée à l'alcool, pour la débarrasser des sucres, est en quantité assez abondante. 500 cc. d'une solution à 20 0/0 de sucre de canne, avec peptone et sels minéraux, en ont fourni de

21 à 25 gr. à l'état brut. Il y avait encore 2,4 0/0 d'eau, 0,7 0/0 de cendres et environ 4,3 0/0 de matières albuminoïdes, calculées d'après la richesse en azote. Il reste encore 92,5 0/0 de matière hydrocarbonée, c'est-à-dire un rendement d'environ 20 0/0 en dextrane, et il est probable que l'alcool ne précipite pas tout.

Dans le résidu de lavage de la dextrane, Boeckhout signale un sucre qui est probablement du lévulose. Il ne dit pas avoir recherché la mannite. Le caractère de la fermentation est mal connu. Mais on voit que, dans ce dernier cas au moins, la dextrane en est un produit important, et cela justifie le titre donné à ce chapitre, de fermentations synthétiques.

Nous retrouverons, dans le courant de nos études, d'autres êtres capables de rendre visqueuses, filantes, les liqueurs où ils se développent, mais la quantité de matière qui assure ces changements de consistance est alors plus petite que dans les cas qui précèdent, et on ne peut plus parler de fermentation synthétiques. C'est dans l'étude déjà faite avec l'*actinobacter* qu'il faudra alors chercher des comparaisons. Nous retrouvons là ces fonctions communes et un peu indécises sur lesquelles nous avons tant insisté.

**258. Kéfir.** — Nous plaçons ici l'étude du kéfir, parce que la fermentation que fournit cette boisson est très certainement voisine de celles qui précèdent, et qu'il y a ainsi production d'une substance analogue à la dextrane.

On appelle *kéfir* une boisson écumeuse, alcoolique, acide, que les habitants du Caucase préparent depuis un temps immémorial avec du lait de vache, de chèvre, ou de brebis, et en se servant d'un ferment spécial, les grains de *kéfir*. Ce sont des masses demi-solides, élastiques, blanches ou jaunâtres, irrégulières, dont la grosseur varie de celle d'une tête d'épingle à celle d'une noix, et toutes mamelonnées à leur surface, de façon que les plus grosses ressemblent en effet à des têtes de choux-fleurs. A l'état sec, elles contiennent, d'après Kugelmann, environ le tiers de leur poids d'une substance insoluble dans l'eau et les lessives alcalines, très peu azotée, et ressemblant à de la cellulose.

Ces grains de kéfir se gonflent dans l'eau ou de préférence dans le lait. Pour les utiliser, on les met en contact avec 15 ou 20 fois leur volume de lait ; on laisse le tout à la température ordinaire, de 15 à 20°. Au bout de 24 heures, on décante le lait sur un tamis, qui retient les grains de kéfir. On les lave doucement, et on les met en contact avec du lait nouveau. Quant au lait qui les a nourris, on l'enferme dans des vases bouchés où la fermentation se développe, et desquels on peut retirer, au bout de 2 ou 3 jours, une boisson mousseuse.

Les grains de kéfir augmentent peu à peu en volume et en poids. Il y a une véritable reproduction de la semence. L'étude du lait témoigne du reste qu'il s'y est produit de l'alcool et de l'acide lactique. D'après Hammarsten, bien qu'il y ait coagulation fine, la caséine n'est pas atteinte. Le sucre de lait disparaît seul en donnant de l'acide lactique, de l'alcool et de l'acide carbonique.

En étudiant au microscope les grains de kéfir, Kern y a trouvé des microbes variés, dont deux surtout ont attiré son attention : une levure et un bacille. La levure ressemble aux levures ordinaires et est peu abondante. La bactérie, formant surtout des zooglées, est formée de petits bâtonnets droits ou courbes, portant à une extrémité, et souvent aux deux, un petit renflement, à peine plus réfringent que le corps de la bactérie, et dans lesquels Kern a cru voir des spores. De là le nom de *Dispora Caucasica*. Kern ne sait trop quel rôle donner à ce bacille ; il attribue de préférence le phénomène à la levure, mais il considère pourtant que la levure ne suffit pas, et que son bacille et la levure sont en symbiose.

Cette idée a été acceptée par les savants qui, après

Kern, ont étudié la question. Tous ont été d'accord pour donner dans cette symbiose une place à la levure, à laquelle Beyerinck a même attribué la propriété de faire subir au sucre de lait une vraie fermentation alcoolique. La présence de cette levure expliquait alors la formation de l'alcool; quant à celle d'acide lactique, on avait le choix entre les divers bacilles rencontrés dans le kéfir. Presque tous les savants pourtant ont attribué ce rôle à la bactérie de Kern. Il faut remarquer que cette interprétation des phénomènes est exclusive de l'idée de symbiose. Si la levure fabrique de son côté l'alcool et le bacille l'acide lactique, ce n'est plus une symbiose, c'est une association microbienne.

La preuve de l'exactitude de cette théorie est celle-ci : il faut, en ensemençant séparément la levure, et le bacille de Kern, reproduire à la fois une fermentation régulière, dans laquelle aucune des espèces ensemencées n'écrase l'autre, comme cela a lieu avec les grains de kéfir. Il faut aussi reproduire les grains de kéfir eux-mêmes. Si on ne réussit pas, il faudra changer les éléments de l'association, ou de la symbiose, jusqu'à ce qu'on réussisse.

**259. Travaux de Freudenreich.** — C'est ce que Freudenreich semble avoir fait le premier. Il a commencé par étudier avec plus de soin qu'on ne l'avait fait avant lui la flore de grains de kéfir de diverses provenances. Ces grains par eux-mêmes se prêtent mal à l'étude. La masse gélatineuse dans laquelle sont noyés les bacilles ne permet pas de les dissocier ni parfois de les bien voir. Il vaut mieux les séparer par des ensemencements, et alors il est préférable de se servir de kéfir préparé avec du lait stérilisé, avec lequel on pratique des ensemencements sur de la gélose au sérum de lait, de préférence à la gélatine nutritive. En opérant ainsi, Freudenreich a distingué et étudié quatre espèces, une levure, deux streptocoques, et le *B. caucasicus*.

1° Le *Saccharomyces kefir* ressemble beaucoup au *S. ellipsoïdens* : ce sont des cellules ovales de 3 à 5 μ de longueur et de 2 à 3 μ de largeur. Il se développe bien dans le bouillon de viande et dans le moût de bière, où il ne produit pourtant, comme la levure elliptique, qu'une fermentation très faible et à peine visible. Il diffère de cette levure elliptique en ce qu'il ne fonctionne plus à 35°, ne forme pas de pellicules à la surface du liquide et ne donne pas d'ascospores. En somme c'est un ferment très peu actif du maltose. En échange, il se développe bien et donne une fermentation active dans les solutions contenant du glucose ou du saccharose.

Il ne donne aucune fermentation dans le lait. Il se contente de s'y développer, en donnant au liquide une saveur propre, rappelant celle du kéfir. Mais le lait reste intact. Il faut donc autre chose pour expliquer la formation d'alcool et d'acide acétique.

Ajoutons que c'est une levure fragile. Elle ne résiste pas 5 minutes à l'action d'une température comprise entre 50° et 55°. Desséchée après filtration sur papier, elle a été trouvée morte après 4 jours. Elle a péri aussi après deux minutes dans une culture additionnée de 2 millièmes de sublimé corrosif, et après 30 secondes dans une culture contenant 2,5 0/0 d'acide phénique.

2° Le streptocoque *a* forme à la surface de la gélose au sérum des colonies rondes et grises. Il ne pousse pas facilement sur la gélatine nutritive, et pas du tout sur la pomme de terre. Il trouble en 48 heures, à la température optima de 22°, le bouillon lactosé. Il coagule le lait, à 35°, en 48 heures. Tout cela le rapproche des ferments lactiques. En effet, dans la préparation du kéfir, c'est lui qui donne les fins flocons du coagulum qui se forme, et aussi, pour sa part, la saveur acide de cette boisson. Il est formé de cellules ovales ayant dans le lait, en moyenne, 1,4 μ de diamètre, avec, par ci, par là, des grains plus gros et plus épais, comme on en a constaté dans la gomme de sucrerie. Il résiste 5 minutes à la température de 55°, mais périt au bout du même temps à 60°. Il a aussi été trouvé mort après 4 jours de dessiccation sur papier. Il supporte pendant 1 minute le contact de 1 millième de sublimé, et périt avant 30 secondes dans une liqueur à 2,5 0/0 d'acide phénique.

3° Le streptocoque *b* a aussi une forme ovale, dont le grand diamètre dans une culture sur gélose atteint 1 μ : on le trouve par paires et aussi en chapelets. Dans le lait, ces chapelets sont entourés d'une membrane. Il ne coagule pas le lait, bien qu'il y produise de l'acide lactique et de l'acide carbonique. Il est un peu plus résistant à la chaleur que le streptocoque *a*, et beaucoup plus vis-à-vis du sublimé corrosif ; il a pu demeurer vivant pendant 2-3 heures dans un bouillon de culture additionné de 1 millième de cet antiseptique. Son rôle dans le lait est bien particulier. Inoculé avec la levure dans du bouillon lactosé, il donne un dégagement gazeux beaucoup plus abondant que s'il est ensemencé seul. Un flacon tout pareil, ensemencé avec de la levure, ne donne rien. L'auteur ne dit pas s'il a constaté qu'il y avait de l'alcool dans le premier flacon, et pas dans les deux autres.

Il a fait l'expérience autrement. Il a ensemencé le streptocoque *b* tout seul, puis quand le dégagement de gaz a eu cessé, il a ensemencé avec de la levure. Le dégagement du gaz a repris, ce qui prouve que le sucre de lait est plus fortement attaqué par le mélange que par ses composants isolés, mais ne démontre pas que la fermentation soit devenue alcoolique. Il est probable pourtant qu'il en est ainsi, et que la fermentation alcoolique est due à ce que le sucre de lait a été dédoublé, par une lactase du bacille, en dextrose et galactose.

4° Le *B. caucasicus* pousse très mal sur gélatine et donne sur gélose de petites colonies plates, grisâtres, granuleuses, et à bords irréguliers. Il se développe lentement dans le bouillon, même sucré. Il ne coagule pas le lait, bien qu'il le rende légèrement acide. Il ne se développe pas sur pomme de terre.

Dans le bouillon sucré, ce sont des bâtonnets droits, portant parfois aux deux bouts des renflements que Kern prit pour des spores. Mais ces renflements se comportent comme le bâtonnet vis-à-vis des matières colorantes, et leur présence n'augmente pas la résistance du microbe vis-à-vis de la chaleur. Pour ces raisons, de Freudenreich ne les considère pas comme des spores, et appelle *B. caucasicus* ce que Kern avait nommé *Dispora caucasica.*

Ce bacille, dans le bouillon sucré, a une largeur de 1 μ et une longueur de 5 à 6 μ. On trouve des formes plus longues, qui alors sont courbes, à la façon de celle des grains de kéfir. Il est faiblement mobile. Il est tué en 5 minutes à 55°. L'acide phénique à 1,2 0/0 le tue en 30 secondes.

**260. Essais de synthèse.** — Pour savoir maintenant si ces quatre espèces sont nécessaires et suffisantes, faisons des ensemencements combinés de 1, 2, 3, 4 d'entre elles. La levure et le streptocoque *a* font alors cailler le lait, mais il ne fermente pas. Avec la levure et le streptocoque *b*, il y a un peu de fermentation et formation d'un acide, mais le lait ne se caille pas. La levure et le *B. caucasicus* ne donnent pas de kéfir. Même il arrive que les quatre espèces, ensemencées ensemble, ne donnent pas toujours le résultat attendu. Il faut d'abord les ensemencer ensemble sur gélose, de façon à les acclimater les unes aux autres. En reportant d'abord dans le lait, puis de lait en lait, on voit à un moment donné se former un vrai kéfir, analogue au kéfir obtenu au moyen des grains. Bien que M. de Freudenreich n'ait pas très nettement indiqué les conditions du succès, il ne semble donc pas douteux qu'il ait obtenu une boisson alcoolique et acide, ayant le goût du kéfir. Les insuccès qu'il a rencontrés se rencontrent aussi quand on opère au moyen des grains de kéfir.

Il ne méconnait pourtant pas que le problème n'est pas encore résolu, et qu'en particulier, le rôle du *B. caucasicus* ne soit encore tout à fait obscur. Il y a plus. Il n'a pas réussi à reproduire les grains, qui sont le levain de la culture. Il y a donc dans le grain autre chose d'actif que les quatre microbes étudiés.

On sait très peu de chose sur le grain en lui-même, et sur sa puissance de multiplication. La pratique de son emploi, dans les établissements créés pour la cure par le kéfir, est la suivante.

**261. Pratique de la fabrication.** — On mélange un demi-verre de grains turgescents et frais avec trois verres de lait cru ou chauffé, de 25 à 30°. Le tout est enfermé dans une bouteille bouchée qu'on maintient à 16 ou 20°, et qu'on agite toutes les deux heures, de façon à ramener au fond de la bouteille les champignons que le dégagement gazeux dont ils sont le siège entraîne constamment à la surface. Au bout de 24 heures, on a un liquide peu alcoolisé, qu'on décante comme nous l'avons dit, et qu'on mélange avec deux fois son volume de lait frais : on distribue ensuite ce mélange dans des bouteilles en verre fort, qu'on ferme hermétiquement et qu'on traite comme la précédente. Au bout de 24 heures on a du kéfir faible ; au bout de 48 heures du kéfir moyen, et après 72 heures, du kéfir fort qui déjà commence à être aigre et à cesser d'être potable. On voit que la fermentation, si elle doit être commencée par le grain de kéfir, n'a pas besoin de lui pour continuer. D'un autre côté, ce grain donne la semence, mais il se multiplie aussi dans la liqueur mère qu'il a permis de former.

Quel est le degré de cette multiplication ? Bary dit qu'il faut quelques semaines pour doubler le volume des grains.

De quoi sont-ils formés ? Quel est le ciment, de nature certainement cellulosique, qui relie entre eux les divers éléments organisés du grain ? Il y a très probablement une bactérie, de la nature de celles qui constituent la gomme de sucrerie, et qui a échappé aux tentatives des bactériologistes parce que, comme ses congénères, elle ne se cultive pas facilement, ou ne se cultive qu'à l'état nu, qu'elle n'a pas dans le grain de kéfir. C'est peut-être l'étude de cette bactérie qui donnera le mieux la clef de l'histoire physiologique du kéfir, celle qui comprend à la fois la boisson et la semence.

Au reste elle est peut-être plus simple qu'on ne suppose, si Jorgensen a trouvé, comme il l'annonce, que les grains de kéfir russe contiennent un saccharomyces véritable faisant fermenter le sucre de lait.

**262. Composition du kéfir.** — Quoi qu'il en soit, toutes les analyses faites montrent que le kéfir est devenu le siège d'une fermentation à la fois alcoolique et lactique, dans laquelle le sucre de lait est seul intéressé. Voici deux analyses, choisies parmi les analyses nombreuses qui ont été publiées, parce qu'elles sont accompagnées de celle du lait correspondant. La première est due à Touschinsky, la seconde à Sonnerat.

| | Lait | Kéfir de 2 jours |
|---|---|---|
| | — | — |
| Matière grasse | 3,8 | 2,0 |
| Matière albuminoïde | 4,8 | 3,8 |
| Sucre de lait | 4,1 | 2,0 |
| Acide lactique | » | 0,9 |
| Alcool | » | 0,8 |
| Eau et sels | 87,3 | 90,5 |
| | 100,0 | 100,0 |

Les variations dans la matière grasse et la matière albuminoïde ne doivent pas surprendre, puisque dans le kéfir elles sont toutes deux à l'état solide, et ne peuvent pas être réparties uniformément. On voit que le sucre de lait a disparu à moitié, donnant à peu près des poids égaux d'acide lactique et d'alcool. L'analyse de M. Sonnerat nous montre un kéfir où la fermentation est plus avancée.

| | Lait | Kefir de 3 jours |
|---|---|---|
| | — | — |
| Matière grasse....... | 2,66 | 2,47 |
| Matière albuminoïde.. | 3,16 | 3,12 |
| Sucre de lait........ | 4,12 | 1,46 |
| Acide lactique........ | » | 0,76 |
| Alcool............ . | » | 0,98 |
| Eau et sels........... | 90,06 | 92,21 |
| | 100,00 | 100,00 |

Ici, l'analyse semble plus exacte, car le poids du sucre de lait disparu correspond mieux aux poids d'acide lactique et d'alcool formés. Il y a donc sûrement à la fois fermentation lactique et alcoolique sous l'influence, encore non débrouillée, de divers agents dont l'un est probablement une bactérie voisine de l'Actinobacter et du Leuconostoc.

**263. Bière de gingembre.** — Nous plaçons tout naturellement, à côté du grain de kéfir, une autre production végétale qui lui ressemble morphologiquement et aussi physiologiquement, celle que Marshall-Ward a étudiée sous le nom de ferment de la bière de gingembre. Introduit dans les liqueurs sucrées qu'on a additionnées de gingembre, ce ferment les transforme en une boisson mousseuse et acide. A l'état frais, il est formé de grumeaux gélatineux, blancs, demi-opaques, irréguliers, dont la grosseur varie de celle d'une tête d'épingle à celle d'une noix. Marshall-Ward a isolé les divers microbes, levures, bactéries, mycéliums, qu'elle contient, et dont deux ont surtout retenu son attention. L'un est un *saccharomyces*, qu'il a nommé *S. pyriformis*, qui intervertit et fait fermenter le sucre en donnant un dépôt très abondant. Il provient probablement du sucre coloré servant à la fabrication de la bière de gingembre. C'est un saccharomyces vrai, suivant la conception de Hansen : il donne des spores en 40 à 50 heures à 25°, sur bloc de plâtre. Il fait aussi fermenter activement l'orge germé, et donne, à la surface du liquide fermenté, une pellicule qui présente des formes variées. La seconde espèce, constante dans le ferment de la bière de gingembre, est un schizomycète, qui, d'après Marshall-Ward, provient du gingembre, et qu'il appelle *Bacterium vermiforme*. L'aspect vermiforme que traduit ce nom est dû à des enveloppes gélatineuses transparentes qui entourent les bactéries, et forment des replis au milieu desquels les globules de levure sont retenus. Le *Bacterium vermiforme* peut aussi pousser nu et prendre diverses formes de croissance. Les enveloppes gélatineuses apparaissent quand le liquide est désaéré et est devenu acide.

La preuve que ces deux organismes sont bien les deux organismes essentiels de la préparation, c'est que, en les ensemençant simultanément, on reproduit la bière de gingembre. Mais il faut que leur ensemencement soit simultané, et de là Marshall-Ward conclut qu'ils vivent en symbiose. Cela veut dire dans son esprit qu'ils concourent à un but commun, et s'aident mutuellement pour l'atteindre. Mais le mot de symbiose comporte une signification plus étroite : c'est quand deux microbes vivent l'un par l'autre, chacun ayant besoin d'une substance que l'autre fabrique pour lui. Le cas relevé par Marshall-Ward est plutôt celui d'une association, avec concurrence, pour l'exploitation d'un même produit, le sucre de la liqueur. C'est ce que réalise le mélange de certaines levures dans la fabrication de la bière.

Dans le détail, on peut pourtant relever quelques échanges de services. C'est ainsi que, d'après Marshall-Ward, son *B. vermiforme* pousse certainement mieux en présence de la levure que lorsqu'il n'y en a pas, et même lorsqu'il est séparé de la levure par une cloison poreuse : ceci prouve que ce n'est pas du contact de la cellule qu'il a besoin, mais bien du contact de ses produits. C'est ainsi encore que, pour arriver à préparer la bière par l'ensemencement simultané des deux microbes, il est bon d'ensemencer la bactérie dans un mélange de bouillon et de liquide minéral de Pasteur, contenu dans un filtre de Chamberland. On ensemence la levure dans un mélange identique, où plonge le filtre, contenant la bactérie, et ce n'est que quelques heures après qu'on ensemence à son tour la levure dans le liquide où vit la bactérie. Il y aurait donc une action utile exercée sur la bactérie par une sécrétion diffusible de la levure, et c'est peut-être à garder cette sécrétion que sont destinées les enveloppes gélatineuses du bacille dans le ferment de la bière de gingembre.

Nous avons ici, en plus que tout à l'heure à propos du kéfir, un renseignement sur la multiplication du ferment. 5 gr. de ferment frais, correspondant à environ 0 gr. 7 de matière sèche, abandonnés 14 jours dans 500 cc. de liquide minéral de Pasteur, additionné d'asparagine, peuvent arriver à peser 52, 5 gr. correspondant à un poids sec de 7 gr. En supposant que ce soit le sucre seul qui ait fourni les matériaux du ferment, on voit que le rendement est considérable : il rapproche le *B. vermiforme* du Leuconostoc de la gomme de sucrerie.

**264. Tiby.** — Il faut évidemment rapprocher des ferments qui précèdent le *Tiby*, formé aussi de masses gélatineuses irrégulières, de la grosseur d'un pois, qui peuvent servir aussi à préparer une boisson alcoolique et acide. On le laisse se gonfler dans l'eau en agitant de temps en temps : on ajoute 40 à 50 gr. par litre de sucre non raffiné, et on abandonne pendant 24 à 30 heures à température constante. On décante, on sépare les grains de Tiby au moyen d'un tamis, et on enferme en bouteilles closes, où la boisson devient mousseuse. Son goût est alors alcoolique et acide, un peu comme le cidre. Il faut environ 300 gr. de Tiby pour 20 litres de liquide, et le ferment se reproduit abondamment. On reconnait là tous les caractères des ferments qui précèdent. Mais celui-ci n'a pas encore été étudié.

Beaucoup de ferments, rapportés par les explorateurs des régions équatoriales, pourraient être également rapprochés de ceux que nous venons d'apprendre à connaître. Mais il n'y a encore rien à dire d'eux au point de vue bactériologique.

**265. Résumé synthétique de tous les faits qui précèdent.** — Nous avons essayé de résumer dans les pages qui précèdent les notions générales qui résultent des faits connus à propos des fermentations autres que la fermentation alcoolique. Naturellement nous y avons retrouvé quelques-unes de celles que nous avait fournies l'étude de la levure. Il eut été étonnant qu'il en fut autrement, car la levure n'a pas une place à part, et celle que nous sommes habitués à lui donner est tout à fait artificielle. Mais ces notions se sont élargies en s'appuyant sur un plus grand nombre de groupes cellulaires, et en outre nous nous apercevons aujourd'hui, ce que nous n'avions pu faire encore, que le monde des bactéries, infiniment plus peuplé que nous ne le supposions à l'origine, n'est pas formé de groupements séparés occupant chacun une partie du territoire : ce sont des tribus, à peine fixées, ne quittant guère une région déterminée, mais en habitant tantôt une partie tantôt l'autre, et pouvant par conséquent tantôt pénétrer sur le territoire d'une tribu voisine, tantôt le quitter pour aller confluer avec une autre. Il y a toujours quelque flottement dans le monde de ces infiniments petits. Cela augmente évidemment les difficultés d'en tracer la carte et d'y faire de ces délimitations d'espèces chères aux naturalistes. Mais le monde dans lequel nous vivons ne sera bien connu que quand les classifications en auront disparu, et il faut peut-être se féliciter, ici, au lieu de s'en plaindre, que toutes ces bactéries se ressemblent et se refusent à toute distinction en dehors de leurs actions physiologiques que nous sommes par suite forcés d'étudier de très près.

Cette étude nous a montré que, même de ce côté, il y a beaucoup de ressemblances, et que tout se passe comme s'il n'y avait, au point de vue physiologique, que 12 à 15 actions principales, conduisant individuellement à l'alcool, à l'acide acétique, à l'acide lactique, etc., et distribuées par paquets aux diverses bactéries, ou bien, pour donner à cette idée une forme plus hypothétique, mais plus précise, comme si l'action physiologique comportait seulement l'action de 12 ou 15 diastases principales dont les diverses bactéries possèderaient individuellement 2, 3, 4, ou davantage, les aérobies étant, dans l'ensemble, mieux munies que les anaérobies. Supposons que cette hypothèse devienne la réalité quelque jour, et qu'en assimilant les diastases à des rouages, on puisse mettre en évidence dans chaque cellule la combinaison de rouages à laquelle elle obéit, il est clair que la cellule passera alors au second plan et les rouages au premier, de même que les différentes parties du corps humain ont passé du premier plan au second quand on a eu la notion bien nette des cellules qui les composent.

La science en ce moment s'emploie à disséquer la cellule, comme elle s'est appliquée à disséquer jusqu'ici les ensembles cellulaires, et il ne faut pas être plus surpris qu'elle rencontre dans diverses cellules les mêmes fonctions qu'on ne l'est de trouver le même système nerveux ou musculaire dans des animaux très divers.

Voilà des conclusions théoriques qu'il n'était pas inutile de mettre en lumière, et c'est ce que nous avons essayé de faire dans la première partie de cet ouvrage, où nous avons fait figurer les faits les mieux connus, en ne tenant compte que de leur importance théorique. Mais de même que dans la fermentation alcoolique il y a le côté théorique et le côté pratique, de même il y a des fermentations qui, mal connues dans leur essence, n'en sont pas moins importantes pratiquement et que ce livre ne saurait passer sous silence. C'est à elles qu'est consacrée cette dernière partie, moins solidement assise que l'autre sur le terrain de la doctrine, mais non moins utile à connaitre. Je ne parlerai naturellement que des fermentations les mieux connues au point de vue scientifique, laissant de côté celles dont l'étude est à peine ébauchée, ou qui sont encore entièrement livrées à l'empirisme.

# BIBLIOGRAPHIE


### GOMME DE SUCRERIE

SCHEIBLER. *Journal des fabricants de sucre*, niv. et de 1874.

JUBERT. *Id.*, 31 déc. 1874.

TEXEIRA-MENDÈS. *Id.*, 22 avril 1875.

DURIN. *Ann. des sc. naturelles, Botanique*, 1877.

VAN TIEGHEM. *Bull. de la soc. botanique*, 1878.

LIESENBERG et ZOPF. *Beitrage z. Phys. u. Morphol. niederen Organismen*, 1892.

A. KOCH et HOSAEUS. *Centrabl. f. Bakt.* t. XVI, p. 225, 1894.

### KEFIR

KRAMER. *Sitzungsber. d. K. Akad. d. Wiss. Wien*, 1889.

BRAUTIGAM. *Pharm. Centralhalle*, t. XXIII, p. 427, 1891.

RITSERT. *Pharm. Zeitung*, t XXVI, p. 774, 1891.

HÉRY. *Ann. de micrographie*, t. IV, nº 1, 1891.

HAPP. Bakt. u. chem. Untersuchangen uber die Schleimige Gahrung, Bâle, 1893.

BOECKHOUT. *Centralbl. f. Bakt.*, t. VI, p. 161, 1900.

E. KERN. *Bull. de la Soc. Impér. des naturalistes de Moscou*, nº 3, p. 141-177, 1881.

Dr SADOWENI. *Wratch*, pp. 418, 437, 456, 471, 487, 1883.

Dr PODWYSSOTSKI. Le Kephyr, boisson fermentée de lait de vache, Kiew, 1884.

KRANNHALS. *Archiv. f. klin. Med.*, t. XXXV, 1884.

Zopf. Die Spaltpilze, p. 90, Breslau, 1885.
Beijerinck. Archives néerlandaises, t. XXIII, p. 428, 1889.
Schnurmans Steekhoven. Proefschrift, Utrecht, 1891.
De Freudenreich. *Ann. de micrographie*, t. IX, p. 1, 1897.
Jorgensen. Mikroorganismen der Gärungsindustrie, 6e éd., Berlin, p. 92, 1898.

## BIÈRE DE GINGEMBRE

Marshall Ward. *The Brewers guardian*, 1891 et *Proceedings of the Royal Society*, t. L, n° 304/305, 1891.

# CHAPITRE XX

## AMIDONS ET CELLULOSES

Après avoir étudié, dans les pages qui précèdent, les fermentations variées des sucres, nous avons à nous préoccuper de deux autres matières hydrocarbonées beaucoup plus répandues dans le monde végétal, celles qu'on appelait autrefois l'amidon et la cellulose.

**266. Diversité des amidons.** — Mais l'amidon gélatinisé se comporte comme un sucre vis-à-vis des espèces microbiennes dotées de diastases saccharifiantes, et nous l'avons vu fréquemment intervenir dans les recherches sur la fermentation des sucres. Quant à l'amidon cru, nous avons vu qu'il se comporte autrement, d'ordinaire, que l'amidon cuit. Beaucoup d'espèces se refusent à pousser quand on le leur offre comme unique aliment. Elles peuvent pourtant, quand elles ont poussé sur un autre milieu plus favorable, le corroder peu à peu à l'aide d'une diastase particulière, sans aucun doute différente de celle qui saccharifie l'amidon cuit. L'amidon cru diffère donc de l'amidon cuit, et comme on passe de l'un à l'autre facilement, à l'aide d'une petite variation de 4 ou 5 degrés dans la température, il est difficile d'admettre que cette variation amène des changements chimiques. L'amidon cru et l'amidon cuit sont formés des mêmes substances, qui ne diffèrent dans l'un et dans l'autre que par leur degré de cohésion. Voilà une première notion qui semble bien acquise.

Je n'ai pas besoin de répéter, l'ayant déjà dit dans le tome II de cet ouvrage, que je ne tiens pas du tout au mot de cohésion. Je dirai, si on le préfère, degré d'agglutination, de coagulation, de condensation, etc. J'emploierai même, pour peu qu'on m'en presse, le mot de polymérisation, bien que ce mot ait en chimie une signification spéciale, et implique, en quelque mesure, des soudures atomiques que rien ne démontre, ni à propos de l'amidon, ni à propos de la cellulose. A ceux qui acceptent qu'un cristal de quartz soit de la silice gélatineuse polymérisée, malgré l'expérience générale qui démontre qu'une substance cristallise d'autant plus facilement qu'elle a une structure atomique plus simple, j'accorderai volontiers que l'amidon ordinaire est de l'amidon soluble polymérisé. Ce sont des questions de mot : ce qui est essentiel à remarquer, c'est que le quartz résiste aux actions auxquelles cède la silice gélatineuse, et que de même l'amidon cru n'est pas attaquable par un réactif qui saccharifie l'amidon soluble ou l'amidon gélatinisé.

Ainsi un changement dans la cohésion, ou dans la polymérisation, amène, au moins au point de vue physiologique, un changement dans les propriétés de l'amidon d'une même plante. Mais il y a plus, car nous savons que la même cause amène les mêmes résultats dans un même grain d'amidon, dont toutes les parties ne sont pas également accessibles à l'action des diastases saccharifiantes, même lorsque la chaleur l'a dissocié et gélatinisé.

A l'état cru, l'action de l'iode permet de déceler les mêmes différences. On sait, depuis Nœgeli, A. Gris, Treub, Russow, Meyer, qu'il y a des grains d'amidon qui se colorent par l'iode, non en bleu, mais en rouge, quelques-uns en brun rouge, et tous ceux qui se sont occupés de cette question admettent que cela témoigne de la coexistence, dans un même grain, de toute la variété des substances qui se révèlent consécutivement dans la saccharification par les diastases du malt, depuis l'amidon soluble jusqu'aux dextrines incolores. Tous les savants n'appellent pas du même nom ces produits intermédiaires, et la théorie générale admise dans cet ouvrage nous dispense d'entrer dans l'examen des diverses interprétations fournies. Pour nous, il ne s'agit pas de composés distincts les uns des autres, et dignes de porter chacun un nom particulier : il s'agit d'une diminution régulière dans le degré de cohésion, et de phénomènes qui sont presque de l'ordre physique. Mais quels que soient le mode d'interprétation, et la formule qu'on lui impose, il n'en reste pas moins que dans un même granule d'amidon, il y a des matériaux divers plus ou moins facilement attaquables, et qu'en cherchant à alimenter avec ce grain d'amidon, ou avec cet amidon, deux plantes inégalement riches ou puissantes en diastases, celle qui en aura le plus y vivra mieux que l'autre. Tel est le cas pour deux mucorées très voisines, le *Chlamydomucor oryzae* et le *Rhizopus oryzae*, que nous rencontrerons à propos de la fabrication du Ragi à Java, et qui distinguent très bien l'amidon de l'*Oriza glutinosa*, qui rougit par l'iode, de l'amidon du riz ordinaire, qui bleuit sous l'action de ce réactif.

Les couches qui bleuissent sont pour nous les plus résistantes, et constituent une transition entre ce qu'on a appelé longtemps l'amidon et ce qu'on appelait alors la cellulose. Dans la cellulose, la cohésion a encore augmenté. Si on la dissocie, si on la gélatinise par l'acide sulfurique et si on fait agir l'iode, on a une coloration bleue, parce qu'on permet à l'iode de la pénétrer et de la teindre comme il le fait pour les couches bleuissantes du grain d'amidon. Si on lave la cellulose ainsi traitée, pour la débarrasser de ce qui lui donnait cette structure gélatineuse, et si on la dessèche ensuite, elle ne se colore plus en bleu, non pas parce qu'elle a changé encore une fois de nature chimique, mais parce qu'elle est revenue à sa texture physique d'autrefois, peut-être même plus serrée, comme cela arrive dans la fabrication du papier sulfurique.

De cet exposé rapide des faits acquis et de l'interprétation que nous leur donnons, nous pouvons tirer de suite une conclusion, c'est que nous n'avons pas à faire une place spéciale dans cet ouvrage aux fermentations de l'amidon. Les parties saccharifiables de cet amidon se comportent comme des sucres ; les portions non saccharifiables se comportent comme des celluloses, et se rattachent par là à l'étude que nous allons commencer.

**267. Diversité des celluloses.** — Il y a une autre conclusion à tirer, c'est que s'il y a plusieurs amidons, il y a aussi plusieurs celluloses. On peut le prévoir en songeant que ces celluloses se détruisent dans la nature sous l'action d'êtres microscopiques dont le protoplasme est d'ordinaire, lui aussi, enfermé dans une enveloppe de cellulose, et qu'il n'est pas probable que la cellulose qu'ils sécrètent autour d'eux soit la même que celle qu'ils détruisent. A vrai dire, cette conclusion est devenue moins solide depuis que les expériences de Croft Hill ont montré qu'il y a des diastases réversibles, et que la formation d'un dépôt ou d'une sécrétion en un point d'une cellule peut théoriquement résulter de l'action d'une diastase qui entame et dissout ce même dépôt en un autre point. Les translocations d'amidon entre les diverses parties d'une plante qui pousse peuvent aussi être théoriquement considérées comme résultant d'un phénomène du même ordre, et il est possible que l'enveloppe cellulosique d'un ferment de la cellulose résulte aussi d'une reconstruction autour du protoplasme, et sans changements chimiques préalables, de matériaux dissous ailleurs par la même diastase qui les réédifie. C'est ainsi que le même maçon peut démolir une maison pour en bâtir une autre sur un plan différent, et avec les mêmes pierres.

Mais la différence des diverses celluloses est affirmée par d'autres arguments, fournis à la fois par la botanique et par la chimie.

**268. Arguments botaniques.** — Nous plaçons au premier rang les arguments venus des botanistes, parce que ce sont nécessairement les plus caducs. Quand le botaniste cesse d'observer des variations de structure extérieure et qu'il commence à se servir de réactifs, il sort de son domaine et fait de la chimie. Dans l'espèce, la réfringence des diverses espèces de cellulose est à peu près la même, et quand on veut différencier, il faut employer des matières tinctoriales. Or, celles-ci, comme agents de différenciation, sont sujettes à caution. Leur fixation sur un tissu ou sur une cellulose déterminée dépend souvent de la présence ou de l'absence d'un mordant, c'est-à-dire d'un troisième élément différentiel sur lequel on ne sait rien. S'il est présent sur un point et absent sur l'autre pour une même cellulose, on croira avoir deux celluloses différentes. Par contre, deux celluloses différentes pourront paraître identiques, si, naturellement ou artificiellement, elles sont imprégnées du même fixateur.

Il faut alors, pour gagner quelque assurance, faire intervenir les réactifs chimiques des celluloses, et entrer par conséquent sur le terrain de la chimie. Il y a pourtant intérêt à explorer le terrain commun aux deux sciences, et à faire de la botanique chimique ou de la chimie végétale.

En acceptant dans cet ordre d'idées les dernières constatations de M. Mangin, on trouve ceci : c'est que, dans la paroi des cellules végétales, on peut distinguer trois parties fondamentales : la cellulose, la pectose et la callose.

**269. Cellulose.** — La cellulose est caractérisée par les propriétés suivantes : 1° coloration en bleu par l'iode après action des réactifs qui gélatinisent la matière (acide sulfurique et iode, chlorure de zinc iodé) ; c'est la réaction que nous avons vu tout à l'heure, 2° solubilité dans une solution ammoniacale d'oxyde de cuivre ;

3° transformation par les corps oxydants, d'abord en oxycellulose soluble dans les alcalis, puis finalement en acide oxalique; 4° insolubilité dans les réactifs ordinaires de la chimie, en particulier dans l'eau.

Pour beaucoup de savants et pour M. Mangin en particulier, le degré de gélatinisation auquel a lieu la coloration par l'iode mérite un nom particulier, celui d'hydrocellulose. M. Mangin avoue volontiers que ce stade est assez difficile à atteindre et à ne pas dépasser. Quand on fait agir de l'acide sulfurique ou de l'acide phosphorique trop concentrés, on va facilement trop loin, les membranes cellulosiques dissociées se désagrègent ou se dissolvent : avec des acides trop faibles on n'arrive pas au degré voulu. Avec le chlorure de zinc, moins actif, on ne risque guère de dépasser le terme, mais on risque beaucoup de ne pas y arriver.

L'action des alcalis est préférable, et on peut noter en passant que s'il s'agit, dans l'espèce, comme on le dit communément, d'une action chimique, il est bien singulier de voir les acides et les alcalis puissants aboutir au même résultat, tandis que s'il s'agit d'une dilacération ménagée, d'un gonflement, l'action devient plus facile à comprendre. Quoi qu'il en soit, la meilleure méthode, d'après M. Mangin, est de laisser macérer les tissus dans une dissolution alcoolique saturée de potasse ou de soude caustique. La cellulose dans ce bain devient sensible à l'action des matières colorantes, qui peuvent la teinter sans lavage préalable.

C'est dans ces conditions qu'il faut faire agir les réactifs iodés, formés d'un mélange d'iode avec l'acide sulfurique, l'acide phosphorique, les chlorures de zinc, de calcium, d'étain. C'est aussi dans ces conditions que fonctionnent le mieux les réactifs colorants de la cellulose : ce sont, d'après M. Mangin, des corps du groupe azoïque. On peut les distinguer en deux séries. L'une est formée des substances qui teignent dans un bain-acide ou même neutre, mais dont l'affinité avec la cellulose est faible : orselline BB, crocéine brillante, crocéine écarlate, noir naphtol. L'autre est faite de colorants en bain alcalin et doués d'une forte affinité pour la cellulose : rouge congo, héliotrope, benzo-purpurines, delta-purpurines, azo-bleus, azo-violets, benzo-azurines, etc. La cellulose des tissus frais ne se colore dans ces réactifs que là où elle est encore un peu gélatineuse, comme dans les membranes du liber des monocotylédones, de certaines fibres libériennes, des cellules cambiales au repos végétatif, des cloisons transversales des vaisseaux avant leur résorption (Maïs, Bambou), dans les membranes des cellules de la coiffe, etc.

**270. Pectose.** — La pectose est en général très étroitement associée à la cellulose. Elle constitue avec elle toute l'épaisseur de la membrane cellulaire qui vient s'appuyer contre la lamelle moyenne ou substance intercellulaire. Dans cette substance répandue entre les cellules et faisant plus ou moins saillie, sous forme de bourrelets irréguliers dans les méats intercellulaires, la pectose est en général seule. Tel est au moins le cas dans les tissus adultes (feuilles de houx, de *gingko biloba*, de *vinca major*, tiges de *Pinus sylvestris*, de *vinca major*, d'*asparagus officinalis*, racines de radis, de marronnier).

Les rapports de la cellulose et de la pectose, difficiles à mettre en évidence dans les tissus à parois minces, apparaissent avec netteté dans le parenchyme des feuilles du houx, de l'écorce de la tige du pin sylvestre, dans le collenchyme de la vigne, dans l'assise épidermique des feuilles.

Dans les tissus jeunes, la pectose semble former la première membrane constituée par le cloisonnement, et de très bonne heure cette membrane hyaline se tapisse sur ses deux faces d'une couche mince de cellulose et de pectose qui croît en épaisseur en même temps que la lamelle moyenne. Même dans certains tissus, la cellulose n'apparaît pas (paroi des cellules mères du pollen, des cellules de l'assise nourricière interne) ; au contraire, dans les fibres du cotonnier, dans les fibres libériennes de certains arbres, la membrane est faite dans toute son épaisseur de cellulose pure, tapissant la lamelle moyenne. Tout cela indique que la cellulose naît de la pectose et en constitue une portion plus condensée, plus coagulée, sans qu'on soit en droit d'en faire une substance chimique différente.

Les propriétés assignées par M. Mangin à cette pectose ne sont pas en désaccord avec cette interprétation. La pectose est incolore, insoluble dans l'eau. Elle est soluble dans les alcalis, tandis que la cellulose ne l'est pas. Mais la silice gélatineuse ne se différencie pas pour cela du quartz. De plus c'est elle qui reçoit les incrustations, qui est le siège de la lignification. Mais on sait la tendance des matières gélatineuses à s'imprégner de diverses substances. La pectose se différencie aussi de la cellulose en ce qu'elle est colorable en violet par l'hématoxyline alunée. Mais les phénomènes de coloration dépendent, nous le savons, autant des questions de mordants, et, par eux, de la structure physique, que de la structure chimique. En somme, la différenciation entre la pectose et la cellulose n'a, jusqu'ici, aucun caractère chimique.

**271. Callose.** — Les deux substances qui précèdent existent dès le commencement de la formation de la membrane cellulaire, se développent parfois concurremment, ou bien deviennent alternativement prédominantes suivant les tissus ou suivant les plantes. On peut mettre au même rang une autre substance, distinguée des précédentes par M. Mangin, et qui a les caractères suivants.

Elle est incolore, amorphe, insoluble dans l'eau, dans l'alcool, dans le réactif de Schweitzer, même après avoir été traitée par les acides : elle est très soluble dans la soude et la potasse caustiques froides à 1 0/0, soluble à froid dans l'acide sulfurique, le chlorure de calcium, le bichlorure d'étain concentrés, insoluble à froid dans les carbonates alcalins, l'ammoniaque, qui se contentent de la gonfler et lui communiquent une consistance gélatineuse. Les réactifs iodés lui donnent une couleur jaune. Ses autres colorants sont ceux de la cellulose. Elle se distingue donc de la cellulose par son insolubilité dans le réactif cupro-ammoniacal et par sa coloration jaune par l'iode après traitement par l'acide phosphorique. Elle se distingue d'un autre côté de la pectose par son insolubilité dans l'ammoniaque et les carbonates alcalins, et par son inertie vis-à-vis des colorants des composés pectiques. Elle est surtout abondante dans certaines régions des organes reproducteurs chez les phanérogames et les cryptogames vasculaires. On ne la rencontre qu'accidentellement dans les organes végétatifs, à l'exception du liber. Chez les champignons, elle forme presque à elle seule les membranes du mycélium et des organes de fructification dans les espèces les plus diverses.

Encore ici les questions de coloration et les localisations ne la distinguent pas, au point de vue chimique, de la cellulose et de la pectose, et les ressemblances seraient peut-être encore plus grandes si, au lieu de comparer la callose d'un végétal avec le type un peu arbitraire de la cellulose ou de la pectose, on avait comparé avec la cellulose ou la pectose du même végétal.

L'hésitation est encore plus permise quand on sait qu'avec ces substances gélatineuses, les propriétés physiques peuvent être modifiées largement par la présence de certains sels, tels que les sels de chaux. La pectose de Mangin n'est pas la pectose de Fremy. Mais les substances mal connues sous le nom de pectates peuvent dériver à la fois de l'une et de l'autre. Nous avons vu, dans le tome II de cet ouvrage, que l'interprétation des phénomènes de coagulation par la formation de pectates insolubles n'est pas d'accord avec ce qu'on sait des autres phénomènes de coagulation, et se fait beaucoup mieux quand on fait intervenir la pectase, diastase coagulante au même titre que la présure. De sorte que nous trouvons dans cette voie, au lieu des différences chimiques que nous cherchons, un simple phénomène de coagulation.

**272. Arguments chimiques.** — Force nous est donc de nous retourner du côté des arguments chimiques. De ce côté, la moisson est plus abondante : c'est par centaines qu'on compte les mémoires destinés à élucider la question de la cellulose ? Il serait trop long de les passer tous en revue et d'en faire la critique. Tâchons seulement d'en résumer les indications.

Les chimistes se sont longtemps contentés de prendre la définition des botanistes, telle que nous l'avons donnée plus haut. Mais ils ont été peu à peu conduits par leurs recherches, en particulier par les études sur le pouvoir alimentaire des divers végétaux, et sur leur digestion dans l'organisme, à préciser davantage : comme ils ne trouvaient pas cette précision dans la nature, ils l'ont réalisée par une convention. Eux aussi aiment beaucoup à classifier. Pour beaucoup d'entre eux, la cellulose est définie chimiquement comme la substance ternaire qu'on trouve à l'état de résidu quand, après avoir fait bouillir un tissu végétal d'abord avec de l'acide sulfurique à 1,25 0/0, puis avec de la potasse à 1,25 0/0, on lave avec l'eau, l'alcool et l'éther, on dessèche et on pèse. Ce résidu contient, il est vrai, encore quelque peu d'azote et des cendres, mais il est facile d'en tenir un compte approximatif. L'excédent est la *cellulose* ; elle se dissout intégralement dans la liqueur de Schweitzer, et se colore en bleu par le chlorure de zinc iodé, ou encore par l'iode et l'acide sulfurique. Toute substance jouissant de ces propriétés est comptée comme cellulose.

A envisager de près cette définition, on voit qu'elle est tout à fait arbitraire et conventionnelle. C'est une convention que le choix du titre de 1,25 0/0 pour les solutions d'acide sulfurique et de potasse caustique. Des solutions plus faibles dissolvent moins de matière, des solutions plus fortes en dissolvent plus. Il y a là une gradation régulière d'action, dans laquelle il est tout à fait arbitraire de prendre un échelon pour dire : tout ce qui est au-dessus sera de la cellulose, et au dessous n'en sera pas.

Le sentiment de cette convention et de cette incertitude a fait proposer d'autres méthodes d'évaluation. Krauch, par exemple, a proposé l'emploi de l'eau et de l'infusion de malt pour dissoudre dans la substance du végétal tout ce qui n'est pas cellulose. On traite la matière finement pulvérisée par l'eau froide et chaude, puis par l'extrait de malt, l'alcool et l'éther. Krauch n'a pas de peine à montrer que le résidu ainsi obtenu cède encore beaucoup de matière à l'acide sulfurique et à la potasse à 1.25 0/0. Ce n'est donc pas de la cellulose suivant l'ancienne convention, mais Krauch croit meilleure une convention nouvelle qui en ferait de la cellulose, et la séparerait ainsi des matières plus facilement attaquables (amidon, sucre, dextrine) que le traitement a éliminées. Tout au plus concède-t-il que tout ce résidu cellulosique n'a pas le même degré de résistance vis-à-vis des agents extérieurs ; aussi propose-t-il de l'appeler cellulose et substance du bois : *Cellulose und Holzsubstanz*.

W. Hofmeister a proposé de son côté une autre définition reposant sur l'emploi conventionnel et ménagé du réactif conventionnel de Schulze, qui est un mélange de 20 parties d'acide nitrique faible (D = 1.16) et de 3 parties de chlorate de potasse. Le résidu qu'il obtient ainsi est d'ordinaire beaucoup plus grand que celui que laisse l'ébullition avec les solutions étendues d'acide sulfurique et de potasse, mais il ne se confond pas avec la cellulose de Krauch, puisqu'il est un résidu d'oxydation, tandis que celui de Krauch est un résidu de saccharification,

C'est, en somme, une autre définition de la cellulose, mais encore une définition de mot, non une définition de chose.

Nous ne nous attarderons pas à discuter la valeur relative de ces conventions. Ce n'est pas avec des conventions que la science se bâtit, c'est avec des faits. Tout ce que nous avons à nous demander, c'est si à l'une de ces définitions correspond une espèce chimique, ou bien si elles sont au contraire toutes des étiquettes de sacs dans lesquels on aurait enfermé les choses les plus hétérogènes. Or, il ne peut plus rester de doute sur ce point, depuis les conquêtes de ces dernières années.

**273. Gomme de bois. Mannose.** — Partons de la cellulose authentique, celle qui a résisté au traitement par les acides, les alcalis, et même par le réactif de Schultze. Une cellulose ainsi préparée au moyen des enveloppes de la graine de lupin et de pois, et qui se dissolvait dans la solution cupro-ammoniacale en ne laissant qu'un faible résidu, se colorait en violet rouge intense en chauffant avec de la phloroglucine et de l'acide chlorhydrique. D'autres celluloses ne donnaient par le même traitement qu'une coloration faible ; d'autres, comme la cellulose du coton, une coloration nulle. Cette coloration est celle du furfurol, dont la présence révèle à son tour l'existence d'un sucre à cinq atomes de carbone. Schultze a réussi en effet à extraire de la cellulose la substance qui lui donne la propriété de se colorer, en traitant longuement par une solution de soude à 5 0/0, et cette matière semble identique à la *gomme de bois* découverte par Poumarède et Figuier, étudiée depuis par Thomsen, Koch, puis par Wheeler et Tollens, et qui donne du xylose, sucre pentatomique, lorsqu'on la fait bouillir avec l'acide sulfurique.

La quantité de gomme ainsi laissée dans la cellulose dite authentique n'est pas médiocre. M. Hébert a trouvé par exemple que la gomme de bois constituait près de 20 0/0 de la paille du blé, et plus de 28 0/0 de la paille d'avoine. Voilà donc, dans la conventionnelle cellulose, une substance qui n'est pas de la cellulose, si on réserve ce nom à celle qui, contenant six atomes de carbone, peut aboutir à un sucre ordinaire par saccharification. Ce qui reste, quand on a fait cette distraction, est-ce au moins une substance pure et homogène ?

Nullement. Nous allons nous en convaincre en étudiant non ces celluloses elles-mêmes, mais le produit de leur traitement par les acides. La plupart des celluloses, traitées par les acides concentrés, suivant la méthode de Flechsig, donnent, il est vrai, du glucose. C'est ce qui a été constaté par Payen d'abord, puis par Flechsig sur la cellulose du coton, puis par Schultze sur les celluloses extraites des grains de café ou de sésame, des noix de coco, des enveloppes des graines de lupin, des lupins, des pois, du son de froment, du bois de pin, de la paille de seigle et du trèfle rouge. C'est sans doute le cas général, et on peut conclure que les celluloses sont formées en grande partie d'une substance transformable en glucose. Mais cette substance n'est pas seule. Dans les celluloses de café, de coco, de sésame, on trouve qu'à côté des glucoses il y a des mannoses. Voilà donc deux substances probablement isomériques, donnant deux sucres à six atomes de carbone, à côté de la gomme de bois donnant un sucre pentatomique.

**274. Etude de l'extractif.** — Le résidu, compté comme cellulose, du traitement par les acides et les alcalis à 1,25 0/0, est donc un mélange que des acides ou des alcalis plus concentrés disloquent. Dès lors, il n'y a aucune raison pour que ces acides ou ces alcalis à 1,25 0/0 ne dissolvent pas aussi des matières complexes de même nature que la cellulose, mais moins résistantes aux actions extérieures. Ces matières étaient jusqu'ici comptées comme *extractif*, de sorte que la distinction de l'extractif et de la cellulose serait au fond très superficielle. C'est en effet ce qui a lieu. A côté des celluloses, il y a, dans les végétaux, un groupe de corps analogues, plus facilement attaquables par les acides étendus, avec formation de sucres. Schultze, qui a surtout attiré l'attention sur eux, propose de les appeler *hémicelluloses*. Je ne vois pas l'intérêt qu'il peut y avoir à recommencer pour ces hémi-celluloses ce qui a si mal réussi pour les celluloses, et à donner un nom commun à des mélanges de corps divers.

Car ces hémi-celluloses sont aussi des substances complexes. La première en date a été découverte par Schultze et Steiger dans les enveloppes épaissies des graines de *Lupinus luteus*. Elle se trouve naturellement dans les matériaux enlevés par l'ébullition dans l'acide sulfurique à 1,25 0/0, elle donne du galactose et un pentose, probablement de l'arabinose. Cette substance a été retrouvée depuis dans les graines de *Faba vulgaris* et de *Soya hispida*. Les graines de café contiennent aussi un hydrate de carbone transformable en galactose. Il y en a vraisemblablement un autre tout pareil dans le coco, la datte et les graines de *Tropæolum majus*, de *Pæonia officinalis* et de *Impatiens balsamina*, car, avec toutes ces graines, on trouve, dans les produits du traitement par l'acide sulfurique étendu, une substance qui, traitée par les acides concentrés, donne un glucose transformable par oxydation en acide mucique, et qui est probablement du galactose.

A côté de l'hydrate de carbone donnant du galactose, il y en a deux autres donnant dans les mêmes conditions du mannose et de l'arabinose. Rappelons que Stone et Tollens ont trouvé de l'arabinose et du xylose dans les produits de l'action des acides sur la drêche, et nous conclurons deux choses : 1° que dans ce que les analyses de matières alimentaires citent et comprennent sous la rubrique d'extractif, il y a un mélange très complexe ;

2° qu'il y a des matériaux de même constitution que la cellulose proprement dite, et n'en différant qu'en ce qu'ils se laissent attaquer plus facilement par les acides étendus ; 3° qu'on ne saurait donner un nom commun, pas plus celui de *cellulose* que celui d'*hémi-cellulose*, à des substances qui sont des mélanges en proportions diverses de substances n'appartenant pas au même type chimique.

Poursuivons, car ce n'est pas fini. Nous venons de passer de la cellulose inattaquable par l'acide sulfurique à 1,25 0/0 à la cellulose des semences de lupin, moins résistante, qui entre facilement en solution dans l'acide sulfurique ou chlorhydrique à 1/100. Nous trouvons maintenant devant nous sur l'échelle la substance nommée depuis *amyloïde*. C'est encore un hydrate de carbone donnant du glucose sous l'action des acides. Elle ressemble d'un autre côté à l'amidon, en ce que l'iode la colore en bleu. C'est un anneau qui rattache cet amidon aux celluloses. On en trouve dans les semences de lin, de *Tropæolum majus*, de pivoine officinale et de balsamine, et Kuhn a trouvé, dans les graines de lin et de lupin, des parois cellulaires colorables directement en bleu par l'iode, ce qui est l'indice de la présence de cette amyloïde.

Enfin, à un niveau inférieur, comme puissance de résistance, nous trouverons les amidons, les dextrines et les sucres, toutes substances probablement encore complexes, passant les unes aux autres par des transitions insensibles, et que tout nous convie à considérer comme facilement transformables les unes dans les autres par les actes de la vie végétative.

On voit, en résumé, combien les notions d'ordre botanique sortent disloquées de cette étude plus précise, plus chimique, qui n'en est encore qu'à ses débuts, et qui nous montre un enchevêtrement des substances les plus variées pour faire l'édifice cellulaire le plus simple. La science à ce sujet en est à ce moment à sa période de confusion, comme à propos des matières albuminoïdes. Mais elle en sortira, et en sortira sans doute en découvrant que les choses sont au fond, bien plus simples qu'elle ne se l'était figuré dans sa première fièvre et dans son premier effarement. Une simplification notable apparaît déjà dans un récent travail de M. G. Bertrand, qui trouve naturellement ici sa place.

**275. Travail de M. G. Bertrand.** — Il ne se rapporte pas uniquement à la cellulose, mais à des parties entières de divers végétaux, avec leurs matières incrustantes lignifiées, et où les tissus à cellulose sont plus ou moins ou même peuvent être très réduits.

Voici, par exemple, le traitement auquel on soumet la paille d'avoine. Après épuisement à l'eau tiède et à l'alcool bouillant, on la fait macérer pendant 48 heures dans dix fois son poids d'une lessive à 1 0/0 de soude NaOH. On opère à l'abri de l'air en agitant fréquemment. La liqueur alcaline jaune intense, filtrée au travers d'une toile, est additionnée de son volume d'alcool à 90°; on obtient un précipité qu'on essore et qu'on lave, d'abord à l'alcool additionné d'un peu d'acide acétique, puis à l'alcool. C'est la *gomme de bois* que nous connaissons, et qui donne du xylose quand on la chauffe avec un acide étendu.

La solution alcaline d'où cette gomme a été séparée est saturée par l'acide sulfurique et évaporée presque à sec dans le vide, à une douce chaleur. On traite par l'eau pour enlever le sulfate de soude, puis à l'alcool à 80°. Cette liqueur alcoolique, filtrée, est additionnée d'eau, qui précipite une matière colorante, *le lignol*, sorte de résine probablement phénolique.

Le résidu de l'épuisement de la paille par les liqueurs alcalines est un mélange de *cellulose*, soluble dans la liqueur de Schweitzer, et d'une substance, cellulosique aussi, mais insoluble dans ce réactif, et se rapprochant par là, soit de la *vasculose* de MM. Frémy et Urbain, soit de la *callose* de M. Mangin.

Ce traitement donne les mêmes résultats avec une foule d'organes de végétaux variés (tiges d'avoine, de seigle, de froment, d'orge, de souchet, de vigne, de charme, de chêne, de frêne, de poirier, de ranghin, feuille d'alfa, fruit de noyer, etc.).

Toutes les plantes essayées sont des plantes angiospermes. On sait, depuis Thomsen et Koch, que certaines plantes conifères, traitées par les mêmes procédés, ne donnent pas de gomme de bois. G. Bertrand a généralisé cette observation. Il a étudié le bois de diverses gymnospermes, par les mêmes procédés que plus haut, et au lieu de 15 à 25 0/0 de gomme de bois que donnent avec facilité les végétaux énumérés tout à l'heure, il n'en a plus trouvé que quelques millièmes avec le bois de sapin, et encore moins avec la plupart des autres plantes examinées. En outre le produit obtenu était toujours accompagné d'une certaine quantité de galactane, donnant du galactose avec les acides. Notons que Muntz a trouvé dans beaucoup de plantes angiospermes et notamment dans les graminées, une substance donnant du galactose sous l'action des acides, de sorte que ce galactane des gymnospermes ne leur est pas particulier.

Mais voici ce qui les différencie des angiospermes. Quand on prend le tissu ligneux qui reste après le traitement par les alcalis, et qu'on le fait bouillir pendant 4 à 5 heures avec 10 fois son poids d'eau contenant 5 0/0 de HCl, on obtient un liquide fortement réducteur et contenant du mannose. La cellulose qui compose ce résidu n'est donc pas de la cellulose ordinaire, c'est de la manno-cellulose. Cette manno-cellulose est même tellement abondante dans les cycadées et les conifères que quelques espèces de ces deux familles peuvent devenir des sources de mannose. Voici en effet les chiffres trouvés :

| | Mannose 0/0 |
|---|---|
| *Taxus baccata* (aubier)........... | 10,0 |
| *Id.* (bois parfait)...... | 9,0 |
| *Cupressus torulosa* (tige entière). | 3,4 |
| *Abies pectinata* (bois de la tige). | 9,6 |
| *Pinus Laricio* (cône)............. | 8,4 |
| *Araucaria brasiliana* (tige)....... | 9,5 |

A coup sûr cette mannose existe aussi chez des plantes angiospermes : on la trouvée dans les semences de palmiers, de liliacées, d'iridées, de rubiacées, de loganiacées, dans des aroïdées japonaises, avec les fruits du diospyros kaki, dans les fruits du café, de coco, de sésame. Mais il n'en est pas moins curieux de noter cette interversion de la manno-cellulose et de la gomme de bois entre les angiospermes monocotylédones et dicotylédones d'un côté, et les gymnospermes de l'autre. D'un côté, il y a beaucoup de celluloses donnant des pentoses ; il y en a peu de l'autre, et ce qui accentue encore les différences, c'est ce qu'on observe dans la famille des Gnétacées qui sont, au point de vue botanique, un trait d'union entre les deux grands groupes de phanérogames. Au point de vue chimique, elles ont le même caractère de transition, car des trois genres qui constituent la famille, l'un, *Ephedra distachya*, n'a fourni qu'un très petit rendement en mannose, tandis que *Gnetum rhoa* et *Welvitschia mirabilis* n'en ont pas donné du tout.

Il y a donc un plan dans la distribution de ces éléments variés de la structure des végétaux. Mais, de ce plan général, nous ne savons encore que ce que je viens de dire, et c'est peu pour la solution du problème que nous avons à nous poser.

**276. Résumé et conclusion.** — En résumé, en présence de cette complication dans la composition chimique des tissus de diverses plantes, de cette diversité chimique des matières qu'on rassemblait autrefois sous le nom unique de cellulose, il est devenu impossible de parler de la fermentation de la cellulose. Il faut mettre les deux noms au pluriel et dire fermentations des celluloses. Nous pouvons prévoir aussi que ces fermentations seront variées pour une même cellulose, et ainsi s'ouvre devant nous un champ que l'on devine immense, et qui est peu exploré. Nous allons dire ce qu'on en sait dans les deux chapitres qui suivent.

## BIBLIOGRAPHIE


NAEGELI. Die Stärkekorner, p. 192-193, 1858.

A. GRIS. *Bull. de la Soc. botanique de France*, t. VII. p. 876. 1867.

TREUB. *Kon. Akad. d. Wetenschappen, Amsterdam*, p. 22. 1879.

RUSSOW. *Sitzungsber. d. Dorpater Naturforschergesellschaft*, VIIe année, 1er fascicule 1884.

A. MEYER. *Botanische Zeitung*, pp. 697-703. 1886.

SHIMOYAMA. Inaug. Diss. d. Univ. Strasbourg, 1886.

MANGIN. *Comptes rendus de l'Ac. des sc.*, t. CVII, p. 144, 1888 ; t. CX. pp. 295 et 644, 1890 ; t. CXI. p. 120, 1890 ; t. CXIII, p 1069. 1891 ; et *Bull. Soc. bot. de France*, t. XXV, p. 421.

POUMARÈDE et FIGUIER. *Comptes rendus*, t. XXIII, p. 918. 1846.

KRAUCH. *Landwirths. Versuchtssat.*, t. XXIV, 221, et XXV. p. 295.

HOFMEISTER. *Id.*, t. XXVII, p. 239.

HEBERT. *Ann. agron.*, t. XVI, p. 371.

FLECHSIG. *Zeitschr. f. physiol. Chemie*, t. VII, p. 523.

SCHULZE. *Berichte d. d. chem. Gesellsch.*, t. XXII. XXIV et XXV.

SCHULZE et STEIGER. *Id.*, t. XXIII, p. 3110.

G. BERTRAND. *Comptes rendus*. t. CXIV, p. 1492, 1892 et *Bull. Soc. chimique*, t. XXIII-XXIV, p. 87, 1900.

THOMSEN. *Journal f. pr. Chemie*, t. XIX. p. 146, 1879.

KOCH. *Pharmaceut. Zeitschr. f. Russland*, t. XXV, 1896.

G. GILSON. Cristallisation de la cellulose, *La Cellule*, t. IX, p. 397, 1893.

## CHAPITRE XXI

### FERMENTATIONS DES CELLULOSES

**277. Programme d'études.** — Des considérations et des notions développées dans le chapitre précédent, nous pouvons tirer un programme d'études, dont nous allons tracer les grandes lignes, pour pouvoir y repérer ce qui a été fait.

Il est clair d'abord que nous ne pouvons pas compter *a priori* qu'un seul et même microbe fera fermenter les matières si diverses dont est formé le squelette d'une plante quelconque. Il faudra donc nous attendre à voir ce squelette exiger les efforts simultanés ou successifs de divers microbes, chacun d'eux prenant dans la masse ce qui lui convient le mieux et laissant le reste pour d'autres. Comme ces matériaux divers sont enchevêtrés et intriqués dans un même tissu, ce tissu pourra persister dans sa forme après fermentation, après destruction d'une partie de la matière.

En étudiant ce résidu au point de vue chimique, comme nous avons appris à le faire, et comparativement avec ce même tissu initial, on pourra savoir quelles sont les parties respectées par la fermentation, et par conséquent celles qui ont disparu. On pourra savoir, par l'analyse du liquide de fermentation, ce qu'ont donné les parties liquéfiées ou détruites. On pourra donc avoir une équation de fermentation voisine, comme précision, de celles que nous avons données à propos des sucres.

On pourrait croire qu'il est meilleur de procéder autrement, et de commencer par isoler, par des moyens chimiques, les diverses substances constitutives que nous avons réussi à séparer, la xylane, le lignol, la cellulose et la vasculose d'une angiosperme, et d'étudier séparément les produits obtenus. Cela simplifierait la question, en mettant le végétal hors de cause. Mais cela n'est pas possible, et voici pourquoi.

Les microbes ne tiennent pas seulement compte des variations de l'ordre chimique. Leur action dépend du degré de coagulation, de polymérisation, d'hydratation, si on veut, de la matière à laquelle ils s'attaquent. C'est ce que nous avons bien vu à propos de l'amidon. Or, la préparation qui permet d'isoler ces éléments constitutifs du végétal change cet état de cohésion, coagule les substances, modifie leur état de division, de pénétrabilité pour l'eau. On fait, par exemple, avec de la caséine coagulée, des boutons dont la dureté et la résistance égalent presque celle des boutons d'os, et sur lesquels aucun des ferments les plus actifs de la caséine n'a de prise.

Il y a une autre raison. Alors même qu'on réussirait à séparer ces éléments constituants à leur état naturel, il se pourrait qu'ils ne fermentent pas comme s'ils étaient en place, et par les mêmes microbes. On peut concevoir théoriquement des cas, et nous en rencontrerons pratiquement, dans lesquels deux fermentations doivent être concomitantes pour se poursuivre régulièrement l'une et l'autre. Par exemple les fermentations des matières hydrocarbonées donnent le plus souvent des acides. Si ces acides gênent l'action d'une des cytases nécessaires pour liquéfier les tissus solidifiés, pour les rendre alimentaires pour les microbes, il y aura avantage à ce qu'il se produise en même temps, mais par des êtres différents, une fermentation des matières azotées qui fournisse de l'ammoniaque. Cette ammoniaque, d'un autre côté, en devenant trop prédominante, arrêterait tout phénomène. Il est bon qu'elle soit saturée au fur et à mesure par des acides produits à côté d'elle.

Enfin, il ne faut pas oublier que dans les tissus d'un végétal, il y a des matières, comme par exemple la vasculose de Frémy, qui sont solubles dans les liqueurs alcalines. L'ammoniaque produite pourra donc, par sa réaction propre, solubiliser une partie des éléments du tissu, et provoquer des développements microbiens qui seraient impossibles en son absence.

En résumé, s'il ne s'agit que d'étudier le mode de fermentation du lignol, de la xylane, de la cellulose, etc., on peut opérer avec ces matières préalablement isolées comme nous l'avons fait avec les sucres. Mais s'il s'agit d'étudier les phénomènes naturels de la destruction et de la gazéification des végétaux, les solutions trouvées pourront n'être pas suffisantes et le problème s'élargira.

**278. Intervention des diastases.** — Il s'élargit aussi du côté des diastases nécessaires pour transformer ces matières cellulosiques, insolubles dans l'eau, en aliments microbiens. Les choses ne peuvent pas se passer ici comme pour la zymase de la levure de bière ; il faut que les diastases s'extravasent du corps des microbes et se diffusent dans le liquide ambiant pour y dissoudre la matière alimentaire. C'est ici qu'intervient le degré de contraction, de division, de coagulation. Les matières gélatineuses et colloïdales auront évidemment besoin, pour entrer en dissolution, d'actions plus faibles que si elles étaient plus coagulées ou plus contractées. Et tout de suite, sans plus ample informé, nous pouvons conclure que les fermentations les plus faciles et les plus fréquentes seront celles des parties les plus colloïdales des tissus, de la substance intercellulaire, de la callose. Pour les tissus cuits, ce ne sont pas toujours les mêmes parties que pour les tissus crus, car la chaleur peut tout aussi bien liquéfier certaines substances gélatineuses que coaguler des substances colloïdales à l'état frais. Quoi qu'il en soit, la même diastase pourra tantôt dissoudre, tantôt respecter la même substance chimique, suivant le degré de coagulation de celle-ci.

Nous avons rencontré, dans notre tome II, une de ces

diastases des matières cellulosiques, que nous avons appelée *cytase*. Celle-ci préside à la dissolution des parois des cellules qui contiennent l'amidon, pendant la germination du grain d'orge. Dans la digestion des aliments féculents chez les animaux qui les consomment à l'état cru, on trouve que des cytases analogues fonctionnent et libèrent, dans le duodénum ou la première partie de l'intestin grêle, les granules amylacés qui sont dissous plus tard et utilisés. Il n'existe pourtant pas, comme nous le verrons quand nous étudierons la digestion, de sécrétion normale préposée à la dissolution de la cellulose, et en cherchant d'où provient celle qui fonctionne dans le canal digestif, Horace T. Brown a vu qu'elle provenait du grain lui-même ; mais il n'est arrivé à cette conclusion que par voie d'exclusion, en démontrant qu'elle ne pouvait avoir d'autre origine. On sait toute l'incertitude de cette méthode de raisonnement, et la conclusion se heurte à ce fait qu'il n'y a pas, autant qu'on le sache du moins, de cytase dans une graine qui n'a pas germé, et que, par conséquent, ces graines devraient être digérées par une autre méthode que les autres. Il est probable qu'il y a presque toujours une action microbienne, et une sécrétion de diastases par les êtres qui peuplent la masse alimentaire, et qui agissent aussitôt que les changements de réaction chimique produite par l'arrivée de la bile ou du suc pancréatique leur donnent carrière.

La variété des êtres qui entrent ainsi en action nous apparaît alors comme corrélative de la variété des diastases nécessaires pour dissoudre et rendre alibiles les éléments si variés que nous venons de rencontrer dans le moindre végétal. Quelques-uns de ces éléments échappent à l'action des microbes : c'est ainsi par exemple que les matières produisant des dextroses sont plus abondantes dans le fumier que dans les végétaux. C'est ainsi encore que la paille sort du canal intestinal avec sa structure anatomique et très facilement reconnaissable. Mais quand on voit un animal utiliser 80 à 90 0/0 de la cellulose qu'on lui donne, il est difficile de croire que tout ce qu'il a dissous n'est formé que d'un seul élément fondamental, et à la variété des éléments utilisés correspond la variété dans les diastases actives.

D'ores et déjà, on peut prévoir le moment où le mot de cytase devra être abandonné comme trop général, et où il faudra parler de xylanases, de cellulases, de vasculases, etc. En attendant, dans notre exposé théorique des procédés à employer pour étudier les fermentations des celluloses, nous devons tenir compte de l'entrée en jeu de diverses diastases ayant, comme toutes les autres, d'étroites conditions d'action, de sorte que de ce fait, la question se complique, car un microbe pourra détruire telle partie du végétal dans un certain milieu et pas dans un autre.

**279. Variations dans l'action d'une même diastase.** — Il pourra aussi se faire que la même diastase ne dissolve pas les mêmes parties homologues dans les divers végétaux, détruise par exemple chez les uns la membrane de cellulose, et chez les autres la substance intermédiaire ou membrane intercellulaire. C'est ce qui résulte des expériences de Reinitzer sur la cytase qui, d'après Brown et Morris, dissout les parois des cellules de l'endosperme de l'orge. Il a vu que dans cet endosperme, c'est vraiment la portion interne et membraneuse de la cellule qui se dissout, tandis que la lamelle moyenne reste intacte. Dans la pomme de terre, au contraire, c'est la lamelle moyenne qui est dissoute, tandis que la paroi cellulosique reste intacte. Enfin, dans l'endosperme de l'orge, les parois des cellules à gluten sont respectées, tandis que les cellules à amidon sont dénudées. On voit que la constitution chimique ou physique a le pas sur la structure anatomique.

Ici se présente une remarque curieuse, qui va nous ramener à notre point de départ. Si on envisage ces diverses substances au point de vue de leur résistance vis-à-vis de l'acide chlorhydrique à 1 p. 1.000, on trouve que de toutes, c'est la paroi des cellules d'amidon de l'endosperme qui est la moins résistante. Elle est dissoute après 11 minutes d'ébullition, tandis que les hémi-celluloses de Schulze demandent 1 à 2 heures d'ébullition dans une solution de HCl à 1 ou 1,25 0/0, traitement qui respecte les celluloses authentiques. Dans la pomme de terre, cette même ébullition avec l'acide chlorhydrique à 1 p. 1.000 dissout, au contraire, la lamelle moyenne et respecte la paroi. D'une manière générale, on peut prévoir la résistance vis-à-vis de la cytase du malt, quand on connaît la résistance vis-à-vis de cette solution faiblement acide, et inversement. Ceci n'est pas une preuve que la cellulose de pomme de terre est faite d'une autre matière que la cellulose de l'orge. Cela peut vouloir dire aussi qu'elle est plus compacte, et voilà un argument de plus en faveur de l'interprétation que j'ai proposée au chapitre précédent, et qui consiste à tenir compte du degré de coagulation. Deux substances qui se comportent différemment vis-à-vis du même réactif peuvent ne pas être différentes, et deux substances qui se comportent de la même façon peuvent ne pas être identiques.

Tout ceci montre que nos connaissances, si péniblement acquises pourtant, au sujet des celluloses, restent caduques et incertaines. On pourrait trouver des arguments de même ordre dans les travaux de Grüss. Mais nous n'avons pas à faire ici l'étude des celluloses, et ce que j'ai dit suffit pour nous mettre à l'aise quand nous aurons à étudier la façon dont elles disparaissent sous l'influence des infiniment petits.

**280. Résumé.** — On voit, en résumé, combien sont nombreuses les causes d'erreur que doit rencontrer l'exécution de notre programme. Je n'ai pas besoin de dire que nombre d'observateurs ne les ont ni éliminées, ni même soupçonnées. Ce n'est pas une critique que je fais.

Il est dans l'ordre naturel des choses que les premiers savants qui abordent un sujet n'aient pas une conscience bien nette de ses difficultés. Mais à mesure qu'elles se révèlent, il faut faire la part de ce qui devient caduc et de ce qui persiste dans les travaux déjà publiés.

Ce que nous venons de dire suffit pour qu'on puisse rendre compte, sans faire une désobligeante critique, du fort et surtout du faible de ces travaux. Nous allons voir que dans presque tous, on ne s'est pas préoccupé de la pureté de la semence. On s'est fié au hasard des ensemencements spontanés, estimant qu'il s'établissait dans ces conditions une sorte d'harmonisation entre le microbe et l'aliment. D'autres fois, on a emprunté la semence à une goutte de purin, estimant qu'il y avait là des germes de toute sorte, mais oubliant en général de leur donner le milieu alcalin dans lequel ils fonctionnent d'ordinaire. Le premier travail en date, et encore le plus important, est dû à M. Van Tieghem.

**281. Bacillus amylobacter.** — Mitscherlich a observé le premier, en 1850, le mécanisme de la dissolution de la cellulose dans les macérations végétales. En abandonnant dans l'eau des tranches de pomme de terre, l'expérience déjà ancienne des fabriques d'amidon montre que le parenchyme se désagrège, que la cellulose disparaît, et qu'on peut, après un temps qui est très court si les conditions extérieures et surtout la température sont favorables, retrouver au fond du vase, isolé et inaltéré, l'amidon primitivement renfermé à l'intérieur des cellules. En filtrant le liquide qui le baigne et en y introduisant de nouvelles tranches de pomme de terre, celles ci se désagrègent encore plus vite que les premières. Ce liquide apparaît au microscope tout rempli de vibrions, et Mitscherlich se montre tout disposé à voir dans ces vibrions l'agent actif du phénomène.

Ces vibrions ont été étudiés à nouveau, en 1865, par

M. Trécul. Au cours de ses recherches sur les laticifères, et pendant qu'il isolait ces organes par la macération des tissus qui les renferment, M. Trécul a constaté chez eux la propriété curieuse de bleuir par l'iode et les a nommés pour cela *amylobacter*. Mais se laissant abuser par des considérations de forme qui, comme nous le savons, n'ont chez ces êtres qu'une importance tout à fait secondaire, il en a fait trois genres : l'*amylobacter* vrai, qui reste cylindrique ; le *clostridium*, qui est renflé en fuseau ; l'*urocephalum*, qu'un gonflement terminal fait ressembler à un têtard (fig. 33).

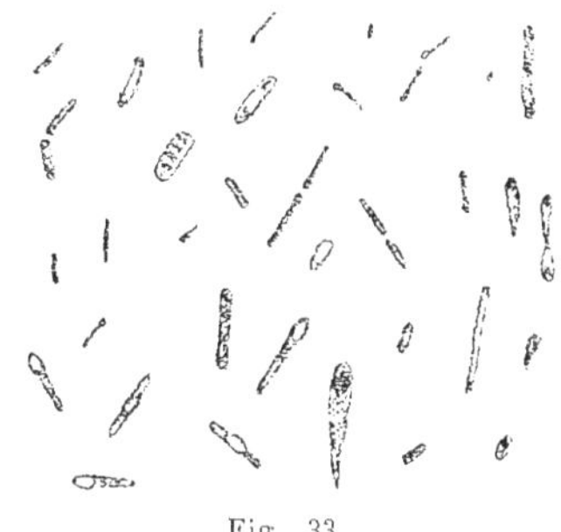

Fig. 33.

M. Van Tieghem a écarté avec raison cette division en trois genres, en montrant qu'il n'y avait là que des formes différentes ou successives d'une même espèce, mobile, mais raide et à mouvements peu flexueux.

Il n'est pourtant pas bien assuré que l'espèce qu'il a étudiée sous le nom de *bacillus amylobacter* soit pure, et quelques-unes des singularités qu'il a rencontrées sont peut-être explicables par un mélange d'espèces. Mais les propriétés générales qu'il a observées sont certainement celles d'un groupe, qu'on peut considérer comme assez homogène, de ferments de la cellulose.

Ensemencé dans un liquide convenable, ce bacille se reproduit activement par allongement et segmentation transversale; mais au moment où se prépare la formation de la spore, on voit apparaître un fait remarquable que nous avons déjà rencontré : c'est une formation transitoire de matière amylacée dans le protoplasma de l'article, qui, à cette époque, se colore en bleu ou en violet par l'iode. Avec un peu d'habitude, on reconnaît d'ailleurs directement la présence de l'amidon dans le protoplasma à la réfringence plus grande et toute spéciale qu'il lui communique. Dans l'article encore cylindrique, mais ayant cessé de s'allonger et de se cloisonner, l'amidon apparaît par points isolés, formant autant de petits disques transversaux, et le plus souvent dans l'ordre suivant : deux points aux extrémités, puis un au milieu, puis deux au milieu des intervalles, et ainsi de suite; enfin tous ces disques confluent, et l'article bleuit dans toute sa longueur.

Cette coloration ne prouve pas, il est vrai, d'une façon absolue, qu'il y ait de l'amidon. On en observe une pareille dans les parois des thèques, dans beaucoup d'ascobolus, dans les apothécies des lichens, sans que l'on constate dans ces plantes de matière amylacée proprement dite. Elle paraît dépendre à la fois de la constitution physique et de la structure chimique de la substance où on l'observe; mais elle montre au moins que la constitution du protoplasma change au moment de la formation de la spore et qu'il s'y produit une matière dont on peut dire qu'elle n'est plus la cellulose qui a servi d'aliment, si on ne veut pas dire qu'elle soit de l'amidon. Remarquons d'ailleurs que l'amidon vrai est beaucoup mieux caractérisé par sa structure microscopique que par ses propriétés chimiques et physiques, car nous avons vu (**266**) que s'il y a des substances colorables en bleu par l'iode qui ne sont pas de l'amidon, il y en a aussi qui sont, au point de vue chimique, de l'amidon, sans se colorer par l'iode.

Quoi qu'il en soit sur ce point, la réserve amylacée de l'amylobacter est transitoire. Bientôt l'amidon disparaît de l'une des extrémités, qui demeure blanche après l'action de l'iode, et cette partie blanche peut quelquefois atteindre la moitié de la longueur de l'article : quand il est renflé en têtard, c'est dans la tête que l'amidon disparaît. Cette résorption de l'amidon précède et annonce la formation de la spore dans cette même région. A mesure que celle-ci se forme, le protoplasma qui occupe le reste de l'article se dissout peu à peu, et, avec lui, l'amidon qui l'imprègne. De sorte que pendant la dernière partie de la période reproductrice, l'article, formé alors d'une mince membrane remplie d'un liquide hyalin et contenant une spore, ne bleuit plus par l'iode, bien que pouvant conserver encore à cette époque la faculté de se mouvoir.

Ces spores résistent quelque temps à l'ébullition dans un liquide neutre. Aussi est-il prudent, pour éviter le mélange facile des *amylobacter* avec les autres ferments qui peuvent se développer dans les mêmes infusions organiques, de les ensemencer dans le liquide bouillant, qu'on laisse ensuite refroidir à la température de l'étuve. On peut ainsi obtenir, sans beaucoup de difficultés, des cultures suffisamment pures pour l'étude.

L'expérience montre que ce bacille peut se développer aux dépens de matériaux très divers. Il transforme directement le glucose, et, par là, se rapproche très nettement des ferments du sucre étudiés dans les chapitres précédents. Il peut aussi agir sur le sucre candi, qu'il transforme en sécrétant de la sucrase. Il fait aussi fermenter la dextrine, la dextrane, qui forme la plus grande partie de ce que nous venons d'apprendre à connaître (**253**) sous le nom de gomme de sucrerie, l'arabine, la lichénine, le lactose, la mannite, la glycérine, les citrate, malate et lactate de chaux. S'il n'y a pas eu erreur dans ces expériences, le *bacillus amylobacter* est un agent très actif de fermentation, mais nous verrons que cette conclusion doit être entourée de quelques réserves.

**282. Destruction de la cellulose.** — Si dans une fermentation de glucose en activité, se faisant sous l'action des *amylobacter*, on introduit quelques tranches minces de radis, par exemple, on les voit rester inaltérées tant qu'il y a du sucre, tandis que dans l'eau pure elles se désagrègent et se dissolvent rapidement sous l'action de ces mêmes *amylobacter* qu'elles ont rencontrés dans le liquide sucré. Mais si on attend que le sucre ait disparu, ou si on vient à un moment quelconque à remplacer par de l'eau pure la dissolution de glucose qui les conserve, ces mêmes tranches disparaissent en quelques heures. Ceci prouve que le sucre est un bien meilleur aliment pour l'*amylobacter* que la cellulose, et cette expérience est tout à fait analogue à celle où nous avons vu l'*aspergillus niger*, formé aux dépens du sucre, pouvoir ensuite attaquer, dissoudre l'amidon, et désagréger par un véritable phénomène de dissolution les tissus cellulosiques qu'on lui présente.

Il y a pourtant cette différence que l'*aspergillus* doit, pour pouvoir attaquer l'amidon ou la cellulose, être en plein fonctionnement, et qu'il ne peut se produire aux dépens de ces aliments, tandis que l'*amylobacter* peut se développer, comme nous l'avons vu, en n'ayant que de la cellulose pour tout aliment hydrocarboné. C'est donc à juste titre que nous l'avons classé comme ferment de la cellulose.

Quant à la dissolution de ce corps, elle se fait évidemment par le même mécanisme dans tous les cas, et par l'action d'une diastase. Cette diastase n'a pas été isolée, et son action n'a pas été constatée en dehors de celle des cellules que nous avons supposé la produire. Mais son existence ne semble pas douteuse. M. Van Tieghem s'appuie pour la nier sur ce qu'on n'en trouve pas dans un liquide sucré où on a fait vivre l'*amylobacter*. Il lui paraît que dans ce liquide, où la diastase n'a pas à s'user en agissant, elle devra entrer en solution, s'accumuler même, et pouvoir être retrouvée ; et comme nous avons vu des tranches de radis se conserver plusieurs jours intactes dans des liquides sucrés chargés d'*amylobacter*, il faut conclure que celui-ci ne sécrète pas de diastase dissolvante de la cellulose. La déduction est ingénieuse, mais la conclusion trop absolue. Nous savons, en effet, que toute cellule vivante ne sécrète pas constamment toutes les diastases qu'elle est en puissance de produire, et qu'elle semble ne les produire qu'au fur et à mesure des besoins, sans doute parce que leur formation est en raison composée de la nature de la cellule et de celle de l'aliment. Dans cette conception, la cellule d'*amylobacter* pourrait ne sécréter sa diastase de cellulose qu'au moment où elle commencerait à agir sur cette substance, c'est-à-dire, d'après l'expérience elle-même, juste au moment où le sucre a disparu.

**283. Action sur les diverses celluloses.** — De même qu'il choisit entre le sucre et la cellulose, l'*amylobacter* choisit aussi entre celluloses et celluloses, n'agit pas également bien sur toutes, et en respecte quelques-unes complètement. « Il n'y a qu'un état, dit M. Van Tieghem, où toutes les cellules de toutes les plantes aient toutes leurs membranes, si épaissies qu'elles puissent être, également dissoutes par l'*amylobacter*, c'est l'état d'embryon ». Dès que la plante, en se développant, a spécialisé et solidifié ses tissus, on remarque entre eux de profondes différences, qu'on peut apprécier en remarquant l'ordre dans lequel ils se dissolvent dans un liquide riche en *amylobacter*, et ceux qui résistent à la macération.

« Ce qui résiste, c'est d'abord toute membrane où, par les progrès de l'âge, la cellulose s'est transformée ou incrustée, cutifiée (cuticule), ou subérifiée (liège, périderme, endoderme), ou lignifiée (fibres ou vaisseaux du bois, cellules scléreuses), ou minéralisée (cellules à membrane siliceuse ou calcaire). Cependant quand elle est gélifiée (*ascococcus*, *nostoc*) la matière gélatineuse peut être dissoute et décomposée par l'amylobacter. Ce qui résiste encore, ce sont plusieurs tissus où la cellulose s'est pourtant conservée pure, comme les fibres du liber (on extrait les fibres textiles par le rouissage, c'est-à-dire par l'action en grand des *amylobacter*), comme les laticifères (on les sépare par la macération, qui est encore l'œuvre des *amylobacter*), comme la moelle des tiges à partir d'un certain âge, etc.

« Ce qui est dissous, au contraire, dans une plante phanérogame aérienne, outre l'embryon, l'albumen et les jeunes extrémités des tiges et des racines qui disparaissent en entier, c'est le parenchyme séveux de l'écorce, de la moelle jeune, des feuilles, des fleurs et des fruits ; ce sont les divers éléments du bois mou, du liber mou et du cambium ; c'est le parenchyme de réserve des tubercules, rhizomes et bulbes, etc. Mais il n'en est plus de même dans les phanérogames aquatiques submergées. Ici la cellulose de tous les éléments de la tige et des feuilles résiste aux *amylobacter*, et c'est là, pour cette sorte de plantes, une nécessité d'existence. Parmi les cryptogames, il en est de même des characées et des algues, et l'*amylobacter*, qui est une algue, en donne un frappant exemple. La cellulose des champignons demeure aussi le plus souvent inaltérée. Cependant elle est dissoute dans les tissus de réserve des sclérotes. Celle des mousses, des sphaignes, des hépatiques et des lycopodes, celle des feuilles de fougères résiste, tandis que le parenchyme du rhizome des fougères et de la tige des prêles est dissous ».

**284. Produits de la fermentation.** — Le *bacillus amylobacter* est un anaérobie. L'air nuit à son développement ; on le montre en exposant en cellule, dans une goutte d'eau, deux tranches de tissu (de radis, par exemple), l'une à l'air, l'autre sous une lamelle. Si l'on abandonne à elles-mêmes ces deux tranches, la première ne prend pas d'*amylobacter* et conserve sa structure ; la seconde en acquiert généralement et se putréfie rapidement. Si l'on sème des *amylobacter* jeunes sur les deux tranches, ils ne se développent pas dans la première, qui demeure saine ; ils pullulent bientôt dans la seconde, qui se détruit promptement.

Ce bacille préside donc à une fermentation avec dégagement gazeux. Les produits en sont de l'acide carbonique et de l'hydrogène qui se dégagent, et de l'acide butyrique qui reste et finit par gêner le bacille. Aussi est-il bon d'ajouter dès l'origine du carbonate de chaux, qui sature au fur et à mesure l'acide formé.

**285. Spécificité du bacillus amylobacter.** — On voit que, sous ce rapport, ce *bacillus amylobacter* ne se différencie pas d'autres ferments butyriques que nous connaissons. On ne saurait méconnaître qu'il est du reste assez mal caractérisé. A l'époque où M. Van Tieghem a fait sur lui le travail intéressant que nous venons de résumer, les procédés de culture ne permettaient pas de séparer les espèces de microbes contenues dans un mélange, lorsque ces microbes se ressemblaient beaucoup. La seule garantie de pureté de l'espèce que M. Van Tieghem se soit donnée a été, nous l'avons vu, de sélectionner les germes, en n'admettant dans ses cultures que ceux qui pouvaient être ensemencés dans l'eau bouillante. Mais nous savons que beaucoup de bacilles à spores sont dans ce cas, de sorte qu'il a pu y avoir mélangés, dans les cultures de M. Van Tieghem, des microbes voisins comme propriétés, mais donnant des fermentations différentes, comme par exemple le bacille amylozyme de Perdrix et le *bacillus orthobutylicus* de Grimbert, pour citer ceux dont la diagnose différentielle est la mieux établie.

Ce que ces microbes, peut-être rassemblés sous le nom commun de *Bacillus amylobacter*, avaient pourtant de commun comme propriétés, c'est qu'ils attaquaient et dissolvaient tous les celluloses les plus pectosiques. C'est ce qui apparaît nettement dans l'énumération faite plus haut. Ce serait pourtant exagérer que de dire qu'ils ne touchaient pas aux celluloses et qu'ils se bornaient à dissocier les cellules en détruisant leur ciment, la substance intercellulaire qui les réunit. Il y avait des cas où l'amidon seul restait au fond du vase, et où le sac cellulaire avait été dissous, comme dans les anciennes amidonneries où on procédait par macération, et sans broyer les cellules. Mais il y avait aussi des cas où les cellules résistaient. C'est que les circonstances extérieures avaient changé ou que l'espèce n'était pas restée la même. Il y a en effet probablement beaucoup de bacilles capables de dissocier et de dissoudre la cellulose, et le travail de Van Tieghem n'est que le vestibule de leur étude.

Il faudrait, pour le compléter, retrouver les espèces qu'il a étudiées, les isoler par des cultures anaérobies sur des milieux sucrés, puisqu'elles sont aussi des ferments des sucres, et les ensemencer ensuite, non dans des végétaux cuits, mais sur des fragments de végétaux à l'état naturel. Les moyens à employer pour assurer la stérilité de ces fragments, sans employer le chauffage, varient suivant les cas. Pour les racines, les tiges et les tubercules, on peut employer ceux que M. A. Fernbach a mis le premier en œuvre, et qui consistent à enlever, avec un emporte-pièce stérilisé, des fragments qu'on enferme ensuite avec un peu d'eau et de bouillon, dans des matras Pasteur. L'ensemencement des *amylobacter* de Van Tieghem sur ces fragments montrerait, autant que j'ai pu le voir dans des expériences préliminaires, trop incomplètes pour être publiées, des faits curieux au sujet de la liquéfaction des parois cellulaires et des granules d'amidon.

Van Senus a rempli, en 1890, ce programme d'expériences, mais en stérilisant les tissus végétaux par la chaleur, ce qui change beaucoup les conditions du milieu de culture adopté par Van Tieghem. Van Senus a pourtant observé à nouveau la facile dissolution des celluloses les moins compactes et la résistance des autres. Des essais de dissolution de la ouate dans de la vase additionnée d'extrait de viande n'ont pas donné de résultat bien net.

**286. Rouissage du lin.** — Toutes les opérations de rouissage sont des fermentations électives. Il faut atteindre toutes les matières qui, dans la tige du lin et du chanvre, ne sont pas les fibres souples et élastiques utilisées dans l'industrie. On croyait autrefois que les diverses pratiques du rouissage avaient pour objet de dissoudre tout ce qui n'était pas fibreux. Il semble que le rouissage n'a pas besoin d'aller aussi loin. M. Kolb a démontré que c'était une fermentation pectique qui se produisait, c'est-à-dire qu'au sens que nous donnons à ce mot, les microbes interviennent pour dissoudre une partie des matériaux, en gélatiniser une autre, après quoi l'acide pectique formé se coagule lorsqu'il y a un sel de chaux dans l'eau du rouissage. Cette substance coagulée, et devenue insoluble ou très peu soluble dans l'eau, reste à la surface de la fibre sous forme de vernis résistant, et lui communique ce brillant si marqué chez la filasse du lin et qui forme une part de sa valeur industrielle.

Les opérations du rouissage se font tantôt sur terre, en exposant la plante textile aux alternatives de la pluie et du beau temps, tantôt dans des réservoirs, où les eaux sont stagnantes, et où se déclare une fermentation, d'ordinaire très malodorante, tantôt en eau courante où se produit aussi une fermentation dont les produits sont emportés par l'eau. On devine que ces fermentations, où l'ensemencement est abandonné au hasard, doivent être très multiples. La question est d'en connaître l'agent essentiel, s'il y en a un, c'est-à-dire le microbe que produit la modification recherchée dans les fibres du péricycle de la plante.

Beaucoup des microbes qu'on rencontre dans les eaux des routoirs sont impuissants à produire aucun rouissage. Pour découvrir celui ou ceux qui étaient spécifiques, M. Fribes, dans le laboratoire de M. Winogradsky, a opéré de la façon suivante.

**287. Travaux de M. Fribes.** — Il a pris comme

terrain de culture des morceaux de lin stérilisé, protégés contre l'accès de l'air par immersion dans des tubes profonds, et pleins d'eau recouverte d'une couche d'huile. Quand on ensemençait dans de pareils milieux un petit bout de paille de lin non stérilisé, une fermentation très vive commençait au bout de 12 à 15 heures, et au bout de 2 à 3 jours le rouissage était terminé.

Une série d'ensemencements successifs dans les mêmes conditions ne laisse aucun doute sur l'agent actif de cette fermentation. On le rencontre presque exclusivement dans l'intérieur même de la tige. C'est un bacille relativement grand, ressemblant aux *amylobacters* de Trécul en ce qu'il porte des spores dans des renflements terminaux, ce qui lui donne une forme de massue ou de têtard. A l'état jeune ses articles ont une longueur de 10 à 15 μ, sous une épaisseur de 0,8 μ. Souvent on trouve des filaments articulés beaucoup plus longs. Ils deviennent ensuite un peu plus larges (1 μ), et forment alors des renflements ovoïdes, longs de 3 μ sur 2 μ de large. La spore ovoïde qui s'y forme a 1,8 μ sur 1,2 μ.

M. Fribes s'est assuré qu'on pouvait réaliser avec ce microbe, à l'état pur, de véritables rouissages industriels qui, même, présentaient ce défaut de dépasser un peu ce but, et qui désagrégeaient un peu la fibre. Ceci est bien d'accord avec ce que nous avons dit du passage graduel de toute cellulose de l'état gélatineux à l'état le plus résistant, ce qui fait qu'il n'y a aucune limite précise entre celle qu'une fermentation doit respecter, et celle qu'elle doit dissoudre.

Ce qui nous intéresse, c'est de savoir à quelle partie du végétal s'adresse ce bacille. MM. Winogradsky et Fribes y sont arrivés en faisant une étude comparative des substances végétales fermentées sous l'action du bacille, et des mêmes substances vierges de cette action. Ils ont vu que c'étaient surtout les matières pectiques qui étaient atteintes. Extraites du lin, des poires, des carottes, des navets blancs, et pures autant qu'on peut les préparer, ces matières sont décomposées, en présence d'un sel ammoniacal comme unique élément azoté, avec une facilité extraordinaire, supérieure à celle d'aucun hydrate de carbone, même soluble.

En revanche la gomme arabique et la cellulose sous forme de papier Berzelius ou de précipité amorphe sont complètement inattaquables.

Comme contrepartie de ces constatations, on trouvait que la substance végétale (lin, navets blancs), épuisée à froid par de l'eau pure et de l'eau légèrement acidulée ou alcalinisée, et soumise à la fermentation par ce bacille, perdait la majeure partie de ce qu'on dose sous le nom de substances pectiques, et la perte de poids qu'elle subissait correspondait à peu près à la teneur, en acide pectique, de la même substance non fermentée.

Il ne peut donc pas rester de doute sur l'agent du phénomène ni sur la partie de la cellulose qui le subit. Il faut ajouter ici que le bacille peut aussi faire fermenter le glucose, le sucre de cannes, le sucre de lait, l'amidon, mais à la condition que le liquide contienne de la peptone. Quand on n'y met qu'un sel ammoniacal comme source unique d'azote, il n'y a pas d'action. Il suffit de se rappeler que la pectine fermente au contraire très bien dans ces conditions pour conclure qu'elle est un meilleur aliment pour le microbe, qui dès lors se revèle comme un ferment spécifique.

**288. Travaux de M. Marmier.** — D'après M. Marmier, M. Fribes semble s'être laissé tromper par les apparences en cherchant un microbe anaérobie. M. Marmier a trouvé un microbe aérobie, qu'il obtient en plaçant dans un milieu de culture convenable, au contact de l'air, du lin stérilisé, et en ensemençant avec un fragment de paille provenant d'un routoir de lin ou d'une opération antérieure. Abandonné à lui-même, le lin stérilisé ne se rouit pas, tandis que le rouissage commence et suit un cours régulier dans des ballons ainsi ensemencés. M. Marmier n'a donné jusqu'ici aucun détail sur le bacille qu'il a isolé. Les milieux de culture peuvent être composés avec une eau quelconque dans laquelle on met des sels de chaux et de la chaux vive de façon à le rendre alcalin. Il n'est pas nécessaire de stériliser ce liquide ni le lin qu'on y introduit : il suffit d'amorcer avec une quantité suffisante de culture. M. Marmier a fait ainsi des essais en grand qui ont donné de bons résultats industriels.

On voit qu'il est en complet désaccord avec M. Fribes, et si ces deux savants ont bien réussi en faisant des rouissages en petit et en grand chacun avec son microbe, il faut en conclure qu'il n'y a pas *un* microbe du rouissage ; il y a *des* microbes du rouissage, cette conclusion n'est pas faite pour nous surprendre. En tout cas, le rouissage scientifique est possible, et s'il ne s'est pas développé, c'est à cause des conditions économiques de cette industrie qui, en ce moment traverse une crise.

**289. Fermentation du papier Berzélius.** — M. Omeliansky, toujours dans le laboratoire de M. Winogradsky, s'est proposé de son côté de chercher l'agent ou l'un des agents de la fermentation d'une cellulose très résistante, celle qui constitue le papier à filtrer. Il a employé pour cela la méthode de séparation par culture élective dont nous avons vu une application tout à l'heure, et qui consiste à ensemencer un mélange complexe de microbes dans un liquide contenant, comme unique aliment hydrocarboné, la substance dont on veut étudier la fermentation. S'il y a un germe disposé à cette œuvre, il se développe seul ou à peu près seul. Des ensemencements successifs en série le débarrassent des espèces retardataires et on finit, comme à propos du rouissage, par avoir le microbe spécifique.

Ici le milieu de culture était du papier Berzélius

immergé dans un liquide où on avait mis du sulfate d'ammoniaque comme unique source d'azote, du phosphate de potasse et du sulfate de magnésie comme aliments minéraux, et de la craie pour maintenir le liquide alcalin. En ensemençant ce milieu avec une trace de limon de la Néva et en tenant les vases à l'abri de l'air à 30 ou 35°, M. Omeliansky a vu se produire une fermentation assez vive à la suite de laquelle le papier devenait jaunâtre, transparent, gélatineux, et finissait par disparaître en ne laissant qu'un faible résidu. En même temps la craie se dissolvait. Des séries de cultures successives ont permis d'isoler le microbe actif, qui pourtant ne se plaît guère dans ce milieu, et qu'on encourage en ajoutant des doses minimes de gomme arabique.

Ce microbe est presque absent dans le liquide : on le trouve au contraire en masses presque pures sur le papier, surtout lorsque celui-ci est à un état avancé de décomposition. C'est un bacille extrêmement mince et ténu, à articles droits ou légèrement sinueux, longs, de 4 à 8 μ, larges de 0,3 μ à 0,5 μ seulement. Il forme des spores très régulièrement rondes (1 μ) dans des renflements terminaux également ronds. Pour l'avoir à l'état pur, il faut chauffer la semence à plusieurs reprises à 90°, pendant vingt minutes et faire des cultures anaérobies sur pomme de terre cuite. Mais celles-ci ne réussissent que lorsqu'on opère avec une semence déjà épurée et contenant peu de germes étrangers, qui envahiraient le terrain. Même sur ce milieu, la culture du bacille en épingle est très faible, et il semble y dégénérer. On améliore un peu le liquide nutritif en y ajoutant très peu de peptone ou d'asparagine.

Ce bacille est particulier aux formes et aux natures de cellulose qu'on rencontre dans la pâte à papier. Il ne fait pas fermenter les sucres. Sa spécialisation n'est donc pas douteuse. Encore, avec le papier, les fermentations sont très longues. Comme exemple, la fermentation de 5 gr. de papier dans 500 cc. de liquide a duré environ treize mois dans une expérience.

Les gaz dégagés sont formés d'acide carbonique et d'hydrogène, sans trace d'hydrogène protocarboné. On trouve dans le liquide beaucoup d'acides volatils, formés principalement d'acide acétique et d'acide butyrique normal, dont le rapport varie notablement (de 0,25 à 3) sans qu'il ait été possible de reconnaître la cause de ces variations. Il y a en outre de faibles quantités d'acide valérianique. On ne trouve pas d'acides fixes. Enfin il y a des traces d'un alcool supérieur. Le cadre de la fermentation est donc celui des fermentations butyriques.

**290. Etude d'une fermentation.** — Une expérience de mesure nous renseignera sur le quantum du phénomène. Dans un ballon de 300 cc. placé à l'étuve à 35°, on place, en outre de la solution minérale, 3 gr. 474 de papier Berzélius sec découpé en bandelettes, 5 gr. 770 de carbonate de chaux pur, faiblement calciné. L'expérience dure 13 mois, pendant lesquels on recueille et on étudie tous les gaz produits par la fermentation. Comme dans la plupart des cas pareils, l'acide carbonique, peu abondant à l'origine, prend au bout de quelques jours le pas sur l'hydrogène et finit par constituer les 95 0/0 du gaz dégagé; à la fin, cette proportion diminue et tombe à 4/5. Finalement on trouve que la quantité totale d'acide carbonique formé est de 1,672 gr., dont 0,700 gr. proviennent du carbonate. Il y en a donc 0,972 venant de la cellulose. Ce sont les 28/100 du poids du papier mis en œuvre, et le carbone de cet acide carbonique représente les 34/100 de celui du papier. On trouve en même temps un poids total de 2,240 gr. d'acides gras formés d'acide acétique et d'acide butyrique dans la proportion de 1.7 à 1. Il n'y a pas d'acide valérianique en quantité sensible. De plus on constate un résidu de 0,127 gr. comprenant la cellulose non solubilisée, les corps des bacilles, etc. En comptant ce résidu comme cellulose, on trouve qu'il a disparu 3 gr. 347 de ce corps, représentés par

| | |
|---|---|
| Acides gras.......... | 2,240 |
| Acide carbonique ..... | 0,972 |
| Hydrogène............ | 0,014 |
| | 3,226 |

ce qui donne, avec les produits qu'on a négligé de doser ou les produits indosables, un chiffre bien voisin de celui de la cellulose disparue. On voit donc que la fermentation cellulosique produite par ce ferment est caractérisée par une production considérable d'acides gras, représentant environ 70 0/0 du poids de la cellulose disparue. On comprend l'utilité de l'addition du carbonate de chaux pour paralyser l'action nuisible de ces acides sur le microbe. Enfin on voit, ce qui est encore conforme aux idées théoriques développées au commencement de ce chapitre, que cette fermentation est très lente. En présence de la production abondante de la cellulose dans la nature, il doit y avoir en jeu des procédés plus rapides pour assurer sa disparition. Nous allons trouver les principaux dans le prochain chapitre.

**291. Conclusions au sujet de la méthode.** — Avant de quitter le travail de M. Omélianskу, nous devons faire observer ceci à son sujet. La méthode employée par ce savant pour isoler des ferments de la cellulose dans un ensemble complexe est sûre, c'est-à-dire qu'elle conduit nécessairement à un résultat. Elle avait du reste été appliquée et avait abouti, entre les mains de M. Winogradsky, pour la découverte et l'étude des ferments fixateurs d'azote, comme nous le verrons dans le volume prochain. Mais si elle est sûre, elle est en même temps bien étroite, parce qu'elle ne tient compte que des êtres microscopiques qui peuvent faire à eux seuls ce qui dans la nature nous apparait comme l'œuvre de plusieurs. Encore restreint-elle le cercle de ses recherches, en n'y comprenant que les microbes qui, pouvant se contenter de la cellulose comme aliment hydrocarboné, peuvent aussi, en même temps, se contenter de l'ammoniaque comme unique source d'azote. C'est superposer des épreuves très difficiles, et il ne faut pas s'étonner qu'il n'y ait pas beaucoup d'espèces capables d'en triompher. Il ne faut pas s'étonner non plus que celles-là n'agissent que très lentement.

Tout autres sont les conditions naturelles. La cellulose n'y est jamais purifiée, elle est à l'état de mélange avec des parties plus labiles qui peuvent servir de premier terrain de développement des ferments de la cellulose. Ceux-ci, une fois poussés, peuvent attaquer par leurs diastases les celluloses non encore atteintes et s'en faire un aliment, absolument comme dans mes expériences sur l'*aspergillus niger*, qui, incapable de pousser sur de l'amidon, le consomme quand on lui en offre après l'avoir fait pousser sur une solution sucrée. En outre, la cellulose est toujours mélangée, dans la nature, de matières azotées ou albuminoïdes, qui peuvent ou aider à la multiplication des ferments de la cellulose, ou aider à leur action par les changements de milieu qu'elles amènent en fermentant elles-mêmes. Enfin, rien ne prouve qu'il n'y ait pas des ferments des matières albuminoïdes qui ne soient en même temps des ferments des substances cellulosiques. De sorte qu'en résumé, si le travail de M. Omeliansky nous a appris à connaître un ferment assuré de la cellulose, il ne nous a sans doute appris à connaître que le moins actif. Ces notions sont conformes aux idées générales développées dans les chapitres précédents, et nous allons avoir à les utiliser à nouveau au sujet de la fermentation forménique.

# BIBLIOGRAPHIE


DUCLAUX. *Comptes rendus*, t. XCIV, p. 976, 1882.

TAPPEINER. *Zeitschr. f. Biol.* t. XX, pp. 52 et 215, 1884 et t. XXIV, p. 105, 1888.

BROWN. *Journ. of the chem. Soc.*, t. LXI, p. 352, 1892.

REINITZER. *Zeitschr. f. phys. Chemie*, t. XXIII, p. 175, 1897.

GRUSS. *Ber. d. bot. Gesells*, p. 60, 1894. — *Pringsheim's Jahrbucher*, t. XXVI, 1er fasc., 1894. — *Bibl. botanica*, 1896. — *Woch. f. Brauerei*, p. 321, 1897.

MITSCHERLICH. *Monatsberichte d. Berliner Akademie*, 1850.

TRÉCUL. *Comptes rendus*, t. LXI, pp. 156 et 436, 1865 et t. LXV, p. 513, 1867.

VAN TIEGHEM. *Comptes rendus*, t. LXXXVIII, p. 205, 1879; t. LXXXIX, pp. 25 et 1102, 1879, et *Bull. de la Soc. bot. de France*, t. XXIV, p. 128, 1877; t. XXVI, p. 25, 1879; t. XXVIII, p. 243, 1881.

VAN SENUS. Bijdrage tot de Kennis der Cellulosegisting, Proefschrift, Leyde, 1890. Léonards.

WINOGRADSKY. *Comptes rendus*, t. CXXI, p. 742, 1895.

OMELIANSKY. *Id*, t. CXXI, p. 653, 1895; t. XXV, pp. 970 et 1131, 1897.

## CHAPITRE XXII

### FERMENTATION FORMÉNIQUE ET COMBUSTIONS AÉROBIES

Aucun des essais précédents ne nous a montré cette production de formène, si fréquente pourtant partout ou pourrissent des substances végétales. Le nom de gaz des marais rappelle cette origine, et il s'en dégage aussi dans les fumiers, comme M. Reiset l'a observé le premier en 1868. Cette fermentation forménique est à peine connue. On n'en sait pas l'agent. M. Oméliansky dit l'avoir isolé, et s'être assuré qu'il était différent du bacille que nous avons étudié à la fin du chapitre précédent. Mais il n'a rien publié sur ce sujet, et nous restons sans renseignements précis sur une fermentation des plus importantes, à laquelle est certainement due une grande part dans la gazéification des celluloses produites annuellement à la surface de la terre, et qui, sous ce point de vue, dépasse certainement la fermentation alcoolique. Ceci nous oblige à rassembler ici tout ce qu'on sait d'elle, en essayant de relier les divers travaux, de façon à en faire un tout cohérent.

**292. Recherches de Reiset.** — C'est après avoir trouvé le formène parmi les produits gazeux résultant du séjour d'un herbivore dans une atmosphère limitée que Reiset se demanda s'il ne provenait pas de la fermentation intestinale, et si on ne pourrait pas en retrouver dans les fumiers. L'expérience donna raison à cette induction.

Reiset a fait ses expériences au moyen de l'appareil qui lui avait servi à étudier avec Regnault la respiration des animaux, en remplaçant la chambre de respiration par un ballon dans lequel il introduisait des échantillons variés de fumier. Le ballon contenant du fumier et de l'air ordinaire était relié à l'appareil qui, comme on sait, fournissait de l'oxygène au fur et à mesure de la consommation et permettait de mesurer et d'analyser les gaz dégagés. Un certain nombre de ces fermentations de fumier n'ont pas fourni de gaz combustibles. Il en a été autrement pour un fumier très consommé, ayant presque la consistance du beurre, très humide et très compacte par conséquent, et dont la partie inférieure plongeait dans de l'eau. Les gaz fournis par ce fumier, analysés à trois reprises différentes, présentaient la constitution suivante :

| | I | II | III |
|---|---|---|---|
| Oxygène | 0,00 | 4,57 | 2,64 |
| Azote | 92,43 | 84,97 | 93,46 |
| Acide carbonique | 0,43 | 1,92 | 2,35 |
| Formène | 7,14 | 8,54 | 1,55 |
| | 100,00 | 100,00 | 100,00 |

Je laisse de côté, pour y revenir seulement dans le volume suivant, ce fait que les chiffres ci-dessus témoignent qu'il y a eu un dégagement d'azote. Je me contente de faire remarquer deux choses : en premier lieu le faible dégagement d'acide carbonique, attribuable sans doute à ce que ce fumier consommé est d'ordinaire alcalin. Il y avait eu pourtant dans le premier cas six litres d'oxygène absorbés, douze dans le second, quatorze dans le troisième, sans compter celui de l'air contenu originairement dans l'appareil. En second lieu on voit bien une fermentation forménique d'intensité variable, et qui semble avoir passé par un maximum dans l'expérience II.

**293. Expériences de M. Déhérain.** — Ces expériences furent reprises par M Déhérain sur un tas de fumier à Grignon. Il en examina les gaz à différentes hauteurs, d'abord au haut du tas, dans la partie la plus sèche en apparence et la plus poreuse, celle aussi où la température est la plus élevée, car elle peut monter jusqu'à 70° : puis au milieu du tas, où se font les suintements et où la température n'était que de 35° : à la base enfin où la masse est gorgée d'eau et où la température n'était plus que de 25°. Les analyses faites ont donné les nombres suivants :

| | Haut du tas | Milieu du tas | Base |
|---|---|---|---|
| Acide carbonique.. | 21,6 | 31,0 | 37,1 |
| Oxygène.......... | 0,0 | 0,0 | 0,0 |
| Formène.......... | 0,0 | 33,3 | 58,0 |
| Azote............ | 78,4 | 35,5 | 4,9 |
| | 100,0 | 99,8 | 100,0 |

Un autre jour, le gaz pris au bas du tas avait la composition suivante :

| | |
|---|---|
| Acide carbonique. | 22,7 |
| Oxygène ....... | 0,0 |
| Formène........ | 77,3 |
| Azote........... | 0,0 |
| | 100,0 |

Ces chiffres sont très instructifs, si on les interprète avec ce que nous savons. On voit d'abord qu'au sommet du tas, il se produit une simple combustion. Il n'y a pas de formène dégagé, ni d'autre gaz de fermentation tel que l'hydrogène. L'oxygène est remplacé par son volume d'acide carbonique. Cette combustion active explique la température élevée en ce point, et montre que les actions prédominantes sont là des actions aérobies.

Au milieu du tas, l'oxygène est absent, mais il est remplacé par un volume d'acide carbonique plus grand que le sien, et cet excédant, en même temps que l'apparition du formène, témoigne qu'une fermentation active se produit. Cette fermentation ne dégage pas autant de chaleur qu'une combustion aérobie, d'où la température plus basse qu'au sommet. De plus cette fermentation semble univoque, puisqu'il n'y a pas d'hydrogène, qui se dégage si abondamment comme nous l'avons vu, dans la plupart des fermentations anaérobies.

Au bas du tas, dans la partie la plus liquide, nous retrouvons les mêmes conclusions. La diminution de l'azote, et même sa disparition complète dans la dernière analyse, montrent que l'air ne pénètre plus dans ces profondeurs ; il en est chassé par le dégagement des gaz de la partie moyenne, si bien que, dans le dernier exemple cité, l'oxygène n'ayant naturellement pas plus pénétré que l'azote, on recueille uniquement les gaz de la fermentation, qui semblent faits de 2 d'acide carbonique et de 7 d'hydrogène protocarboné.

Cette conclusion ne cadre pas avec la formule théorique qui fait dériver le formène de la cellulose :

$$C^{12}H^{20}O^{10} + 2H^2O = 6CH^4 + 6CO^2$$

qui aboutit à des volumes égaux d'acide carbonique et de formène. Mais cela ne doit pas nous surprendre. D'abord, au milieu d'une masse aussi mélangée, il doit y avoir d'autres fermentations en jeu que celle qui nous intéresse, et puis, nous ne devons pas oublier que la masse est alcaline, le devient de plus en plus sous l'influence des ferments des matières azotées, de sorte qu'une partie de l'acide carbonique peut être retenue pour donner du carbonate, et même, dans ces profondeurs, du bicarbonate d'ammoniaque.

Le tas de fumier étudié était donc en quelque sorte construit sur la formule schématique donnée par Pasteur, lorsqu'il montrait qu'une matière organique exposée à l'air pouvait pourtant devenir le siège de fermentations anaérobies, en nourrissant à la surface exposée à l'air une population d'êtres aérobies qui arrêtaient l'oxygène au passage, et l'empêchaient d'arriver dans les profondeurs habitées par les ferments anaérobies.

**294. Expériences de Gayon.** — Les déductions qui

précèdent ont été confirmées par une expérience curieuse, où M. Gayon a étudié du fumier introduit, à moitié tassé, dans une caisse d'un mètre cube, dont les parois étaient faites d'un treillis de fer, et où l'air circulait librement. Il a vu la température monter jusqu'à 72°, tandis qu'elle ne s'éleva guère qu'à 15° dans le même fumier, tassé de la même façon dans une caisse de bois plein, de même dimension, où l'air ne pouvait entrer. C'était séparer les deux effets superposés dans le tas du fumier de Grignon. De plus, dans le tas non aéré, il se produisait une fermentation forménique active, si bien que du fumier enfermé dans une bonbonne pouvait fournir un gaz combustible. Tous ces phénomènes étaient dus à l'action de ferments figurés, que M. Gayon n'a pas isolés et cultivés en cultures pures (on ne savait pas faire sûrement cette séparation en 1883 et 1884), mais qu'il a montrés capables d'attaquer la paille, le papier, la cellulose en milieu nutritif, avec production de formène.

**295. Expériences de MM. Schlœsing.** — MM. Schlœsing père et fils ont montré depuis qu'on n'avait pas le droit d'attribuer à des microbes tout l'acide carbonique dégagé dans les conditions des expériences de MM. Reiset, Dehérain, Gayon, et que le fumier stérilisé abandonnait encore un peu d'acide carbonique sous l'influence d'un courant d'air, en dehors de toute action microbienne, probablement par des actions d'oxydases ou par une combustion directe de quelques-uns des éléments. Mais, lorsque les microbes sont présents, l'action est infiniment plus vive. Les tables suivantes donnent le nombre de grammes d'acide carbonique dégagés par heure pendant les trois premiers jours par un kil. de fumier, pesé à l'état sec. En I sont les nombres correspondant au fumier stérilisé ; en II, les nombres du fumier inoculé après stérilisation avec un peu de fumier frais. L'expérience a été faite à diverses températures.

| | I | II |
|---|---|---|
| A 65°,5....... | 1,1 | 26,0 |
| A 72°,5....... | 2,9 | 14,6 |
| A 49°,5....... | 2,3 | 2,1 |
| A 81°......... | 2,8 | 2,8 |

On voit que l'action chimique, négligeable vis-à-vis de l'action microbienne aux températures ordinaires, devient très sensible à des températures voisines de celle qu'atteint le fumier dans les couches supérieures du tas. A partir d'une certaine température, l'action des microbes s'éteint, et il ne reste plus que l'action chimique qui augmente avec la température aussi jusqu'à un certain degré, peut-être relié avec la destruction des oxydases.

La marche de la fermentation forménique dépend aussi de la température. Dans le cas examiné par MM. Schlœsing, la même quantité de fumier avait donné en 24 heures, comme moyenne de 5 jours passés à diverses températures, les quantités suivantes d'acide carbonique et de gaz des marais, évaluées en litres, I correspond toujours au fumier non stérilisé, II à l'autre.

| | I | | II | |
|---|---|---|---|---|
| | $CO^2$ | $CH^4$ | $CO^2$ | $CH^4$ |
| A 52°........ | 0,07 | 0 | 1,33 | 0.11 |
| A 66°........ | 0,21 | 0 | 1,25 | 0,00 |

A 60° la fermentation forménique semble éteinte, tandis qu'elle ne l'est pas à 52°. Il faut dire du reste que dans ce tas de fumier, la fermentation n'était pas uniquement forménique, attendu qu'il se dégageait de l'hydrogène.

En résumé, la fermentation forménique est une fermentation anaérobie, qui peut être très active à des températures peu supérieures à la température ordinaire, et qui s'éteint à une température voisine de celle à laquelle cessent les autres fermentations. La combustion qui se développe dans les couches extérieures du fumier est destinée surtout à protéger les couches profondes contre la pénétration d'oxygène, et n'est ainsi qu'indirectement utile à la fermentation formènique.

**296. Expériences de M. Hébert.** — Jusqu'ici nous ne nous sommes pas préoccupés de la portion de la cellulose de la paille qui était attaquée dans le fumier. M. Hébert a abordé ce sujet avec une méthode d'analyse qui lui est particulière et qui tient compte de la gomme de bois, que M. Hébert avait découverte dans la paille en même temps que Tollens.

Après avoir déterminé par les méthodes connues l'humidité, les cendres, l'azote total, les matières solubles dans l'éther et dans l'eau, on introduit 2 gr. de paille épuisée à l'éther et à l'eau dans un tube avec une solution à 10 0/0 de soude caustique ; on scelle le tube à lampe et on chauffe à 120° pendant trois heures. Puis on étend d'eau pour pouvoir filtrer. Il reste sur le filtre la cellulose ou d'une manière plus générale tout ce qui a résisté à ce traitement énergique. On la pèse ; on la calcine pour en déterminer les cendres, car elle est accompagnée de beaucoup de matières minérales provenant, soit de la paille, soit des parois du tube de verre qui a été attaqué par la soude.

La gomme de bois, et aussi ce que nous avons appelé la vasculose, restent en solution dans la liqueur. On neutralise par l'acide chlorhydrique étendu, et on évapore à sec au bain-marie. La masse, reprise par l'eau, laisse un résidu, formé surtout de vasculose, à un état grenu et dense, qui en facilite la filtration. Ce résidu doit être incinéré comme le premier, car il contient aussi beaucoup de cendres.

Enfin le liquide filtré, séparé de la vasculose, et concentré au bain-marie, est additionné d'une quantité d'acide chlorhydrique correspondant à 5 0/0, puis saccharifié en flacon bouché, au bain de sel pendant 2 heures. On obtient un sucre réducteur qu'on évalue avec la liqueur de Fehling,

et dont le poids correspond à peu près à la différence entre le poids initial de paille, et la somme des poids de cellulose et de vasculose. Tout cela est un peu indécis comme contours, car le facteur de transposition qui permet de passer du volume de liqueur de Fehling réduite au poids du xylose, tel qu'il a été déterminé par Stone, est un peu incertain et dépend de la concentration de la liqueur sucrée. Mais nous n'en sommes pas encore aux fins détails avec une substance aussi complexe, et la méthode précédente peut au moins donner des résultats comparatifs.

La paille mise en poudre a été introduite dans des ballons et additionnée de dissolutions de carbonates de potasse et d'ammoniaque à 5 0/0, concentration que divers essais antérieurs avaient montrée comme la plus favorable à la fermentation forménique. Les ballons, placés à 55°, étaient ensemencés avec quelques centimètres cubes de purin. Les expériences ont duré trois mois, pendant lesquels la paille a perdu environ la moitié de son poids. Le tableau suivant donne les résultats obtenus, en les bornant à l'étude des variations de la substance hydrocarbonée.

| | Mat. introduites en gr. | Mat. retrouvées en gr. |
|---|---|---|
| Matières solubles dans l'éther..... | 0,46 | 0,30 |
| Sucres, tannins, acides, etc....... | 1,54 | 0,26 |
| Cellulose...................... | 14,12 | 6,18 |
| Vasculose..................... | 14,01 | 11,75 |
| Xylane....................... | 10.00 | 4,67 |
| | 40,12 | 23,16 |

Ainsi, la perte en substances hydrocarbonées a atteint en tout, 42 0/0 du poids total de ces substances au début. Voilà pour l'ensemble. Si on passe au détail, on voit que c'est la xylane qui a été le plus atteinte, puis vient la cellulose, puis la vasculose. Ce résultat ne laisse pas que d'être curieux quand on songe que la vasculose est soluble dans les liquides au degré d'alcalinité de ceux du fumier :

c'est elle qui forme les longues stalactites qu'on voit pendre aux brins dans les portions où se font les suintements. Elle ne semble donc pas atteinte là où la cellulose et la xylane le sont, et ce sont par conséquent, en apparence au moins, les parties les plus inattaquables qui subissent la transformation la plus active.

Il y a une autre interprétation qui semble mieux d'accord avec ce que nous savons, c'est de considérer la vasculose comme étant une étape de la cellulose dans la voie de la désagrégation, et la xylane comme étant une étape nouvelle. Dans cette conception les quantités de vasculose et de xylane constatées sont une différence entre les quantités produites et les quantités détruites, et de leur diminution, on ne peut plus conclure à l'intensité des transformations dont elles ont été le siège. Une analyse plus précise de ces résidus, surtout au point de vue des pentoses contenues, eut peut-être pu faire la lumière sur ce point.

Il aurait été bon, en outre, dans cette expérience, de faire une étude complète des gaz dégagés, de façon à pouvoir faire un bilan de l'opération. C'est ce qu'a fait M. Schlœsing dans un autre travail, très intéressant, comme on va le voir, par ses conclusions, mais incomplet à son tour en ce que l'auteur n'y a pas fait une analyse immédiate des éléments de la paille, et s'est contenté d'une analyse organique élémentaire. En le résumant, je laisserai, comme je l'ai fait pour le précédent, tout ce qui est relatif à l'azote, que nous retrouverons dans une autre partie de cet ouvrage.

**297. Expériences de M. Schlœsing père.** — L'expérience a été faite sur un échantillon de fumier, prélevé sur un tas, et haché pour en assurer autant que possible l'homogénéité. Enfermés dans un ballon qui permettait de recueillir les gaz, et dans lequel on faisait le vide à l'origine. 117,4 gr. de ce fumier frais ont donné, en 2 mois passés à 52°, environ 9 litres de gaz qu'on a exactement recueilli et analysé. Le dégagement a été surtout abondant à l'origine : il a atteint environ l'équivalent de 1.400 cc. pour un kil. de fumier frais le 6e jour après la mise en flacons ; il était tombé au dixième environ de ce chiffre quand on a mis fin à l'expérience.

Les gaz dégagés étaient composés exclusivement d'acide carbonique et de formène. Le volume du second a toujours dépassé celui du premier. Le rapport entre les deux volumes ne s'est rapproché de l'unité que vers la fin de l'expérience. Avant, il était compris entre 1,40 et 1,10, tantôt s'élevant, tantôt s'abaissant.

En somme il s'est dégagé, abstraction faite de l'acide carbonique introduit au début, pour assurer le maintien de la vie anaérobie.

| | Volume en cc. | Poids en gr. | | Carbone | Oxygène | Hydrogène |
|---|---|---|---|---|---|---|
| $CO^2$ ....... | 4.217,5 | 8.296 | contenant | 2.263 | 6.033 | » |
| $CH^4$ ....... | 4.577,4 | 3.276 | » | 2.457 | » | 0,819 |
| | 8.794,9 | 11.572 | | 4.720 | 6.033 | 0,819 |

Tous ces matériaux sont sortis du flacon, et nous devons les retrouver en déficit dans les matériaux qui y sont contenus. Analysons donc ce contenu. Le fumier n'avait pas changé d'aspect. Sa couleur ne s'était nullement foncée, et il avait conservé son odeur franche d'étable. Les brins de paille luisaient comme avant, et étaient seulement devenus plus friables ; ils avaient perdu une partie de leur substance, mais avaient conservé leur structure générale : c'est bien ce qui devait arriver si quelques-uns de leurs éléments constitutifs avaient seuls été atteints.

L'analyse du fumier frais a permis de savoir ce qu'on avait introduit dans le flacon de carbone, d'hydrogène et d'oxygène provenant de ce chef. L'analyse du fumier fermenté a indiqué ce qu'il restait de ces éléments. Je laisse de côté, comme je l'ai dit, l'azote et aussi les cendres, dont nous n'avons que faire pour le moment. Pour les autres éléments, on a trouvé les nombres que voici, exprimés en grammes :

| | Carbone | Oxygène | Hydrogène |
|---|---|---|---|
| | — | — | — |
| Avant fermentation...... | 12,67 | 10,78 | 1,653 |
| Après fermentation....... | 7,92 | 7,08 | 1,225 |
| | — 4,75 | — 3,70 | — 0,528 |

Nous voyons tout de suite que la perte en carbone correspond aussi exactement qu'on peut le souhaiter, dans une expérience aussi complexe, avec le poids du carbone trouvé dans l'acide carbonique et le formène dégagés. Il n'en pouvait être autrement ; tout le carbone de ces gaz ne pouvait provenir que des matériaux du fumier.

Mais il en est autrement pour l'oxygène et l'hydrogène. Le fumier n'a subi qu'une perte totale de 3,70 + 0,53 = 4,23 gr., tandis que nous trouvons que les gaz ont emporté 6,85 gr. de ces deux éléments. Il faut donc que l'eau du fumier ait pris part à la décomposition, et en effet, si on cherche quels sont les poids d'oxygène et d'hydrogène dans les gaz dégagés qui sont en excédant sur les poids perdus par la paille, on trouve :

| | |
|---|---|
| Oxygène.......... | 6,033 — 3,700 = 2,333 |
| Hydrogène........ | 0,826 — 0,528 = 0,298 |

Le poids d'hydrogène trouvé dans les gaz a passé de 0,819 à 0,826 en tenant compte de celui qu'on avait retrouvé dans un peu d'ammoniaque produite pendant l'opération. On voit que ces deux chiffres d'oxygène et d'hydrogène sont exactement dans le rapport de 8 à 1.

Il y a donc de l'eau qui prend part à la réaction, et il est curieux de retrouver avec la fermentation forménique un fait que nous avons déjà rencontré dans d'autres fermentations. Il y a pourtant à ce sujet une remarque à faire, l'équation que nous avons écrite plus haut

$$C^{12}H^{20}O^{10} + 2H^2O = 6CH^4 + 6CO^2$$

montre qu'une certaine proportion d'eau intervient nécessairement dans le phénomène. Les 25,1 gr. de matière hydrocarbonée introduits dans le flacon auraient, en les comptant comme cellulose, ce qui est excessif à cause de la présence de la matière azotée, exigé l'adjonction de 2 gr. 8 d'eau, d'après la formule ci-dessus. L'expérience donne 2 gr. 63. L'erreur est supérieure à celles du reste de l'expérience. Mais nous avons compté que c'était une cellulose, donnant des hexoses, qui fermentait. Avec des celluloses donnant des pentoses, on a l'équation

$$C^{10}H^{16}O^{5} + 2H^{2}O = 5CH^{4} + 5CO^{2}$$

qui précisément comporte l'adjonction d'une plus forte proportion d'eau, pour le même poids de matière. Aussi l'intervention des pentoses se trouve en quelque sorte inscrite dans les résultats de l'expérience, sans que l'auteur y ait songé, et uniquement parce qu'il opérait bien.

298. **Dislocation de la molécule de cellulose.** — Pour le pentose comme pour l'hexose, la formule théorique que nous avons écrite correspond à la formation de volumes égaux d'acide carbonique et de formène : cette égalité des volumes n'est pas tout à fait réalisée dans l'expérience de M. Schlœsing. Il y a environ 42 d'acide carbonique contre 45 de formène. Cette diminution de $CO^2$ peut s'expliquer par la formation de carbonates et de bicarbonates aux dépens de l'ammoniaque provenant de la fermentation de la matière azotée. Mais rien ne nous assure, d'un autre côté, qu'une partie de l'acide carbonique ne reste combinée pour donner un corps plus brûlé que le sucre. Dans tous les cas, tout ce qu'on peut dire, c'est que cette dislocation anaérobie donne, comme toutes les autres, un corps plus oxygéné et un corps moins oxygéné.

299. **Phénomènes généraux.** — Dans le cas où le corps le plus oxygéné est l'acide carbonique, et c'est évidemment le cas général, ce procès est très net. La cel-

lulose est disloquée d'un seul coup, avec l'intervention de l'eau, en deux éléments gazeux. La condition théorique de cette fermentation est l'intervention du microbe ou des microbes spécifiques, sur lesquels on ne sait qu'une chose, c'est qu'ils doivent fonctionner en milieu alcalin. En milieu acide, lorsque la vie est anaérobie, on voit apparaître des fermentations acides, avec production d'acides gras et d'hydrogène. Quand on opère en milieu artificiel, il faut ajouter à l'avance de quoi établir et même conserver l'alcalinité du milieu, en se méfiant pour cela de la craie qui n'amène jamais le milieu qu'à la neutralité, et encore à la condition que les acides qu'elle a à saturer soient assez puissants. Quand on opère avec le fumier, il faut laisser fonctionner, en même temps que la fermentation forménique, la fermentation ammoniacale qui fournit l'alcali, et comme les ferments anaérobies des matières azotées aboutissent moins facilement à l'ammoniaque que les ferments aérobies, il y a là une antinomie entre la fermentation forménique et la fermentation ammoniacale qui doit l'accompagner. La seconde risque d'être insuffisante, et la première risque alors de dévier. On lui rend les conditions plus favorables en arrosant de purin, c'est-à-dire d'un liquide fortement alcalin, dans lequel les acides dégagent de grandes quantités d'acide carbonique provenant des bicarbonates. C'est peut-être pour cela que la pratique de l'arrosage des tas de fumier par le purin est souvent si utile. Elle ramène partout l'alcalinité nécessaire, elle produit des alternatives de vie aérobie et anaérobie. De plus, il semble bien qu'elle ait, à côté de cette influence physiologique, une action chimique Elle dissout, grâce à sa réaction alcaline, une partie des matériaux que les microbes et leurs diastases ont seulement gélatinisés, et qui, arrivant à l'extérieur du tas avec les suintements, forment, à l'extrémité des brindilles, ces dépôts en stalactites, au moment où l'ammoniaque en excès dans le liquide s'évapore au contact de l'air ou se sature aux dépens de l'acide carbonique que le tas dégage. Nous allons retrouver ces phénomènes de gélatinisation du tissu quand nous parlerons de la formation des lignites et des houilles, et pour le moment, nous n'insisterons pas davantage.

Contentons-nous de faire remarquer que c'est en grande partie par suite de cette longue macération dans un liquide alcalin que peu à peu la paille se désagrège, et que le fumier devient gras, butyreux. Il y a encore de la matière cellulosique qu'on peut en retirer, soit en le délayant dans l'eau, où les parties insolubles restent en suspension, soit en saturant par un acide le liquide filtré. C'est précisément cette matière cellulosique que nous avons vue fermenter dans les expériences de M. Reiset, portant sur du fumier consommé, et dans les expériences de M. Hébert, qui nous a fourni un exemple de dégradation portant sur toutes les variétés de cellulose, avec une gazéification complète d'une partie de ces produits.

Voilà tout ce que l'on sait sur les phénomènes anaérobies qui se produisent dans l'intérieur du tas de fumier. Pour épuiser nos connaissances sur ce sujet, il faudrait encore parler des actions aérobies qui se produisent à sa surface. Mais là, nous en sommes encore réduits à parler d'actions générales de combustion. Pour préciser, il faudrait faire l'étude séparée de l'action des diverses espèces microbiennes qui peuvent concourir au phénomène. Il y a certainement entre la matière à laquelle elles s'attaquent, et les produits de combustion, eau, acide carbonique, ammoniaque, auxquels elles aboutissent, des paliers intermédiaires, des stades de transformation qui seraient intéressants. La seule étude que je connaisse, sur ce point, est celle d'un champignon qui s'attaque à un végétal vivant, de sorte que son histoire se rattache à la pathologie végétale. Mais ce n'est pas la première fois que nous trouvons profit à étudier au point de vue chimique une espèce pathogène. Disons quelques mots de l'action du *Pourridié*.

**300. Action du champignon du Pourridié.** — On connaît sous le nom de *pourridié* une maladie particulière des racines de la vigne, envahies par un duvet blanc que Hartig a étudié dans un travail classique, et qu'il a nommé *Dematophora necatrix*. Les germes de ce champignon pénètrent dans les racines par la moindre fissure, et y produisent des plaies qui s'étendent, en perforant les cellules et détruisant les fibres du bois. En essayant de cultiver ce végétal en cultures pures, Behrens a rencontré une espèce, qu'il n'identifie pas absolument avec l'espèce étudiée par Hartig, mais qui s'en rapproche beaucoup, et qu'il appelle provisoirement *pseudo-dematophora* : c'est celle dont les propriétés physiologiques nous intéressent.

Ce champignon pousse sur des milieux très variés (pain, farine de riz, fruits, bois, etc.) en y donnant un mycélium d'un blanc brillant, formé de filaments ramifiés, de diamètre très variable. Il peut aussi pousser avec la plus grande facilité dans une solution minérale contenant par litre 10 gr. de nitrate d'ammoniaque, 5 gr. de phosphate de potasse, 25 gr. de sulfate de magnésie, et dans laquelle il n'y a pas d'autre aliment hydrocarboné que du papier de Suède, lavé à l'acide chlorhydrique et à l'acide fluorhydrique. Il faut donc qu'il liquéfie d'avance cette cellulose typique, et on devine qu'il ne doit pas être embarrassé de trouver à vivre sur un bois quelconque (chêne, acacia, saule, peuplier, sapin). Cependant c'est sur la vigne qu'il prospère le mieux, et son indifférence apparente vis-à-vis de la matière alimentaire ne l'empêche pas d'être spécialisé pour le végétal sur lequel on le rencontre d'ordinaire.

La dissolution de la fibre se fait évidemment par une cellulase, qui donne du dextrose dont le végétal se sert. Ainsi qu'il arrive le plus souvent en pareil cas, on ne trouve jamais de dextrose dans le liquide de culture, parce que le végétal le consomme au fur et à mesure de sa production. Mais si, dans une culture faite, on met à la fois du nouveau papier et du chloroforme, de façon à suspendre l'activité protoplasmique et à permettre la diffusion des matières contenues dans les filaments mycéliens, on trouve au bout de quelque temps que le liquide réduit la liqueur de Fehling.

Outre cette diastase, le champignon en sécrète encore une autre dissolvant la gélatine ; il dissout les grains d'amidon, et on peut remplacer le papier par de l'amidon, dans l'expérience précédente. Il intervertit le saccharose ; il donne de l'émulsine. Malgré tout, Behrens n'a pourtant jamais réussi à infecter artificiellement des plantes vivantes, quelle que soit la variété des espèces auxquelles il s'est adressé. Les conditions initiales de sa culture sur ce milieu vivant nous échappent encore, mais la plante nous intéresse surtout par ses propriétés physiologiques, et on peut la prendre pour type des moisissures qui procèdent dans le sol à la combustion de la matière hydrocarbonée. Toutes ces mucédinées sont d'actives productrices des diastases les plus diverses. Sans doute il n'arrivera pas qu'elles s'attaquent à la fois à toutes les parties de la plante. Ici encore, la nature physique et la nature chimique des tissus auront un rôle à jouer. Nous savons d'un autre côté que l'action d'une même diastase sur un même tissu dépend des conditions de milieu. De là une foule de combinaisons diverses, dans lesquelles entreront en jeu, du côté des diastases, leur qualité, leur quantité ; du côté des tissus à détruire, leur qualité chimique et aussi le degré de coagulation ou de polymérisation de leurs matériaux constituants ; du côté du milieu extérieur, sa température, son degré d'humidité ou de sécheresse, etc. Voilà ce qui se passerait avec une seule mucédinée. Si maintenant nous songeons au nombre et à la variété des espèces présentes, à leur ubiquité, à la facilité avec laquelle se peuple de leurs germes tout milieu disposé à les nourrir, on aura une idée générale de la complexité du phénomène que nous étudions, et aussi de son unité.

Faute de détails plus précis, nous devons nous en tenir à cette notion générale qui s'applique du reste non seulement à la gazéification des celluloses, mais aussi à celle de tous les résidus de fermentation, butyrates, acétates, oxalates de chaux que nous avons rencontrés jusqu'ici. Il arrive, pour toute substance en voie de dégradation microbienne, un moment où elle ne peut plus entretenir la vie anaérobie : c'est alors les êtres aérobies qui en prennent possession, et pour peu qu'elle soit exposée à la sécheresse, ce sont les mucédinées qui s'implantent, parce que leurs filaments mycéliens leur permettent de la supporter. Chacune d'elles laisse, comme résidu de son action, une petite quantité de cendre et une petite quantité de tissu vivant, formé d'une variété de cellulose que le végétal ne détruit pas, puisqu'il la fabrique, mais qui forme à son tour un substratum nourricier pour une espèce voisine, qui la brûle, en n'en utilisant à son tour qu'une petite partie pour en former des tissus vivants qu'une troisième espèce, ou la première, détruit à son tour, de sorte que tout finit par retourner à l'atmosphère et à l'eau. Le cycle est terminé et un autre recommence.

## BIBLIOGRAPHIE


Reiset. *Comptes rendus*, 1868.

Duchevain. *Ann. agronomiques*, t. X, p. 395.

U. Gayon. *Comptes rendus*, t. XCIII, p. 528, et *Procès verbaux de la Société des sc. phys. et nat. de Bordeaux*, 1883 et 1884.

Schloesing père et fils. *Ann. agron.*, t. XVIII, p. 5, 1893.

Hébert. *Comptes rendus*, t. CX, p. 969, t. CXV, p. 1321, 1892.

Schloesing. *Id.*, t. CIX, p. 835, 1889.

Hartig. *Untersuch, aus dem Forstbot. Institut zu Munchen*, 1883. Voir aussi : Der Wurzelpilz des Weinstockes, *Dematophora necatrix*, Berlin, 1883.

Behrens. *Centralbl. f. Bakt*, IIe p. t. III, pp. 584, 639, 783, 1897.

## CHAPITRE XXIII

### MODES DIVERS DE DESTRUCTION DE LA CELLULOSE DANS LA NATURE

Quelque imparfaites que soient encore les notions théoriques que nous venons de résumer sur les modes divers de fermentation des diverses celluloses, nous n'en avons pas moins à nous en servir pour ébaucher une explication de ce grand phénomène de la destruction de la cellulose dans la nature. Je dis grand, parce qu'il s'agit de contrebalancer constamment l'action de la végétation sur le globe. La lumière du soleil, aidée de l'acide carbonique de l'air et de l'eau, édifie constamment, sous forme de feuilles, de tiges, de végétation herbacée, de racines, des milliards de tonnes d'une matière dont le rôle est précisément d'être résistante, et de fournir à la fois substance et support aux phénomènes de la vie. Les bois les plus durs ont été d'abord sous forme gazeuse, puis substance liquide, puis une substance gélatineuse insoluble, comme l'amidon, puis une matière résistant aux acides et aux alcalis, comme le ligneux. Il s'est superposé, pour produire un squelette végétal, une écorce surtout, ou une cuticule de feuille, destinée, comme l'écorce, à résister aux agents extérieurs, une foule d'actions chimiques et physiques, qui peu à peu ont serré les tissus, les ont contractés et par là consolidés. Comme ces tissus ne sont pourtant pas immortels, comme le monde est arrivé de ce côté aussi à une sorte d'état d'équilibre, il s'en détruit autant qu'il s'en forme, et il serait intéressant de savoir par le menu comment se fait la dislocation de cet ensemble, par quel mécanisme se produisent les changements physiques qui ramènent les pailles les plus dures à l'état gélatineux par lequel elles ont passé en s'édifiant, et quelles sont les dégradations chimiques qui ramènent ces masses gélatineuses, redevenues nutritives pour les microbes, à l'état d'eau et d'acide carbonique qui leur a servi de point de départ.

**301. Purification des eaux d'égout.** — Ce problème n'est pas autre il est vrai, que celui qui se pose pour une matière organique quelconque. Mais il présente ici un intérêt particulier, à raison de la résistance apparente de la matière à laquelle nous avons affaire. Sitôt que la cellulose est arrivée à l'état de sucre, nous ne sommes plus embarrassés d'elle ; elle entre dans le grand courant des matières solubles et nutritives pour les microbes. Mais comment arrive-t-elle à se solubiliser ? C'est là ce que nous savons mal. Nous sommes très pauvres en renseignements sur ce point même à propos du fumier, ainsi que nous venons de le voir, et pourtant, là, nous avons l'aide des matières azotées solubles, qui permettent la formation de milieux nutritifs pour les ferments des matières hydrocarbonées. Nous avons même le concours, que nous avons invoqué dans nos explications, des ferments des matières azotées. Mais comment se fait la disparition constante des racines enfoncées dans le sol, des feuilles ou de la végétation herbacée qui en tapisse la surface, des arbres restés debout qui pourrissent en plein air. Dans tous ces cas, la matière azotée soluble ne reste pas en contact avec la cellulose ; elle est constamment lavée et entraînée par les pluies, et pourtant les tissus qu'elle a abandonnés n'en passent pas moins avec le temps à l'état d'eau et d'acide carbonique. Pour donner à la question un caractère plus incisif, que deviennent les quantités énormes de cellulose à peu près pure préparées sous forme de papier à la surface du globe ?

Ce papier, surtout abondant dans les villes, arrive surtout aux égouts et aux fosses d'aisances, et le premier travail qu'il subit est un travail d'émiettement. La longue macération dans la fosse d'aisances, et dans l'égoût, une circulation plus ou moins rapide et les frottements qui en résultent, soit le long des parois, soit avec le sable qui est entraîné aussi, font que ses fibres entremêlées se séparent bientôt. Un commencement de fermentation les gélatinise en partie et favorise cette séparation. Mais, étant donnée la lenteur ordinaire de la transformation des matières cellulosiques, on peut admettre qu'il n'y a aucune fermentation un peu active pendant le séjour dans la fosse d'aisances ou dans l'égout. Ce qui fermente, c'est la matière albuminoïde, et les produits gazeux sont surtout de l'hydrogène, de l'ammoniaque, mélangée d'hydrogène sulfuré et de sulfhydrate d'ammoniaque ou de mercaptan.

Grâce à cette différence dans la facilité et par suite dans la vitesse de la fermentation, il y a séparation de plus en plus marquée entre les matières cellulosiques, qui restent à l'état de division plus ou moins complète, mais n'ont pas subi à proprement parler de liquéfaction ni même de gélatinisation, et les matières azotées qui se liquéfient peu à peu, en vertu de l'action des diastases microbiennes sécrétées dans le milieu. Qu'il survienne un arrêt dans le courant de l'égout qui emporte tout, et il va se former une couche, surtout cellulosique, pauvre en matières azotées, pendant que les matières azotées solubles seront emportées par le courant, où elles continuent à fermenter jusqu'au moment de l'épandage, ou de leur arrivée dans un cours d'eau, où le phénomène commencé se termine comme nous l'avons vu dans le tome I de cet ouvrage.

Revenons au dépôt cellulosique, le seul qui nous intéresse ici. Ses éléments sont très divers au sortir d'une grande ville. S'il n'est composé que du papier des fosses d'aisances, qui y arrive tout effiloché, le dépôt est naturellement peu abondant. Il grossit beaucoup quand le service de la voie publique se fait par l'égout, par suite des apports de paille provenant sourtout du crottin des chevaux. Cette paille résiste à l'effilochage que subit le papier, d'abord parce que son tissu est plus serré, puis parce que les corps gras dont elle est naturellement revêtue la maintiennent à la surface du courant dans l'égoût, et lui sont ainsi une sauvegarde. Mais cette matière grasse ne tarde pas à être attaquée et saponifiée par l'alcalinité de plus en plus grande du liquide, et la paille tombe alors au fond, où elle forme un dépôt très résistant, et très encombrant par cela même.

C'est ce qui arrive à l'usine de Colombes, qui refoule sur les hauteurs de Cormeilles les eaux d'égout destinées à desservir les champs d'irrigation de la ville de Paris. Les eaux venues de Clichy déposent dans des bassins, dits de dégrossissage, dans lesquels le courant se ralentit, des débris divers parmi lesquels dominent des brins de paille, et de puissantes dragues à machoires, supportées par des ponts roulants, sont constamment occupés à écrémer ce dépôt qui finirait par colmater les champs d'irrigation, à cause de la lenteur avec laquelle les ferments l'attaquent.

Ces matériaux sont très pauvres en azote : les agriculteurs n'en veulent pas, et on comprend combien il serait utile de s'en débarrasser sur place, au lieu de faire des dépôts qui vont sans cesse en grandissant, ou de les rejeter en Seine.

**302. Procédé du Septic Tank.** — C'est à obvier à cet inconvénient que pourrait servir, s'il faut en croire les inventeurs, la méthode du *Septic Tank* ou réservoir septique. Les eaux à épurer sont réunies d'abord dans une petite chambre, où leur courant s'amortit et dans lequel elles déposent les sables qu'elles entraînent. De là elles passent par une ouverture placée un peu au-dessous du niveau dans un réservoir maçonné et cimenté qui est le

*Septic Tank.* Ce réservoir, très allongé, reçoit l'eau par une extrémité et la laisse échapper par l'autre. Le débit est calculé de façon qu'en moyenne il mette **24** heures à se remplir. L'eau y séjourne donc **24** heures, pendant lesquelles non seulement elle se dépouille de tous les matériaux, même les plus légers qu'elle tenait en suspension, mais encore fermente de façon à subir des transformations résumées dans le tableau suivant, dû à M. Rideal. Les chiffres sont des millionnièmes ou des milligrammes par litre.

| | A l'entrée | A la sortie du réservoir |
|---|---|---|
| Extrait sec........... | 468 | 486 |
| Ammoniaque libre.... | 36 | 49 |
| Azote albuminoïde.... | 140 | 6,4 |
| Nitrates.............. | 0 | traces |
| Azote des nitrates.... | 0 | 0,4 |
| Azote total........... | 73 | 62,7 |
| Azote organique...... | 44 | 22 |

Avec l'interprétation que nous avons donnée dans le tome I de cet ouvrage (ch. XXIII) au sujet des dénominations de la première colonne du tableau, nous voyons bien qu'une partie de la matière albuminoïde se dégrade, fermente et donne de l'ammoniaque en traversant le réservoir où la vie est sûrement anaérobie. Il y a donc, dans le réservoir, comme dans le fumier, intervention, et probablement concours des ferments anaérobies des matières azotées. Ce qui nous intéresse surtout ici, c'est la disparition des matériaux déposés au fond du réservoir.

Là dessus les renseignements fournis par le « syndicat des réservoirs septiques » sont très nets. Les couches de boue au fond du réservoir paraissent s'accroître très peu en épaisseur : c'est donc qu'une fermentation s'y établit, qui fait équilibre à ce qui arrive, Mais quelles sont les conditions qui assurent l'établissement de cette fermentation, puis sa régularité, c'est ce sur quoi on ne trouve aucun renseignement dans les documents publiés.

Qu'une pareille fermentation soit possible, cela n'est pas douteux ; qu'elle ait pu même s'établir spontanément, ou à la suite d'un ensemencement convenable, dans certaines stations telles que celles d'Exeter, de Westminster, c'est ce qui semble assuré. On a même pu répéter, sur quelques-uns au moins de ces réservoirs, l'expérience de Gayon sur du fumier en fermentation, et brûler les gaz qui en sortent dans un bec de gaz ordinaire, après les avoir fait sans doute barboter dans l'eau de chaux pour les débarrasser de leur acide carbonique. Deux de ces mélanges combustibles, analysés par M. Rideal, avaient la composition suivante.

| | I | II |
|---|---|---|
| Acide carbonique....... | 0,6 | 0,3 |
| Méthane............... | 24,4 | 20,3 |
| Hydrogène............ | 36,4 | 18,2 |
| Azote par différence... | 36,8 | 61,2 |

La présence du méthane témoigne de l'apparition d'une fermentation forménique, accompagnée sans doute d'une production d'acide carbonique dont l'absence ne s'explique que par le lavage à l'eau de chaux auquel on a soumis le gaz avant de l'analyser. Mais cette fermentation n'est pas pure, ainsi que le montre la présence d'une dose parfois assez considérable d'hydrogène. Enfin, l'abondance de l'azote et la présence de l'hydrogène font que ce gaz n'est sans doute qu'un médiocre combustible et encore un plus mauvais éclairant.

Si dans cette question des réservoirs septiques, il y a une affaire industrielle, on peut dire qu'elle n'est pas mûre. Il faudrait d'abord l'étudier scientifiquement. On a le droit de croire à l'existence d'un réservoir, septique ou non, duquel ne pourraient ressortir, sans avoir été totalement liquéfiées et en partie gazéifiées, des quantités considérables de produits cellulosiques. Il suffirait de faire l'éducation de ce réservoir à ce point de vue, c'est-à-dire d'y provoquer une fermentation forménique régulière et active. Il faudrait chercher les conditions de température, de milieu, de nature de cellulose, et proportionner la vitesse d'écoulement ou les dimensions du réservoir suivant la vitesse reconnue au phénomène. Mais l'expérience apprend que les conditions d'une fermentation sont d'autant plus étroites que la fermentation est plus rapide, et il est assuré qu'un réservoir fonctionnant très bien avec une certaine eau d'égout ne fonctionnerait plus aussi bien, si on y changeait l'eau ou la température, ou bien encore si on changeait des filaments de papier pour des brins de paille. En d'autres termes, quand on voit la peine qu'a un distillateur de betteraves ou de mélasses à maintenir dans son usine des fermentations régulières, alors qu'il est à peu près maître de la matière fermentescible, du ferment et de la température, on a peine à comprendre, comment une cuve maçonnée, s'appelât-elle *Septic Tank*, peut maintenir une fermentation forménique régulière dans la masse hétérogène et variable des substances cellulosiques qui lui arrivent par l'eau d'égout.

Ce qu'elle semble pouvoir assurer, par exemple, dans certains cas, c'est une sorte d'équilibre entre les matériaux qui lui arrivent à l'état solide et ceux qui se solubilisent dans la couche vaseuse qui en remplit le fond, et dans le chapeau volumineux, boursouflé, fendillé, que la poussée des gaz amène et maintient à la surface. Au bout de quelque temps de fonctionnement, ni le dépôt de fond, ni le chapeau n'augmentent. Mais si cette liquéfaction des matériaux solides est une condition favorable à une épuration ultérieure, elle ne constitue pas une épuration. Il eût été intéressant de montrer par des analyses le *quantum* de matériaux gazéifiés par passage dans le *Septic Tank*. Tout ce que nous savons sur ce sujet, c'est qu'il se forme environ 8 mètres cubes de gaz pour 100 mètres cubes d'eau d'égout fermentée. C'est peu. On ne peut pas calculer, même approximativement, à quelle fraction de la matière apportée correspond cette gazéification, parce qu'on ne sait pas la composition de l'eau d'égout, et que les gaz, dont l'analyse a été citée plus haut, étaient très probablement débarrassés de leur acide carbonique. Pourtant, en admettant que tous ces gaz proviennent de la matière organique, ce qui n'est pas, comme le démontre la présence d'une dose assez considérable d'azote, en admettant que les 8 mètres cubes dégagés pèsent 10 kilogrammes, ce qui est certainement excessif ; en admettant enfin que les eaux d'égout sont comparables à celles de Paris, et contiennent environ 2 kil. de matières organiques solides ou liquides par mètre cube, ce qui est inférieur à la réalité, on voit qu'il y a une gazéification de 10 kilogrammes sur 200 kilogrammes de matière. C'est tout au plus 1/20, et même ce chiffre semble surprenant.

Les chiffres que nous avons cités plus haut sont d'accord avec cette conclusion, malgré leur caractère fruste. On y voit d'abord que l'eau, à la sortie de la fosse septique, est plus chargée qu'à l'entrée. Ce qui y est donné comme extrait se rapporte probablement à l'eau filtrée à l'entrée et à la sortie, et le chiffre a augmenté. L'augmentation de l'ammoniaque libre, et, malgré ce qu'ils ont d'incertain, les chiffres relatifs à l'azote albuminoïde témoignent que la fermentation a fait son œuvre pendant le séjour dans la fosse. On s'explique assez mal l'apparition des nitrates dans une masse aussi chargée de matière organique et dans un milieu anaérobie. Mais la comparaison des chiffres d'azote total à l'entrée et à la sortie montrent que l'épuration n'a guère avancé pendant le séjour dans le réservoir.

**303. Lits bactériens.** — Aussi le complément nécessaire de ce procédé est un passage à travers des bassins, remplis de scories, de machefer ou de matières poreuses, et sur lesquels on fait arriver les eaux sortant du *Septic Tank*. On laisse ces eaux en contact pendant deux heures avec les scories, puis on les évacue et on laisse quatre heures pour s'épurer à celles dont la masse est restée imbibée. L'ensemble de l'opération est de huit heures, et chaque lit bactérien sert ainsi trois fois en vingt-quatre heures. Ici encore on peut s'attendre, avec ce que nous savons, à voir l'action des aérobies, qui arrivent à peupler le lit, amener des oxydations nouvelles. Mais nous pouvons douter aussi, avec ce que nous savons, que cette action de quatre heures soit bien puissante. L'expérience est en parfait accord avec cette conclusion. Voici, en effet, les chiffres correspondant à ceux que nous avons donnés plus haut, mais ils se rapportent maintenant à l'analyse, par les mêmes méthodes, de l'eau à la sortie des lits bactériens.

| | |
|---|---|
| Extrait sec............ | 424 |
| Ammoniaque libre...... | 125,8 |
| Azote albuminoïde..... | 4,5 |
| Nitrites................ | traces |
| Azotes des nitrates..... | 3,0 |
| Azote total............ | 45 |
| Azote organique....... | 22 |

Il y a bien des singularités dans ces chiffres donnés comme comparatifs. C'est ainsi qu'une eau donnée comme contenant à sa sortie du réservoir 63 mgr. d'azote total, et 49 mgr. d'ammoniaque, en tout 103 mgr. d'azote, en contient 149 à la sortie des lits bactériens dont 104 à l'état d'ammoniaque. En tablant pour tant sur les chiffres fournis, nous pouvons faire les remarques suivantes.

Le chiffre pour l'extrait sec n'a pas beaucoup varié, de 1/10 environ ; mais il n'y a guère de conclusion à tirer de ce fait, car nous ne savons pas ce qu'il y avait dans cet extrait de matières minérales et de matières organiques. L'augmentation des chiffres relatifs aux nitrates n'a pas de quoi surprendre ; il est clair que dans les lits bactériens, il doit se faire une nitrification. Mais l'intéressant est de savoir à quelle fraction de l'azote total correspond cette nitrification. On voit qu'elle est de 1/15 environ.

Concluons donc que cette méthode n'est pas à elle seule, comme on l'a dit, une méthode d'épuration. Elle peut être un adjuvant possible aux méthodes d'épuration par le sol, mais elle ne peut les remplacer. C'est sur le grand champ de la nature que se défait ce qui a été construit sur ce même champ. Mais nous ne sommes pas encore prêts à aborder ce grand problème de la production et du maintien de la couche arable superficielle qui suffit à la production et à la destruction des végétaux et des animaux. Il faut pour cela avoir étudié la matière azotée, et nous retrouverons dans un autre volume le problème de la destruction végétale que nous abandonnons ici.

**304. Conséquences géologique.** — La fermentation forménique mérite encore d'être envisagée à un autre point de vue. Nous avons vu qu'elle est une combustion intérieure, et qu'elle aboutit par conséquent d'un côté à une combinaison plus oxygénée, et de l'autre à une combinaison moins oxygénée, contenant par conséquent plus de carbone et d'hydrogène que la substance originelle. C'est dans ce cas le formène.

Supposons que ce corps, au lieu d'être gazeux, soit liquide ou solide, comme quelques-uns de ses congénères. Ce serait un combustible, une sorte de houille. Au lieu de s'être répandu dans l'air au moment de sa formation, il serait resté sur place. Ce serait un produit minéral, une formation géologique.

Nous sommes donc ainsi tout près du problème de la formation de la houille, de la tourbe, des lignites, et de tous les produits, d'origine évidemment végétale, qui sont en ce moment employés comme combustibles minéraux. Le problème de la formation de la houille n'est pas encore résolu, et tout ce que nous pouvons faire, c'est d'examiner en quoi ce que nous venons d'apprendre sur la fermentation forménique peut servir à l'éclairer.

Deux choses peuvent et doivent nous rester dans cette

étude. La première, c'est que la même fermentation n'atteint pas, en général, tous les tissus d'une même plante, et qu'il peut y en avoir qui conservent leur structure là où d'autres sont complètement détruits. Nous trouvons dans la houille des portions de tissus admirablement conservés, et ce qui prouve bien qu'ils proviennent de procès de fermentation analogues à celui que nous venons d'étudier, c'est d'abord qu'on retrouve dans ces tissus des formes de bacilles et de spores analogues à celles que nous avons décrites, comme l'ont montré les travaux de M. B. Renault. C'est aussi que, avec ceux que nous savons manier, nous pouvons reproduire, avec les espèces végétales actuelles le mode de destruction que ces mêmes espèces présentent dans la houille, et que les portions qui sont respectées sont les mêmes dans les deux cas.

Ainsi, M. Van Tieghem a vu qu'avec de jeunes racines d'if ou de cyprès, le *bacillus amylobacter* attaque la plupart des tissus et dissout complètement les membranes cellulaires. Dans l'écorce, tout le parenchyme ordinaire, puis l'assise à cadres épaissis, puis enfin l'endoderme disparaissent peu à peu, ne laissant subsister à la périphérie que les sommets cutinisés des cellules épidermiques, dont la réunion forme la cuticule. Dans le cylindre central, l'assise rhizogène, les faisceaux libériens et le tissu conjonctif sont progressivement détruits, ne laissant subsister au centre que la bande des vaisseaux sculptés. De toute la racine, il ne reste donc en définitive que la cuticule et les vaisseaux. Or, dans les très nombreuses radicelles des préparations de M. Renault qui se rapprochent des radicelles d'ifs et de cyprès par leurs caractères anatomiques, et notamment par les cadres épaissis qui renferment les cellules de l'avant-dernière assise corticale, on ne trouve comme résidu de fossilisation que la cuticule et les vaisseaux. On pourrait tirer des arguments tout pareils de l'étude des feuilles.

Voilà pour ce qui concerne la différence des celluloses

vis-à-vis du même bacille. De même divers bacilles peuvent se comporter tout différemment vis-à-vis de la même cellulose : il y en a qui se refuseront absolument à l'attaquer, d'autres qui la solubiliseront avec une lenteur très grande, et pourront par conséquent la faire disparaître, s'ils en ont eu le temps, ou la laisser reconnaissable au microscope, ou à peine gonflée et gélatinisée, lorsque leur action aura été interrompue par une cause quelconque. Enfin il pourra y avoir d'autres microbes qui la détruiront de préférence à toute autre. Si on réfléchit maintenant qu'il a dû arriver, dans les âges géologiques, ce qui arrive encore aujourd'hui, que sur le même cadavre végétal, des centaines d'espèces ont pu se donner rendez-nous pour agir simultanément ou se succéder, qu'autrefois, comme maintenant, la présence ou l'absence de la chaux, la constitution du milieu, son alcalinité ou son acidité, sa température ont eu un rôle important à jouer, on voit qu'il est difficile de sortir des généralités, et que si nous avons une idée des circonstances qui ont pu présider à la formation de la houille, nous ne sommes nullement en mesure d'en écrire les détails.

Le point le plus essentiel de cette histoire nous manque. Nous allons voir tout à l'heure que dans les tourbes, les lignites, la houille, il y a, pour la même quantité de carbone que dans la cellulose dont elles proviennent, moins d'hydrogène et d'oxygène. Les fermentations qui ont présidé à la transformation sont donc désoxydantes et déshydrogénantes, Or, aucune des fermentations que nous connaissons ne conduit à ce résultat. Celle qui enlève d'un seul coup tout l'oxygène, et qu'on peut schématiquement écrire, en appelant $(C^6H^{10}O^5)^n$ une cellulose,

$$(C^6H^{10}O^5)^n + nH^2O = 3nCO^2 + 3nCH^4$$

ne donne qu'un produit gazeux, le formène. Les autres fermentations qui donnent de l'acide carbonique et de l'hydrogène fournissent des acides gras comme $C^2H^4O^2$, $C^3H^6O^2$

$C^4H^8O^2$, moins oxygénés que la cellulose initiale, mais dans lesquels le rapport de l'hydrogène au carbone est plus grand que dans la cellulose brute, et dont aucun n'est en outre solide ou n'a la moindre ressemblance d'aspect avec les bitumes ou la houille. Enfin, dans la masse de fermentations de cellulose, ensemencées spontanément ou mises en train avec quelques gouttes de purin, il n'y en a qu'une seule, à ma connaissance, où on ait constaté que le résidu s'était enrichi en carbone. C'est une fermentation de *Zanichellia dentata*, faite par Bœhm, dans laquelle le résidu resté dans le flacon contenait, en bloc, 54,5 de carbone, tandis que la cellulose ordinaire n'en contient que 44,4 0/0. En somme, les microbes qui peuvent encore agir comme ils l'ont fait aux temps de la houille, donner des produits bruns, insolubles, et plus riches en carbone que la cellulose initiale, nous sont encore inconnus, et s'ils existent encore à la surface du globe, ils agissent dans des conditions différentes de celles que nous réunissons aujourd'hui autour de nos fermentations de cellulose.

Nous allons voir, en étudiant les diverses matières combustibles auxquelles ils ont donné naissance, que les microbes des tourbes, lignites, houilles, anthracites, semblent avoir eux-mêmes travaillé dans des conditions très différentes. Ici, nous ne pouvons que prendre pour guide les beaux travaux que M. B. Renault a consacrés à l'étude de cette question.

**305. Tourbes.** — Commençons par les tourbes, qui se produisent encore de nos jours. Elles sont formées par l'accumulation de débris végétaux qui ont résisté à des macérations prolongées. En examinant les fragments de bois le mieux conservés, M. B. Renault y a trouvé des microbes nombreux appartenant tant au monde des champignons qu'à celui des bactéries et coccus. On les trouve noyés dans une sorte de pulpe, formée évidemment des parois amollies et comme gélatinisées des cellules. Cette pulpe relie et noie comme une gelée les cellules et les débris végétaux qu'elle contient, provenant de dislocations plus profondes des parties plus altérables de la plante, et qui sont l'amidon, les cellules à minces parois, les fibres ligneuses, les vaisseaux. Les seules parties qui restent au bout d'un temps assez long, sont les cellules d'épiderme, le liège, les cuticules, les grains de pollen, les spores.

Pour mesurer le degré de transformation, nous comparerons les rapports O/C et H/C de l'oxygène et de l'hydrogène au carbone dans la tourbe et dans la cellulose initiale.

Pour la cellulose, on a :

$$\frac{O}{C} = \frac{1}{0,9}$$

et

$$\frac{H}{C} = \frac{1}{7,2}$$

Pour les tourbes, en moyenne :

$$\frac{O}{C} = \frac{1}{1,8}$$

et

$$\frac{H}{C} = \frac{1}{9,8}$$

Il y a donc eu une perte importante d'oxygène et une perte faible d'hydrogène.

Dans une même tourbière les corrosions sont irrégulières d'un point à l'autre. Cependant la matière pulpeuse que nous avons signalée comme ciment va en croissant à mesure que la tourbe est plus profonde, c'est-à-dire plus ancienne et plus faite. Si on prend exemple sur ce qu'on voit encore aujourd'hui, la tourbe se forme sur des sols mouillés, et non pas inondés, formant des cuvettes sur lesquelles le tissu spongieux du sol retient l'eau qui ne s'égoutte pas.

**306. Lignites.** — Les lignites se forment au contraire dans des eaux peu profondes, assez aérées pour permettre la vie de nombreux infusoires, parmi lesquels des diatomées, qui aiment les eaux courantes. Une autre preuve est que les lits de lignites sont souvent intercalés entre des feuillets argileux témoignant de troubles temporaires dans l'eau qui les baignait. La masse des lignites est surtout faite de nombreux débris d'écorces, tissus ligneux, feuilles, spores, grains de pollen. Les bactériacées y existent en abondance, de même que des mycéliums de champignons appartenant surtout au groupe de Hyphomycètes. On y retrouve la masse gélatineuse et fondamentale des tourbes.

Pour ces lignites les plus parfaits, on a trouvé :

$$\frac{O}{C} = \frac{1}{3,6} \qquad \frac{H}{C} = \frac{1}{12,6}$$

Les lignites sont donc des produits de décomposition plus avancée que les tourbes, et comme ils sont formés des mêmes éléments ligneux, il est nécessaire de les rapprocher et de ne rapporter leurs différences qu'à des différences dans les conditions de milieu qui ont présidé à leur formation.

Un de ces lignites a fourni à M. B. Renault matière à une observation intéressante : ce sont les lignites du Culm inférieur du bassin houiller de Moscou. Les seules parties qui y soient reconnaissables sont des cuticules de lycopodiacées arborescentes voisines des Lepidodendrons et nommées Bothrodendrons. Elles sont noyées dans une masse noire amorphe. Elles sont couvertes à la surface de bactériacées, à la façon des masses cellulosiques des expériences de M. Omeliansky (**454**), et ont été corrodées peu à peu sans changer de nature, car, soumises à l'analyse séparément, elles ont donné des nombres comparables à ceux qu'on trouve dans l'analyse de cuticules d'agave et de lierre. Le travail microbien sur ces cuticules ne ressemble donc pas à ce qu'il était au même moment sur d'autres portions du végétal qui devenaient du lignite, alors que la cuticule conservait sa composition. Ceci nous donne une idée de la variété des actions qui ont pu collaborer pour former la plus petite portion d'un lignite, et tout est bien d'accord avec les notions générales que nous avons recueillies.

**307. Bogheads.** — Passant par dessus quelques termes intermédiaires, j'arrive aux bogheads et houilles qu'il faut, il semble, bien distinguer des tourbes et lignites en ce que leur matière fondamentale présente les caractères d'un bitume. Elle est attaquable par les oxydants (acide azotique et chlorate de potasse, acide chlorhydrique et nitrate de potasse, etc.). Cette matière fondamentale est distribuée dans la masse comme celle des lignites, elle a évidemment la même origine ; la preuve, c'est qu'il y a des lignites dans lesquels on trouve à la fois des fragments de bois attaqués à la façon usuelle pour les lignites, et d'autres dont la décomposition est comparable à celle des végétaux de la houille. Ceci prouve que le degré d'avancement de ces transformations ne dépend pas seulement du temps, mais qu'il est pourtant plus avancé dans les bogheads que dans les lignites.

A cela près, nous retrouvons les mêmes constatations. Les bogheads peuvent être regardés, sur tous les points du globe où on les rencontre, comme résultant de l'agglomération, au fond de lacs généralement peu étendus, d'une quantité prodigieuse d'algues microscopiques, vraisemblablement gélatineuses, dont la composition s'est modifiée par la macération aidée du travail microbien. Ces algues sont différentes de bassin à bassin. A Autun, ce sont des espèces de protococcus, des *Pila,* au milieu desquels on ne voit guère que des microcoques. Les bacilles sont rares ou absents. Les bogheads de la Nouvelle-Galles du Sud sont formés de lits horizontaux d'une autre algue, nommée *Reinschia Australis*, voisine des Volvocinées. D'une manière générale, les diverses espèces de *Pila* appartiennent de préférence aux bogheads de l'hémisphère nord, les *Reinschia* à l'hémisphère sud.

L'espèce ou le genre de l'algue ne semble pas avoir eu d'influence sensible sur la composition des bogheads, qui semblent caractérisés par ceci, que la matière de l'algue a subi une désoxygénation presque complète, tandis que l'hydrogène a peu varié. On a trouvé en effet pour ce boghead d'Autun les chiffres suivants :

$$\frac{O}{C} = \frac{1}{80}$$

et

$$\frac{H}{C} = \frac{1}{7,2}$$

et la matière qui reste a pour formule brute $C^2H^3$.

Il est clair qu'on peut toujours trouver une formule de transformation qui, de la cellulose $C^{12}H^{20}O^{10}$, conduise au résidu $C^2H^3$. Celle que M. B. Renault propose est la suivante :

$$C^{12}H^{20}O^{10} = 2C^2H^3 + 5CO^2 + 3CH^4 + 2H$$

qui n'est pas, comme nous le verrons, la seule formule possible, mais qui est, en somme, la formule d'une fermentation forménique, et explique la formation de l'hydrogène carboné ; du grisou des mines de houille. Elle a un autre avantage, c'est de montrer que le boghead ne contient qu'une partie minime, un tiers environ du carbone de la plante initiale. Nous allons retrouver tout à l'heure cette question à propos des houilles. Concluons seulement pour le moment que nous ne connaissons aucune espèce microbienne pouvant donner une fermentation de cette nature.

**308. Houille.** — Nous laissons de côté les cannels qui diffèrent surtout des bogheads en ce que, d'ordinaire, ils ne contiennent pas d'algues : il y a surtout des spores et des grains de pollen, et en général des débris résistants de végétaux cryptogames, dont le dépôt s'est fait, comme celui des bogheads, au sein d'eaux peu agitées. J'arrive aux houilles, chez lesquelles nous retrouvons des bactéries diverses et des microcoques nombreux, aux prises avec des végétaux différents de tous ceux que nous avons rencontrés jusqu'ici. Ce sont des bois d'*arthropitus*, de cordaïte, des débris de fougères, de feuilles variées, des fructifications diverses. Ces débris végétaux sont juxtaposés dans le même morceau de houille, y sont inégalement altérés. Lorsqu'on tombe sur un fragment qui n'a pas subi d'écrasement, on trouve que les membranes moyennes des tissus houillifiés persistent et se traduisent par une ligne plus claire englobant une masse centrale formée, autant qu'on peut le voir, de cette substance bitumineuse dont nous parlions tout à l'heure à propos des bogheads. Les vaisseaux se comportent de même, et on y voit, grâce à leur transparence relative, des filaments de mycéliums de champignons saprophytes, qui se rapprochent beaucoup des filaments d'hyphomycètes du bois des tourbières, de sorte qu'il faut admettre que le premier stade de formation de la houille s'est fait par un mécanisme analogue à celui qui donne les tourbes et les lignites, c'est-à-dire dans des marais tourbeux où a été faite une longue macération, tantôt à l'abri de l'air, tantôt à son contact. Le mélange en macération étant plus varié que dans aucun des cas qui précèdent, il devait y avoir une plus grande variété de microbes en action, par conséquent une altération plus profonde, conduisant à la disparition complète des parties qui étaient envahies par les fermentations que nous connaissons aujourd'hui, et à la préservation de celles qui ont persisté.

Ces matériaux tourbeux ou ligniteux, encore mous, pourrissant dans des deltas ou dans des lagunes, soumis à des variations de niveau d'ordre climatologique ou géologique, ont pu, lorsqu'ils étaient émergés, nourrir des végétations nouvelles de végétaux aquatiques (Sigillaires, Lepidodendrons, *Stigmaria*, Fougères). Puis est venue la crise finale. Sous l'influence du changement de relief du sol, ces marais, ces lagunes ont été balayés par masses, parfois considérables, et entraînés dans des cavités plus profondes où se sont déposés, en couches superposées, des matériaux entraînés par une même crue ou par des crues successives. Là, une compression lente et régulière a réduit le volume des matériaux en voie de houillification. Puis à leur tour, quelques-uns de ces dépôts de fond ont été remaniés par des accidents géologiques, asséchés. Ce sont nos bassins houillers d'aujourd'hui.

Mais si l'histoire générale de la formation des houilles est connue dans ses linéaments principaux, ce qu'elle a d'essentiel est encore inexpliqué : c'est le mécanisme de la houillification, de la formation de cette matière amorphe et noire pénétrant la masse de débris figurés des lignites, des bogheads et des houilles.

Dans les houilles, la transformation subie par la cellulose initiale est différente de ce qu'elle était avec les bogheads. Les caractéristiques des houilles les plus pures sont données par les rapport suivants :

$$\frac{O}{C} = \frac{1}{7,2} \qquad \frac{H}{C} = \frac{1}{17}$$

La perte d'oxygène est donc beaucoup moins grande que pour les bogheads, pour lesquels elle est presque complète. Mais la perte d'hydrogène est plus forte. Le résidu houillifié d'un bois de cordaïte avait une formule brute représentée par la formule $C^8H^6O$, ce qui permit à M. B. Renault d'écrire, pour en expliquer la formation, l'équation suivante :

$$2C^{12}H^{20}O^{10} = C^8H^6O + 7CH^4 + 8CO^2 + 3H^2O$$

où on voit, comme dans celle qui a été donnée à propos des bogheads, la perte en carbone provenant de la houillification, la diminution de volume, la formation de gaz des marais, etc. Mais si nous pouvons, comme toujours, affirmer que cette transformation est surtout d'ordre bactérien, il nous est impossible de la reproduire, et par conséquent la formule qui précède est, comme la précédente, tout à fait hypothétique.

**309. Formules de transformation.** — Quelques remarques sont ici nécessaires au sujet des formules de transformation. Si on part d'un sucre de formule $C^6H^{12}O^6$, on peut toujours trouver plusieurs formules chimiques qui en fassent sortir un résidu $C^aH^bO^c$, où $a$, $b$ et $c$ sont connus d'avance, en donnant un dégagement de formène, d'acide carbonique et une formation d'eau. Ceci veut dire que l'équation

$$nC^6H^{12}O^6 = C^aH^bO^c + pCH^4 + qCO^2 + rH^2O$$

où $n$ est supposé connu, peut toujours être résolue en nombres entiers, car pour évaluer les trois inconnues $p$, $q$, $r$, on a les trois équations :

$$1 \begin{cases} 6n = a + p + q \\ 12n = b + 4p + 2r \\ 6n = c + 2q + r \end{cases}$$

On en tire facilement :

$$p = 3n - \frac{4a + b - 2c}{8}$$
$$q = 3n - \frac{4a - b + 2c}{8}$$
$$r = \frac{4a - 2c - b}{4}$$

Il est à remarquer que $r$ est toujours défini de suite. Il est nul toutes les fois que dans le résidu $C^aH^bO^c$

$$4a = 2c + b$$

et alors la formule donne seulement une fermentation forménique. Tel est le cas quand le résidu est nul, ou, ce qui revient au même, a la formule d'un sucre $C^xH^{2x}O^x$

Mais pour toutes les valeurs de $a$ plus grandes, ou pour toutes les valeurs de $b$ ou de $c$ plus faibles, $r$ est positif.

Supposons par exemple que nous ayons trouvé un résidu $C^{10}H^6O^2$, on a alors :

$$p = \frac{24n - 42}{8}$$

$$q = \frac{24n - 38}{8}$$

$$z = \frac{30}{4}$$

et la formule schématique de la transformation est alors :

$$nC^6H^{12}O^6 = C^{10}H^6O^2 + \frac{24n - 42}{8} CH^4 + \frac{24n - 38}{8} CO^2 + \frac{30}{4} H^2O$$

Il suffit de prendre une valeur de $n$ telle que le plus petit des coefficients affectés à l'acide carbonique soit positif. Prenons par exemple $n = 2$, nous avons l'équation :

$$2C^6H^{12}O^6 = C^{10}H^6O^2 + \frac{6}{8} CH^4 + \frac{10}{8} CO^2 + \frac{30}{4} H^2O$$

Mais prenons $n = 3$, et nous avons de même :

$$3C^6H^{12}O^6 = C^{10}H^6O^2 + \frac{30}{8} CH^4 + \frac{34}{8} CO^2 + \frac{30}{4} H^2O$$

Il y a donc, ainsi qu'on pouvait s'y attendre, une infinité de formules pouvant expliquer la formation d'un résidu de composition quelconque aux dépens d'un sucre. En d'autres termes, le système des 3 équations, $n$ étant considéré comme une variable, est indéterminé. On peut même, par un choix convenable de $n$, faire disparaître le formène ou l'acide carbonique. Bref, il n'y a là qu'un jeu de formules qui n'apporte pas la moindre lumière sur le phénomène.

Il demeure entendu que les formules qui précèdent peuvent servir pour les celluloses, qui ne diffèrent des sucres que par un certain nombre de molécules d'eau, qu'on ajoute au premier membre pour n'avoir pas à chercher de formules nouvelles, et qu'on retrouve au second. Enfin si j'ajoute qu'on pourrait construire de nouvelles formules, comme nous l'avons fait au commencement de ce volume (5), avec l'hypothèse où il ne se dégagerait que de l'hydrogène, formules dans lesquelles rentreraient alors, comme cas particuliers, celles de M. B. Renault, on voit que les formules ne peuvent rien nous dire, et qu'il faudrait, pour savoir ce qu'est la fermentation qui a donné naissance à la houille, pouvoir la reproduire : or, c'est ce qu'on ne sait pas faire.

**310. Résumé.** — Cette longue étude nous a pourtant conduit à quelques conclusions importantes. Nous voyons d'abord que toutes ces substances riches en carbone sont le résultat d'un travail microbien, analogue à celui qui se poursuit encore dans les tourbières, et probablement aussi dans la terre arable, car là aussi nous avons des décompositions végétales qui s'accomplissent avec formation d'une sorte de terreau où apparaît la couleur noire caractéristique de tous les charbons géologiques. Cette teinte noire des fumiers, de l'humus, semble résulter, partout où elle se manifeste, d'une action simultanée de l'oxygène de l'air et d'un alcali. Peut-être n'a-t-on pas assez tenu compte de cette remarque dans les fermentations de cellulose faites pour rechercher l'origine de la tourbe. Les fermentations que nous venons d'essayer de reconstituer sont peut-être de cet ordre-là.

Nous voyons en outre apparaître nettement, dans les fermentations qui ont donné naissance à la houille, les diverses influences que nous avions annoncées, celle de la nature chimique et du degré physique de résistance de la substance fermentescible, celle de la nature du microbe, celle du milieu ambiant. Nous n'avons pas visé à part celle de la température, qui dépassait vraisemblablement les températures actuelles, parce que cette influence est plus faible que les autres, et reste confondue avec elles. Mais nous en avons dit assez pour qu'on voie que nous n'en savons au fond que très peu sur le phénomène de la houillification. Nous nous expliquons très bien que certaines parties d'une plante complexe aient été respectées pendant que d'autres étaient détruites, que certaines plantes monocellulaires aient résisté, là où d'autres ne laissaient que des débris amorphes. Nous nous expliquons très bien qu'au milieu de ce magma varié qu'est un morceau de houille, on puisse isoler encore des fragments qui ont conservé leur composition originelle, comme l'a fait B. Renault (306). Tout cela, nous pouvons le faire. Ce que nous ne savons pas faire, ni par conséquent expliquer, c'est la formation de cette substance noire et bitumineuse qui semble avoir imprégné tout le magma, d'après les constatations de M. B. Renault. De sorte que la question se pose de savoir si elle provient véritablement d'une transformation du bois, et si elle ne pourrait pas avoir une autre origine. Mais c'est là une question que nous ne pourrons aborder que lorsque nous aurons fait l'étude des matières grasses.

## BIBLIOGRAPHIE

Van Tieghem. *Comptes rendus*, 1879.

B. Renault. *Bull. de la Société d'industrie minérale*, t. XIII, 4e liv., 1899, et t. XIV, 1e liv., 1900. *Congrès des Sociétés savantes*, 1900.

## CHAPITRE XXIV

### FERMENTATION PANAIRE

Après la cellulose, dont nous venons d'étudier quelques-unes des transformations, se présente naturellement l'amidon cru. Celui-ci, lorsqu'il est liquéfié ou saccharifié, se comporte comme un sucre, et nous l'avons assez souvent rencontré dans les études théoriques qui remplissent la première partie de ce volume pour n'avoir plus à y revenir. Mais, au point de vue pratique, il forme la matière première de plusieurs industries : il est en premier lieu le principal intéressé dans la fabrication du pain, où le gluten de la farine ne joue qu'un rôle secondaire ; c'est ce qui donne à la fermentation panaire sa place dans ce volume consacré aux fermentations des hydrates de carbone. De plus, cet amidon sert à obtenir des boissons alcooliques après avoir été liquéfié par d'autres moyens que dans la fabrication de la bière, et ceci nous oblige à faire une place à la fermentation du koji, du saké, de l'arrack et d'autres boissons de l'Extrême-Orient.

**311. Fermentation panaire.** — Voici une fermentation qui nourrit les hommes depuis un temps immémorial, qui a toujours été recherchée pour la saveur et la légèreté qu'elle donne au pain, et qui, malgré ses longs services, est à peine connue dans son essence. Il y a pourtant plus de 50 ans que la science s'interroge sérieusement à son sujet. Thénard y voit une superposition de la fermentation spiritueuse, c'est-à-dire alcoolique, et de la fermentation acide, c'est-à-dire acétique ou lactique. Pour Dumas, la fermentation est une fermentation alcoolique vraie, et l'idée générale qu'il en donne est encore si juste qu'il est bon de la citer *in extenso* comme un résumé des connaissances à son époque (1843).

« Le délayage de la farine avec l'eau, dit-il, hydrate l'amidon et le gluten, dissout le sucre, l'albumine et quelques autres matières solubles.

« Le pétrissage de la pâte, en complétant ces réactions par un mélange plus intime, détermine ainsi la fermentation du sucre, en établissant un contact exact des globules de la levure avec la solution sucrée. L'interposition de l'air, par suite de l'étirage, contribue à favoriser la fermentation comme à diviser et alléger la pâte.

« La pâte distribuée et tournée en pains est maintenue à une température douce par la chaleur du fournil, dans les replis de la toile ou dans les panetons doublés, et on conçoit que ces circonstances favorisent le développement de la fermentation.

« C'est surtout alors que le volume de la pâte augmente régulièrement, car dans tous les points où le produit gazeux de la décomposition du sucre, l'acide carbonique, se trouve enveloppé d'une pâte visqueuse dont le gluten lie les éléments, il reste emprisonné, s'accumule dans les cavités où il pénètre et qu'il agrandit.

« ... La fermentation d'une petite dose de sucre est donc un phénomène nécessaire de la panification, mais la dose en est si petite qu'elle échappe presque au calcul. On peut poser en fait que l'acide carbonique développé par cette fermentation demeure tout entier dans le pain, et qu'il y occupe à peu près la moitié du volume du pain lui-même, à la température de la cuisson, c'est-à-dire à 100°. Il résulte de là qu'il ne faut pas en sucre 1/100 du poids de la farine pour produire le gaz carbonique nécessaire à la fermentation d'un pain bien levé ».

Cette explication générale *prévoyait*, sans les faire, un certain nombre de constatations qui ont été réalisées depuis, et que nous allons passer en revue.

**312. Existence d'une matière sucrée dans la pâte.** — L'existence préalable, dans la pâte, d'un sucre directement fermentescible, n'a pas de quoi surprendre. Les études de Leplay, d'A. Girard, de Brown et Morris sur la germination et la maturation des graminées ont montré que le sucre est la *mutter Substanz*, la matière génératrice de l'amidon dans la graine, qui en contient toujours une proportion variable suivant l'espèce : beaucoup dans le maïs, très peu dans le blé, dès que le grain est bien mûr. Ce sucre est surtout contenu dans l'embryon, que les procédés de mouture respectent ordinairement et rejettent ; mais pour peu que le blé mûr ou que la farine restent humides, il se fait une réaction lente de leurs diastases sur les plus labiles de leurs dextrines ou de leurs amidons, et le sucre y apparaît.

Dans une expérience de Pœhl, des grains de blé, desséchés avec soin à 90°, puis broyés avec de l'alcool à 95 0/0, pour éviter l'action de l'eau pendant le broyage, n'ont pas cédé de sucre à ce dissolvant. Au contraire, d'autres grains simplement séchés à l'air, et contenant encore de ce fait de 10 à 13 0/0 d'eau, broyés aussi dans l'alcool, ont donné des quantités de sucre qui, évaluées en glucose pour 100 parties de grains, étaient

| | |
|---|---|
| Pour le froment de..... | 0,51 à 1,39 |
| Pour l'épeautre ........ | 0,92 à 1,06 |

Chez d'autres céréales, la proportion de sucre dans le grain est encore plus grande. Pillitz donne les chiffres suivants pour la proportion d'eau et de sucre dans 100 parties de diverses farines.

| | Eau | Sucre |
|---|---|---|
| Seigle ..... | 13,85 | 1,87 |
| Orge ...... | 13,88 | 2,43 |
| Avoine..... | 13,61 | 0,32 |
| Maïs....... | 13,89 | 1,38 |

Du grain de blé, malgré l'élimination de l'embryon, le sucre passe en partie dans la farine, où apparaissent, tant en raison de l'humidité qui y reste, que de la chaleur de la mouture et de l'acidité variable du produit, de nouvelles quantités de sucre qui n'augmentent que lentement. Ce qu'il est important de remarquer, c'est qu'elles augmentent beaucoup plus vite lorsque le boulanger les additionne d'eau chaude et maintient la pâte à la température de 30° qui est celle de la mise en fermentation. Ch. Graham a mesuré l'augmentation graduelle des matières solubles par l'eau, dans de la pâte de boulangerie traitée à la façon ordinaire. Il a compris dans cette étude ce qu'il appelle le maltose, la dextrine et les albuminoïdes solubles. Voici les chiffres qu'il a trouvés pour les divers grains.

| Pâtes de | | Maltose | Dextrine | Mat. alb. sol. | Total |
|---|---|---|---|---|---|
| Pains viennois : | après 15 min. | traces | traces | 0,76 | 0,76 |
| » | » 2 heures | 2,41 | 2,17 | 0,58 | 5,16 |
| » | » 4 » | 3,65 | 2,79 | 0,76 | 7,20 |
| » | » 8 » | 4,09 | 4,35 | 1,29 | 9,73 |
| Pains blancs : | après 15 min. | 0,00 | 1,22 | 0,71 | 1,92 |
| » | » 2 heures | 1,57 | 1,48 | 0,58 | 3,63 |
| » | » 4 » | 2,04 | 2,74 | 0,81 | 5,59 |
| » | » 8 » | 3,41 | 2,85 | 1,54 | 7,80 |
| Pains de ménage : | après 15 min. | 1,00 | 1,03 | 0,93 | 3,06 |
| » | » 2 heures | 1,36 | 2,46 | 0,79 | 4,61 |
| » | » 4 » | 4,09 | 2,09 | 1,23 | 7,41 |
| » | » 8 » | 3,93 | 3,79 | 1,42 | 9,14 |
| Farines inférieures : | après 4 heures | 6,82 | 0,43 | 3,19 | 10,44 |
| » | » 8 » | 11,14 | 1,28 | 3,74 | 16,11 |

L'auteur, dans le document que j'ai sous les yeux, ne dit pas expressément si les nombres qu'il fournit se rapportent à 100 de pâte ou 100 de farine. Ils suffisent pourtant pour montrer que le sucre n'est pas fourni du premier coup dans la pâte saine. L'augmentation marche naturellement plus vite encore dans la pâte additionnée de levain. Concluons seulement de ce qui précède que la pâte contient toujours assez de sucre pour fournir à la faible fermentation reconnue nécessaire par Dumas.

**313. Présence de levures dans la pâte.** — Mais la fermentation subie par ce sucre est-elle une fermentation alcoolique? C'est ce qui est moins assuré. La farine n'apporte avec elle, dans la pâte, que peu ou pas de germes alcooliques. En revanche, elle est riche en germes de bacilles ou de végétations diverses, et l'expérience apprend en effet que, mise en suspension dans l'eau et maintenue à l'étuve, elle subit une foule de fermentations acides, putrides, ou se couvre de cryptogames variés. C'est bien rarement qu'elle subit une fermentation alcoolique.

Mais en fait nulle part la pâte de farine n'est abandonnée à elle-même quand il s'agit de faire du pain : on l'additionne toujours de levain, et sous ce nom commun on désigne des choses très diverses d'apparence. Il y a le levain de levure, qu'on fabrique en mélangeant de la farine avec 1 p. 100 de son poids environ de levure de bière ou de levures spéciales fabriquées pour les boulangeries. C'était ce que faisaient déjà les Grecs, qui se servaient, au lieu de levure, de moût de vin en fermentation. Ce levain de levure est fabriqué avec le tiers de la farine, toute la levure, et en général une certaine quantité de lait tiède. On fait une pâte molle qu'on laisse reposer pendant 2 ou 3 heures. Quand la fermentation est établie, on délaie la pâte dans du lait et on incorpore dans ce mélange le reste de la farine, du sel, on pétrit grossièrement, et c'est ce levain qu'on incorpore à la pâte destinée à devenir du pain. Il est clair que dans ce levain, et dans la pâte fermentée qui en provient, on doit trouver des globules de levure.

La chose est un peu plus douteuse pour le levain dit naturel, qu'on obtient en prélevant une portion de pâte bien fermentée. On la repétrit avec de la farine nouvelle et de l'eau, de façon à en faire une pâte ferme qu'on enferme entre des toiles dans une corbeille, et on laisse fermenter jusqu'à ce que le volume ait doublé. A ce moment là la masse doit être élastique et tenace, et répandre une odeur agréable, un peu spiritueuse : c'est le *levain chef*. Son apprêt demande de quatre à cinq heures. Quand il est terminé, on le délaie dans l'eau, et on en fait de nouveau une pâte ferme avec de la farine. Nouvelle fermentation plus courte que la première. Après quoi, de ce *levain de première*, on fait une pâte moins ferme que la précédente, qu'on travaille davantage et dont l'apprêt est encore plus court que celui du levain de première. Ce *levain de seconde* sert à son tour à faire le *levain de tout point*, qui doit avoir en été la moitié du volume de la fournée, et en hiver au moins le tiers. Ce levain est encore travaillé avec plus de soin que le levain de seconde, et sert à faire directement la pâte destinée à la cuisson.

En admettant qu'on soit parti, pour préparer le levain chef, d'une pâte fermentée par le levain de levure, on a ainsi fait une série d'ensemencements successifs, et la question se pose de savoir si la levure s'est multipliée dans chacun d'eux, de façon à être active dans le dernier comme dans le premier. C'est à quoi ont répondu d'intéressantes expériences de M. L. Boutroux.

**314. Travaux de M. L. Boutroux.** — D'anciennes expériences de M. L. Engel, datant de 1871, prouvent que dans le levain de boulangerie, il y a des levures, et Peters, qui a étudié avec soin la flore du levain en Allemagne, y a retrouvé, outre le *saccharomyces minor* d'Engel, deux autres saccharomyces, l'un capable de faire fermenter le sucre, l'autre incapable de donner une fermentation alcoolique et ressemblant au mycoderme du vin. Mais ceci ne résout pas le problème que nous venons de nous poser. Les levains étudiés étaient pris dans le commerce, et les levures qu'on y rencontrait pouvaient provenir soit d'un ensemencement spontané, soit d'un ensemencement direct, soit de la survivance des levures introduites dans le levain chef d'où provenaient ces levains commerciaux. M. Boutroux s'est posé un autre problème. Dans le levain d'une manutention militaire, où on travaillait exclusivement avec du levain, sans jamais l'additionner de levure ni le mélanger avec du levain des boulangeries civiles, il a cherché, par la méthode des ensemencements en milieu sucré, s'il y avait une levure ou des levures alcooliques. Trois fois sur quatre expériences, il en a trouvé, et a pu en isoler trois espèces, dont deux sont capables de provoquer des fermentations vives dans des solutions sucrées. La question était de savoir si ces levures étaient des éléments normaux des levains, c'est-à-dire si elles se reproduisaient dans une série de levains successifs, préparés à la méthode ordinaire, en y conservant leurs propriétés et leurs proportions, ou bien au contraire si elles s'éteignaient en passant de levain en levain, c'est-à-dire de pâte en pâte.

Ce problème d'apparence si simple n'est pas facile à résoudre, parce qu'il est sinon impossible, du moins très difficile de stériliser la farine avec laquelle on mélange la levure. Cette farine contient, comme nous allons le voir, des bacilles nombreux qui entrent en concurrence vitale avec la levure ensemencée. Cette concurrence peut être une cause d'élimination pour la levure. Comme on ne peut pas la faire disparaître en stérilisant la farine, et comme on sortirait d'ailleurs des conditions naturelles en ne lui laissant plus sa place, il faut s'en accommoder. On ne peut que la combattre dans une certaine mesure en exagérant l'apport de levure dans le levain chef.

Ce levain chef, préparé et fermenté, a servi à préparer une seconde pâte, puis celle-ci une troisième, etc., toutes faites suivant la formule suivante :

| | |
|---|---|
| Pâte précédente......... | 20 gr. |
| Farine................. | 40 gr. |
| Eau salée à 2,5 0/0...... | 20 cc. |

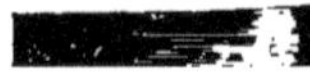

Toutes ces pâtes ont levé normalement. A la 7e et à la 14e génération, on a constaté que la levure ensemencée y était encore très abondante. De plus, un pain fait avec de la pâte de la 14e génération, et cuit au four, avait bien les propriétés générales du pain ordinaire. A ce moment-là le volume initial de la culture de levure, ayant été noyé à 15 reprises dans un volume de pâte trois fois supérieur au sien, se trouvait réparti dans un volume égal à $3^{14}$, c'est-à-dire, à plus de 5 millions de fois le volume initial. Ainsi la levure qu'on trouve encore très abondante dans le dernier levain s'est certainement multipliée. On ne peut pas dire, il est vrai, qu'elle ait été seule active. Il peut se faire que le vrai levain se soit multiplié en même temps qu'elle. Ce doute est en partie levé par les faits qui suivent.

**315. Présence de l'alcool dans la pâte fermentée.** — Une levure alcoolique qui se multiplie dans une masse contenant du sucre doit, ou bien brûler ce sucre, ou bien le transformer en alcool, suivant que sa vie aérobie est prédominante, ou sa vie anaérobie. Étant donné que la levure se multiplie beaucoup, comme en témoignent les expériences qui précèdent, on peut penser que l'alcool doit être rare dans la pâte levée, et ne pas représenter la totalité du sucre disparu. C'est ce qui arrive. J'ai trouvé des levains sans alcool. M. Moussette a été plus heureux, et a trouvé de l'alcool en condensant les vapeurs qui s'échappaient du four pendant la cuisson du pain. Enfin M. A. Girard en a trouvé aussi, et en a même fait le dosage. Dans 2,5 kil. de pâte pétrie sur levure, et arrivée au degré de fermentation où elle aurait été bonne à enfourner, il a trouvé 6 cc. d'alcool. Dans une autre expérience, portant sur 2 kilogr. de pâte pétrie sur levain et fermentée, il a pu retirer 6,6 cc. d'alcool : cela fait en moyenne 2,5 gr. d'alcool par kilog. de pâte, correspondant à 0,5 0/0 de sucre, et nous savons que les farines en contiennent davantage.

Il peut donc y avoir de l'alcool formé dans la fermentation panaire. Mais la question est toujours de savoir s'il n'y a que cela, et si cette fermentation du sucre est bien l'acte essentiel de la mise en levain. Il y a bien d'autres actions microbiennes en jeu que celle de la levure, et tout ce que nous avons démontré jusqu'ici, c'est que celle de la levure doit entrer en ligne de compte. Cherchons du côté des autres pour tâcher de savoir quelle est celle qui est principale ou prédominante.

**316. Bactéries dans la farine.** — Il suffit justement d'examiner au microscope un échantillon de levain pour constater que le nombre des bactéries qu'on y rencontre est d'ordinaire de beaucoup supérieur au nombre des globules de levure, et on comprend que quelques constatations de cette nature aient fait rejeter *a priori* l'idée que la fermentation panaire soit une fermentation alcoolique.

Beaucoup de ces bactéries ont été décrites ou étudiées par MM. Chicandard, Laurent, Peters, Boutroux, Popoff, Wignal, Lehmann. Je ne reproduirai pas leurs diagnoses, qui, pour la plupart, sont trop incomplètes pour servir à caractériser l'espèce. En les prenant dans leur ensemble, on peut dire que ces bactéries sont d'ordinaire incapables de faire lever la pâte. En revanche, elles lui donnent une réaction et une saveur acide, peuvent même la rendre putride. Il y a probablement mélange de ferments des matières sucrées et de ferments des matières albuminoïdes.

Il faudrait, pour être renseigné sur leur action, ensemencer l'une d'elles dans de la pâte stérile. Mais on rencontre à cela les difficultés que nous avons signalées plus haut. M. Boutroux a essayé de tourner la difficulté en opérant avec ces microbes de la farine comme nous l'avons vu opérer pour les levures : ensemencer une pâte avec une culture de ces microbes, et chercher si ce microbe persiste à la suite d'une série d'ensemencements successifs dans des levains capables d'exercer leurs fonctions ordinaires. De cette persistance de tel ou tel microbe, on ne pourra pas conclure qu'il est l'agent essentiel de la fermentation panaire, mais on devra refuser ce rôle au microbe essayé, s'il ne persiste pas dans ces ensemencements successifs ; c'est une épreuve éliminatoire à laquelle n'a résisté aucun des bacilles isolés de la farine. S'il y en a un bon, le sort ne semble donc pas être tombé sur lui. Popoff paraît avoir été plus heureux, il a pu faire du pain en incorporant à la pâte le bacille anaérobie qu'il avait extrait du levain. Mais rien ne dit que ce bacille joue un rôle dans la panification régulière.

**317. Produits de fermentations autres que la fermentation alcoolique.** — La question semble donc insoluble par cette voie. Mais il y en a une autre qui s'ouvre. Si la fermentation est purement alcoolique, ses produits uniques doivent être de l'alcool et de l'acide carbonique, accompagnés d'une si faible quantité d'acide que pratiquement elle est négligeable. Si au contraire il y a d'autres fermentations, soit lactique, soit butyrique, des matériaux hydrocarbonés, sucres, dextrines, amidon, l'acidité de la masse doit augmenter faiblement, mais d'une façon sensible. Je ne parle que des substances hydrocarbonées, parce que les substances albuminoïdes, dont la proportion est plus considérable que celle du sucre, ainsi que nous l'avons vu plus haut par les nombres de Graham, fermentent plus lentement et plus péniblement que le sucre dans le milieu faiblement acide que constitue la pâte.

Cherchons donc du côté des acides formés. Nous rencontrons tout de suite l'acide carbonique. Mais celui-ci est précisément le seul qui ne puisse rien nous dire, car il s'en dégage dans toutes les fermentations et même dans les combustions microbiennes. Je sais bien que A. Girard, dans son étude, a tiré un argument de ce fait que le poids d'acide carbonique dégagé dans ses expériences égalait à peu près le poids d'alcool produit, pour conclure que la fermentation panaire était purement alcoolique : mais voilà précisément un cas où on ne prouve rien pour vouloir trop prouver. Il y a sûrement, dans une pâte qui fermente, d'autres actions que celle de la levure, et de plus celle-ci ne se met pas à fermenter de suite, puisqu'elle se multiplie notablement : on n'a donc aucun droit de lui appliquer la formule de la fermentation alcoolique, qui donne en effet des poids à peu près égaux d'acide carbonique et d'alcool.

Mais si l'acide carbonique ne peut rien nous dire, nous pouvons trouver quelques renseignements du côté des acides fixes et volatils. Mesurons donc l'acidité de la farine et de la pâte au moment de l'enfournement, ou ce qui revient à peu près au même, celle du pain.

**318. Acidité de la farine et du pain.** — Voici comment M. Balland la détermine. Dans un flacon bouché à l'émeri, on introduit 5 gr. de farine et 25 cc. d'alcool à 85° au moins, on agite de temps en temps et on laisse reposer une nuit. Le lendemain, on prélève 10 cc., dont on dose l'acidité avec le curcuma comme réactif de virage. L'acidité exprimée en $SO^4H^2$ varie entre 0,15 et 0,50 par kilogramme de farine.

L'acidité du pain se détermine en délayant 10 gr. de pain dans l'eau, et en complétant le mélange à 100 cc. On laisse 1 heure au bain-marie bouillant, on laisse refroidir, et on titre avec la phénolphtaléine comme indicateur, à cause de la présence des phosphates. De la différence entre les indicateurs résulte une petite incertitude qui ne masque pas le fait général que voici, c'est que le pain blanc qui a été pétri sur levure donne souvent un extrait aqueux de réaction neutre. Le pain fait sur levain ordinaire donne à peu près constamment une réaction acide, qui, d'après les mesures de M. Balland, varie dans les manutentions militaires entre 1 gr. 5 et 2 gr. d'acide sulfurique par kilogramme. Elle est donc environ 10 fois celle de la farine. Cette réaction est faite surtout par de l'acide lactique, de l'acide acétique et de l'acide butyrique, c'est-à-dire par les produits ordinaires de la fermentation des substances ternaires.

**319. Conclusions.** — C'est ainsi que l'expérience nous conduit à une conclusion que nous aurions pu écrire d'avance si, instinctivement, nous n'avions pas une tendance. dès que nous avons créé un mot, à voir derrière une chose. On a parlé de *fermentation panaire*, et, ainsi qu'il est arrivé souvent dans la science : après avoir créé un mot pour servir d'étiquette provisoire à un phénomène indéterminé, on a pris cette étiquette au sérieux et cru qu'elle cachait quelque chose de déterminé et d'unique. Mieux avertis ou plus prudents, nous voyons maintenant qu'il n'y a pas *une* fermentation panaire. Il y a *des* fermentations panaires.

Il y en a une qui peut être presque toute entière alcoolique : c'est celle qu'a étudiée M. Boutroux. Je dis presque toute entière, parce que la levure ne saurait, même dans ce cas, produire tout le phénomène. Pendant le court intervalle d'action qui lui est laissé, elle n'attaque guère d'autre corps que le sucre, et M. Boutroux a montré lui-même qu'elle ne modifie même pas l'état physique du gluten. L'alcool qu'elle produit est volatil, et tout ce qui reste d'elle dans le pain est le boursouflement qu'elle donne à la pâte. Or, quand on produit artificiellement ce gonflement, par le procédé Dauglish par exemple, une expérience qui a duré plusieurs années montre que ce pain Dauglish n'a pas la saveur du pain fermenté sur levure. C'est donc probablement qu'il est intervenu pendant la fermentation d'autres agents que la levure. Celle-ci commande le gros du phénomène, le boursouflement de la pâte. Ce sont les bacilles de la farine qui, par une fermentation insensible, amènent les changements de saveur réclamés par le consommateur.

Quand on opère avec du levain ordinaire, ces actions secondaires prennent à leur tour de l'importance, et donnent la variété des pains qu'on mange dans les divers pays. Il y a des régions où on aime le pain neutre, et où le boulanger doit *rafraîchir* souvent ses levains. Ce mot *rafraîchir* correspond au mot d'échauffement par lequel les boulangers désignent le changement que subit un levain, même de levure, lorsqu'on le laisse trop longtemps à lui-même. Son goût, son arôme deviennent acides. Ce sont les ferments de la farine qui ont pris possession de la masse dans laquelle la levure a terminé son action. Pour assurer la prédominance de la levure, ils rafraîchissent, en ajoutant de nouvelle farine, un levain avant qu'il ne se soit acidifié d'une façon sensible. Mais l'action qu'ils ont masquée n'en persiste pas moins, et cette remarque vient encore à l'appui de ce que nous disions tout à l'heure que, dans un pain fait avec du levain de levure, la fermentation alcoolique principale est d'ordinaire accompagnée de fermentations secondaires, qui deviennent prédominantes dans les pains moins soigneusement faits, avec des farines de seconde qualité, dans les pains de seigle, d'avoine, d'orge.

J'ajoute sans insister que cette acidité de la pâte est peut-être utile pour aider à l'action stérilisante de la température de cuisson, qui ne dépasse jamais 100° dans la masse de la pâte, et qui laisserait peut-être des bactéries capables de nuire à la conservation du produit, si l'acidité n'ajoutait son influence propre. En revanche cette acidité rend plus facile l'implantation ultérieure des moisissures qui sont, en effet, les grands ennemis des pains, en général acides, faits dans les campagnes.

**320. Moisissures du pain.** — Les moisissures qui peuvent se développer sur le pain sont en effet très nombreuses. La plus fréquente est le *penicillium glaucum* qui envahit si facilement le pain un peu acide, et conservé dans des endroits humides. On y trouve aussi plusieurs espèces d'*aspergillus* noirs, verts et jaunes, le *Mucor mucedo*, très fréquent aussi, le *Mucor racemosus*, et le *Mucor stolonifer* ou *Rhizopus nigricans*. Payen a décrit en **1842** un *Oïdium aurantiacum* couvrant le pain de munition de taches rouge orangé, et il s'est donné beaucoup de peine pour expliquer comment les germes de cette moisissure avaient pu résister à la chaleur du four. Il est infiniment probable qu'elles n'avaient pas subi la cuisson, et avaient envahi le pain conservé en masses trop considérables. En **1871**, la même altération a reparu sur du pain distribué à l'Ecole militaire de Paris, due probablement aux mêmes causes. La boulangerie est, par excellence, le milieu où abondent les germes de l'air, et tous les pains, même les mieux cuits, seraient envahis s'ils ne se desséchaient pas assez vite pour devenir, malgré leur acidité, de mauvais milieux de culture.

Les études de MM. Balland et Masson ont montré en effet que dans les pains de munition, les plus exposés aux altérations dont nous venons de parler, parce qu'ils sont fabriqués en grandes masses et séjournent plus ou moins longtemps en magasin avant d'être mis en distribution, des fragments de mie, détachés avec des instruments stérilisés, et répartis dans des bouillons de culture, les laissent stériles. Avec les pains des boulangeries civiles, préparés avec du levain de levure et moins acides, la stérilité est moins assurée. C'est que la température au sein de la masse ne dépasse guère **100°**, à moins que la pâte ou le pain ne soient très secs, et ne puissent suffire à l'évaporation qui les empêche de s'échauffer au delà de la température d'ébullition de l'eau. Cette température de 100° est pourtant incapable de tuer tous les germes, et il y a des cas où le pain subit des transformations produites par des êtres qui lui viennent da la farine. Le cas le plus étudié est celui du pain filant.

**321. Pain filant.** — On appelle ainsi des pains

qui, quelques jours après la cuisson, subissent dans leur intérieur, et en tous les points à la fois, et pour tous les pains d'une même fournée, et quelquefois pendant plusieurs jours de suite chez le même boulanger, une transformation singulière : leur mie se ramollit et s'étire en fils qui ont quelquefois plusieurs décimètres de longueur avant de se rompre. Le goût change aussi. Assez agréable et même quelquefois meilleur que le goût normal lorsque la maladie est à ses débuts, il ne tarde pas à devenir désagréable, et le pain devient immangeable. C'est surtout pendant les mois chauds de l'année que cette maladie apparaît, et comme elle n'est pas rare, elle a fait l'objet d'études nombreuses, qui ne sont guère d'accord.

M. Laurent l'a étudiée en 1885 et l'a attribuée à un bacille non liquéfiant, qu'il confond avec celui qui préside aux panifications régulières, et qu'il appelle *bacillus panificans*. Cette identification semble bien hasardeuse. M. Laurent a reconnu en outre que le pain ne devient pas filant ou visqueux tant qu'il est acide, et qu'on pouvait arrêter la maladie du pain, dans les fermes où elle avait éclaté, sans rien changer à la fabrication ni à la nature des matériaux, à la condition d'ajouter 1 à 2 litres de vinaigre pour 100 kilogrammes de farine.

Vogel a isolé d'un pain devenu filant trois espèces de bacilles appartenant au groupe des bacilles de la pomme de terre (Kartoffelbacillus) dont deux, introduits artificiellement dans les opérations de la boulangerie, ont amené dans le pain les changements caractéristiques de la maladie. Inoculés de même dans du pain tout fait, ils l'ont rendu filant à mesure qu'ils l'envahissaient. Vogel les a appelés *bacillus mesentericus panis viscosi* I et II. Il n'a pas réussi à les retrouver dans les farines, ni dans le levain, et n'a pu par conséquent expliquer comment la maladie pouvait envahir simultanément et pendant plusieurs jours tous les pains d'une même boulangerie.

Juckenack attribue la maladie au *bacillus mesentericus*

*fuscus* de Flugge, qu'il a réussi à retrouver dans un grand nombre de farines. Mais l'embarras est en sens inverse de tout à l'heure, et il s'agit ici d'expliquer pourquoi la maladie est si rare. Juckenack pense que le bacille ne suffit pas à provoquer la maladie, lorsqu'il n'est présent qu'en faibles proportions. Si la farine est conservée à l'humidité, à la chaleur, ou, en général, dans des conditions qui lui permettent de fermenter; le bacille se développe en assez grandes quantités pour rendre le pain filant. Voilà pourquoi la maladie est surtout fréquente pendant l'été.

Thomann a retiré, par culture, d'un pain filant, un bacille appartenant, comme les précédents, à la famille du *B. mesentericus*. Ce bacille, inoculé dans le pain, le rendait filant. Thomann l'a retrouvé dans deux des farines, sur trois, employées dans la boulangerie où le pain était devenu filant. Seulement ce bacille n'était pas celui de Juckenack, et se rapprochait davantage du *bacillus* n° II de Vogel. C'est un bacille mobile, de 4 à 7 μ de longueur, donnant des spores ovales, très facilement colorable, prenant le Gram, liquéfiant facilement la gélatine, recouvrant, en 24 heures, la pomme de terre d'une couche gris-blanchâtre plissée, et poussant activement sur le bouillon peptonisé, en le recouvrant d'une pellicule épaisse. Thomann a cherché à évaluer ce qu'il y en avait de germes dans la farine. Il a trouvé, par gramme, environ 110.000 germes de bactéries diverses, dont 5.000 environ appartenaient à la bactérie du pain filant. Mais il n'a pas cherché quel était l'élément atteint pendant la maladie ; était-ce le gluten, devenu filant au delà de la mesure ordinaire, par suite de la liquéfaction de l'amidon mélangé qui doit le rendre cassant ? Etait-ce la dextrane, devenue filante à la suite de l'action d'un ferment visqueux, appartenant, ce qui est possible, au groupe du *mesentericus* ? C'est ce qu'on ne sait pas, et ce qui aurait pourtant un bien autre intérêt que la description morphologique de l'espèce active.

# BIBLIOGRAPHIE


THÉNARD. Traité de chimie.

DUMAS. Traité de chimie appliquée aux arts, t. VI, p. 415, 1843.

POEHL. *Wagners Jahresbericht*, f. 1874, p. 657.

GRAHAM. The chemistry of Bread-making, lecture delivered in the Lecture-Room of International Health exhibition. Londres, 1884.

ENGEL. Les ferments alcooliques. Thèse de Paris, 1872.

PETERS. *Bot. Zeitung*, p. 405, 1889.

BOUTROUX. *Comptes rendus Acad. des sc.*, t. XCVII, p. 116, 1883. — Le pain et la panification. Paris, Baillière, 1897.

MOUSSETTE. *Comptes rendus Acad. des sc.*, t. XCVI, p. 1865, 1883.

A. GIRARD. *Id.*, t. CI, p. 601.

POPOFF. *Annales de l'Institut Pasteur*, t. IV, 1890.

WIGNAL. Contribution à l'étude des bactériacées. Thèse de Paris, 1889.

CHICANDARD. *Comptes rendus Acad. des sc.*, 1883.

POGGIALE. *Bull. Acad. de méd.*, 1871.

F. ROCHARD. *Ann. d'hyg. et de méd. légale*, 1873.

BALLAND et MASSON. *Arch. de méd. milit.*, p. 535, 1893.

LAURENT. La bactérie de la fermentation panaire. *Bull. de l'Acad. Royale de Belgique.* 3e S., t. X, 1885.

LEHMANN. *Centralbl. f. Bakt.*, 16 mars 1895.

VOGEL. *Zeitschr. f. Hyg.*, t. XXVI, 1897.

JUCKENACK. *Zeitschr. f. Unters. d. Nahrungs u. Genussmittel*, 1899.

THOMANN. *Centralbl. f. Bakt*, 2e p., t. VI, p. 740, 1900.

## CHAPITRE XXV

### KOJI, SAKÉ, ARACK

Nous avons à étudier, dans ce chapitre, un certain nombre de boissons alcooliques provenant de la fermentation de l'amidon, et qui ont ce caractère commun que la saccharification se fait à l'aide de végétations cryptogamiques, appartenant au groupe des *aspergillus*. La mucédinée n'y intervient que pour produire la diastase saccharifiante, et la fermentation, autant qu'on peut le voir, est toujours faite par un végétal appartenant au groupe des levures, de sorte que ces boissons variées sont, d'un certain côté, des bières, dans lesquelles la diastase a une autre origine que celle du malt. Ce n'est pas pourtant à la bière qu'elles ressemblent le plus, c'est aux moûts de distillerie fermentés. Il n'y a, en effet, aucune ébullition interposée entre la saccharification et la fermentation. Par conséquent la diastase du moût n'est pas détruite au moment où la levure intervient. Elle continue à agir pendant la durée de la fermentation alcoolique, et fabrique du sucre à mesure que celui-ci est transformé par la levure. Il résulte de là une double conséquence.

En premier lieu, le liquide obtenu peut être plus alcoolique que les bières usuelles : nous verrons en effet que le koji et le saké peuvent arriver à contenir 14 à 15 0/0 d'alcool.

En second lieu ces liquides qui ont séjourné pendant plusieurs heures, pendant la saccharification, à une température assez élevée, et qui sont riches en sucres et en matières organiques, contiennent aussi des microbes variés avec lesquels la levure se trouvera en concurrence, puisque aucune ébullition n'a entravé ou arrêté leur développement. En d'autres termes, la fermentation *peut* et *doit*, dans la bière, être purement alcoolique. Elle ne *peut* être ici qu'une fermentation impure, et même il arrive parfois qu'elle *doit* l'être, une partie des matériaux produits par des êtres autres que la levure entrant comme élément inévitable dans l'odeur et la saveur de la boisson obtenue.

Celle de ces boissons dont l'étude est la mieux faite est celle du *saké*, sorte de bière japonaise, dont la fabrication exige, comme matière première, une sorte de levain qu'on appelle *koji*. Les brasseurs de saké fabriquent parfois eux-mêmes leur koji, comme il arrive aux brasseurs de bière de fabriquer eux-mêmes leur malt. Mais il existe des fabriques de koji comme il existe des malteries, et comme les pratiques y sont meilleures et le produit plus actif, nous allons décrire ce qui s'y passe, d'après M. Atkinson auquel on doit un bon travail sur ce sujet.

**322. Fabrication du koji.** — La matière première de cette fabrication est le riz, qu'on débarrasse par une décortication et un vannage de ses enveloppes extérieures, et qu'on bat ensuite légèrement dans un mortier de bois avec un marteau de bois, de façon à éliminer la pellicule mince, adhérente au grain. Le battage brise un grand nombre de grains. On sépare ceux qui ne sont pas entiers et qui ne donneraient qu'un produit inférieur. Les autres sont mis à tremper toute une nuit, puis chauffés à la vapeur jusqu'à ce qu'ils soient tendres et élastiques. On les jette alors sur des nattes étendues sur le sol, et des ouvriers les retournent continuellement, de façon à les empêcher de s'agglomérer en grumeaux, jusqu'à ce qu'ils soient froids et secs.

C'est dans cette masse, granuleuse à la fois et pulpeuse, qu'on va développer une diastase amylacée, de façon à pouvoir s'en servir ensuite comme le brasseur se sert de malt pour transformer l'amidon en sucres capables de subir la fermentation alcoolique. Il y a cette différence que, dans le malt, c'est le travail de la germination qui développe la diastase. tandis qu'il ne peut être question d'aucune germination dans la fabrication du koji, où le grain de riz est cuit à l'avance. Le côté curieux de cette fabrication est précisément que l'agent producteur de cette diastase est une plante que l'on a longtemps appelée *Eurotium orizæ*, mais qui, d'après M. Wehmer, est plutôt un *aspergillus*, l'*Aspergillus orizæ*.

Ses hyphes sont rameuses, cloisonnées, et ont de 3 à 9 μ de largeur suivant les milieux. Les filaments conidiens sont aussi d'une longueur variable, pouvant atteindre 3 millim. Ils sont dressés, et très rarement rameux. La colonnette, d'ordinaire non cloisonnée, qui porte le renflement terminal, peut avoir de 20 à 30 μ de largeur avec des parois un peu épaissies, lisses. Le renflement est sphérique ou en massue, et a un diamètre à peu près 3 fois plus grand que la colonnette. Il est recouvert sur toute sa surface, ou seulement sur son apex, de stérigmates dont la longueur ne tombe pas d'ordinaire au-dessous du tiers du diamètre du renflement, et dont la largeur est de 4 à 5 μ. Les conidies sont rondes, de 6 à 7 μ de diamètre (fig. 34).

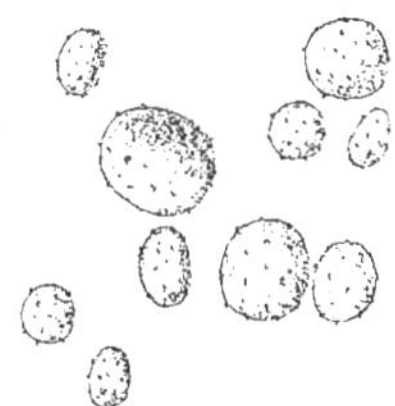

Fig. 34. — Spores de l'*aspergillus Orizæ*.

Elles ont une teinte qui varie du jaune au brun, et sont rangées en files. La sphère portée à l'extrémité du filament sporifère, peut, renflement, stérigmates et conidies comprises, atteindre 120 μ de diamètre, et être par conséquent très visible à l'œil nu.

Ces conidies sont très résistantes à l'action du temps.

Elles sont parfois hérissées et parfois lisses. Dans tous les cas, au moment de la germination, elles se gonflent, amincissent ainsi leur paroi, et poussent par un point leur filament germinatif (fig. 35). Elles peuvent commencer à germer à 13°. Mais leur optimum de température et de croissance est voisin de 30°, et nous allons voir que c'est à cette température relativement élevée que se fait le koji.

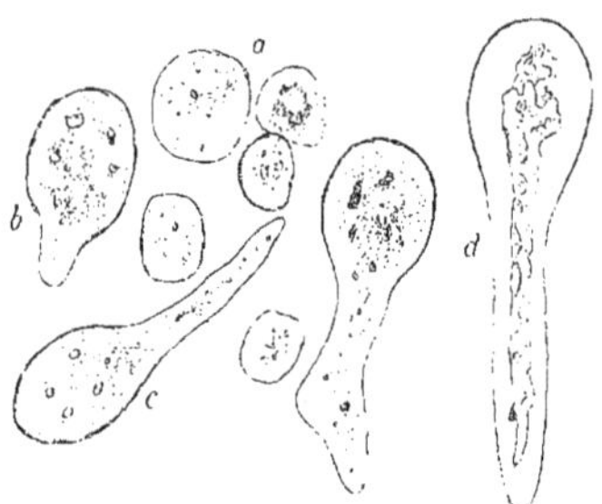


Fig. 35. — *a*, *b*, *c*, *d*. Spores à divers degrés du stade germinatif.

Cet *aspergillus* peut pousser sur les solutions sucrées additionnées de sels minéraux. Mais, au contraire de l'*Aspergillus niger*, que nous connaissons, et de nombre d'autres *aspergillus*, il n'aime pas les solutions sucrées. Il ressemble à ses congénères en ceci, qu'il est incapable de produire des fermentations alcooliques. C'est donc à tort qu'on l'avait cru autrefois capable de saccharifier et de faire fermenter le sucre produit.

L'ensemencement se fait d'une façon très simple. Lorsque les grains de riz, préparés comme nous venons de le dire, ont atteint en se refroidissant une température d'environ 29°, on en prend deux ou trois poignées que l'on mélange avec une poudre jaune qui est formée de spores d'*Aspergillus orizæ*, et on sème alors ce mélange sur le riz étendu sur les nattes, à la façon dont un cultivateur éparpille la semence sur le sol. On replie alors les nattes sur elles-mêmes, on y agite le riz pour assurer la répartition régulière de la semence, qui est en faible quantité, car il ne faut pas plus de 3 cc. de la poudre jaune pour 75 litres de riz. Puis, on porte le tout au germoir.

Ce germoir est d'ordinaire un boyau creusé dans l'argile, à quelques mètres au-dessous du sol. Les parois en sont donc très peu conductrices. On ne le chauffe, une fois pour toutes, qu'au commencement de la fabrication, en y introduisant des vases pleins d'eau bouillante. La température s'y maintient ensuite d'elle-même au-dessus du niveau ambiant, à cause de la chaleur qui se développe dans la masse de riz à mesure qu'elle est envahie par la moisissure. Il se fait là une combustion très active qui se traduit par un dégagement de chaleur et la production de grandes quantités d'acide carbonique. Pour éviter l'asphyxie des travailleurs, autant que pour renouveler la provision d'oxygène nécessaire à la plante, on produit une ventilation ménagée en profitant de ce que la température de la cave est pendant presque toute l'année supérieure à celle de l'air. Quand cette ressource manque, on arrête la fabrication, ou on fait un peu de ventilation artificielle.

Quant à la chaleur produite, elle compense les pertes journalières, et si le travail est régulier, on peut avoir dans le germoir une température à peu près constante, plus élevée naturellement à l'extrémité fermée du boyau qu'à celle par laquelle se fait le service. On profite de ces différences de température pour régler la culture de la mucédinée.

Le riz ensemencé est d'abord abandonné à lui-même en tas recouverts de nattes pendant une nuit. Le lendemain, on l'asperge d'eau et on l'étale en surface sur de petites claies en bois placées sur le plancher du germoir : sa température s'élève constamment dans cet intervalle, même après qu'on l'a mis en couches minces. Au bout de vingt-quatre heures, c'est-à-dire le troisième jour, on soulève les claies sur des tréteaux et on les remplace par les claies renfermant le koji du second jour. La production est ainsi régulière et la marche continue.

Au commencement du troisième jour, les grains de riz

offrent un aspect légèrement laineux, ce qui indique que les spores se sont déjà développées et ont donné leur mycélium. On réunit le riz en petits tas sur chaque claie. La végétation s'y active et y produit un échauffement quelquefois rapide, que l'on combat, lorsque c'est nécessaire, en étalant le riz avec les mains de façon à le faire refroidir. Pendant cette période, le mycélium se développe beaucoup. Ses longues fibres soyeuses relient les grains entre eux, et le lendemain on trouve le riz en gâteaux. On le retire, on le refroidit et on le conserve en baquet jusqu'au moment de la vente.

Il est facile de prévoir qu'une germination aussi active s'accompagne d'une forte absorption d'oxygène, et d'une combustion asez intense, 100 parties de riz blanchi donnent 108 parties de koji, mais le riz ne contient que 14 p. 100 d'eau et le koji 29,5 p. 100, c'est-à-dire plus du double. De ces nombres, il est facile de conclure que le riz, en se transformant en koji, a perdu environ 11 p. 100 de sa matière sèche. La perte porte surtout sur l'amidon et est plus forte que celle qui correspond à la germination de l'orge, qui n'est que de 2,3 à 2,6 p. 100.

Comme pour l'orge germé, la composition de la matière a changé, et les analyses suivantes peuvent donner une idée de la transformation qui s'est produite.

Le riz dépouillé et cuit à la vapeur renferme de 12 à 14 p. 100 d'eau. Séché à 100°, il présente la composition suivante :

| | |
|---|---|
| Amidon, comprenant sucre et dextrine | 83,20 |
| Corps gras | 1,21 |
| Matières albuminoïdes | 8,10 |
| Cellulose (par différence) | 6,58 |
| Cendres | 0,91 |
| | 100,00 |

Ce riz n'abandonne à l'eau froide ou chaude qu'une très petite quantité de substances solubles, environ 1 à 2 p. 100 de matériaux hydrocarbonés, formés de sucre et de dextrine, et le quart environ des matières albuminoïdes. Tout autres sont les conditions quand il est transformé en koji, comme le montrent les analyses suivantes.

Voici l'analyse d'un échantillon de koji, séché à 100° :

| | | |
|---|---|---|
| Matières solubles dans l'eau : | | |
| 37,76 p. 100 formées de | Dextrose | 25,02 |
| | Dextrine (par différence) | 3,88 |
| | Matières albuminoïdes | 8,34 |
| | Cendres solubles | 0,52 |
| Matières insolubles dans l'eau : | | |
| 62,24 p. 100 formées de | Matières albuminoïdes | 1,50 |
| | Cendres insolubles | 0,09 |
| | Corps gras | 0,45 |
| | Cellulose | 4,20 |
| | Amidon (par différence) | 56,00 |
| 100,00 | | 100,00 |

On voit non seulement qu'une portion de l'amidon est devenue de la dextrine et du glucose, mais encore qu'une forte proportion des matières albuminoïdes primitivement insolubles dans l'eau est devenue soluble dans ce liquide. Mais la différence n'est pas tant dans la composition élémentaire que dans les propriétés nouvelles que manifeste l'extrait aqueux de koji.

L'expérience prouve en effet qu'il contient plusieurs diastases. Il y a d'abord de la sucrase transformant le sucre candi en sucre interverti. Il y a aussi une diastase dissolvant l'amidon comme l'amylase, mais en différant en ce que l'amylase ne donne aux dépens de l'amidon que du maltose et de la dextrine, comme nous l'avons vu, tandis que la diastase du koji peut agir sur le maltose et le transformer intégralement en glucose, en lui faisant subir une hydratation nouvelle.

La transformation du maltose est tellement rapide qu'on n'a pas le temps de s'apercevoir de la présence de ce produit intermédiaire, quand on hydrate de l'empois d'amidon à l'aide d'une proportion trop forte d'extrait de koji.

Enfin le koji peut aussi hydrater la dextrine, comme l'amylase. Mais ici l'action est très lente. Elle s'accélère, et devient, toutes choses égales d'ailleurs, plus complète, lorsqu'on fait agir l'extrait de koji sur de la dextrine préparée à l'avance. Mais lorsque l'on opère sur de l'amidon, la dextrine formée dans les premiers moments de la réaction s'hydrate de plus en plus lentement, à cause de l'influence retardatrice du glucose formé en même temps, et dont la proportion va en augmentant de plus en plus. Nous avons appris déjà à connaître cette sorte de frein mis à l'effet d'une diastase par les produits de son action; nous n'avons pas à y revenir.

Tous ces résultats nous permettent de comprendre que lorsqu'au lieu de soumettre le koji à un lavage rapide, comme nous l'avons fait dans l'analyse dont les résultats ont été énumérés plus haut, on le met en digestion dans l'eau, la proportion des substances qui vont entrer en solution variera suivant la durée de la digestion, la température où elle est faite, la quantité d'eau mise en présence, etc. Les 5,6 p. 100 d'amidon dont nous avons signalé la présence parmi les matériaux non solubles dans l'eau vont donner de la dextrine, du maltose, du dextrose. A vrai dire, même, l'amidon dont nous avons noté la présence dans le koji n'est plus à proprement parler de l'amidon, ou du moins n'a pas conservé sa forme, car si on examine au microscope un grain de koji, on trouve que les cellules extérieures sont plus lâches, plus pénétrées par les fils du mycélium que les cellules centrales, mais que les unes et les autres ont perdu tous leurs granules d'amidon. Il est certain que la diastase produite superficiellement a peu à peu pénétré la masse et a commencé la dissolution des grains d'amidon, sans les avoir pourtant encore transformés en leurs produits ultimes.

C'est de 45 à 60° que la digestion épuise le plus rapidement le koji. Il peut alors donner plus de 60 p. 100 de son poids de matières dissoutes. Ces matières sont naturellement de la dextrine et du glucose, mais il y a aussi une matière albuminoïde dont la proportion dissoute augmente nettement avec la durée de la digestion.

Ce fait, rapproché de l'augmentation notable de matériaux albuminoïdes solubles à froid quand on passe du riz au koji, semble indiquer que l'*aspergillus* a aussi sécrété une diastase des matières albuminoïdes, analogue à celle que nous avons appris à connaître sous le nom de caséase (t. II), c'est-à-dire capable de donner le caractère de peptones solubles à des matériaux azotés primitivement insolubles.

L'action que cet extrait de koji va, à son tour, exercer sur les matières sucrées ou amylacées qu'on mettra à son contact est facile à prévoir, avec ce que nous savons sur les caractères généraux de l'action des diastases. Avec le sucre on aura, d'une façon assez rapide, une transformation complète en sucre interverti. Avec l'amidon on aura des proportions, variables avec la température et avec le temps de l'action, de maltose, de glucose et de dextrine. Quand on épuise l'action, quand, par exemple, on fait agir à 35° C, pendant trois heures et demie, 96 centimètres cubes d'extrait de koji sur 4 grammes d'amidon à l'état d'empois, on peut arriver à avoir 87 p. 100 de glucose contre 13 pour 100 de dextrine. Vers 60°, l'action de la diastase s'affaiblit ; à 70°, elle est presque nulle. Nous retombons, comme on voit, sur des faits déjà connus à propos des diastases.

**323. Fabrication du saké.** — Le koji que nous venons d'apprendre à préparer sert à une foule d'usages, dont le plus important et le mieux connu est la fabrication du saké ; c'est une bière obtenue par un véritable brassage. Le riz cuit en est la matière première, le koji en est la diastase saccharifiante, et une levure qui semble autochtone en est le levain.

Seulement cette bière n'est pas obtenue du premier coup, et il faut commencer par faire une sorte de pied de cuve qu'on appelle *moto*, ce nom désignant, du reste, indifféremment, le produit obtenu et sa quantité. C'est une sorte d'unité, établie d'après une règle qui varie peu, et qui consiste à mélanger des poids déterminés de riz cuit, de koji et d'eau, environ 90 litres du premier, tout le koji provenant de 36 litres de riz cuit, et 108 litres d'eau. La quantité de matière correspondant à un *moto* est distribuée dans six cuves de bois où le mélange, d'abord demi-solide, est malaxé avec les mains, et se liquéfie peu à peu. Au bout de 24 heures on brasse et on envoie le tout dans des vases couverts. Tout cela se fait à une température assez basse qui ne doit pas dépasser 10°. La saccharification commence, et elle s'accélère surtout lorsqu'au bout de 4 à 5 jours on réchauffe la masse à 23° ou 25° au moyen de *nageurs* en bois, remplis d'eau bouillante. La fermentation alcoolique commence tout de suite, et très active d'abord, se ralentit ensuite peu à peu. Voici la composition du liquide filtré d'un moto le 7e jour et le 14e jour de la fabrication. Le réchauffement s'était fait le 5e jour.

| | 7e jour | 14e jour |
|---|---|---|
| Alcool | 52 | 92 |
| Dextrose | 54 | 5 |
| Dextrine | 70 | 25,7 |
| Acides fixes | 3,1 | 3,0 |
| Acides volatils | 1,5 | 0,3 |
| Glycérine, cendres, mat. alb. | 11,4 | 19,3 |
| Eau par différence | 808,0 | 854,7 |
| | 1000,0 | 1000,0 |

Le 14e jour, la température, portée à 23° le 5e jour, était tombée à 9°. On reconnaît là les transformations ordinaires qui se produisent dans la cuve du brasseur, avec cette différence qu'ici la saccharification se continue pendant la fermentation, ce qui apparaît à la diminution de la dextrine. Cette diminution est d'ailleurs plus grande que celle qui résulte des chiffres, attendu que le résidu, non compris dans l'analyse qui a porté sur le liquide filtré, contenait encore de l'amidon.

Pendant que cette fermentation se fait, le goût change : de sucré, il devient acidulé, amer et astringent. Quand il a atteint la saveur et l'odeur voulue, le premier acte de la fabrication du saké est accompli. Ce que nous avons appelé le pied de cuve est fait.

La fin de l'œuvre se compose de trois actes successifs dans les brasseries les plus renommées du Japon. Dans les autres, ces trois actes se confondent un peu. Dans le premier cas, on fait un nouveau mélange constitué à peu près dans les proportions suivantes.

| | | |
|---|---|---|
| Riz cuit........ | 1,30 | parties |
| Moto........... | 1,30 | » |
| Koji............ | 0,35 | » |
| Eau............. | 1,30 | » |
| | 4,25 | |

On mélange dans une cuve qui n'est remplie qu'à moitié, on brasse pendant 2 heures ; puis, au bout de deux ou trois jours, on obtient le *soye*, qu'on divise en deux parts, à chacune desquelles on ajoute du riz cuit, de façon à avoir à peu près le mélange suivant :

| | | |
|---|---|---|
| Riz cuit........ | 2,00 | parties |
| Soye........... | 4,25 | » |
| Koji............ | 0,65 | » |
| Eau............. | 3 | » |
| | 9,90 | |

Cela revient à doubler le volume du soye et du koji avec du riz cuit et de l'eau. Ce mélange est brassé à nouveau pour que le riz n'échappe pas à l'action du koji. La fermentation recommence à être active, et au bout de 24 heures on a du *naka*. On divise de nouveau en deux parties égales le liquide obtenu, et on recommence en ajoutant du riz, de l'eau et du koji dans les proportions suivantes :

| | | |
|---|---|---|
| Riz cuit........ | 3,30 | parties |
| Naka........... | 9,90 | » |
| Koji............ | 1,00 | » |
| Eau............. | 4,20 | » |
| | 18,40 | |

C'est le troisième acte, ou acte du *shimai*. On réunit alors peu à peu tous les liquides provenant du même *moto* dans une cuve unique où la fermentation recommence et dure deux ou trois jours. Le saké est fait, il ne s'agit plus que de le séparer de son dépôt très abondant. On y arrive par décantation, et ce dépôt lui-même, formé de toutes les parties non dissoutes du riz, des débris des filaments mycéliens du koji, des levures qui produisent la fermentation, est exprimé à la presse. Le liquide obtenu entre dans une fabrication nouvelle.

Les pratiques que nous venons de décrire sont celles du district d'Itami, un de ceux où on fabrique le meilleur saké. On voit qu'elles sont longues et minutieuses. Dans les brasseries de Tokio, on fond plus ou moins les trois derniers actes, en ajoutant de nouveau mélange de riz cuit et de koji au mélange déjà en fermentation, sans se préoccuper de toutes les manipulations et de tous les transvasements en honneur dans le district d'Itami. En somme, tout revient, comme on le voit, à faire des pieds de cuve successifs, et au lieu d'avoir une fermentation unique, comme celle du vin ou de la bière, à la raviver 3 ou 4 fois, en lui donnant chaque fois un aliment nouveau, et un brassage qui y renouvelle la provision d'oxygène. Ce sont les faits et gestes du boulanger que nous retrouvons ici, et qui sont dictés par les mêmes raisons.

Nous pouvons utiliser, pour comprendre ce qui se passe, ce que nous savons au sujet des levures. C'est, en effet, une levure qui intervient dans cette fabrication, bien qu'on ne l'ait pas ensemencée en apparence. On avait cru, à l'origine, que c'étaient les filaments mycéliens de l'*aspergillus* qui se transformaient en levure. Korschelt, puis Jörgensen et Jühler, avaient cru démontrer la réalité de cette transformation. A peu près à la même époque, Klocker et Schiönning de leur côté, Kosaï et Yabé, de l'autre, ont démontré que c'était là une erreur, et Kosaï et Yabé ont fait voir que la levure de koji était une vraie levure que Yabé a étudiée ensuite. Il a découvert qu'elle avait son origine dans la paille de riz dont sont faites les nattes avec lesquelles on recouvre le koji, et nous verrons cette notion confirmée tout à l'heure. C'est d'ailleurs une levure très active, pouvant pousser très facilement une fermentation jusqu'à 12 0/0 d'alcool, et ne commençant à s'arrêter que lorsqu'il y a 24 0/0 de cette substance. Elle est aussi très résistante à l'action du sel, dont il faut une proportion de 22 0/0 pour l'empêcher d'agir sur le sucre. Schieweck, Kosaï, Linder ont vu depuis que ces levures du koji étaient nombreuses et qu'il y avait même parmi elles une espèce *anomalus* de *Saccharomyces*.

Si actives que soient ces levures, elles faibliraient un peu vers la fin si on leur donnait à faire fermenter un liquide amylacé où la quantité d'alcool doit atteindre 12 à 14 0/0. De plus, dans ce milieu presque neutre, certainement très peuplé de bactéries, ce ralentissement de la fermentation alcoolique aurait des suites graves, et provoquerait des fermentations anormales. On contient ces fausses fermentations, si on ne les arrête pas, en maintenant le liquide sous la puissance de la levure, et c'est à rajeunir constamment le ferment alcoolique, à le conserver en bon état, que sont destinées les additions de matière, les transvasements, et les brassages du procédé du district d'Itami.

Toutes ces manipulations amènent une évaporation et des pertes de liquide. Les résidus, volumineux, en retiennent aussi beaucoup, malgré l'action de la presse, et, en somme, quand on calcule, comme l'a fait Atkinson, le rendement, c'est-à-dire la quantité d'alcool contenu dans un brassin, en partant de la quantité de riz employé et de sa teneur en amidon, on trouve que la quantité d'alcool obtenu ne s'élève nulle part au-dessus de 60 0/0 de l'alcool possible. Cette perte est due au mode opératoire. Elle n'est explicable par l'intervention d'aucune autre fermentation ayant pris pour elle une partie de l'amidon ou du sucre formé.

Voici, en effet, l'analyse de divers sakés d'Itami et de Nishinomiya, les deux districts qui produisent les meilleurs sakés :

| | Itami | | | | Nishinomiya | | | |
|---|---|---|---|---|---|---|---|---|
| | I | II | III | IV | V | VI | VII | VIII |
| Alcool | 12,30 | 12,15 | 12,15 | 13,10 | 13,73 | 11,20 | 12,83 | 11,00 |
| Dextrose | 0,62 | 0,31 | 0,44 | 0,56 | 0,40 | » | 0,82 | 0,20 |
| Dextrine | 0,25 | 0,26 | 0,30 | 0,05 | 0,18 | 0,16 | 0,22 | 0,14 |
| Acides fixes | 0,14 | 0,13 | 0,12 | 0,32 | 0,14 | 0,12 | 0,32 | 0,13 |
| Acides volatils | 0.01 | 0,01 | 0,03 | 0,03 | 0,03 | » | 0,01 | 0,01 |
| Glycérine, cendres et mat. album | 1,53 | 2,15 | 1,86 | 1,46 | 1,83 | 1,81 | 1,22 | 1,58 |
| Eau, par diff. | 85,13 | 84,99 | 85,10 | 84,48 | 83,68 | 86,71 | 84,57 | 86,94 |

On voit combien il reste peu de dextrose et de dextrine. Aussi, est-ce bien à tort qu'on assimile le saké à une bière, sous prétexte qu'il est produit aux dépens d'une graine amylacée, et par un brassage. Il ressemble bien plus à un vin. Seulement ce vin est très peu acide. La proportion d'acides fixes, faits surtout d'acide succinique, est en effet très faible, et quant aux acides volatils, ils n'atteignent jamais 5 décigrammes par litre, ce qui est très peu. Ce résultat est tout à l'honneur des brasseurs japonais. C'est une sorte de tour de force de savoir maintenir aussi bien à l'abri des fermentations lactiques et butyriques ce liquide organique, neutre, amylacé, et non bouilli.

**324. Conservation du saké.** — Ce qui doit nous confirmer dans notre idée que c'est bien la continuité d'une fermentation alcoolique active qui sert de protection à la liqueur pendant sa fabrication, c'est qu'une fois terminé, le saké périclite. On le conserve dans des vases où on le soustrait le plus possible au contact de l'air. Mais il *tourne*. Il devient acide sous l'influence d'un commencement de fermentation lactique. On y trouve aussi, en le distillant, de l'acide butyrique, de l'ammoniaque, et une substance volatile à odeur désagréable. Le dépôt montre au microscope des batonnets divers, les uns épais, les autres grêles. Bref, le saké est beaucoup moins stable qu'un vin de même force alcoolique.

Pour le préserver, ou plutôt pour rendre la détérioration moins rapide, les Japonais ont imaginé depuis plus de 300 ans de le chauffer à une température telle que l'ouvrier puisse plonger trois fois de suite son doigt dans le liquide sans se brûler. Cela correspond à une température comprise entre 60 et 65°. Il est curieux qu'ils aient devancé M. Pasteur dans la voie de chauffage et dans l'appréciation de la température suffisante. Mais si on voulait voir en eux des précurseurs, il ne faudrait pas oublier qu'après avoir ainsi chauffé leur saké, ils le renvoyaient dans le vase d'où il sortait, et où il retrouvait, adhérentes aux parois, ou même à l'état de dépôt, les causes de destruction dont on l'avait débarrassé par un court chauffage.

Ce ne sont pas les conditions de la Pasteurisation, que M. Alkinson recommande à la fin de son mémoire, après s'être assuré qu'elle laissait aux sakés toutes leurs qualités. Au reste le saké, qui ressemble pour la couleur aux vins du Rhin, se boit d'ordinaire chaud, et n'est pas une boisson usuelle, car la consommation annuelle par tête ne dépasse pas 25 litres. M. Kosaï s'est demandé si on ne pourrait pas perfectionner cette fabrication en faisant agir seulement ses deux éléments essentiels, le champignon du kôji et la levure. *A priori* la chose est difficile. Il se fait dans le moto une fermentation lactique dont la répercussion sur la fermentation alcoolique n'est pas douteuse, et si le saké a à gagner par la suppression des bactéries et des fermentations butyriques qui lui donnent, après coup, un mauvais goût, il a peut-être à perdre à la suppression, pendant qu'il se fabrique, de cette fermentation lactique, qui est si souvent protectrice de la fermentation alcoolique dans les milieux non stérilisés et riches en microbes. On peut, comme l'a fait M. Kosaï, opérer avec du riz passé à la vapeur, faire agir sur lui de l'extrait de koji à une température de brassage voisine de 60°, laisser en repos le temps suffisant pour que la diastase agisse, refroidir ensuite et introduire la levure de saké, isolée par une des méthodes que nous connaissons. M. Kosaï a fait deux essais de cette nature, en faisant varier la température du brassage et la durée de l'action diastasique consécutive. Trois ou quatre jours suffisent à compléter l'action. On envoie le liquide dans une cave fraîche où le liquide s'éclaircit.

Ces sakés sont moins riches en acides libres que les sakés industriels, ce qui tient à ce que la fermentation lactique y est très réduite : ils sont un peu plus riches en dextrine et en sucre, ce qui montre que la fermentation y est moins complète. Ces sakés perfectionnés manquent en outre de bouquet. Ceci veut dire que lorsque le goût public réclame des fermentations impures, le fabricant doit lui en fournir.

**325. Shoya et miso.** — Le saké n'est pas la seule substance alimentaire faite avec le koji. On fabrique aussi le shoya, ou sauce de Soya, dont la graine, difficile à consommer même à l'état cuit, peut fournir les éléments d'une sauce très estimée. On mélange pour cela des farines de froment, de riz, de l'espèce jaune clair de soya ; on ajoute du sel et de l'eau, on met en fermentation avec du kôji, et on obtient une fermentation lente. C'est au regard de cette fermentation que Kosaï et Yabé ont étudié la résistance de leur levure vis-à-vis du sel marin. Après quelques mois, parfois après quelques années, on retire du mélange une sauce brune aromatique qui est comparable à l'extrait de viande, et dont il est fait grande consommation, qui atteint environ le quart de celle du saké.

Enfin on prépare aussi, au moyen du koji, le *miso*, pâte brune salée, nutritive, qui sert à faire des soupes et à préparer des aliments. Ce sont des mélanges analogues à ceux du shoya qu'on fait fermenter. La fermentation est moins longue, et ne dure pas plus de six mois. On ne sait pas du reste mieux que pour le shoya ce qui s'y passe, et nous ne les citons que pour mémoire.

**326. Fabrication de l'arack.** — Nous allons retrouver à Java des pratiques analogues à celles que nous venons de décrire. Elles sont employées aussi à la fabrication d'une boisson spiritueuse, l'arack, et à la préparation d'ingrédients et de sauces qui rappellent le shoya et le miso japonais.

L'arack est obtenu avec la farine de riz. On le fabrique aussi par fermentation de la mélasse, et alors la liqueur alcoolique distillée a une saveur particulière qu'elle tient de la mélasse, et qui fait qu'elle est moins recherchée. Le meilleur arack provient du riz, et spécialement du *ketan* (*Oriza glutinosa*) variété plus riche en gluten que les autres. Il faut donc une saccharification préalable, et celle-ci est encore faite par une mucédinée.

Le produit qui contient la semence de cette mucédinée, le *ragi*, s'obtient en coupant finement trois internœuds d'une canne à sucre, pris au voisinage de la base, là où le suc est le plus riche, un rhizome d'*Alpinia galanga* qu'on mélange avec de la farine de riz. On fait sécher au soleil, on pile trois gousses d'ail, et on humecte avec le jus d'un demi-limon. Après trois jours, on enlève les plus gros morceaux, et on fait, avec la pâte qui reste, des boules rondes qu'on conserve après dessiccation dans de la paille de riz, ou dans lesquelles on mélange de la paille de riz finement pulvérisée. Il se passe ici, d'après Went et Prinseen Gerlings, ce que nous avons déjà observé dans le koji. C'est la paille de riz, ou la farine de riz elle-même, qui porte la semence dans cette liqueur sucrée, et c'est le ragi qui est chargé de saccharifier l'empois de riz pour la fabrication de l'arack.

L'opération ressemble à celle que nous connaissons. Le riz cuit, mélangé avec ce ragi pulvérisé, et maintenu à la température ambiante, assez élevée à Batavia, s'entoure et se laisse pénétrer par un lacis mycélien qui le saccharifie. Le ragi apporte aussi avec lui une levure qui le fait fermenter.

D'après Went et Prinseen Geerlings, les espèces saccharifiantes sont au nombre de deux. C'est d'abord le *Chlamydomucor orizæ*, dont les filaments mycéliens ont de 15 à 25 μ de largeur, ne sont pas cloisonnés, et poussent dans tous les sens des digitations nombreuses. Sur divers points de ce mycélium, se forment des chlamydospores, contenant du glycogène. On n'a pas trouvé d'autre mode de fructification. Les auteurs ne garantissent pourtant pas que cette espèce soit absolument distincte de la seconde qu'ils appellent *Rhizopus orizæ*. Même épaisseur du mycélium, même absence de cloisons, même mode de digitation à l'intérieur du liquide. Seulement ici, les organes aériens portent des sporanges véritables, contenant des spores contenues entre une coiffe extérieure et un renflement central, la columelle des mucorinées. Ces sporanges sont colorés en gris ou en brun. Ils ont 175 μ de longueur, 167 μ de largeur. La columelle a 120 μ de long, 100 de large. Les spores ont en majorité de 5 à 7 μ de diamètre. Enfin, il se forme aussi des chlamydospores analogues d'aspect à celles de l espèce précédente.

Il semble bien que le *chlamydomucor* ne soit que le *rhizopus* ou un mucor arrêté dans son développement : cette perte de la faculté de fructifier n'est pas rare, et se produit soit sous l'influence du changement de milieu, soit sous l'action de la température. Elle peut être héréditaire, se prolonger sur plusieurs générations. C'est peut-être ce qui est arrivé ici.

Quoi qu'il en soit, ces deux espèces se comportent de même vis-à-vis des aliments qu'on leur offre. Elles n'intervertissent pas le saccharose, et coagulent le lait en l'acidifiant. En milieu minéral, leur meilleur aliment hydrocarboné est le dextrose : viennent ensuite, en ordre décroissant, l'acide acétique, l'alcool éthylique, le saccharose et l'acide citrique. Dans aucun cas il ne se fait d'alcool. Aussi il faut chercher ailleurs la cause de la fermentation de l'arack. Avec l'amidon gélatinisé, il se forme du dextrose. Il est remarquable que l'amidon de l'*Oriza glutinosa*, qui ne se colore pas en bleu par l'iode, mais seulement en rouge brun, est plus facilement attaqué que l'amidon de riz ordinaire. C'est un point dont nous avons déjà dit un mot (**266**).

Wehmer a depuis découvert et étudié sur ce ragi un mucor véritable, qu'il a appelé *Mucor javanicus*, et qui porte des sporanges de 50 μ environ, contenant des spores de 5 à 7 μ de longueur sur 4 ou 5 de largeur. Les hyphes du mycélium ont environ 12 μ de diamètre. Ce mucor pousse bien sur une foule de milieux, riz, gélatine, gélose, solutions sucrées, empois d'amidon. Dans le moût de bière et dans les solutions faibles de dextrose, il y a un commencement de fermentation alcoolique, avec dégagement de bulles gazeuses, sous l'influence de spores mycéliennes. Peut-être y a-t-il encore d'autres espèces actives.

Enfin, en ensemençant, à la surface de la gélose, de l'eau sucrée dans laquelle on a mis en suspension du ragi finement pulvérisé, on voit apparaître deux levures principales, dans la proportion de 100 colonies de la première pour 4 ou 5 de la seconde.

La première n'est pas un *Saccharomyces* dans le sens de Hansen, en ce sens qu'elle ne donne pas de spores. Ses formes sont globuleuses ou allongées. Elle présente cette autre particularité qu'elle forme facilement un voile à la surface des liquides. Elle n'en est pas moins capable de provoquer la fermentation alcoolique des solutions de dextrose, de lévulose, de maltose, de raffinose et de saccharose, qui est d'abord inverti. Elle n'agit pas sur le lactose, ni sur l'amidon gélatinisé. C'est pourtant un ferment peu actif, car dans une expérience, à la température moyenne de 30°, elle a mis neuf jours à faire fermenter une solution à 8,5 0/0 de saccharose. MM. Went et Prinseen Gerlings l'ont appelée *Monilia Javanica*.

Ils ont donné le nom de *Saccharomyces Vordermanni* à une levure véritable, donnant des spores, et se multipliant au fond des vases, rencontrée aussi constamment dans le ragi que le précédent, mais en moindres proportions ; elle ne forme pas voile à la surface des liquides, et la fermentation qu'elle produit est tumultueuse. Les formes sont globuleuses, parfois allongées dans les vieilles cultures sur gélose. Elle fait fermenter les mêmes sucres que le précédent, mais est ferment plus actif, et tandis que la première refuse de pousser dans un liquide sucré contenant 5 0/0 d'alcool, celle-ci va jusqu'à 10 0/0.

C'est donc elle, sans doute, qui prend la part principale à la fermentation du produit de la saccharification opérée par les mucédinées que nous avons décrites. La fabrication de l'arack diffère donc de celle du saké en ceci, que ce sont des *mucors*, et non des *aspergillus* qui saccharifient l'amidon.

Le ragi préparé au moyen de ces actions physiologiques ne sert pas seulement à la fabrication de l'arack. Il sert encore à préparer deux matières alimentaires, le *Tapej* et le *Brem*.

**327. Tapej et Brem.** — Pour faire du *tapej*, on cuit bien du riz qu'on étale ensuite en minces couches dans des corbeilles de bambou tressées, et qu'on saupoudre de ragi, broyé entre les doigts. On recouvre le tout de feuilles de bananier, et on conserve dans un endroit chaud. Au bout de 24 heures on trouve une masse demi-liquide, blanc sale, avec un goût acidulé et sucré qui n'est pas désagréable. Ici, ce sont surtout les moisissures qui sont intervenues : c'est le tapej. Ce tapej sert à faire le pied de cuve quand on veut faire fermenter des mélasses.

Le *brem* s'obtient de la même façon, mais en laissant l'action se continuer pendant 72 heures. La liquéfaction est plus complète, et on peut, sous l'action de la presse, obtenir un jus qu'on évapore au soleil jusqu'à consistance de sirop. En se refroidissant, la masse se solidifie : c'est une matière blanche, de saveur douce, avec un arrière goût acidulé.

**328. Aspergillus Wentii.** — Enfin on fabrique aussi à Java, avec le soya, un condiment qui a beaucoup d'analogie avec le *miso* japonais, et dans lequel nous allons voir repa-

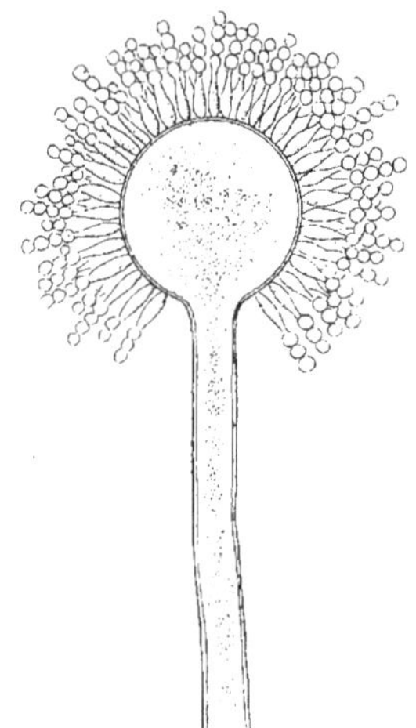

Fig. 36. — *Aspergillus Wentii* : filament fructifère.

raître les *aspergillus* absents dans la fabrication de l'arack. Mais, d'après les constatations de Wehmer, l'*aspergillus* est différent de celui que nous connaissons. Il se développe à la surface des milieux liquides ou solides en donnant des membranes, d'abord blanches, d'où s'élèvent des filaments conidiens, portant à leur extrémité des renflements blancs. Peu à peu, tout se colore en jaune, puis en brun jaune, et au bout de 3 ou 4 jours la culture toute entière a une teinte chocolat plus ou moins foncée. La figure 36 donne l'aspect microscopique du capitule. Les hyphes ont d'ordinaire 4 μ de largeur. Le filament fertile est érigé, très long, puisqu'il peut atteindre 3 à 4 millimètres de hauteur, et porte une tête volumineuse, grosse presque comme une tête de petite épingle, car elle peut avoir 300 μ de diamètre. Les chapelets de conidies forment une couche très épaisse, attendu que le renflement qui les porte n'a que 75 à 90 μ, et les stérigmates 15 μ environ. Les coni-

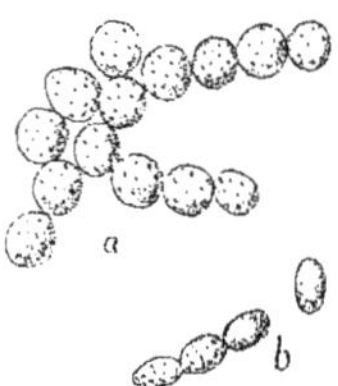


Fig. 37. — *Aspergillus Wentii* : spores.

dies sont le plus souvent rondes, parfois ovales, relativement petites (4,5 μ en moyenne) et finement granuleuses. Ces caractères ont suffi à Wehmer pour en faire une espèce spéciale, distincte de l'*Aspergillus orizœ*, et qu'il a nommée *Aspergillus Wentii*.

Il faut rapprocher toutes ces notions de celles que nous avons données au sujet des *amylomyces* dans le IIIe volume de cet ouvrage. L'amylomyces est une espèce mal caractérisée, à cause de l'absence de fructification. Quelques-uns de ses caractères le rapprochent des Mucors, et Eijkmann, de même que Wehmer, pensent que l'*Amylomyces Rouxii* peut être nommé *Mucor amylomyces Rouxii*. En tout cas on voit que le mot *amylomyces* est mal choisi comme nom générique, puisque la faculté de saccharifier l'amidon semble assez répandue dans le monde des mucédinées.

# BIBLIOGRAPHIE

AHLBURG. *Mittheil. d. d. Gesells. f. Natur-und Volkerkunde Ostasiens*, 16e H, 1878.

KORSCHELT. *Id.*, p. 253.

ATKINSON. The Chemistry of Saké-Brewing, Université de Tokio, 1881.

JUHLER. *Centralbl. f. Bakt*, IIe p., t. I, pp. 16 et 326, 1895.

JORGENSEN. *Id.*, p. 321.

KOSAI et YABE, *Id.*, t. I, p. 619.

WEHMER. *Id.*, pp. 150 et 208.

YABÉ. *Imp. University college of agriculture Bull.*, t. II, p. 219, 1896, et t. III, p. 221, 1897.

KOSAI. *Centralbl. f. Bakt*, IIe p., t. VI, p. 385, 1900.

SCHIEWEK. *Jahresb. d. ev. Realschule in Breslau*, 1897.

LINDNER. *Woch. f. Brauerei*, n° 27, p. 337, 1897.

OKUMURA. *Imp. University coll. of. Agriculture Bull.* t. III, p. 207, 1897.

KELLNER. *Chemiker Zeitung*, 1895, p. 97.

VORDERMAN. *Geneeskundry Tijdschrift voor Neederl. Indië*, t. XXXIII, pp. 359-384, 1893.

WENT et PRINSEEN GEERLINGS. *Verhandelingen d. K. Akad van Wetenschappen te Amsterdam*, t. IV, n° 2, 1895.

WEHMER. *Centralbl. f. Bakt*, IIe p., t. II, p. 140, 1896, et t. VI, p. 610, 1900.

EIJKMANN. *Id.*, Ie p., t. XVI, p. 97, 1894.

# CHAPITRE XXVI

## FERMENTATIONS ET DÉDOUBLEMENTS DES GLUCOSIDES

Nous venons de voir un certain nombre d'espèces microbiennes dédoubler les amidons à l'aide de leurs diastases spéciales, et utiliser pour leur alimentation, l'un au moins, et parfois l'ensemble des produits formés. Nous nous trouvons donc amenés à étudier les phénomènes de dédoublement de l'infinie variété de substances qui, en se dédoublant, donnent un sucre, et qu'à raison de ce fait on nomme des glucosides. A ces substances se rattachent, par un lien qui devient de jour en jour plus apparent, les tannins, les matières colorantes, etc.

Dans ce monde de produits, la forme de l'attaque varie peu. L'action commence toujours par une intervention de diastase, en général spécialisée, qui amène un premier dédoublement, dans lequel apparaît un glucose qui est attaqué à la façon ordinaire, et parfois une substance encore complexe qui subit une hydrolisation nouvelle à l'aide d'une seconde diastase et ainsi de suite.

Nous avons brièvement décrit (t. II) les propriétés de quelques-unes de ces diastases, émulsine, myrosine, rhamnase, et nous savons qu'elles ne sont pas toutes des sécrétions microbiennes. Certaines sont produites par la plante elle-même qui produit la substance sur laquelle elles agissent. La même amande amère contient à la fois l'émulsine et l'amygdaline, mais dans des cellules séparées, qui ne mélangent leurs produits que quand on broie le tissu, ou quand on le fait macérer dans l'eau. Il résulte de là que tous les dédoublements de glucosides ne sont pas d'origine microbienne. Mais il y en a qui le sont. D'autre part, les diastases sont dans notre domaine, quelle que soit leur origine. Il y a donc de ce côté un vaste champ à parcourir. Mais il est encore peu exploré, et si nous voulons nous borner à ce qui est vraiment connu, en laissant de côté tout ce qui est encore confus et plein d'incertitudes, nous n'avons devant nous qu'un petit nombre de sujets, que nous allons réunir dans ce chapitre.

**329. Fermentation du tannin. Historique.** — Scheele a le premier montré, en 1786, que les noix de galle, pourrissant à l'air libre, donnaient un acide qu'il a appelé l'*acide gallique*. Il avait supposé que cet acide existait tout formé dans la noix, et que la fermentation ne faisait que le mettre en évidence, en détruisant les matières qui le masquaient. Pelouze montra, en 1833, que l'acide gallique ne préexiste pas, ne se forme que lorsque la matière a le contact de l'air, et il fut ainsi tout naturellement conduit à en attribuer la formation à une oxydation. Ce qui semble confirmer cette idée, c'est que quelquefois la dissolution de tannin, conservée à l'abri de l'air, se conserve indéfiniment.

Robiquet, en 1837, observa, au contraire de Pelouze, que la transformation s'opérait en vases clos. Il rejeta, par suite, l'action de l'air comme cause, mais comme il en fallait une, il la chercha dans « des principes qui facilitent la réaction et servent, pour ainsi dire, de *ferment* ». Les travaux de Laroque (1841), de Ed. Robiquet (1853), ont laissé la science hésitante entre ces deux idées d'oxydation lente ou de ferment soluble, jusqu'au moment où la cause et le mécanisme du phénomène ont été éclairés par M. van Tieghem (1868).

**330. Point de mucédinée, point d'acide gallique.** — M. van Tieghem commença par montrer que des dissolutions de tannin se conservaient indéfiniment, lorsqu'on en chassait l'air, soit sous l'action du vide, soit par un courant d'acide carbonique, et qu'on maintenait bien bouché le flacon ainsi traité. Donc, le tannin ne se transforme pas à l'abri de l'air. Il ne se transforme pas davantage lorsqu'il est exposé au seul contact de l'air, à l'abri des poussières.

Toutes les fois que dans une solution de tannin se forme de l'acide gallique, on y voit apparaître, soit ensemble, soit séparément, deux formes mycéliennes que l'on peut distinguer à l'œil nu dès l'origine. L'une est en flocons sphériques très denses, à reflets irisés, formés de filaments très minces, s'accroissant très régulièrement autour d'une spore placée au centre ; c'est le mycélium du *Penicillium glaucum*. Une autre est formée de flocons d'abord sphériques, mais beaucoup moins serrés et sans chatoiement, composés de filaments rayonnants plus gros et à développement moins régulier, de sorte que le flocon ne reste pas sphérique : c'est de l'*Aspergillus niger*.

Pour ne pas rester soumis au caprice et au hasard des ensemencements atmosphériques, on fera bien d'introduire, dans la solution de tannin qu'on veut faire fermenter, quelques spores de l'une de ces deux plantes. Le phénomène prend alors une grande régularité. Les flocons du mycélium envahissent peu à peu tout le liquide, et il se dépose, dès les premiers jours, sur les parois du flacon, des cristaux d'acide gallique qui augmentent de plus en plus.

**331. Conditions de nutrition du ferment.** — La formation de l'acide gallique nous apparaît donc comme corrélative de l'existence et du développement, dans la solution du tannin qui fermente, d'une ou deux formes végétales déterminées. Partant de là, on peut prévoir que tout ce qui favorisera ou entravera la formation du mycélium favorisera ou entravera la fermentation du tannin.

Ces plantes ont besoin, par exemple, d'aliments minéraux. Si ces aliments manquent, pas de mycélium et pas d'acide gallique. Introduites dans une solution aérée de tannin parfaitement pur dans de l'eau distillée, les spores ne se développent pas, et le tannin demeure inaltéré. Dans une solution de tannin du commerce, la germination est possible et la fermentation suit son cours, mais elle est infiniment plus lente que dans une décoction de noix de galle, qui contient en abondance, outre du tannin, des principes minéraux ou azotés. On peut activer la transformation du tannin du commerce, en ajoutant à sa solution du nitrate d'ammoniaque et des phosphates. Tous ces faits découlent de la même source et nous n'insistons pas.

Nous ne ferons aussi, pour abréger, que viser les expériences dans lesquelles en ajoutant à la liqueur un antiseptique, un peu d'alcool absolu, de créosote, d'acide phénique, on arrête la croissance du mycélium et la fermentation qu'il produit.

**332. Action de l'air.** — L'action de l'air mérite de nous arrêter plus longtemps. Le mycélium de l'*aspergillus* et du *penicillium* a besoin d'un peu d'air pour végéter. Si on le lui supprime, si l'on bouche hermétiquement le flacon en fermentation, la transformation s'arrête aussitôt qu'a disparu l'oxygène dissous. Pelouze avait donc raison, mais pour une cause qu'il ignorait ; il faut de l'oxygène pour la transformation du tannin, mais l'oxygène ne suffit pas, les spores et le mycélium sans oxygène ne suffisent pas non plus, il faut le concours d'une spore qui germe et de l'air qui la nourrit.

Le mycélium qui se forme a toujours un poids très faible. Lorsqu'on le maintient dans les couches profondes de la liqueur, et qu'on empêche ainsi la fructification superficielle, son poids à l'état sec atteint ordinairement 10 milligrammes pour 10 grammes de tannin détruit, c'est-à-dire qu'il n'en est que le millième et quelquefois moins encore.

La quantité d'oxygène dont a besoin ce mycélium ne peut pas être considérable. D'une des expériences de M. van Tieghem, on peut conclure qu'elle est à peu près la moitié du poids du mycélium produit, et, par suite, 1/2000 du tannin transformé.

Il résulte de ces nombres, au point de vue pratique, qu'il suffira de très petites quantités d'air, dissous dans le liquide ou filtrant à sa surface au travers d'un bouchon mal fermé, pour que le mycélium se développe et amène dans le tannin une fermentation appréciable. C'est ce qui nous explique comment Robiquet a pu croire que la conversion pouvait se faire à l'abri de l'air.

Au point de vue théorique, on voit qu'il ne peut être question d'une oxydation du tannin avec d'aussi faibles quantités d'air mises en œuvre. D'autre part il n'y a pas de dégagement gazeux, c'est-à-dire pas de fermentation véritable. La faible quantité d'oxygène absorbée par le mycélium est transformée en un volume égal d'acide carbonique. On peut donc s'attendre à retrouver dans le liquide, sous une autre forme, la presque totalité du tannin disparu.

C'est, en effet, le résultat auquel conduisent les expériences de M. van Tieghem. Outre l'acide gallique, il a retrouvé dans le liquide du glucose, et l'ensemble de ces deux corps équivaut à peu près en poids au tannin détruit.

**333. Chimie de la réaction.** — La formule chimique de la réaction a subi toutes les vicissitudes du progrès de nos connaissances au sujet du tannin, ou plutôt des tannins, car il y a un très grand nombre de tannins. Celui dont il s'agit ici est le tannin de la noix de galle ou acide gallotannique, et cet acide semble n'avoir pas toujours la même constitution.

Les expériences de Schiff ont paru montrer qu'on pouvait obtenir un tannin, probablement le plus simple, par condensation de deux molécules d'acide gallique avec élimination d'eau. L'acide gallique résulte de l'introduction d'une molécule COOH dans un trioxybenzol $C^6H^3.(OH)^3$ et a pour formule $C^6H^2.(OH)^3.COOH. = C^7H^6O^5$

$$\underset{\text{Acide gallique}}{2C^7H^6O^5} - H^2O = \underset{\text{Tannin}}{C^{14}H^{10}O^9}$$

De sorte que le dédoublement du tannin s'exprimait en écrivant en sens inverse la formule qui précède :

$$C^{14}H^{10}O^9 + H^2O = 2C^7H^6O^5$$

et il n'y a place dans cette formule pour aucune formation de glucose. C'est que le tannin de la noix de galle est un produit plus complexe que le tannin de Schiff, et contient un glucoside polygallique, résultant de la soudure d'une ou plusieurs molécules d'acide gallique avec une ou plusieurs molécules de glucose.

Tous ces produits ont à peu près le même aspect, les mêmes propriétés générales et à peu près les mêmes réactions. Ils peuvent être tous préparés à l'état de produits d'apparence pure, et ce qui le prouve, c'est que Pelouze et Liebig, d'un côté, Strecker de l'autre, Schiff en dernier lieu, qui tous ont étudié soigneusement le tannin, et en ont donné des formules différentes, ne sont pourtant pas en désaccord. Leurs formules ne diffèrent de celle de Schiff que par la soudure d'un certain nombre de molécules de glucose.

La formule brute de Pelouze et Liebig est par exemple, en employant la notation actuelle, $C^{18}H^{16}O^{12}$. Or, on a :

$$3C^{18}H^{16}O^{12} + 6H^2O = 6C^7H^6O^5 + 2C^6H^{12}O^6.$$

Le tannin de Pelouze et Liebig était donc un composé de tannin de Schiff et de glucose. Quant à Strecker, il a proposé deux formules qui obéissent à la même loi que la précédente.

L'une, $C^{40}H^{36}O^{26}$, donne :

$$C^{40}H^{36}O^{26} + 6H^2O = 4C^7H^6O^5 + 2C^6H^{12}O^6$$

L'autre, $C^{27}H^{44}O^{17}$, donne de même :

$$C^{27}H^{22}O^{17} + 4H^2O = 3C^7H^6O^5 + 2C^6H^{12}O^6$$

Pelouze et Liebig d'un côté, Strecker de l'autre, avaient sans doute opéré sur des tannins différents qui, soumis à la fermentation gallique, auraient fourni des proportions différentes d'acide gallique et de glucose, tandis que le tannin de synthèse de Schiff n'aurait fourni que de l'acide gallique.

Le tannin de Schiff résulte donc d'un premier dédoublement qu'on peut produire, comme M. Pottevin l'a montré, en faisant bouillir une solution de tannin à 6 0/0 avec une solution à 0,3 0/0 d'acide chlorhydrique, et en arrêtant l'opération à ses premiers moments. Le tannin de Schiff en subit une autre en devenant de l'acide gallique. Il semble bien que dans la nature, ces deux dédoublements successifs du tannin soient le fait de l'action de diastases sécrétées par l'*aspergillus* ou le *penicillium* qui interviennent dans la fermentation. Y a-t-il une diastase pour chacun de ces dédoublements, l'une agissant sur le glucoside, l'autre sur l'acide digallique. On ne le sait pas encore, et il n'y a même pas bien longtemps qu'on est sûr que l'ensemble de l'action peut être l'effet d'une diastase. M. van Tieghem l'a recherchée et ne l'a pas trouvée. C'est M. A. Fernbach qui l'a découverte et, sans rechercher si elle était simple ou double, lui a donné le nom de *tannase*.

**334. Tannase.** — Il l'a isolée en cultivant l'*Aspergillus niger* sur du liquide Raulin dans lequel le sucre était remplacé par du tannin. La récolte est toujours plus maigre que sur le liquide Raulin normal. Mais si on la broie à l'état frais, ou bien après l'avoir desséchée à basse température, on obtient une macération qui peut agir sur le tannin pour le dédoubler. Si on concentre cette solution de tannase, et si on la précipite ensuite par l'alcool comme on le fait dans la préparation de l'amylase par le procédé Lintner, on obtient une poudre grise soluble dans l'eau, et qui, introduite dans une solution à 10 0/0 de tannin, y précipite à la température ordinaire une masse d'aiguilles cristallines d'acide gallique. On obtient le même résultat après avoir filtré la liqueur active au travers d'une bougie Chamberland.

M. Pottevin a retrouvé les mêmes résultats : il a pu confirmer, par l'étude des dédoublements du tannin produits par cette voie, ce qu'on savait sur ce corps comme glucoside. Il a vu de plus que la température optima de cette diastase est de 67°.

**335. Phénomènes consécutifs au dédoublement du tannin.** — Quand on fait agir cette tannase en dehors de la mucédinée, les rendements sont ceux qu'exige la théorie. La plante, quand elle est présente, prend quelque chose pour elle-même, et par là diminue le rendement. La perte est pourtant faible quand on interrompt l'action aussitôt qu'on voit que la quantité d'acide gallique est stationnaire. Lorsqu'on laisse le liquide à l'étuve, le mycélium continue à se développer au fond du vase, et en même temps la quantité de glucose que renfermait la liqueur diminue progressivement. Quand il a disparu, l'acide gallique est attaqué et disparaît à son tour. Le mycélium brûle, en dernière analyse, les deux éléments du tannin dédoublé, et on peut penser *a priori* que c'est pour s'en nourrir qu'il les prépare.

Sous ce rapport, il ressemble au mycélium dédoublant l'acide racémique en acide dextrogyre et lévogyre avant de le brûler. Si un de ces acides se précipitait, on aurait là l'image de la fermentation gallique. Si cet acide précipité était un produit industriel, l'opération aurait fixé depuis longtemps l'attention. Tout ce qu'il y a de particulier avec le tannin est donc que le dédoublement, quand on n'a affaire qu'aux filaments mycéliens, précède de longtemps la combustion, mais on peut, comme nous allons le voir, précipiter les phénomènes.

**336. Action de la végétation superficielle.** — Nous avons jusqu'ici, dans toutes nos expériences, évité avec soin la végétation superficielle du mycélium. Laissons au contraire la plante s'étaler à la surface du liquide et y former une membrane continue, bientôt couverte d'innombrables fructifications : nous la verrons brûler rapidement et directement le tannin, en exhalant de grandes quantités d'acide carbonique. Il ne se fait de dédoublement que celui qui correspond au faible développement des parties plongées du mycélium, et, des produits de ce dédoublement, le glucose disparaît toujours le premier. Mais aussitôt que la surface est entièrement couverte par le champignon en voie de fructification, il n'arrive plus d'oxygène aux flocons profonds ; ils cessent alors de se développer et d'agir, le dédoublement cesse, et la plante n'agit plus que par combustion directe.

Le poids de plante formée est alors considérable, un quart du poids du tannin détruit, comme l'a vu M. van Tieghem. Villon a même recueilli 25 gr. d'*aspergillus* pour 80 gr. de matière. D'autres genres de la tribu des *aspergillus* se comportent de la même façon.

**337. Industrie de l'acide gallique.** — Tous ces faits permettent aux fabricants d'acide gallique de s'éclairer sur les pratiques de leur industrie. Pour obtenir l'acide gallique, ils exposent les noix de galle entières à une température de 25 à 30° pendant un mois, en ayant soin de les tenir immergées et de remuer de fond en comble la masse. Les noix gonflent ; après quelque temps de fermentation silencieuse, il se produit un dégagement de gaz. Lorsqu'il est terminé, on juge la fermentation achevée, et on retire l'acide gallique en profitant de sa solubilité à chaud.

On devine ce qui se produit. Les noix de galle apportent d'ordinaire avec elles les germes des végétations cryptogamiques qui doivent les transformer. M. A. Fernbach dit même n'avoir pas rencontré de noix de galle ne contenant en son centre une touffe plus ou moins visible de mucédinée, arrêtée dans son développement par la dessiccation de l'ensemble, mais pourvue de spores. Celles-ci, à la température de la fermentation, donnent un mycélium qui empâte la masse et y produit le dédoublement que nous connaissons. Le danger de voir le mycélium fructifier et brûler le tannin en pure perte est conjuré par la pratique inconsciente de remuer tous les jours la masse à fond, de façon à immerger dans le liquide tous les filaments sporifères qui tendent à se former à sa surface.

Tout ce travail est invisible et ne se manifeste à l'œil par aucun phénomène apparent. Lorsqu'il est terminé, on pourrait retirer l'acide gallique, mais on serait gêné par le glucose formé en même temps, qui se dissoudrait avec l'acide, et empêcherait sa cristallisation. Heureusement ce glucose fermente d'ordinaire de lui-même, à la fin de l'opération, lorsqu'il ne reste plus de tannin qu'une dose trop faible pour coaguler le protoplasma du globule de levure, plus sensible à l'action du tannin que le protoplasma de l'aspergillus. Les germes de la levure sont apportés par l'air ambiant ou les parois des vases où se fait la fermentation. Quand ils manquent et que le dégagement gazeux qu'attend le fabricant ne se produit pas, il le provoque en ajoutant un peu de levure de brasserie.

La fermentation gallique, pour lui, n'est donc réellement achevée que lorsque le sucre a disparu, laissant à nu l'acide gallique facile désormais à extraire et à purifier. Comme cette disparition du sucre est le seul phénomène qui se manifeste à l'extérieur par le dégagement gazeux, le fabricant prend ce dégagement pour apprécier l'état de la fermentation gallique. Pour lui elle commence quand la masse pâteuse se soulève et gonfle. Le temps considérable qui s'écoule jusque-là, et pendant lequel la masse reste affaissée et inerte, est jugé nécessaire à la destruction par l'eau des tissus de la noix et à la formation de la pâte. La fermentation gallique est en pleine activité quand la masse fortement boursoufflée dégage beaucoup d'acide carbonique et de vapeurs alcooliques. Elle est terminée quand la masse retombe et que les petits cristaux d'acide gallique, débarrassés de l'enduit qui les empâtait, brillent à l'œil. En un mot, on mêle et on confond dans l'industrie deux fermentations distinctes, qui se succèdent dans la même cuve : la première, la plus méconnue, qui donne l'acide gallique ; la seconde qui le débarrasse d'un élément qui nuirait à son extraction.

C'est sur la première fermentation que les fabricants doivent porter leur attention s'ils veulent augmenter le rendement en acide gallique. La noix de galle qu'ils emploient renferme de 44 à 66 p. 100 de tannin, pouvant donner, en acide gallique, entre le tiers et la moitié du poids de la noix de galle, si on conduit la fermentation d'après les lois que nous venons d'exposer. Or, dans l'industrie, on n'obtient guère, en acide gallique, plus de un cinquième du poids des noix employées. Le reste est perdu par suite de combustions superficielles, que le fabricant évitera, quand il voudra, en se rapportant à ce que nous avons dit plus haut.

## FABRICATION DE L'ORCÉINE

**338. Fermentation de l'orseille.** — Pendant longtemps, on a fabriqué l'orseille en empilant dans une auge de bois des lichens à orseille (*Roccella tinctoria*, *fucifor-*

*mis*, *Montagnei*, etc.), qu'on arrosait d'urine, en brassant le tout de 3 en 3 heures, pendant deux jours et deux nuits. Le troisième jour, on ajoutait de la chaux éteinte passée au tamis, un peu d'acide arsénieux pilé et d'alun de roche. On brassait encore souvent. Une fermentation se déclarait : on ajoutait encore une fois de la chaux en diminuant peu à peu le nombre des brassages. Après un mois de travail on obtenait un produit qu'on embarillait et qui gagnait avec le temps. C'était l'orseille d'herbe.

Les méthodes modernes comprennent trois phases : 1° au lieu de prendre le végétal entier on commence par en extraire la matière capable de fournir la couleur ; 2° on la concentre ; 3° on en développe la couleur. Cette matière est l'érythrine, substance insoluble dans l'eau, mais soluble dans les alcalis, précipitable par les acides. C'était à la mettre en liberté que servait l'urine qui, en fermentant donnait du carbonate d'ammoniaque, avantageusement remplacé aujourd'hui par l'ammoniaque. On peut aussi séparer l'érythrine du tissu de la plante en traitant par un lait de chaux ou de baryte, filtrant et précipitant par l'acide chlorhydrique. Mais il faut se hâter d'acidifier, si on ne veut pas voir commencer la transformation, qu'il faut favoriser, au contraire, si on veut avoir non l'érythrine, mais les matières colorantes qu'elle peut fournir.

Cette érythrine, en effet, au contact des alcalis et à froid, et plus rapidement à chaud, se dédouble. C'est un éther composé d'érythrine et d'acide diorsellique. Le dédoublement a lieu en deux fois : l'érythrine donne d'abord de la picroérythrine et de l'acide orsellique.

$$\underset{\text{érythrine}}{C^{20}H^{22}O^{16}} + H^2O = \underset{\text{picroérythrine}}{C^{12}H^{16}O^7} + \underset{\text{acide orsellique}}{C^8H^8O^4}$$

Cette picroérythrine donne elle-même par un dédoublement nouveau :

$$\underset{\text{picroérythrine}}{C^{12}H^{16}O^7} + H^2O = \underset{\text{érythrite}}{C^4H^{10}O^4} + \underset{\text{acide orsellique}}{C^8H^8O^4}$$

L'érythrite est, comme on sait, une matière sucrée, jouant dans l'éther le rôle d'alcool tétratomique. L'acide orsellique contient les éléments du principe colorant. Il se transforme d'abord en orcine en perdant de l'acide carbonique en présence des alcalis

$$C^8H^8O^4 = C^7H^8O^3 + CO^2$$

et c'est l'orcine qui, sous la double influence de l'ammoniaque et des alcalis, donne la matière colorante, l'orcéine. D'après M. Dumas, la réaction se fait suivant l'équation suivante :

$$C^7H^8O^2 + AzH^3 + O^3 = C^7H^7AzO^3 + 2H^2O$$

Toutes ces transformations s'opéraient ensemble sous l'action du temps dans la préparation de l'orseille d'herbe. Elles sont mieux séparées et mieux conduites dans la fabrication actuelle. Elles ont toutes ce caractère, qu'elles semblent commandées par les lois de la chimie, et que la fermentation dont nous avons parlé plus haut ne semble jouer aucun rôle.

**339. Expériences de Czapek.** — C'est ce que Czapek conteste sur un point. La transformation de l'orcine en orcéine est une transformation chimique où les microbes n'ont rien à voir. Mais il n'en est pas de même pour la production de l'orcine. On peut extraire l'érythrine du tissu du lichen au moyen de l'eau bouillante, et cette décoction, mélangée à un peu d'urine en fermentation, donne en 3 ou 4 semaines à 20°-25° une matière tout à fait analogue à l'orcéine. Mais si on stérilise le tout par l'ébullition, et si on conserve le même temps dans des flacons d'Erlenmeyer, fermés au coton, on ne voit apparaître aucune matière colorante, alors même qu'on ajoute au liquide du carbonate d'ammoniaque ou qu'on laisse séjourner le flacon dans un air chargé de vapeurs ammoniacales de façon à favoriser la transformation de l'orcine en orcéine.

C'est donc l'urine qui apporte le germe nécessaire pour les premiers dédoublements. En cherchant dans cette direction, Czapek a rencontré un microbe qui a appelé son attention parce qu'il peut précisément vivre dans des milieux très alcalins. C'est un court bacille, ressemblant au bacille du foin, formant sur les gélatines légèrement alcalinisées des colonies blanches, et dont l'ensemencement dans les décoctions stériles dont nous avons parlé plus haut, est suivie, au bout de 3 à 4 semaines, de l'apparition de l'orcéine.

Czapek considère ce bacille aérobie comme une espèce nouvelle. Quoi qu'il en soit, il ne semble pas douteux, d'après cette expérience, qu'il n'y ait des bactéries capables de dédoubler l'érythrine, probablement pour utiliser les produits de la réaction. Mais cela ne démontre pas qu'il y ait toujours une action microbienne, et que la plante ne porte pas en elle-même la diastase nécessaire au dédoublement. Remarquons que Czapek a agi sur des décoctions de plantes, que l'ébullition avait privées de leur diastase, si elle existe, et qui dès lors ne pouvaient pas se dédoubler par elles-mêmes, et avaient besoin d'un concours extérieur. Il serait intéressant d'élucider ce point.

Remarquons pour terminer que l'orcine comme le tannin est un produit phénolique. C'est un phénol méthylé $C^6H^3(OH)^2CH^3$. L'acide orsellique est l'acide orcine-carbonique. L'oxydation qui donne l'orcéine est peut-être aussi une action de diastase, comme celle de la laccase qui oxyde aussi d'autres composés phénolés. Voilà des ressemblances qui sont à signaler tant avec ce qui se passe dans la fermentation gallique que dans d'autres réactions plus connues. Mais ces faits ne sont pas assez nombreux pour qu'on en puisse tirer quelque conclusion générale. Il faut se contenter de les signaler.

## FABRICATION DE L'INDIGO

Il y a aussi, dans la production de l'indigo, une fermentation qui intervient dans les opérations industrielles, et nous avons à nous demander si elle est utile ou nuisible à la fabrication du produit.

**340. Traitement des plantes à l'indigo.** — Si nous étudions le mode de traitement des plantes à indigo (*Indigofera anil*, *disperma*, *tinctoria*, *argentea*) dans le bas Bengale, c'est-à-dire dans le pays qui fournit les meilleurs indigos, voici ce que nous trouvons, d'après M. A. Kœchlin-Schwartz. La plante coupée le matin et liée en paquets arrive l'après-midi à l'indigoterie, où elle est mise en œuvre le soir même. Les paquets sont arrangés debout, serrés dans une grande cuve en maçonnerie, et on y fait arriver, à la nuit tombante, de l'eau du Gange, jusqu'à submersion complète de la plante. Il se fait une fermentation qu'on laisse durer plus ou moins longtemps, de 9 à 14 heures, suivant la température. Quand le liquide a atteint une couleur jaune paille plus ou moins clair, on le fait écouler dans une rangée de cuves inférieures où on le laisse reposer quelque temps. Puis des hommes nus entrent dans le liquide, armés de longs bambous, pour l'agiter à l'air pendant qu'il est encore chaud. Ils le battent pendant 2 à 3 heures. Cette agitation est parfois faite par des moyens mécaniques. La couleur passe peu à peu au vert pâle, et il se fait une précipitation d'indigo sous forme de petits flocons qui se déposent quand le liquide est laissé en repos. On décante, et l'eau de décantation retourne à la rivière. Quant à la bouillie, on la fait cuire un moment pour arrêter une seconde fermentation qui gâterait le produit en le rendant noir. On laisse déposer 20 heures. Le lendemain matin, on fait bouillir à nouveau pendant 3 ou 4 heures, et on envoie le dépôt bouillant sur un filtre où il s'égoutte. L'indigo est fait. Le reste n'est plus de notre domaine.

Dans ces pratiques il y a la préoccupation d'une fermentation qu'il faut provoquer et empêcher d'aller trop loin, et les premières études théoriques sur ce sujet ont confirmé dans cette idée qu'une fermentation est nécessaire. Il n'y a pas en effet d'indigo tout formé, ni de matières pouvant en produire par oxydation dans les feuilles des plantes à indigo. Si on les épuise par l'eau bouillante, de façon à en extraire les sucs, le liquide obtenu ne bleuit pas au contact de l'air et ne dépose pas d'indigo.

La substance mère de cette couleur, commune aux *indigofera* et au Pastel (*Isatis tinctoria*) est un glucoside, l'indican, étudié par Schunk, et qui, sous certaines influences, par exemple sous l'action des acides, donne naissance à des composés indigotiques divers, et à un sucre que van Lookeren-Campagne a reconnu être du dextrose. Le dédoublement de ce glucoside semblait être un effet de la fermentation, et comme, sous l'action continuée des acides, l'indican donne des produits différents de l'indigo, dans lesquels figurent des acides acétique, formique, propionique, on avait tout naturellement conclu qu'une fermentation plus longuement prolongée détruisait l'indigo formé au début, et que c'est pour cela qu'on stérilisait par la chaleur le liquide bleu, dans les pratiques résumées plus haut.

**341. Action d'une diastase.** — C'est van Lookeren-Campagne qui a élevé le premier un doute sur cette interprétation des phénomènes, en montrant que la transformation de l'indican peut se faire dans de l'eau chauffée à 55°, ou bien dans une eau dans laquelle on a mis 2,5 0/0 d'acide phénique ou 1 p. 1000 de sublimé corrosif, ce qui empêche l'évolution des microbes et toute fermentation au sens propre du mot. Mais à cette température, et en présence de ces doses d'antiseptiques, l'action des diastases est encore possible, et l'auteur conclut que l'action vient d'une diastase, secrétée par la plante, et qu'il a recherchée sans pouvoir l'isoler.

M. Bréaudat a complété ce faisceau de preuves en opérant, non sur une *indigofera*, mais sur une Crucifère, l'*isatis alpina*, qui donne de l'indigo et contient également de l'indican. Il constate que ces feuilles d'*isatis* se comportent comme celles des *indigofera* étudiées par van Lookeren-Campagne. Stérilisées par la chaleur, et mises en macération dans de l'eau à 37°, elles ne donnent pas d'indigo. Mises à macérer dans les mêmes conditions après avoir été brossées et lavées dans de l'eau chloroformée, il n'y a pas de fermentation, et pourtant il y a production d'indigo en quantités abondantes. On peut aussi obtenir de l'indigo sans fermentation, en triturant avec du sable des feuilles indigofères de façon à bien broyer les cellules, et en agitant tout de suite à l'air le liquide obtenu.

Les microbes ne jouent donc aucun rôle utile dans la fabrication, et tous ces arguments sont en faveur de l'action d'une diastase présente dans la plante et qu'on peut en effet en retirer, en incisant dans l'alcool des feuilles d'*isatis*, les épuisant ensuite par ce liquide qui dissout l'indican. Le résidu épuisé à son tour par l'eau chloroformée, donne un liquide qui dédouble en effet les solutions d'indican, et ne les dédouble plus après ébullition.

Cette même solution chloroformée contient une autre diastase qui, dans certaines conditions, oxyde l'hydroquinone et le pyrogallol, et bleuit la teinture de gaïac. Il y a donc une oxydase, qui est capable aussi, ajoutée à une macération de feuilles fraiches bouillies, et qui ne bleuirait pas à l'air, d'y produire de l'indigo. En résumé, et contrairement à ce qu'on a longtemps admis comme vrai, les ferments n'ont aucun rôle nécessaire dans la production de l'indigo. La plante se suffit à elle-même, et contient une diastase dédoublant l'indican en indigo blanc et en dextrose, et une diastase oxydante transformant l'indigo blanc en indigo bleu.

Toutefois, il faut remarquer que cette conclusion de M. Bréaudat n'exclut pas la possibilité qu'il y ait des microbes capables de remplacer la plante dans la fabrication d'une ou deux de ces diastases, de devenir ainsi des adjuvants de la fabrication, et dont l'étude pourrait permettre de retirer de l'indigo des plantes incapables de le former par elles-mêmes, parce que, ayant de l'indican, elles ne produiraient pas l'une ou l'autre des diastases nécessaires.

Les conclusions de M. Bréaudat ont été confirmées et étendues aux plantes à indigo. M. Hasewinkel a montré que les feuilles d'*indigofera leptostachya*, plongées dans de l'eau bouillante, fournissent un liquide qui se conserve facilement à l'air sans se bleuir, s'il n'est pas trop acide, mais qui fournit de l'indigo si on le traite ou par un acide et par un agent oxydant tel qu'un sel ferrique, ou par une diastase extraite des feuilles par un procédé analogue à celui de M. Bréaudat. Cette diastase peut-être remplacée par de l'émulsine, et a reçu, à cause de cela, de M. Hasewinkel, le nom d'indi-émulsine. Enfin, M. Hasewinkel, M. Beyerinck, M. van Romburgh ont ensuite prouvé, indépendamment l'un de l'autre que, conformément à une hypothèse de M. Marchlewski, l'indican pouvait être considéré comme un produit de condensation d'une molécule d'indoxyle avec une molécule de glucose, et donnait en se dédoublant la réaction suivante :

$$C^{14}H^{17}AzO^{6} + H^{2}O = C^{6}H^{12}O^{6} + C^{6}H^{4} \left\langle \begin{matrix} COH \\ AzH \end{matrix} \right\rangle CH$$

Cet indican a pu être obtenu sous forme de cristaux fondant à 51°, ayant la formule $C^{14}H^{17}AzO^{6} + 3H^{2}O$ et lévogyres.

Soumise à l'action de l'oxygène de l'air, seule ou aidée de l'action d'un peu de chlorure ferrique, la solution d'indican, dédoublée par la diastase bleuit, parce que son indoxyle subit la réaction suivante :

$$2\left[C^6H^4\begin{matrix}\diagup COH \diagdown \\ \diagdown AzH \diagup\end{matrix}CH\right] + O^2 = C^6H^4\begin{matrix}\diagup CO \diagdown \\ \diagdown AzH \diagup\end{matrix}C : C\begin{matrix}\diagup CO \diagdown \\ \diagdown AzH \diagup\end{matrix}C^6H^4 + 2H^2O$$

indoxyle — indigotine

La connaissance enfin acquise du mécanisme de cette réaction est aussi importante au point de vue pratique qu'au point de vue théorique. Elle permettra en effet de diriger la fabrication de l'indigo naturel de façon à augmenter le rendement, et à défendre cette matière colorante contre la concurrence de l'indigo artificiel qu'on tire de la naphtaline, et dont les procédés de fabrication se perfectionnent aussi de plus en plus.

## BIBLIOGRAPHIE

SCHELLE. Opuscules, t. II, p. 224, 1785.
PELOUZE. *Ann. de ch. et de phys.*, t. LIV, p. 337, 1833.
ROBIQUET. *Id.*, t. LIV, p. 385, 1839.
STRECKER. *Ann. d. ch. and Pharm.*, t. LXXXI, p. 248, et t. XC, p. 328.
H. SCHIFF. *Berichte d. d. chem. Gesells*, p. 231 et 967, 1871.
VAN TIEGHEM. *Ann. des sc. nat. Botanique*, 1868.
VILLON. Traité de la fabrication des cuirs. 1889.
FERNBACH. *Comptes rendus*, t. CXXXI, p. 1214, 1900.
POTTEVIN. *Id.*, t. CXXXI, p. 1215, 1901 et t. CXXXII, p. 704, 1901.
CZAPEK. *Contralbl. f. Bakt*, IIe p., t. VI, p. 49, 1898.
KŒCHLIN-SCHWARTZ. *Bull. de la Soc. industr. de Mulhouse*, t. XXVIII, p. 307.
SCHUNK. *Phil. Magazine* (4), t. X, p. 73, et t. XV, pp. 29, 117, 183.
VAN LOOKEREN-CAMPAGNE. *Landwirth. Versuchsstationen* t. XLVIII, p. 401, 1894.
BRÉAUDAT. *Comptes rendus*, t. CXXVII, p. 769, 1898.
MARCHLEWSKI et RADCLIFFE. *Journal soc. chem. Industry.* 1898, p. 430.
HASEWINKEL. *Ac. des sciences d'Amsterdam*, mars 1899 et *Chem. Zeitung*, t. XXIV, 1900.
BEIJERINCK. *Ac. des sc. d'Amsterdam*, septembre 1900,
VAN ROMBURGH. *Chem. Zeitung*, t. XXIV, 1900, p. 409.

# CHAPITRE XXVII

## VIEILLISSEMENT DES VINS

Dans le tome III de cet ouvrage, nous avons étudié tout ce qui, dans la fabrication des vins, est du rôle des levures. Nous avons même, et par anticipation, pour épuiser de suite le sujet, résumé ce qu'on sait de l'action des levures sur le vin conservé en tonneaux, en contact avec ses lies. Nous n'étions pas préparés à faire davantage. Maintenant que nous connaissons les ferments des matières que la fermentation n'a pas atteintes dans les vins, comme les acides fixes, ou de celles que la levure y a produites, comme l'alcool, la glycérine, l'acide succinique, nous pouvons aborder l'étude des autres fermentations dont le vin peut devenir le siège, et qui, toutes ou presque toutes, auront le caractère de maladies, parce qu'elles modifieront la composition et la saveur normale du produit. C'est donc l'étude des maladies du vin que nous avons à faire.

Toutefois, il y a une précaution à prendre avant de commencer. A côté des actions microbiennes qui entrent en jeu, il y a des actions chimiques qui fonctionnent, et qui viennent superposer leurs effets à ceux des ferments. Si nous voulons bien comprendre ce qu'est la part de la fermentation, il faut en bien séparer ce qui revient à la chimie et aux actions de diastases. D'où il résulte qu'une étude des maladies du vin doit être précédée de celle de son vieillissement normal, dans lequel nous allons du reste retrouver des actions de dédoublement de glucosides analogues à celles que nous venons d'étudier.

Ici encore, comme à propos de la fabrication, je laisserai de côté tout ce qui est technique ou instruments : ce livre n'a pas la prétention de remplacer les traités d'œnologie qui décrivent les pratiques des divers vignobles. Il vise à dire, sans entrer dans le détail, ce qu'il y a de général dans les phénomènes de la vinification. Et ceci est indépendant des temps et des lieux. Nous avons employé cette méthode pour conduire le vin jusqu'au moment où la levure n'a plus rien à y faire. Donnons-nous une idée de ce qu'il est à ce moment-là, et pour cela passons en revue les principaux éléments du vin, que nous supposerons même débarrassé de ses grosses lies. Nous supposerons en outre qu'il ne contient pas de ferments de maladie et qu'il reste sain jusqu'au bout.

**342. Sucre.** — Signalons d'abord la présence dans tous les vins d'une substance sucrée, ou plutôt d'une substance réduisant plus ou moins facilement la liqueur de Fehling, et qu'on compte d'ordinaire comme un résidu de sucre non fermenté, l'assimilant ainsi, en quelque sorte, à celui qui a disparu. Cette assimilation reste toujours douteuse. Il peut y avoir, dans le raisin, d'autres sources de sucre que le jus sucré du fruit. Il n'est pas démontré qu'il n'y ait pas, comme dans les autres fruits, des glucosides donnant, par hydrolisation lente, des matières réductrices et non fermentescibles. Tel est par exemple le cas pour la matière colorante. Quoi qu'il en soit, ce sucre n'existe le plus souvent qu'en petites quantités, ne dépassant pas 1 gr. par litre, dans les vins normalement et régulièrement fermentés.

Elle est en général un peu plus grande, sans pourtant que le vin en devienne un vin sucré, dans des vins provenant de pays chauds, où les moûts sont très riches, et la température en général plus élevée qu'il ne faudrait pour que la fermentation s'achève, et dans les vins des pays froids, surtout dans les vins blancs, parce que la levure y est paralysée par le manque de chaleur et parfois par la trop forte acidité du moût. Voici, d'après Frésé-

nius, les analyses de quelques vins du Rhin, étudiés quatre mois après la vendange :

| | Vin de Hohenheim | Vin de Markobrunn | Vin de Steinberg | |
|---|---|---|---|---|
| | — | — | 1 | 2 |
| Eau........... | 85,079 | 83,681 | 84,384 | 78,275 |
| Alcool......... | 10,707 | 11,141 | 10,067 | 10,170 |
| Extrait......... | 4,214 | 5,178 | 5,559 | 10,555 |
| Sucre.......... | 3,580 | 4,521 | 4,491 | 8,628 |
| Acide libre..... | 0,556 | 0,533 | 0,497 | 0,424 |
| Densité........ | 0,9959 | 1,0012 | 1,0070 | 1,0323 |

L'acide libre de l'avant-dernière ligne du tableau est évalué en acide tartrique. On voit qu'il reste en moyenne 4 p. 100 de sucre. Tous ces vins étaient devenus mousseux en juillet. Ils étaient donc restés le siège d'une fermentation lente, d'autant plus lente que ces vins renfermaient déjà beaucoup d'alcool. Voici d'autres nombres qui indiqueront mieux la marche du phénomène. M. J. Boussingault a dosé, dans un vin d'Alsace, dont le moût contenait **183** gr. **13** de glucose par litre :

| | Alcool par litre |
|---|---|
| | gr. |
| Après 5 jours de fermentation... | 45,66 |
| — 10 — ... | 84,16 |
| — 18 — ... | 88,77 |

et on retrouvait à ce moment encore dans ce vin **3** gr. **77** de glucose, qui se transformèrent d'eux-mêmes en alcool pendant l'hiver, en subissant ce qu'on appelle une fermentation secondaire.

**343. Alcool.** — La proportion d'alcool trouvée dans les divers vins est rarement en rapport avec la proportion de sucre disparu, même en tenant compte de la portion de ce sucre qui passe à l'état de glycérine, d'acide succinique ou d'autres produits. Voici, pour prouver ce fait important, quelques chiffres dus à M. Pasteur. Ils donnent l'acidité, évaluée en acide tartrique, et le sucre constatés dans le moût et dans les grains de deux récoltes de *ploussard*, A et B.

| | A | | B | |
|---|---|---|---|---|
| | Moût | Grains | Moût | Grains |
| | gr. | gr. | gr. | gr. |
| Acidité par litre.... | 8,9 | 7,2 | 9,5 | 8,9 |
| Sucre............. | 221,4 | 226,5 | 196,4 | 196,4 |

Les vins provenant de ces moûts renfermaient en alcool et en acide :

| | Alcool | Acide |
|---|---|---|
| | | gr. |
| A | 12,5 p. 100 | 8,0 par litre |
| B | 10,9 — | 9,3 — |

En calculant théoriquement pour A la proportion d'alcool, d'après l'équation de Lavoisier et de Gay-Lussac, au taux moyen de 223 gr. 4 par litre, on devrait trouver 14,3 p. 100 d'alcool : la perte serait donc de 14,3 — 12,5 = 1,8, soit 13 p. 100. Pour B, la perte est de 13,5. Elle a été trouvée de 11,7 p. 100 avec une autre vendange de *ploussard*, de 15,2 p. 100 avec une vendange de *tous plants*. Dans d'autres expériences, M. J. Boussingault n'a retrouvé sous forme d'alcool, dans le vin rouge de Lampertsloch, que les 90 p. 100 du glucose initial.

Tous ces chiffres sont notablement supérieurs à ceux qui résulteraient de la formation de glycérine, d'acide succinique et des autres produits révélés par le travail de M. Pasteur sur la fermentation alcoolique. Cette perte d'alcool est attribuable à diverses causes.

1° Une portion s'en va par évaporation. Pour la recueillir, on a imaginé diverses bondes hydrauliques, dont la première, construite par Mlle Gervais, a été recommandée par Gay-Lussac. Mais ces bondes ne pourraient donner un lavage parfait de l'acide carbonique qui s'échappe, qu'à la condition d'être très compliquées, et leur usage est à peu près abandonné ;

2° Une autre portion reste à l'état condensé dans le

marc. D'après MM. C. Saint-Pierre et Foex, le vin de presse est plus alcoolique que le vin de goutte. Je me suis assuré que le liquide dont le marc reste imprégné est plus fortement chargé d'alcool que le vin de presse. Mais en tenant compte de ces deux causes d'erreur dans l'évaluation, on ne comble pas la différence constatée. Il faut donc que la fermentation s'accomplisse dans le moût de raisin un peu autrement que dans les liquides artificiels sur lesquels jusqu'ici ont porté toutes les études.

**344. Acidité.** — La fermentation est par elle-même une cause de production d'acides. Si l'acide succinique est produit en mêmes proportions que dans un liquide artificiel, l'acidité d'un moût renfermant 200 grammes de sucre par litre doit augmenter d'environ 1 gramme par litre, si on l'évalue en acide tartrique.

D'autre part, le bitartrate de potasse que tous les vins renferment est sensiblement moins soluble dans un liquide alcoolisé à 10 p. 100 d'alcool. Une portion doit donc se précipiter pendant la vinification. Suivant celle de ces deux causes de variation qui l'emporte, on doit observer une augmentation ou une diminution dans l'acidité, quand on compare le moût au vin qui l'a produit.

D'après MM. Berthelot et de Fleurieu, l'acidité totale diminue pendant tout le temps de la première fermentation dans les vins de Bourgogne, et dans des proportions assez notables, comme le montrent les chiffres suivants qui donnent, pour deux vins, l'acidité par litre évaluée en acide tartrique.

| | Givry | Formichon |
|---|---|---|
| | gr. | gr. |
| Moût | 10,0 | 10,1 |
| Vin après 6 jours de fermentation | » | 8,1 |
| — 15 — | 5,8 | » |
| Perte d'acidité | 4,2 | 2,0 |

D'après ces savants, la perte d'acidité n'est due qu'en

partie à la précipitation de la crème de tartre. L'éthérification n'en absorbe aussi qu'une proportion minime ; la disparition du reste est inexpliquée.

Dans les chiffres d'analyse que nous avons empruntés plus haut à M. Pasteur, il y a au contraire partout une augmentation d'acidité. Il en est de même dans les expériences soignées de M. J. Boussingault, et tel paraît être aussi le cas général.

**345. Matière colorante.** — La matière colorante du vin, à l'état de dilution où elle existe dans ce liquide au moment de la décuvaison, le laisserait incolore et y resterait invisible, si le vin était absolument neutre. Ce sont les acides qui lui donnent sa teinte, chacun avec un degré de vivacité qui dépend de sa nature. C'est l'acide sulfurique qui fournit, toutes choses égales d'ailleurs, la teinte la plus vive et la plus riche. L'acide tartrique se tient tout près, mais à un niveau inférieur. La crème de tartre n'équivaut pas, sous ce point de vue, à ce qu'elle renferme d'acide tartrique libre. La nature des acides libres d'un vin n'est donc pas sans influence sur sa couleur.

La proportion dissoute de matière colorante joue aussi naturellement un rôle. Cette quantité dépend à son tour du degré alcoolique du vin et du temps de son contact avec la rafle. A ce sujet, quelques détails sont nécessaires.

A l'état où elle se trouve dans le vin de goutte, où elle n'a pas eu sensiblement le contact de l'oxygène, la matière colorante est une matière transparente, ayant la couleur et la consistance de la gelée de groseille un peu ferme. Elle est soluble dans l'eau et l'alcool, auxquels elle donne une teinte gris de lin à peine sensible, qui tourne au rouge sous l'action des acides. Abandonnée à l'air, elle absorbe l'oxygène, se fonce en couleur, devient de plus en plus insoluble dans l'eau, puis elle finit par déposer des pellicules qui, si l'on évapore complètement la solution, restent sous forme d'un enduit cohérent, de volume plus faible qu'à l'origine, opaque, et se détachant en écailles.

C'est qu'à partir de ce moment, elle est le siège de deux phénomènes qui s'y accomplissent simultanément, mais avec des vitesses inégales : un phénomène d'oxydation qui la fonce et en change la nature, un phénomène de coagulation qui la contracte et la rend de plus en plus insoluble dans les réactifs dans lesquels elle se dissolvait auparavant. Il faudrait pouvoir suivre chacun de ces phénomènes isolément pour comprendre leur marche commune. Malheureusement, on ne sait que très peu de chose sur eux.

Au sujet de l'oxydation, les faits connus cadrent avec une assimilation entre la matière colorante du raisin et celle de l'indigo dont nous avons dit quelques mots. Une diastase spéciale appartenant à la plante en provoquerait le dédoublement, en mettant en liberté un sucre, et une substance plus oxydable qui, inerte dans le vide ou l'acide carbonique, *virerait* seulement au contact de l'air, comme l'indigo vire au bleu quand on fouette à l'air la macération de feuilles de plantes indigofères. Et la ressemblance, commencée sur ce terrain, se poursuivrait sur celui de la coagulation, car l'indigo débute aussi par une coagulation, ainsi que nous l'avons vu. Il commence par être plutôt en suspension qu'en solution dans le liquide. Puis il se produit un précipité floconneux qui devient graduellement plus cohérent. La matière colorante des vins semble se comporter de même. Prise à l'état de gelée de groseille, elle semble bien être en solution. Mais l'état de gelée qu'elle conserve lorsqu'on évapore la prétendue solution témoigne qu'elle n'était pas en solution vraie ; elle est à l'état colloïdal. Nous allons la voir en effet se contracter, et, à mesure qu'elle se contracte, devenir de plus en plus insoluble dans l'eau d'abord, dans l'alcool ensuite.

A l'état sous lequel nous venons de la décrire, c'est-à-dire au moment où sa solution apparente, mais homogène, dans l'eau, laisse se former des flocons qui, à l'évaporation du liquide, se résolvent en pellicules collées au fond de la capsule, la consistance de gelée a déjà disparu, et le volume du résidu est devenu bien plus faible. La matière, devenue insoluble dans l'eau, est restée soluble dans l'alcool, qu'elle colore d'une belle teinte pourpre, même en l'absence des acides. En ajoutant de l'eau à cet alcool, on ne la précipite pas tout d'abord. Elle est par conséquent encore un peu soluble dans les liquides alcooliques. Mais elle se sépare de cette dilution sous l'influence du temps, et sa précipitation est même immédiate si l'on ajoute une goutte d'acide. A cet état, elle est en effet moins soluble dans les liquides acidulés que dans les mêmes liquides neutres, contrairement à une opinion généralement répandue.

Le dépôt qu'on obtient par l'action du temps ou des acides n'est pas le dernier terme des transformations que peut subir la matière colorante. Elle finit par devenir insoluble même dans l'alcool concentré, et se présente alors sous la forme de lamelles cohérentes, dures, à reflets métalliques. Cela a lieu sans intervention nouvelle de l'oxygène de l'air et par suite d'une sorte d'augmentation dans la cohésion, analogue à celle qui se produit dans divers précipités minéraux et organiques. L'absorption d'oxygène a lieu à l'origine, et suffit, si elle est complète, pour assurer avec le temps cette série de transitions.

Nous retrouverons bientôt, quand nous étudierons les phénomènes de la *casse*, quelques-unes des conséquences de ces propriétés de la matière colorante. Pour le moment nous en tirons l'explication de la façon dont elle se dissout dans le vin pendant la fermentation. Elle pourrait se dissoudre dans l'eau, comme nous l'avons vu, mais sa dissolution est aidée par l'alcool pour deux raisons. La première, c'est que sa solubilité, surtout si, malgré tout, elle a subi un commencement d'oxydation, est plus grande dans un liquide alcoolique. La seconde, c'est qu'elle est contenue à l'état normal dans des cellules qui ne se brisent pas, et d'où elle ne peut sortir que par voie de diffusion. Or cette diffusion est plus facile dans un liquide alcoolique que dans l'eau pure. M. Rosenstiehl a fait voir aussi que, soit que la diffusion soit augmentée, soit qu'il y ait rupture de cellules, la matière colorante se dissout dans le moût incolore du raisin à une température de 60 à 100°.

**346. Gaz du vin.** — Le moût qui fermente ne renferme, comme nous l'avons vu, que de l'acide carbonique et de l'azote. Ce dernier gaz doit être complètement chassé pendant la fermentation, de sorte que nous devons nous attendre à ne trouver dans le vin de goutte que de l'acide carbonique.

C'est en effet ce que l'expérience vérifie. Dans une expérience de M. Pasteur, un vin de l'année, âgé d'un mois, renfermait par litre, à la température de 7°, 1 lit. 481 de gaz acide carbonique parfaitement pur.

Les matières oxydables que nous savons exister dans le moût existent aussi dans le vin. La fermentation est plus propre, d'un autre côté, par son caractère général, à en augmenter la proportion qu'à les détruire. Il est donc permis d'admettre que le vin, comme le moût, et encore plus que lui, sera avide d'oxygène.

En agitant en effet pendant quelques instants le vin ci-dessus avec son volume d'air, dans une bouteille de grandeur convenable, et analysant les gaz au bout d'une demi-heure, on y a trouvé, en dehors de l'acide carbonique dont la proportion avait naturellement un peu diminué, 14 cc. 5 de gaz azote et 4 cc. 7 de gaz oxygène par litre.

L'oxygène et l'azote ne sont pas dans les rapports voulus par les lois de solubilité. L'azote est en excès. Il doit donc y avoir un peu d'oxygène absorbé dans des phénomènes d'oxydation. Ce qui prouve qu'il en est ainsi, c'est que si l'on examine le même vin aéré, au bout de vingt-quatre heures de séjour dans un flacon bien bouché, on y trouve la même proportion d'azote, mais plus du tout d'oxygène.

L'oxygène absorbé entre donc rapidement en combinaison avec certains principes oxydables du vin. Nous devons donc aussi nous attendre à trouver ce gaz absent dans les vins conservés en tonneaux. C'est en effet ce qui a lieu. M. Boussingault a constaté depuis longtemps que les vins ne contiennent que de l'acide carbonique et de l'azote. Dans un vin de deux ans, M. Pasteur a trouvé par litre 200 cc. de gaz acide carbonique et 16 cc. de gaz azote, sans trace d'oxygène. Le vin avait pourtant été soutiré deux fois depuis l'entonnaison.

Ce sont précisément les relations qui s'établissent entre l'oxygène et les substances que nous venons de mentionner dans le vin qui constituent l'histoire physiologique et chimique de ce liquide, telle que nous nous sommes proposé de la tracer. Nous allons voir que le vin nouveau ne se *fait* et ne devient du vin vieux que grâce à l'action de l'oxygène. Examinons à ce point de vue les diverses pratiques de la conservation et du commerce des vins.

**347. Soutirages.** — Au moment où l'on a soutiré le vin de la cuve de fermentation pour le transvaser dans les tonneaux, le vin saturé d'acide carbonique a eu le contact de l'air. Si rapidement que se fasse cette opération, M. Pasteur s'est assuré qu'elle avait pour conséquence l'introduction d'une certaine quantité d'oxygène dans le vin. Cet oxygène y exerce des actions diverses.

Il sert d'abord à réveiller un peu l'activité de la levure et à assurer par conséquent la transformation dans les tonneaux de la petite quantité de sucre qui a pu ne pas disparaître pendant la fermentation tumultueuse. Cette fermentation secondaire, souvent produite, comme nous l'avons vu, par une autre levure que celle qui a présidé à la fermentation principale, et qui est souvent le *Saccharomyces Pastorianus,* ne doit jamais durer longtemps. Il importe en effet que le liquide puisse prendre tout de suite le repos qui favorise la formation du dépôt et la séparation des lies.

Celles-ci ont quelquefois un volume si notable qu'il est sage de les séparer du vin par un second soutirage, fait en général à l'entrée de l'hiver. Ce second soutirage fait encore pénétrer dans le vin une nouvelle quantité d'oxygène et y provoque un nouveau dépôt, qui cette fois-ci est surtout un dépôt d'oxydation.

Cette oxydation porte sur des matériaux oxydables solubles que renfermait le vin, et qui se déposent alors sous la forme de masses amorphes. Elle porte aussi sur une partie de la matière colorante, qui prend peu à peu la forme de précipité insoluble dans les liqueurs acidulées, et se précipite sous forme de granulations presque invisibles, très différentes des feuillets mamelonnés qu'elle donnera plus tard. A ce moment elle est encore assez soluble dans l'alcool concentré. Tout cet ensemble de matières organiques, de substances colorantes se précipite mélangé à de la crème de tartre, aux globules de levure dont le vin a emporté les germes dans le second soutirage, et qui ont continué à s'y développer. Souvent aussi des ferments de maladies se joignent à la masse, et le tout forme un nouveau dépôt, parfaitement tassé pendant l'hiver, mais qui a une tendance à remonter dans le liquide et à le troubler, au moment où les premières chaleurs du printemps, pénétrant dans la cave, et élevant la température du vin, y provoquent un plus abondant dégagement de l'acide carbonique dont il est encore saturé.

De là l'utilité, au printemps suivant, d'un soutirage nouveau qu'on devra faire plus tôt ou plus tard, plus tôt pour les vins délicats, plus tard pour les autres, mais pour lequel on ne doit jamais dépasser la fin de l'hiver. L'époque de ce soutirage reste liée, dans l'esprit de la plupart des vignerons, à la première ascension de la sève dans les arbres. On voit que ces phénomènes sont sans relation l'un avec l'autre, mais qu'ils doivent être en effet concomitants.

A partir de ce moment, et si nous laissons pour le moment de côté la pratique de l'*ouillage*, sur laquelle nous reviendrons quand nous serons prêts à en comprendre la raison d'être et l'influence, le vin n'a plus besoin que d'être soutiré tous les ans, vers le mois de mars, pendant toute la durée de son séjour en tonneaux. Pour les vins fins, il sera même utile de faire par an deux soutirages, un en mars, l'autre à la fin d'août ou au commencement de septembre. Ce second soutirage est à son tour rattaché par les vignerons à l'idée d'une relation entre le travail du vin dans la cave et le travail de la sève dans la vigne, où sa circulation est en effet alors très active. On voit qu'il y a encore ici une relation de fait. La fin d'août ou le commencement de septembre sont les époques où les fortes chaleurs de l'été, qui sont toujours en retard dans leur pénétration dans les caves, y font le mieux sentir leur influence, et où il est par suite le plus utile de séparer le vin de ses lies, contenant presque toujours des agents de destruction tout formés et prêts à agir. En soutirant, on force ces faux ferments à se reproduire avant de pouvoir faire sentir leur influence.

**348. Conservation en tonneaux.** — On devine l'effet que doivent produire peu à peu tous ces soutirages. Chacun d'eux introduit dans le vin une certaine quantité d'oxygène qui est employé plus ou moins rapidement à des phénomènes d'oxydation. Mais ce n'est pas par là seulement que l'oxygène arrive au liquide. De toutes les pratiques de la conservation des vins, la plus importante à ce point de vue est peut-être celle qui consiste à conserver le vin dans des tonneaux de bois de chêne. Les parois de ces tonneaux donnent lieu à une évaporation active, variable avec l'épaisseur des douves, avec l'état du tonneau, avec la nature du vin, et enfin avec la cave, son exposition, sa température et la distribution de ses courants d'air. Le premier soutirage, en débarrassant le vin de son excès d'acide carbonique, a diminué la tension intérieure du gaz dans le tonneau et rendu les phénomènes de diffusion plus faciles. Constamment le vin s'échappe par évaporation, et le vide qu'il laisse est rempli par de l'air dont l'oxygène est rapidement absorbé. Constamment aussi, des échanges gazeux se font de l'extérieur à l'intérieur par le bois des douves. L'influence de cette seconde cause d'aération est difficile à apprécier par des chiffres, mais la première peut se mesurer facilement dans les vignobles qui possèdent la pratique de l'ouillage, c'est-à dire qui remplacent d'une façon régulière par du vin tout le liquide qui a disparu par évaporation dans les tonneaux, de façon à maintenir ceux-ci constamment pleins. La mesure de l'évaporation est donnée par les quantités de vin nécessaires pour l'ouillage. Voici, à ce sujet, quelques chiffres recueillis en Bourgogne : Dans ce vignoble, le vin de goutte, mélangé à tout ou partie du vin de pressoir, est entonné dans des foudres, ou plus ordinairement dans des pièces de 228 litres, toujours de bois neuf. Le vin est soutiré trois fois la première année, en mars, mai et septembre, et deux fois les autres années, en juin et en octobre. Il reste en moyenne quatre ans en tonneau. Cette durée est très variable selon les années, les crus, et aussi selon la capacité des tonneaux où le vin est conservé. Le Clos-Vougeot ne reste pas en moyenne moins de six ans en tonneau. Le Chambertin, le Romanée, le Volnay, le Pomard sont mis en bouteilles au bout de trois ou quatre ans.

Or, la vidange d'un tonneau de 228 litres n'est pas moindre de trois quarts de litre tous les vingt-cinq jours dans les caves du Clos-Vougeot, pendant la première année, lorsque le vin est jeune et le tonneau neuf. Après deux ans, elle tombe à un demi-litre pour la même période. Si la période de conservation est de trois ans : cela ne fait pas moins de 35 litres de vidange, correspondant à 30 cc. d'oxygène absorbé par litre dans les trois années, et il faudrait encore ajouter celui qui a été amené par les soutirages, bien qu'en Bourgogne le soutirage se fasse, autant que possible, à l'abri de l'air.

Ce chiffre lui-même est d'ailleurs un peu variable : il diminue quand le volume du tonneau et l'épaisseur des parois augmentent. Il est plus faible dans les caves profondes et peu aérées, mais il est toujours considérable, et ne saurait évidemment passer inaperçu. Examinons les effets qui résultent de cette intervention de l'oxygène.

Lorsqu'on l'exagère en se mettant dans les conditions que nous allons indiquer tout à l'heure, M. Pasteur a constaté qu'une portion des acides du vin disparaissait comme brûlée. Il y a donc de ce fait, et avec le temps, une diminution d'acidité. M. Pasteur l'a vue atteindre 12 p. 100 dans un vin exposé à la lumière avec son volume d'air.

La matière colorante s'oxyde et passe peu à peu à l'état insoluble ; quelquefois l'effet est immédiat, et la couleur du vin se fonce sensiblement après l'aération, soit parce que l'oxygène fonce la teinte de la matière colorante dissoute, soit par suite de l'apparition d'un fin précipité de matière colorante, devenue insoluble, comme nous l'avons vu, dans les liquides alcooliques étendus. D'autres fois, lorsque les proportions d'acide et d'alcool sont convenables, et que l'oxydation n'a pas été poussée trop loin, il se peut que rien ne se produise et que le vin conserve sa teinte et reste parfaitement limpide, mais l'oxydation n'en est pas moins produite, et la matière colorante, restée dissoute en ce moment encore, finira par se déposer ; il n'en restera en solution que ce qui correspondra au degré d'oxydation, à la quantité d'acide en présence. La température n'intervient que pour hâter l'oxydation. Je n'ai pas vu qu'elle eût une influence sensible sur la quantité de matière colorante restant en solution.

Lorsque la matière colorante se dépose rapidement, elle forme un précipité volumineux et peu cohérent. Lorsqu'elle se dépose lentement, elle donne des feuillets plus ou moins adhérents au vase qui la renferme. Lorsque ces deux sortes de précipités se succèdent dans un vin, le second fixe en général le premier, et l'ensemble se présente sous la forme de lamelles irrégulières, couvertes de petits mamelons, sorte de cristallisation en rognons qui témoigne de la lenteur du dépôt.

Mais ce n'est pas seulement sur les acides et la matière colorante que l'aération du vin fait sentir son influence. Elle exerce sur l'ensemble des matériaux de ce liquide une action qui, bien que plus obscure et plus difficile à décrire en détail que les précédentes, n'en est pas moins remarquable et importante. Nous allons voir en effet que c'est l'oxygène de l'air qui transforme avec le temps le goût du vin, et lui donne ce caractère particulier, cette homogénéité et cette plénitude qui constituent la saveur du vin vieux.

**349. Vieillissement du vin.** — Supposons qu'à la fin de la fermentation, au moment où le vin, déjà clair, est encore saturé d'acide carbonique, on en emplisse une bouteille par un procédé tel, qu'en aucun moment de la manipulation, le vin n'ait le contact de l'air. Il suffit pour cela de le prendre à la cuve de fermentation et de le faire arriver au fond d'une bouteille qu'on a remplie d'acide carbonique. Celle-ci pleine, on la ferme hermétiquement au moyen d'un bon bouchon qu'on recouvre d'une couche épaisse de cire à cacheter. Le vin ainsi traité conserve indéfiniment les propriétés qu'il avait au moment du soutirage. Sa couleur se modifie à peine. Sa saveur ne change que d'une manière inappréciable. Il reste du vin vert, nouveau, et ne prend aucun bouquet. Le seul dépôt qu'on trouvera dans la bouteille sera formé des globules de levure de bière ou de matières amorphes que le vin aura apportées avec lui. Il n'y aura pas de matière colorante.

Le reste du vin, conservé à la façon ordinaire, et soumis aux manipulations habituelles, se dépouille cependant d'une portion de son acide carbonique et de sa matière colorante. Il change de goût, il devient du vin vieux. Quelle différence y a-t-il entre ces vins ? Uniquement celle qui résulte du contact du second avec l'oxygène, et de l'absorption exercée sur ce gaz pendant les soutirages, ou par voie de diffusion pendant le séjour dans les tonneaux.

Recommençons en effet notre expérience de mise en bouteilles, mais sans prendre de précautions spéciales pour éviter l'accès de l'air. Laissons le jet de vin s'éparpiller dans la bouteille, qu'on ne remplit qu'au tiers ou à la moitié, et qu'on laisse à la lumière ordinaire de l'appartement ou du laboratoire. Tandis que tout à l'heure, le vin à l'abri de l'air ne se troublait, ne se modifiait pas, et ne déposait que les globules de ferment qu'il tenait en suspension, nous voyons notre vin fortement aéré donner un dépôt amorphe, qui trouble dès les premiers jours la limpidité du vin. Ce dépôt va peu à peu en augmentant, puis devient adhérent à la bouteille par le mécanisme que nous connaissons. En même temps l'oxygène disparaît de l'air resté au contact du vin, et celui-ci change du tout au tout, perd sa verdeur et sa saveur originelle, développe son bouquet spécial, atteint ou même dépasse la saveur du vin vieux, suivant qu'il a été en contact avec un volume d'air plus ou moins considérable, et finit par prendre au plus haut degré le goût de Rancio si c'est un vin rouge, le goût de Madère si c'est un vin blanc.

Le degré de son dépouillement est en rapport avec ces caractères organoleptiques. Le vin rouge ne conserve, plus, par suite de la disparition de sa matière colorante, qu'une teinte pelure d'oignon qui peut s'affaiblir beaucoup. Le vin blanc se fonce notablement, et tous deux, lorsque l'oxygène a épuisé son effet sur eux, arrivent à une teinte jaune clair qui correspond à la disparition totale de la matière colorante, et à l'oxydation de matériaux primitivement incolores.

« Quelques semaines d'exposition à l'air et à la lumière produisent donc, dit M. Pasteur, l'effet de dix et vingt années de tonneau. Que le vin vieilli et rendu odorant avec cette rapidité d'action n'ait pas exactement les qualités requises par les dégustateurs pour les meilleurs vins de garde, et qui ont vingt et trente années de tonneau, c'est ce que je n'examine pas en ce moment. Il ne s'agit pas ici de nuances de goût, mais de ces grands effets de précipitation de matières, de changement de couleur, de développement de bouquets *sui generis*, et de cet ensemble de propriétés qui font dire qu'un vin est parfaitement dépouillé, inaltérable, incapable de déposer encore, et d'un âge très avancé. Je le répète, toutes ces modifications si profondes, on peut les déterminer en quelques semaines par l'emploi d'oxygène de l'air.

« La combinaison de l'oxygène avec le vin, tel est donc, ce me semble, l'acte essentiel du vieillissement du vin. »

Quant à la façon dont cette combinaison doit se faire, pour donner au vin son maximum de valeur, c'est une question de manipulation et de pratique industrielles. L'expérience montre qu'elle doit être lente. C'est une condition qu'assurent les soutirages à longs intervalles et le séjour dans des vases poreux. Tout soutirage a pour effet d'introduire dans le vin une dose d'oxygène exagérée, dont le premier effet est d'abord nuisible, surtout s'il s'agit d'un vin vieux, déjà dépouillé, et où la matière oxydable commence à faire défaut. Le vin se trouble et prend un goût plat, s'évente, comme on dit d'ordinaire, et M. Berthelot avait fort sagement rattaché ce phénomène de l'évent à une absorption trop rapide d'oxygène par le vin. Quelquefois même dans ces conditions, on trouve au goût une certaine amertume et on constate la disparition partielle du bouquet. Mais ces effets sont passagers et disparaissent lorsque l'oxygène, présentement à l'état libre dans le vin, a pu s'y combiner chimiquement avec ceux des principes qui peuvent ensuite le retenir indéfiniment, et que les dépôts d'oxydation sont effectués.

Dans les tonneaux, l'oxydation se fait d'une façon plus régulière, et avec une lenteur qui permet de l'arrêter au moment où le vin a atteint son plein. Laissé plus longtemps dans le bois poreux, ce vin ne pourrait maintenant que décliner. C'est à ce moment qu'il est utile de le mettre en bouteilles. Il est même sage de ne pas attendre que le maximum utile de l'oxydation soit atteint, à cause de l'oxydation nouvelle subie pendant le transvasement. Ici, dans ces bouteilles qu'on remplit avec un jet de vin très mince et en général fort éparpillé, les phénomènes d'évent dont nous parlions tout à l'heure sont plus prononcés. Ils se font même avec une telle régularité qu'ils portent en Bourgogne le nom de *maladie de la bouteille*. Tous les grands vins perdent de leur qualité pendant les premiers jours. Mais au bout d'un ou deux mois, tout l'oxygène dissous a été employé, et le vin est immobilisé dans sa constitution actuelle.

**350. Conservation en bouteilles.** — Dans les bouteilles, tant que le bouchon est sain, et que la cire qui le protège d'ordinaire le défend contre les végétations cryptogamiques, la protection du vin vis-à-vis de l'oxygène est absolue ou quasi-absolue. Les seuls phénomènes chimiques qui puissent s'accomplir sont une éthérification des acides fixes ou volatils qui ne peut pas dépasser une certaine limite, mais qui ajoute à la saveur et au bouquet du vin, et un dépôt de la matière colorante provoqué, non par de nouvelles absorptions d'oxygène, qui sont impossibles, mais par le lent travail de condensation et de coagulation dont nous avons parlé. De là des pellicules homogènes d'aspect et d'épaisseur uniformes recouvrant toute la paroi de la bouteille, presque sans distinction des parties déclives. Les acides fixes et volatils restent inaltérés comme qualité et comme quantité. Je m'en suis assuré sur des vins qui avaient vingt ans de bouteille après chauffage et que j'avais analysés au début et à la fin de l'expérience. Je me suis assuré aussi qu'il n'y avait pas d'augmentation dans la quantité d'aldéhyde, et que par conséquent, l'alcool n'avait subi aucun commencement d'oxydation.

**351. Casse du vin.** — En résumé, dans le vieillissement normal et régulier du vin, la substance colorante est la substance la moins stable. On ne sait pas ce qu'elle deviendrait si elle n'avait jamais eu le contact de l'air. Il suffit qu'elle l'ait eu pendant quelque temps pour être entraînée dans une série de transformations à évolution lente, dont les dernières peuvent ne s'accomplir que des années après qu'a eu lieu le contact de l'oxygène. Le point de départ de ces transformations est l'action d'une diastase précédant l'action de l'air. Leur durée considérable s'explique par un phénomène de coagulation lente, et cette superposition d'actions explique tous les faits observés.

Elle en explique aussi un autre, devenu inquiétant depuis 1894. Cette année on a remarqué, d'une façon assez générale, dans les vins de la récolte de 1893, une altération curieuse. Le vin, limpide dans sa vie de tonneau ou de bouteille, se troublait au contact de l'air quand il était versé dans un verre ou laissé dans une bouteille en vidange. Il se troublait d'abord dans ses couches superficielles, se couvrait même parfois d'une pellicule irisée. Puis ce trouble gagnait peu à peu le fond, et, dans les cas graves, la matière colorante se précipitait, laissant le vin plus ou moins décoloré. Dans les vins blancs, où le phénomène était plus visible à cause de la transparence du liquide, le liquide noircissait à la surface, et il s'y formait un fin précipité noir, restant longtemps en suspension. Puis toute la masse devenait opaque et louche. Sauf qu'il était un peu éventé, le vin ainsi transformé gardait ses propriétés originelles. Il ne se dégageait aucun gaz pendant la transformation : la chimie ne révélait aucun changement de constitution dans les éléments qu'elle sait doser. Le microscope ne montrait, non plus, aucun élément anormal, et il était impossible d'accuser les microbes, car le vin stérilisé par filtration au travers d'une bougie Chamberland se *cassait* comme auparavant.

**352. Action d'une diastase.** — On avait naturellement, comme il est de mode en pareil cas, mis en cause les circonstances météorologiques, qui ont bon dos, et que d'ailleurs on peut toujours accuser, car elles sont au fond de tous les phénomènes naturels. C'est M. Gouirand qui a le premier découvert une cause plus prochaine, en montrant qu'il s'agissait d'une action de diastase. Un vin prédisposé à la casse, filtré au travers d'une bougie Chamberland, et additionné d'alcool, fournit un précipité floconneux qui filtré, puis redissous dans du vin non cassable, le casse en peu de temps d'une manière très nette. Voilà l'expérience fondamentale.

Naturellement on peut la varier pour la rendre plus probante. Un vin cassable ne doit plus se casser après une ébullition qui détruit la diastase. C'est en effet ce qui arrive. La diastase que l'on retire de ce vin chauffé, par l'alcool, doit être sans action. C'est ce qui a lieu. Une solution de diastase active doit devenir inactive par le chauffage. C'est ce qu'on observe. Le phénomène doit être d'autant plus rapide que la quantité de diastase ajoutée est plus grande : c'est ce que montrent tous les essais de M. Gouirand. L'expérience montre en outre que l'alcool, l'acidité entravent l'action de cette diastase. M. Martinand a vu, de plus, que les matières colorantes des divers raisins étaient inégalement résistantes : il y en a de plus ou de moins fragiles.

C'était donc une diastase qui était en jeu, et de plus une diastase oxydante, d'après la manière dont le phénomène se présentait. C'était du reste ce dont témoignaient les expériences de M. G. Bertrand, montrant que la laccase pouvait produire toutes les réactions de la diastase de M. Gouirand. Mais cette diastase était-elle nouvelle ? C'est ce dont on pouvait douter en constatant l'analogie du phénomène de la casse avec le dépôt normal de la matière colorante dans un vin qui vieillit sainement. Même action oxydante, même noircissement dans un vin cassable qu'on expose au soleil. Même résistance de tout ce qui n'est pas la matière colorante. Même apparition au soleil de ce goût de *rancio* particulier au vin décoloré, et que M. Pasteur avait observé dans les vins insolés, avant qu'on ne le constatât dans les vins cassés. Seulement, dans la casse, l'action était plus brusque, plus rapide. Mais M. Martinand avait montré qu'on peut accélérer notablement le phénomène de l'oxydation et de la séparation de la matière colorante en faisant passer un courant d'air dans le vin, ou en l'exposant à l'air en couches minces. Au bout d'un temps variant de quelques minutes à plusieurs heures, la matière colorante s'oxyde et devient insoluble, le vin se décolore et prend une saveur de rancio. La conclusion naturelle était donc que le phénomène de la casse était dû à l'exagération de la cause, quelle qu'elle soit, qui amène le dépôt de matière colorante et le vieillissement des vins sains.

Du moment que M. Gouirand avait rapporté le phénomène à l'action d'une diastase, il était naturel de rechercher cette diastase dans les vins sains. C'est ce qu'a fait

M. Martinand. Il a trouvé que les raisins mûrs donnent à l'air, avec la teinture de gaïac, les réactions caractéristiques des oxydases découvertes par G. Bertrand. Si on chauffe à l'ébullition, ces réactions n'ont plus lieu : le moût coloré ne se décolore plus à l'air, mais il reprend cette propriété, si on l'additionne de diastase précipitée par l'alcool d'un moût de vin non chauffé. La diastase dont témoignent ces expériences est plus abondante dans les raisins mûrs que dans ceux qui le sont moins, et dans ces derniers, c'est au voisinage des pépins et dans les tissus ligneux qu'on la trouve surtout, comme l'ont montré MM. Bouffard et Semichon. Il n'y en a pas dans les raisins secs. On en trouve aussi dans le vin nouveau, le vin vieux, le vin tourné, et même dans les vins chauffés en vue de leur conservation. Les liquides qui en contiennent ne sont guère rendus inactifs que vers 75°. Son addition à un vin sain en active beaucoup le vieillissement, et en somme cette diastase normale ressemble tout à fait par ses caractères à la diastase de Gouirand.

Ce premier problème résolu en ouvrait un second : a quoi est due l'exagération de la production ou de l'action de cette diastase au moment où se sont manifestés ces phénomènes de casse qui ont attiré l'attention des viticulteurs. C'est ici que nous allons voir reparaître les conditions climatériques qu'on avait invoquées à l'origine un peu à l'aveuglette. M. Laborde a en effet trouvé une source abondante d'oxydase dans une moisissure très commune pendant les années humides, le *Botrytis cinerea*, qui détermine la *pourriture noble* des raisins de Sauternes et du Rhin, et aussi d'après M. Ravaz, la pourriture ordinaire des raisins blancs dans les années humides. Elle peut aussi attaquer les raisins rouges.

Le liquide de culture de cette moisissure présente toutes les propriétés d'une diastase oxydante, et les perd quand il est chauffé à 85° environ. Il est aussi très actif sur la matière colorante du vin, car mélangé à volumes égaux, avec un vin sain, il amène, en quatre heures environ, et à la température ordinaire, une précipitation complète de la matière colorante, avec tous les caractères de la *casse*. Cette diastase résiste à la fermentation, car les vins de Sauternes en contiennent et même peuvent se comporter, vis-à-vis d'un vin sain, comme le liquide de culture de la mucédinée.

M. Laborde a cherché cette diastase dans d'autres moisissures, *Aspergillus niger*, *Aspergillus glaucus*, *Penicillium glaucum*, *Eurotiopsis Gayoni*, et ne l'a pas trouvée. M. V. Peglione l'a retrouvée depuis sur le *Monilia fructigena* : il est probable que l'un au moins des bacilles qui produisent la maladie de l'amer en produisent aussi. Nous savons qu'en général, quand une diastase existe, elle apparaît toujours dans un grand nombre d'espèces.

En tout cas la présence fréquente de cette diastase dans les raisins, et les dangers qu'elle fait courir à la récolte, exigent qu'on en fasse une étude attentive.

La récolte de 1900 dans le midi de la France offre un exemple frappant de l'influence néfaste du *Botrytis cinerea*. Faute de bras, elle a été assez longue, et, commencée par le beau temps, elle s'est terminée par des pluies. Tous les vins faits au début, avec de la vendange saine, ont été exempts de casse. Au contraire dans les mêmes régions, dans la même vigne, le raisin vendangé par la pluie, et recouvert de pourriture grise, a toujours donné un vin cassant.

**353. Propriétés de l'œnoxydase.** — M. Cazeneuve, qui a étudié cette diastase et lui a donné le nom d'œnoxydase, a constaté qu'elle agit sur les divers phénols comme la laccase, et les règles d'oxydabilité, en ce qui regarde les constitutions ortho, para et méta (v. t. II, **361**), sont les mêmes que pour cette substance : elle oxyde toutes les matières colorantes des vins des divers cépages, mais, comme l'avait vu Martinand, avec des puissances inégales. D'une manière générale, les matières colorantes des vins d'Espagne et de Turquie sont plus résistantes que celles de nos pays. Enfin l'acide sulfureux, dont M. Bouffard avait, en 1894, reconnu l'action incontestable pour prévenir la casse, agit ainsi parce qu'il paralyse l'oxydase, ou même la détruit, car un vin cassable, additionné d'une dose d'acide sulfureux correspondant à 8 milligr. par litre, et précipité ensuite par l'alcool, a fourni un précipité que quelques heures d'exposition à l'air, sur le filtre où il a été recueilli, privent de tout acide sulfureux, et qui est impuisant à produire la casse d'un vin sain.

Enfin, ce qui est intéressant, à raison des variations de goût d'un vin qui vieillit, M. Cazeneuve a constaté aussi que ce n'étaient pas seulement les corps à fonction phénolique, comme la matière colorante, qui étaient oxydées et insolubilisées : il peut aussi y avoir combustion de l'alcool, des éthers, des essences et aussi une diminution de l'acidité. Toutefois, lorsque le vin est sain, et que la dose d'oxydase y est peu abondante, ces phénomènes de combustion passent inaperçus.

M. Laborde a vu, de son côté, que tant un vin cassable qu'un liquide diastasifère, exposés au contact de l'air, absorbent beaucoup plus d'oxygène qu'un vin ordinaire, environ de 2 à 5 fois plus. L'absorption est d'abord assez active, puis diminue, et cesse assez brusquement. En même temps, la diastase contenue devient de moins en moins active. C'est un fait assez général chez les oxydases. Avant de conclure que l'oxygène les détruit aussi par combustion, il faudrait voir s'il ne se contente pas de les coaguler, de façon à les rendre inertes.

Le volume d'acide carbonique fourni est toujours inférieur au volume d'oxygène absorbé, mais comme M. Laborde ne dit pas s'il a tenu compte de celui qui reste dissous dans le liquide, il est difficile d'établir une conclusion sur cette diminution.

Un vin, additionné d'acide sulfureux pour prévenir la casse, ne dissout guère plus d'oxygène qu'avant ; et de plus ce qu'il absorbe est toujours en quantité notablement supérieure à ce qu'il en faudrait pour oxyder l'acide sulfureux ajouté. Aussi deux vins 1 et 2 ont absorbé, par litre, les volumes d'oxygène suivants, avant et après addition de 30 millig. d'acide sulfureux par litre.

| | Dans $SO_2$ | Avec $SO_2$ |
|---|---|---|
| 1 | 50,8 cc. | 52,8 cc. |
| 2 | 110,0 cc. | 107,0 cc. |

L'acide sulfureux introduit n'a pu absorber que 9 cc. et il n'était pas détruit, car on en trouvait encore des quantités de 5 à 15 mgr. par litre.

Cela prouve que l'acide sulfureux n'agit pas en disputant l'oxygène à la diastase de la casse, qui semble en être plus avide que lui, et la destruction de l'oxydase par l'acide sulfureux, telle qu'elle résulte de l'expérience de M. Bouffard, est inexpliquée.

**354. Moyens d'améliorer un vin cassable.** — Avant qu'on ne connût l'existence de l'œnoxydase, M. Bouffard avait indiqué les moyens d'éviter ses effets : ce sont le chauffage du vin et l'addition d'acide sulfureux.

Le chauffage du vin doit être fait à une température comprise entre 70 et 75°. L'œnoxydase semble en effet assez résistante à l'action de la chaleur, et paraît en outre ne se détruire que lentement à ces températures. Il faudrait chauffer davantage pour la détruire plus vite. Mais cette température est déjà de celles que certains vins ne peuvent supporter. En maintenant la température de 75° pendant le temps ordinaire de la pasteurisation, c'est-à dire pendant un quart de minute, ce n'est que dans des circonstances extraordinaires, et avec des vins très malades, qu'on y laissera plus de diastase qu'il n'y en a dans les vins sains.

L'acide sulfureux doit être employé à doses variables entre 1 et 10 millig. par litre. Le chiffre sera donné par des expériences préliminaires. Il faut en mettre le moins possible, car il amène lui aussi une précipitation de matière colorante. D'un autre côté, si on en met trop peu, on retarde l'action de l'oxydase, on ne l'empêche pas. Cela rend les dosages assez problématiques, et de plus, à quantité d'oxydase égale dans deux vins, l'acide sulfureux produira peut-être un bon effet dans un cas, et pas dans l'autre, parce que le dépôt de la matière colorante étant une question de coagulation, dépend de la composition du vin. Là comme partout, mieux vaut prévenir que guérir, et l'élimination soigneuse avant la fermentation, des grappes altérées, fera plus pour assurer la conservation du vin que tous les moyens pharmaceutiques proposés par les œnologues.

**355. Casse bleue.** — M. Bouffard distingue de la casse que nous venons de décrire, qu'il appelle casse brune, et qu'il rapproche avec raison des phénomènes de dépouillement observés par Pasteur sous l'influence de l'air et de la lumière, une autre casse qu'il appelle casse bleue, et qu'il attribue à la formation d'une combinaison entre la matière colorante et l'oxyde de fer contenu dans le vin. Ici, l'air est encore nécessaire. Mais à l'inverse de tout à l'heure, l'action de la chaleur, qui empêche la casse brune, est tout à fait sans influence sur la casse bleue. Il ne s'agit donc pas de l'action d'une diastase, et c'est l'oxyde de fer qui semble la condition nécessaire et suffisante du phénomène. Le vin abandonné dans un récipient en fer au contact de l'air donne un dépôt bleuâtre. Si on calcine un dépôt de casse bleue, il laisse environ 10 0/0 de son poids de sesquioxyde de fer, qui, transformé à nouveau en sel ferrique et ajouté à du vin, y produit un précipité bleu intense. Un sel ferreux ne donne rien, à moins qu'on ne laisse agir l'oxygène. Une nouvelle différence essentielle apparaît avec les acides tartrique et citrique, qui sont sans action sur la casse oxydasique. Or, ces acides, qui jouissent dans un grand nombre de cas, de la propriété d'empêcher la précipitation des sels de fer, empêchent la casse bleue. Il est donc certain que le mécanisme n'est pas le même que tout à l'heure. Dans la casse brune la matière colorante est oxydée et coagulée : dans la casse bleue, elle reparaît quand on dissout le dépôt dans l'acide tartrique, et peut, ainsi régénérée, subir l'action de l'oxydase et passer à l'état de matière brune. Elle semble donc n'être qu'entraînée, dans la casse bleue, par un coagulum qui se forme à côté d'elle. Elle est au contraire transformée dans la casse ordinaire.

**356. Casse blanche.** — Enfin, M. Bouffard distingue aussi une casse blanche, sorte de dépôt d'oxydation dans lequel la matière colorante n'intervient que peu ou pas. C'est un trouble laiteux, se produisant dans les vins blancs comme dans les vins rouges, et se condensant avec le temps en un dépôt dans lequel on trouve de la chaux, et même du fer. L'acide tartrique n'agit que très faiblement pour l'empêcher, et, c'est l'acide citrique qui est son véritable spécifique.

On sait très peu de chose sur cette casse, mais on voit déjà ici ce que nous allons constater plus nettement tout à l'heure, que, plus on étudie la question, plus on voit les phénomènes se compliquer. Le mot casse du vin est devenu, comme le mot de maladie du vin, un nom générique, et d'ores et déjà, quand on se préoccupe de prévenir ou de guérir une casse dans un vin, il faut chercher à quelle casse on a affaire.

La première chose à faire est d'essayer l'action de la chaleur. On remplit de vin des fioles de 150 à 200 cc., qu'on bouche, qu'on ficelle avec soin, et qu'on porte dans un bain-marie dont la température est portée lentement à

65,70, 75 et 80°. Après trois minutes passées à ces diverses températures, on enlève une fiole de chacun des vins étudiés, et, après refroidissement, on l'expose à l'air, fermée par un simple papier autour du goulot. Chaque essai comporte naturellement des témoins non chauffés. S'il s'agit de casse brune, le témoin donne un dépôt, tandis que les vins chauffés au-dessus d'un certain degré n'en donnent pas. S'il s'agit de casse bleue, le témoin et l'échantillon chauffé se comportent de même. On recommencera alors une expérience de comparaison entre un témoin et des échantillons additionnés de diverses doses d'acide tartrique : cet essai donnera à la fois la preuve qu'il s'agit de casse bleue et l'indication de la dose d'acide tartrique à ajouter pour l'éviter. Si l'acide tartrique ne produit rien, ou n'exerce qu'une action douteuse, on aura de même recours à l'acide citrique.

Malheureusement il faut des quantités assez considérables des acides tartrique ou citrique pour empêcher la casse bleue ou la casse blanche. C'est probablement qu'il ne s'agit pas ici de phénomènes chimiques, mais de phénomènes de coagulation, comme nous l'avons dit plus haut. Les sels de sesquioxyde de fer ne se précipitent pas, par exemple, par les alcalis, en présence de l'acide tartrique, du sucre, et d'autres matières organiques, qui ne sont actives qu'à la condition d'être présentées en proportions très fortes comparativement au poids de fer qu'elles maintiennent en solution, ou, en d'autres termes, dont elles empêchent la coagulation.

**357. Résumé.** — En résumé, si, dans l'ensemble des éléments du vin, il en est de relativement stables, redoutant peu les actions chimiques, et n'ayant guère à craindre, dans les conditions usuelles de la conservation du vin, que l'action des microbes, il y a au moins une substance, la matière colorante, qui conserve dans le vin la fragilité et par là la mutabilité qu'elle possédait dans la plante. Elle est oxydable et par là redoute les diastases oxydantes ; elle est coagulable, et par là elle redoute l'action des diastases coagulantes, non seulement de celles qui la coagulent, mais aussi de celles qui coagulent d'autres matériaux à côté d'elle. En présence des sels de fer, l'oxygène devient donc pour elle un agent coagulant, puisque en transformant un sel ferreux en un sel ferrique, il facilite la formation d'un dépôt de sesquioxyde qui *colle*, en se formant, quelques-unes des substances coagulables à son contact. C'est ainsi que le collage d'un vin au blanc d'œuf amène toujours une petite perte de couleur, par la fixation d'un peu de matière colorante sur l'albumine coagulée.

Il y a plus. Nous venons de parler de *la matière colorante* du vin. C'est un mot qui, lorsqu'il a été créé, était évidemment un terme générique : on voulait désigner ainsi la substance ou l'ensemble des substances, de nature inconnue, donnant au vin sa coloration. Peu à peu ce mot est devenu la marque d'*une* substance, et on a encore parlé de la matière colorante, alors que le spectroscope avait montré, par exemple, que les matières colorantes des divers cépages avaient des spectres différents.

Il a fallu l'apparition de la casse, suivant de très près l'implantation des cépages américains, pour montrer qu'il y avait un nombre considérable de matières colorantes plus ou moins stables, que les anciens cépages français étaient, en moyenne, beaucoup mieux partagés sous ce point de vue que les cépages importés, mais que tout de même, pour eux, la casse était possible lorsque, sous des influences étrangères, la quantité d'œnoxydase se trouvait momentanément augmentée.

Toutes ces matières colorantes semblent pourtant bâties sur un plan commun. Ce sont, comme les tannins, auxquels elles ressemblent beaucoup, des combinaisons contenant un noyau phénolique, et par là elles se rattachent aux substances diverses dont la dislocation a été étudiée dans les chapitres précédents. Ajoutons pour terminer, et comme notion que nous aurons à rappeler dans un des chapitres qui vont suivre, que les dédoublements que nous venons d'apprendre à connaître donnent d'ordinaire, soit des substances arrivées au terme extrême de leur décomposition, eau, acide carbonique, soit des sucres facilement fermentescibles, ce qui revient à peu près au même. En revanche toutes laissent un résidu, plus stable, qui, en règle générale, ne peut être détruit que par voie aérobie, et ce résidu contient toujours le noyau phénolique auquel sont empruntés la plupart des antiseptiques.

## BIBLIOGRAPHIE

PASTEUR. Etudes sur les vins. Paris, 1866.
DUCLAUX. *Ann. de ch. et de Phys.*, 5e s., t. III, 1874. et *Ann. de l'Institut Pasteur*, t. VI, p. 537. 1893
ROSENSTIEHL. *Comptes rendus*, t. CXXIV, p. 566, 1897.
GOUIRAND. *Comptes rendus*, t. CXX, p. 887, 1895.
MARTINAND. *Id.*, t. CXX, p. 1426, 1895, et t. CXXI, p. 502, 1895.
LABORDE. *Id.*, t. CXXII, p. 1074, 1896, et t. CXXV, p. 248, 1897.
CAZENEUVE. *Id.*, t. CXXIV, pp. 406 et 781, 1897.
V. PEGLION. *Boll. della Soc. degli Agricoltori Italiani.* IIe année, n° 3.
LABORDE. *Ann. agronomiques*, t. XXII, 1896, et *Revue de viticulture*. t. IX, p. 323.
BOUFFARD. *Revue de viticulture*. t. XV, pp, 369, 431. 481.
GOUIN. *Id.*, 2 mars 1900.

## CHAPITRE XXVIII

### ACESCENCE ET ACÉTIFICATION PAR LES PROCÉDÉS D'ORLÉANS

Le vin, la bière sont de véritables infusions végétales, contenant en solution des substances fermentescibles diverses, et ils restent naturellement soumis aux causes de destruction de toutes les infusions. A cause de sa nature acide, de sa richesse en alcool, de sa pauvreté plus grande en matières dissoutes, le vin résiste mieux que la bière ; mais il renferme encore, en proportions assez grandes, des matériaux fermentescibles, les uns produits par la fermentation qui lui a donné naissance, tels que l'alcool et la glycérine, les autres préexistant dans le moût, tels les sels à acides organiques fixes, tartrates, malates, ou bien encore la gomme dont on a signalé l'existence dans le vin.

**358. Découvertes de Pasteur.** — Ce vin est, d'un autre côté, une boisson particulièrement délicate et fragile. Rien de plus fugitif que son arôme, son bouquet, sa saveur, rien dont l'existence exige le concours pondéré d'un plus grand nombre d'éléments divers. Que l'un quelconque de ces éléments vienne à être atteint, même en proportions minimes, il s'ensuivra une viciation de goût, souvent peu perceptible à l'origine, mais qui ira en s'accusant peu à peu, parce que la cause qui la produit est d'ordinaire une cause vivante. Nous allons voir, en effet, que M. Pasteur a rattaché à la présence de ferments divers les diverses maladies auxquelles le vin est sujet. C'est là sa principale découverte. Toutes les fois qu'on lui signalait un vin qui était gâté, ou *perdu*, dans une cave d'Arbois, il y allait, et en étudiant le dépôt au microscope, y trouvait des formes différentes de celles qu'il rencontrait dans le vin normal. De plus, quand les dégustateurs signalaient dans deux vins la même *maladie*, il retrouvait le même microbe. Il avait donc considéré comme vérifiées par l'expérience ces deux propositions, tout à fait d'accord avec ses conceptions générales : 1° toute maladie du vin est de nature microbienne, et est corrélative du développement d'un ferment étranger au vin normal ; 2° à chaque maladie correspond son microbe.

Sur le premier point, il réforma lui-même son opinion lorsque plus tard il étudia les bières. Ici, ce n'est pas comme dans le cas des vins : il était maître de la fermentation, parce qu'il avait appris à se rendre maître de la levure. Les mauvais goûts qui pouvaient apparaître ne pouvaient donc qu'être mis au compte de la levure employée. C'est ainsi que, pour ainsi dire, automatiquement, il trouva que certaines viciations de goût étaient produites par des levures authentiques. Mais il laissa ce point dans une ombre dont les travaux de Hansen l'ont tiré. C'était un champ qu'il avait ouvert à la recherche et qu'il n'avait pas parcouru. Sur le second point, la corrélation qu'il avait établie entre telle ou telle maladie et tel ou tel microbe n'est plus d'accord avec nos idées actuelles. Il se peut théoriquement que les mêmes transformations de matériaux du vin soient produites par des êtres différents. Nous verrons par exemple que le ferment mannitique n'est pas le seul qui produise de la mannite, que le ferment du vin tourné n'est pas seul à attaquer les tartrates, que le ferment de l'amer n'est pas seul à donner de l'amertume aux vins et à faire déposer la matière colorante.

Mais si théoriquement les transformations que la chimie accuse ou que le goût découvre dans un vin malade peuvent avoir des origines variées, pratiquement elles sont dues à un petit nombre d'espèces, qu'on rencontre partout, ou presque partout, identiques à elles-mêmes, en apparence, dans les vins affectés de la même maladie. Je dis : en apparence, parce que jusqu'ici aucun de ces microbes n'a été cultivé en cultures pures et de façon à pouvoir, avec cette culture, reproduire la maladie originaire. M. U. Gayon et Laborde ont seulement réussi à transporter de vin en vin la semence. puisée dans un vin malade. M. Laborde n'a publié, sur les cultures des ferments de maladies, que des notions générales, sur lesquelles on ne peut faire fond pour aucune étude particulière. MM. Kramer, Bordas et Raciborski ont cultivé des microbes rencontrées dans des vins malades, mais n'ont pas démontré que c'étaient les agents producteurs de la maladie. De sorte que nous en sommes encore réduits sur beaucoup de points à ce que Pasteur nous a appris à ce sujet, et nous n'avons qu'à ajouter çà et là les rares faits apportés depuis 35 ans dans la science. Commençons par les maladies qui accompagnent la disparition ou la transformation de l'alcool du vin.

**359. Mycoderma vini.** — L'alcool, nous le savons, peut être attaqué par deux êtres aérobies très divers d'allure : l'un, le *mycoderma vini*, qui le brûle complétement en le transformant en eau et en acide carbonique ; le second, qui en fait de l'acide acétique par une combustion incomplète.

Le *mycoderma vini* se développe surtout sur les vins jeunes, même sur ceux qui sont très riches en alcool. Il ne vit pas seulement aux dépens de l'alcool, il peut aussi, comme nous l'avons vu, brûler le sucre et les matières extractives, et lorsque ces substances sont abondantes, comme dans les vins jeunes ou les vins vieux qui restent sucrés, le mycoderme peut se développer et vivre, même lorsque le vin renferme de 14 à 15 p. 100 d'alcool. Lorsque le vin se dépouille, son alcool le protège mieux. D'après Nessler, avec les vins d'Allemagne, non sucrés, le mycoderme ne se développe que lorsque le titre alcoolique est inférieur à 12 p. 100. L'expérience montre qu'avec nos vins de France il n'y a guère de bouteille qui, mise en vindange, ne se couvre de ces fleurs du vin, et pas de tonneau, même hermétiquement clos, qui n'en porte à la surface, plus ou moins mélangées au *mycoderma aceti*.

Ce mycoderme vit très certainement là aux dépens de matériaux autres que l'alcool, mais vivrait-il uniquement aux dépens de celui-ci, que sa présence serait encore sans inconvénient dans la plupart des cas, toutes les fois qu'on ne renouvelle pas comme à plaisir l'air à la surface du liquide. Le *mycoderma vini* consomme, en effet, pour brûler l'alcool, une grande quantité d'oxygène. Il est facile de calculer que les 80 grammes d'alcool contenus dans un litre de vin à 10 p. 100 exigent, pour se transformer en eau et en acide carbonique, plus du double de leur poids d'oxygène, c'est-à-dire plus de 160 grammes ou de 100 litres de ce gaz, c'est-à-dire encore plus que la quantité contenue dans un demi-cube d'air. On comprend dès lors le peu d'inconvénient qu'il y a à la présence du mycoderme dans un tonneau qui est toujours maintenu à peu près plein, et où le volume du liquide est très grand par rapport à celui de l'air qui pénètre par diffusion ou autrement. Remarquons d'ailleurs que le volume d'acide carbonique produit dans la combustion de l'alcool par le mycoderme remplace environ les deux tiers de l'oxygène absorbé, et que l'appel de l'extérieur à l'intérieur doit être moins énergique qu'avec le *mycoderma aceti*, où il y a absorption complète de l'oxygène. Enfin, la disparition complète de un à deux millièmes d'alcool est inappréciable au goût, tandis qu'à cette dose l'acide acétique est déjà sensible.

On peut donc conclure que le *mycoderma vini* est beaucoup moins redoutable que son congénère producteur de vinaigre. On peut se demander, avec Pasteur, si sa présence n'est pas souvent utile dans les tonneaux. Remarquons en effet qu'à raison de sa nature, il consomme et emploie à un usage déterminé, à la combustion de l'alcool, qui est à peu près indifférente lorsqu'elle n'est pas poussée trop loin, tout l'oxygène qui pénètre à la surface du vin dans le tonneau, ou même, comme nous l'avons vu, par filtration au travers des douves. Tout cet oxygène est donc perdu pour les oxydations profondes auxquelles nous avons vu qu'était dû le vieillissement du vin. Le *mycoderma vini* a donc pour effet de le conserver jeune. C'est peut-être pour cela que dans certains pays, le Jura par exemple, on conserve systématiquement la pratique de laisser les tonneaux en vidange : on ne les remplit pas à l'époque des soutirages et on ne les ouille pas ultérieurement, comme en Bourgogne. Dans les tonneaux ouillés, tout l'oxygène qui y pénètre est employé à des oxydations ; dans un tonneau non ouillé, où le *mycoderma vini* est seul développé, il intervient comme agent prompt de désoxydation de l'air qui pénètre. Or, sur les vins du Jura, c'est presque toujours le *mycoderma vini* qui se développe spontanément.

Il en est autrement des vins de Bourgogne, où c'est d'ordinaire le *mycoderma aceti* qui apparait sur les vins en tonneau. De là peut-être dans ce vignoble la pratique de l'ouillage. Peut-être aussi la présence du bouquet, beaucoup plus développé que dans les vins du Jura, exige-t-elle cette élimination constante d'un mycoderme quelconque qui le détruirait. Peut-être enfin le mycoderme du vin contribue-t-il à faire disparaître sur les vins du Jura un excès d'acidité qu'ils doivent tant à leurs cépages qu'à une maturité moindre à l'époque des vendanges. Il y a encore beaucoup d'inconnu dans cette question des mycodermes ; mais on voit pourtant en gros quelle influence ils peuvent exercer sur la bonne ou mauvaise tenue d'un vin, et quel lien étroit ils peuvent avoir avec les pratiques de la vinification en divers pays.

Quand on exagère les facilités de pénétration de l'oxygène, on peut avoir des variations appréciables à l'analyse. Dans un travail qui avait pour objet de chercher les variations dues au *mycoderma vini*, pour apprendre aux chimistes à ne pas considérer comme différents des vins qui, identiques à l'origine, avaient été conservés dans des conditions différentes, Schaffer a étudié ce que devenait un vin exposé dans un vase mal clos, qu'il ne remplissait du reste qu'au tiers. L'expérience a été faite sur 2 vins enfermés en volume de 5 litres dans une bonbonne de 15 litres, recouverte de paille, et exposée à la température ordinaire. L'un de ces vins ayant été envahi par le mycoderme du vinaigre, nous ne donnerons que les chiffres qui se rapportent à l'autre. Le vin avait été ensemencé avec du *mycoderma vini*, reconnu pur au microscope. Les chiffres sont des grammes par litre. C'était un vin blanc.

| | Avant | Apr. 30 jours | Apr. 85 jours |
|---|---|---|---|
| Densité | 0,9956 | 0,9957 | 0,9962 |
| Alcool p. 100 | 8,3 | 7,9 | 7,2 |
| Extrait p. litre | 18,10 | 15,65 | 14,90 |
| Acides fixes en ac. tartr. | 6,60 | 5,33 | 4,56 |
| Acides volat. en ac. acét. | 1,14 | 0,78 | 0,48 |
| Crème de tartre | 2,45 | » | 2,45 |
| Mat. minérales | 1,80 | 1,72 | 1,70 |

On peut laisser de côté les pertes d'alcool, à cause de la part inconnue qu'a prise l'évaporation, et les variations de densité, influencées par la même cause. Mais la diminution d'extrait est de plus de 3 gr. par litre. La perte la plus grande porte sur les acides fixes. Il y en a aussi sur les acides volatils. La crème de tartre n'a pas varié. On voit qu'en trois mois le changement est sensible. Mais les conditions de conservation sont exceptionnelles, et l'action du *mycoderma vini* exagérée.

Si peu redoutable que soit la présence du *mycoderma vini* dans les circonstances ordinaires, il finit pourtant par rendre le vin très plat, soit parce qu'il en fait disparaître tout l'alcool, soit parce qu'il en brûle d'autres principes. Mais le principal danger est qu'il s'accompagne presque toujours du *mycoderma aceti*, et qu'en brûlant une partie de l'alcool du vin, en le dépouillant d'autres éléments, il rend le développement de son congénère plus facile.

**360. Mycoderma aceti.** — Ce mycoderme se développe en effet de préférence sur les vins dépouillés, ceux qui dès l'origine sont des vins fins, ou sur les vins ordinaires qui vieillissent. Bien qu'il préfère en général des liquides moins alcooliques que le mycoderme précédent, il peut encore, d'après Nessler, se développer sur des vins à 13,4 p. 100 d'alcool. Les vins blancs sont plus facilement envahis que les vins rouges, et comme ici il y a absorption pure et simple d'oxygène, sans production d'acide carbonique en quantité sensible, comme la quantité d'oxygène nécessaire à l'action est moins grande que pour le *mycoderma vini*, comme enfin l'acide acétique produit est déjà sensible au goût lorsqu'il dépasse un millième, on comprend que le *mycoderma aceti* soit un ennemi redoutable pour les vins, et qu'on ait cherché depuis longtemps à éviter sa présence.

L'une des plus anciennes pratiques employées pour arriver à ce résultat est celle de recouvrir d'une couche d'huile le vin que l'on veut conserver. Toute formation mycodermique est alors impossible. C'est le procédé qu'employaient les anciens ; il est encore très fréquemment employé en Italie. En Grèce, en Turquie, on emploie une autre méthode aussi très ancienne, celle qui consiste à ajouter au vin environ 200 grammes de térébenthine par hectolitre. La térébenthine peut agir certainement autrement que l'huile. Elle est par elle-même un antiseptique assez puissant. Elle s'oxyde aussi plus facilement. Mais il est possible qu'elle n'agisse que par le voile très mince, souvent irisé, qui s'en répand à la surface du liquide, et qui suffit à empêcher tout développement mycodermique. Dans ce cas, il serait tout à fait inutile d'en employer des proportions aussi fortes, et on pourrait en conserver l'usage en restreignant ou supprimant le mauvais goût que l'addition d'aussi grandes quantités de cette matière communique au vin.

Le mutage des tonneaux, que connaissait et pratiquait Caton, conduit au même résultat, en faisant disparaître l'oxygène, et en laissant dans le vin un principe oxydable qui consomme les premières portions d'oxygène qui pourraient y pénétrer à nouveau. L'opération se fait en brûlant du soufre dans le tonneau vide et en y versant ensuite le vin. La quantité d'acide sulfureux absorbée par le liquide dépend de la quantité de soufre brûlé et du remplissage plus ou moins complet du tonneau. Il y a plus d'acide sulfureux dissous par le vin quand on laisse le tonneau en partie vide. D'après Nessler, lorsqu'on remplit le tonneau, le vin absorbe environ 0,00034 p. 100 de son poids d'acide sulfureux pour chaque gramme de soufre brûlé par hectolitre. Dans un tonneau de 10 hectolitres où on a fait brûler une mèche de 20 grammes, le vin absorbe donc 0,00068 p. 100 de son poids d'acide sulfureux, ou environ 7 milligrammes par litre. Il suffit de 2 milligrammes par litre pour entraver notablement la fermentation alcoolique. La même proportion suffit sans doute aussi pour le *mycoderma aceti* ; mais la meilleure protection contre lui est l'atmosphère irrespirable de la partie vide du tonneau. On comprend pourtant que cette protection devient peu à peu insuffisante, et la durée de l'immunité conférée par le soufrage ou le mutage ne dure pas en effet très longtemps.

Lorsque la maladie est encore peu avancée, on peut essayer de saturer, avec de la potasse pure et très concentrée, tout l'acide produit. A cet effet, on détermine par comparaison le titre acide du vin malade et celui d'un vin analogue resté sain, du même vignoble et du même cépage s'il est possible, et on ajoute de la potasse en quantité suffisante pour ramener le vin malade au même titre acide que l'autre. L'expérience montre que l'acidité disparaît au goût et que, lorsque le vin avait un bouquet que le commencement d'acétification subie avait masqué, ce bouquet reparaît souvent et sans altération apparente.

Liebig avait proposé de se servir de tartrate de potasse, pour guérir les vins qui commençaient à aigrir. Il pensait que l'acide acétique emprunterait au tartrate une partie de sa potasse, et que l'acide tartrique mis en liberté précipiterait une quantité équivalente de tartrate sous forme de bitartrate de potasse. Mais le tartrate de potasse n'agirait alors que comme source de potasse, et la pratique que nous avons indiquée vaut mieux.

On remplace quelquefois la potasse par la craie, le marbre ou d'autres carbonates de chaux. Avec ces corps on est moins sûr de son opération, et on risque de remplacer quelques-uns des sels de potasse que renferme normalement le vin par des sels de chaux, dont l'action physiologique n'est pas la même. Leur emploi est donc à rejeter d'une façon absolue.

Lorsque malgré tous les efforts un vin s'est acidifié, s'il l'est fortement, le mal est irrémédiable, il faut ouvrir largement la bonde et laisser le vin se transformer en vinaigre, en surveillant la fermentation, de peur de dépasser le but, comme nous l'avons expliqué quand nous avons parlé de l'acétification.

Le premier vinaigre qui a paru dans le monde résultait certainement d'une de ces acétifications d'apparence spontanée que subissent si facilement certains vins conservés en bouteilles ou en tonneaux. Ainsi transformé, le liquide cesse d'être une boisson, mais devient un condiment très apprécié, dont la fabrication est devenue une grande industrie, qui doit trouver place dans ce livre. Nous n'avons pas plus à commencer ici un traité d'Acétification que nous n'avons eu à écrire un traité de Vinification, de Brasserie, quand nous avons eu terminé nos études sur les levures. Tout ce qui est description des pratiques ou des appareils est en dehors de notre domaine. Mais nous devons relever ce qu'il y a de général dans les divers modes opératoires, et voir ce que deviennent dans l'application les notions générales que nous avons développées au chapitre XI. Cela nous oblige à entrer dans quelques détails techniques que nous abrègerons le plus possible.

Il existe un grand nombre de procédés d'acétification industrielle. Ils peuvent tous être ramenés à deux types : le type orléanais, destiné surtout à transformer en vinaigre des vins légers : le type allemand, destiné surtout à acétifier des flegmes alcooliques, c'est-à-dire de simples mélanges d'eau et d'alcools contenant, au contraire des vins, très peu de matières nutritives. La fabrication d'Orléans se prêterait très mal à l'acétification des flegmes ; la méthode allemande, dite aussi procédé des copeaux, ne permettrait pas d'acétifier facilement un vin. Il est curieux de voir pourquoi. Quand nous le saurons, nous pourrons nous expliquer les raisons d'être des méthodes intermédiaires, telles que la méthode anglaise et la méthode luxembourgeoise, qui servent surtout à acétifier les bières.

**361. Méthode orléanaise ou procédé des tonneaux.** — A Orléans, ville qui a depuis longtemps une réputation méritée pour ses vinaigres, on opère de la façon suivante, voisine de celle que décrivait Chaptal (163). Dans un cellier ou une demi-cave sont entassées sur plusieurs rangs étagés à partir de 30 centimètres du sol, et isolées les unes des autres de façon que l'air circule librement autour d'elles, des futailles ou *montures*. Chacune porte, outre la bonde, deux ouvertures, une dans chaque fond. L'une de ces ouvertures, placée au voisinage du centre de la paroi, et un peu au-dessus, sert à l'entrée de l'air ;

l'autre, placée sur le second fond, est au contraire voisine du haut du diamètre vertical, elle sert à la sortie de l'air qui a parcouru le tonneau de bout en bout, au siphonnage du vinaigre et à l'introduction du vin : c'est *l'œil* de la monture.

Quand une monture est neuve, il faut *l'affranchir* en la remplissant au tiers de sa capacité de bon vinaigre qu'on y laisse séjourner une dizaine de jours. Pour la mettre ensuite en marche, on soutire ce vinaigre, qu'on remplace par du vinaigre sortant d'un tonneau où les opérations marchent bien : on remplit ainsi les deux tiers de la capacité utile, et on ajoute 10 litres de vin bien limpide, dit *rapé*, c'est-à-dire sortant d'un grand réservoir, nommé *râpe*, dans lequel il était en contact depuis quelques jours avec des copeaux de hêtre. Ces *copeaux*, obtenus au rabot, et à surface rugueuse, remplissent la râpe et *collent* le vin au passage. Quand il sort, il est limpide, n'entraîne aucun germe, et l'ensemencement de la monture se fait par le vinaigre en fabrication qu'on y introduit à l'origine.

Huit jours après, on introduit encore 10 litres de vin dans la monture, puis encore 10 litres après encore une semaine, et ainsi de suite jusqu'à 40 litres. Huit jours après la dernière addition, si les choses marchent bien, les 40 litres de vin ajoutés sont acétifiés. On soutire un volume égal, et on recommence l'opération.

Pour juger de la marche de l'opération, l'ouvrier se base sur l'aspect des matériaux divers qui forment pellicule ou peau à la surface. Il plonge par la bonde un morceau de bois blanc : si ce bâton sort recouvert d'une matière glaireuse, rougeâtre, la monture est paresseuse et il faut l'activer en ajoutant du vinaigre fort, ou en élevant la température du cellier au moyen du poële de fonte dont il est toujours muni : quand la mousse qui recouvre le bâton est perlée et blanche, la monture marche bien, et c'est cette mousse blanche qui s'appelle *fleur du vinaigre.* On termine la fabrication en faisant passer le vinaigre par une seconde *râpe* dans laquelle il se colle et s'éclaircit, et en le soutirant dans des pipes qu'on conserve au frais.

**362. Etude de la semence.** — Toutes ces pratiques s'interprètent très bien avec les notions que nous possédons. La plus défectueuse est celle qui abandonne un peu au hasard l'ensemencement de la cuve. Le vinaigre qui sort d'une monture apporte à la fois des germes non mouillés qui restent à la surface et servent à reproduire le pellicule mycodermique, et des germes immergés qui, abandonnés à eux-mêmes, formeraient de préférence ces masses gélatineuses, flottantes à fleur d'eau, que nous avons décrites, et dont le pouvoir acétifiant est presque nul. Il s'en forme en effet parfois, presque toujours même, d'après mes observations, mais éparpillées, par places, maintenues ou dominées par le développement exubérant de la pellicule non mouillée, qui se plisse, grimpe le long des parois, comme si elle n'avait pas assez de place pour s'étendre, tout cela à cause de la parfaite convenance réciproque qu'une expérience séculaire a appris à établir entre la nature du liquide à acétifier, l'espèce de mycoderme mise en travail, et la température du liquide. Mais, de toutes ces conditions, le vinaigrier n'est pas constamment maître, et quand l'une d'elles varie, il est condamné à des tâtonnements, jusqu'à ce que sa fabrication ait retrouvé l'équilibre. Il gagnerait sûrement beaucoup, dans cet ordre d'idées, à faire sa mise en train en ensemençant directement sa monture au moyen d'une spatule mouillée, avec laquelle il écrèmerait une pellicule plissée superficielle pour la reporter sur le liquide neuf. La pellicule s'étale, et quelques heures suffisent à recouvrir la surface. Nous retrouverons cette pratique tout à l'heure.

**363. Etude du liquide.** — Cette quasi-nécessité d'une

reproduction incessante du mycoderme nous explique à son tour le choix du liquide d'acétification. Sans doute on pourrait acétifier par ce moyen de l'alcool dilué dans l'eau additionnée de sels minéraux, de phosphates et d'ammoniaque. Pasteur l'a fait, mais il opérait dans le laboratoire et en dehors des conditions industrielles. Les vins, et surtout les vins légers, qui se couvrent parfois spontanément, comme nous l'avons vu, de *mycoderma aceti*, sont évidemment de meilleurs terrains de culture, et ce qui a implanté cette industrie à Orléans, c'est la parfaite convenance des vins de la région et de l'espèce mycodermique dominante.

Toutes les pellicules acétifiantes des diverses fabriques d'Orléans se ressemblent en effet si bien que Pasteur a pu croire qu'il n'y avait qu'un seul mycoderme. Nous savons aujourd'hui qu'il y en a plusieurs, différant par leur forme, leur activité, leurs conditions d'existence. L'industrie cherche instinctivement et parfois trouve celui qui opère le plus vite et le mieux dans le liquide et à la température qu'on lui offre. Celui qui fabrique le vinaigre d'Orléans semble être un des plus actifs, tant parce qu'il vit à la surface que parce qu'il y prend un développement exubérant, s'y plisse et augmente ainsi dans une proportion notable sa surface de contact avec l'oxygène.

**364. Etude des opérations.** — Nous nous expliquons non moins facilement, avec ce que nous savons, ces soutirages à intervalles convenables d'une partie du liquide de la monture, et son remplacement graduel par du vin en quantité égale. De cette façon le milieu reste constamment acide, c'est-à-dire conserve la réaction que le mycoderme préfère. Cette pratique a en outre l'avantage, si les intervalles sont convenablement choisis, de ne jamais laisser le voile sans alcool et d'éviter par conséquent la combustion totale que produit le mycoderme lorsqu'il n'a à sa disposition que l'acide acétique qu'il a produit. Ces avantages ne sont pas les seuls. A la faveur de la température élevée qui règne dans la monture, l'alcool du vin qu'on ajoute donne avec l'acide acétique et les autres acides présents des éthers odorants qui entrent pour beaucoup dans l'appréciation des caractères olfactifs et de ce que l'acheteur apprécie sous le nom de *force* des vinaigres. Ces éthers se forment à l'origine, et leur quantité croît jusqu'à un certain maximum. Mais ils sont brûlés les premiers, dès que l'alcool devient rare, comme je m'en suis assuré, et avant que l'acide acétique ne soit encore atteint. Il est avantageux de soutirer le vinaigre avant ce moment, et en effet nous verrons tout à l'heure que les vinaigres d'Orléans contiennent toujours un peu d'alcool.

**365. Etude des vases.** — Enfin, nous pouvons aussi attirer l'attention sur la forme du vase d'acétification et son mode d'aération, qui vise à fournir au mycoderme l'air nécessaire, sans lui en donner trop. Il faut en effet éviter d'exagérer l'action dans un liquide déjà chaud, chauffé encore par l'oxydation superficielle qu'il subit, et nécessairement léché par un courant d'air provoqué par la chaleur développée pendant le phénomène. Une monture qui marche bien donne environ, nous l'avons vu, 40 litres de vinaigre en quatre semaines ou 10 litres par semaine. En admettant qu'on l'alimente avec du vin à 8 0/0 d'alcool, cela donne 65 à 70 gr. d'alcool acétifiés, ou 10 gr. par jour.

La formule

$$C^2H^6O + 2O = C^2H^4O^2 + H^2O$$

correspond à la formation de 13 gr. d'acide acétique pour 10 gr. d'alcool, avec un dégagement de chaleur de 45 calories environ.

Mais ce rendement théorique n'est jamais le rendement réel, et pour plusieurs raisons. En premier lieu, la combustion est, pour une certaine partie de l'alcool, plus profonde que ne témoigne cette formule. De plus, l'évaporation en enlève une partie variable, d'autant plus considérable que la surface exposée à l'air est plus grande, la température plus élevée, le courant d'air plus actif. D'après M. Claudon, pendant la transformation de 40 litres de vin en vinaigre dans les montures ordinaires d'Orléans, il s'évapore environ 1/10 du volume ajouté, soit 4 litres, ou 1 litre par semaine. La perte en alcool est un peu plus forte proportionnellement, à cause de la volatilité de cette substance, et atteint 15 0/0. Il en résulte que 85 0/0 seulement de l'alcool deviennent de l'acide avec un rendement de 130 0/0. Le poids d'acide acétique produit par un poids P d'alcool est donc :

$$P \times \frac{85}{100} \cdot \frac{130}{100} = P \times 1{,}105.$$

Il résulte de là une compensation curieuse. Un vin à 10 0/0 d'alcool, en volume, ou à 8 0/0 environ d'alcool en poids, devrait donner, d'après l'équation ci-dessus, s'il n'y avait pas d'évaporation de l'acide acétique, 10 0/0 en poids d'acide environ, car 8 fois 130 font 1040. Le titre acétique en poids du vinaigre devrait donc être approximativement égal au titre alcoolique en volume du vin, le petit excédant de 5 0/0 correspondant à la portion d'alcool que le mycoderme brûle en totalité. Ce rendement théorique n'est pas atteint dans la fabrication d'Orléans : un vin à 10 0/0 d'alcool ne donne guère que du vinaigre à 8,5 0/0 d'acide acétique en poids, et un vin à 8 0/0 un vinaigre à 6,8 0/0 environ. La plupart des bons vinaigres d'Orléans sont même au-dessous de ce chiffre.

**366. Anguillules du vinaigre.** — La fabrication d'Orléans est obligée de compter encore avec une autre circonstance qui la gêne parfois. Je veux parler de la présence des anguillules. Ce sont des vers filiformes, ayant

8 à 10 millimètres de longueur, qu'on rencontre dans toutes les montures, en quantités d'autant plus grandes que la monture travaille depuis plus longtemps sans avoir subi de nettoyage. Les germes en sont apportés soit par les agrès, les instruments qui servent à la fabrication, soit même par la petite mouche rouge (*Drosophila cellaris*) qu'on rencontre dans toutes les vinaigreries, et qui est si souvent l'agent de transport de semences de mycoderme d'un tonneau à un autre.

Ces anguillules ont besoin d'air. Tant qu'elles sont peu abondantes dans un liquide aéré, elles peuvent vivre indifféremment à toutes les profondeurs, mais sitôt qu'intervient la concurrence vitale, soit entre elles, soit avec les couches mycodermiques superficielles dans un tonneau en voie d'acétification, elles se réunissent à la surface, s'y suspendent en grappes le long des parois du tonneau, au niveau du liquide, et leur présence là témoigne de deux choses. D'abord que l'oxygène leur manque ailleurs, et que, par conséquent, le mycoderme est assez actif pour le leur disputer. En second lieu, comme, d'après les observations de Henneberg, c'est le mycoderme qui est leur principal aliment, si elles sont nombreuses, c'est qu'il y a beaucoup à manger, et que, par conséquent, le mycoderme est abondant, non sous sa forme gélatineuse, qui en fait une masse cohérente, hors de portée pour l'anguillule, mais sous la forme d'articles fragiles et facilement disloqués. Dans les deux cas, la présence des anguillules est un bon symptôme, et on s'explique ainsi une pratique fréquente chez les vinaigriers d'Orléans, pour voir si une monture marche bien. Ils introduisent le doigt dans le tonneau par le trou d'air, et tâtent la paroi verticale au niveau du liquide. S'ils sentent une humidité glissante, quelque chose comme une couche gélatineuse qui fuit sous le doigt, ils disent que le tonneau marche bien.

L'existence de ces anguillules peut donc devenir un témoin de la bonne marche de l'opération. D'un autre côté, il ne peut pas être indifférent de voir se développer à côté du mycoderme dont on recherche la présence, un être, ayant les mêmes besoins que lui, et pouvant lui disputer quelquefois victorieusement l'oxygène. Pasteur a fait à ce sujet quelques expériences dont le récit est singulièrement attachant et instructif ; j'en citerai une partie. Après avoir laissé se multiplier les anguillules dans une cuve en large surface, Pasteur ajoute, le 25 avril, un peu de vin pour obtenir de nouveau un voile mycodermique.

« Le 26, dit-il, quelques traces de mycoderme apparaissent. Le 27, elles sont plus étendues en surface, et de nouvelles se sont formées. Mais au-dessous de chacune de ces taches, je vois des paquets d'anguillules qui leur sont comme attachées et comme faisant effort pour entraîner ces portions de voile au fond du liquide. Le 28, même état des choses. Le 29, presque toutes les taches de *mycoderma aceti* ont disparu ».

En peuplant dès l'origine le liquide d'anguillules, il est clair qu'on a fait des conditions défavorables au développement du mycoderme qui sert d'aliment. Il est clair que, dans un tonneau d'Orléans, le même antagonisme existe, que la couche acétifiante est constamment contrariée ou détruite, et peut même être complètement immergée par le grouillement des anguillules, ce qui arrête l'acétification. Mais si le liquide est très favorable aux mycodermes, ils peuvent à leur tour avoir raison de leurs parasites, comme Pasteur l'a vu dans son expérience.

« Continuons l'examen de notre cuve. Le 30 avril, même état des choses. Le 1er mai, des taches nouvelles sont reformées et occupent une surface totale de 20 centimètres carrés environ. Le 2 mai, pas de développement nouveau des taches, qui ont au-dessous d'elles des paquets d'anguillules qu'on dirait toujours occupées à les détruire. Le 3, le 4, rien de nouveau. Le 5, j'aperçois dans un coin de la cuve, un voile uni bien formé, s'étendant sur toute la surface jusqu'au quart environ de la cuve. Or, déjà, dans ce coin de la cuve, les anguillules ont grimpé en couche épaisse sur les parois des rebords du vase. Peu à peu, les jours suivants, le voile continue à grandir en chassant devant lui, en quelque sorte, les anguillules, qui se retirent peu à peu du liquide sans qu'il en reste trace dans le vinaigre de la cuve. Cette fois, la plante a de nouveau pris le dessus, et vaincu l'animalcule. »

**367. Avantages et inconvénients de la fabrication d'Orléans.** — Nous sommes maintenant assez renseignés pour pouvoir porter sur cette fabrication d'Orléans un jugement d'ensemble. Ce qui frappe d'abord chez elle, c'est la simplicité de l'outillage, et celle de la main-d'œuvre. Des liquides dormant dans des tonneaux, et dont on a l'air de vouloir respecter le sommeil en les dérangeant le moins possible, en prenant toutes précautions pour ne pas les agiter soit quand on siphonne le vinaigre fait, soit quand on le remplace par du vin, voilà ce qu'on voit en entrant dans une fabrique. L'agent de transformation travaille si silencieusement qu'on s'est demandé pendant plusieurs siècles où il était et même s'il y en avait un. Maintenant qu'on le connaît, on s'explique les pratiques dont il est l'objet, et, ainsi qu'il est naturel, il nous apparaît aujourd'hui comme le point faible de la fabrication à laquelle il préside.

Sa sensibilité en fait un organe difficile à manier, et on comprend que le fabricant orléanais évite de son mieux de le déranger quand il marche bien, et le maintienne en fonction le plus longtemps possible, parce qu'il est très embarrassé pour le remplacer quand il ne marche plus, quand il a pris la forme gélatineuse qui n'acétifie plus, quand un coup de froid, ou de chaleur, survenant dans l'atelier, a indisposé tous les voiles, quand, par suite d'un travail prolongé, la monture contient un dépôt si volumineux qu'il faut la nettoyer, etc. La consigne générale est de ne pas bouger tant que *ça marche*. Mais, d'un autre côté, la durée d'action laissée à une monture fait que les anguillules s'y multiplient beaucoup. Il serait évidemment utile de la vider après chaque opération, et de la remonter à nouveau. Tel est le perfectionnement, hors de portée autrefois, que Pasteur a songé à introduire dès qu'il a découvert les propriétés du mycoderme.

**368. Méthode de Pasteur.** — Le mode opératoire qu'il avait imaginé, et qui a été pendant quelques années mis en œuvre chez M. Breton-Lorion, à Orléans, revenait à ceci. Dans des cuves plates, formées des deux moitiés d'un tonneau coupé au niveau de la bonde, on versait un mélange de vinaigre fait et de vin à acétifier, portés tous deux à la température de l'atelier. Ces cuves étaient juxtaposées et superposées dans les cadres d'un bâti en bois assez léger pour assurer partout un libre accès de l'air. Elles étaient couvertes, mais percées d'ouvertures latérales, de façon à laisser entrer l'air et à réduire l'évaporation. Sur chacune de ces cuves on ensemençait un peu du voile mycodermique emprunté, au moyen d'une spatule mouillée, à une autre cuve en pleine activité et portant à la surface un voile jaune et plissé. Ce voile se déplissait et s'étalait à la surface du nouveau liquide sous l'influence d'un phénomène de tension superficielle, et, en 24 heures, en recouvrait la surface. L'acétification commençait de suite. Comme elle se faisait sous l'influence d'un mycoderme jeune, actif, superficiel, elle était d'ordinaire très rapide, et Pasteur a vu, à Orléans, des cuves de un demi mètre carré de surface acétifier en 8 jours 50 litres de vin à 8 0/0 d'alcool, mélangés à 50 litres de vinaigre. Cela fait six litres par jour pour un demi mètre carré, ou 20 litres environ pour une surface égale à celle qu'offrent au mycoderme les tonneaux couchés de la méthode orléanaise. Ceux-ci nous l'avons vu, n'acétifient guère que 40 litres par mois, soit un peu plus d'un litre par jour. L'activité du mycoderme par unité de surface est donc 8 à 10 fois plus grande dans le procédé Pasteur que dans la méthode orléanaise.

Quand l'acétification approche de sa fin, on en est averti par un changement dans l'aspect du voile, qui en outre, devient plus fragile, et tombe plus facilement en lambeaux. On vide la cuve alors, on la nettoie, et on la remet en fonctions. Ceci empêche l'installation des anguillules. Le vinaigre obtenu est clarifié à la façon ordinaire. Une moitié rentre dans la fabrication, à l'état de mélange, pour remplir de nouvelles cuves. L'autre moitié constitue le stock disponible.

On voit les avantages de la méthode. Elle donne la rapidité, la sécurité. Le fabricant est maître de cette fabrication, tandis qu'il est l'esclave de l'autre. Il peut l'interrompre, la modérer ou la suspendre pendant quelque temps, suivant l'état du marché. Il n'a pas d'autre précaution à prendre que de conserver sa semence, ce qui peut se faire par des réensemencements successifs sur quelques litres de liquide. La fabrication d'Orléans ne peut au contraire être interrompue sans des inconvénients tels que le fabricant préfère laisser marcher toutes les montures, alors même que le marché se ferme et que ses magasins de vente sont encombrés.

On a fait à cette méthode deux reproches principaux. Le premier c'est de ne pas fournir des vinaigres aussi parfumés que ceux de l'ancien procédé d'Orléans. Il se peut qu'il soit mérité ; il se peut aussi qu'il soit dû à l'inexpérience ou plutôt au défaut d'expérience de la méthode. Il n'y a aucune raison, si ces éléments odorants sont dus à des éthers, comme nous l'avons dit plus haut, pour qu'on ne puisse pas en obtenir la même quantité qu'autrefois par la nouvelle méthode. Peut-être pourtant sont-ils dus à des phénomènes d'oxydation ménagée que la méthode Pasteur a supprimés.

L'autre reproche est l'augmentation de la main-d'œuvre. Celui-ci n'est déjà plus scientifique. Il est certain que ce n'etait plus la paix extérieure habituelle aux vinaigreries, mais c'était la paix intérieure, qui a bien son prix. Un habile vinaigrier, M. Claudon s'est attaché à faire disparaître ce défaut en imaginant un appareil où il a voulu tout réunir, célérité, régularité, économie de main-d'œuvre.

**369. Appareil Claudon.** — L'appareil de M. Claudon se compose de bacs carrés, divisés par des planchers horizontaux en cuves plates dans lesquelles on introduit le mélange à acétifier, jusqu'à une hauteur qui correspond à celle d'une série de petites ouvertures rectangulaires aplaties, pratiquées dans la paroi verticale du bac, et destinées à permettre la circulation de l'air à la surface de tous les liquides. Ces petites fenêtres d'aération peuvent être fermées par des lames de verre qui permettent de régler à volonté la circulation de l'air. Toutes ces cuves ainsi superposées dans le bac fenêtré peuvent être mises séparément en communication avec un grand réservoir où le liquide à acétifier est préparé d'avance, et qui est lui-même divisé en autant de compartiments qu'il y a de cuves à desservir. Le tuyau de communication aboutit, en entrant dans la cuve, à un branchement triple dont les orifices, aplatis en forme de fentes horizontales, répartissent en nappe, sur toute la surface de la cuve, le liquide, qui entre ainsi lentement, par la partie la plus déclive, sans donner aucun ébranlement au liquide que la cuve contient et à la couche mycodermique qu'il porte.

Je laisse de côté les détails de construction, qui n'ont pour nous aucune importance. Pour voir le fonctionnement de ce système, supposons qu'il s'agisse de mettre en marche un bac à 5 cuves. On fait arriver dans les cuves, supposées vides, un mélange de 2/5 de vinaigre déjà fait et 3/5 de vin ou du liquide à acétifier. Ce moût, stérilisé au besoin par un chauffage à 55°, est ensemencé avec du voile mycodermique jeune. Le développement a lieu, et l'acétification commence et se poursuit. Dès qu'elle est à peu près terminée, on prélève chaque jour dans la cuve 5 pour cent de sa contenance, qu'on remplace par une quantité égale de liquide neuf. Ce soutirage et cette addition sont facilités par le système de tuyaux et de robinetterie de chaque cuve, et peuvent se faire sans aucune dislocation du voile superficiel. Pour se garantir encore davantage de ce côté, chaque cuve comporte, au niveau que doit y occuper le liquide, un clayon formé de plaquettes de bois léger, qui servent de support au voile quand on soutire le vinaigre fabriqué, et l'abandonnent au liquide qui remonte quand on ajoute le moût à acétifier.

On ne renouvelle donc pas le voile à chaque acétification, comme dans la méthode Pasteur. On le laisse, comme dans la méthode d'Orléans, marcher tant qu'il va bien. Cela dure de 10 à 12 jours. Au bout de ce temps, on s'aperçoit que le mycoderme s'use et dégénère. Il prend une forme granuleuse au lieu de se présenter, comme il le fait au début, sous forme de chapelets d'articles. On procède alors au nettoyage complet de la cuve, et on recommence.

On trouve réalisées dans cette méthode les principales exigences de la théorie : cuves plates, où le liquide est en large surface et en faible épaisseur, mycoderme souvent régénéré et à l'abri des anguillules, stérilisation possible du récipient et des moûts à ensemencer, enfin présence constante d'un peu d'alcool qui protège contre le mycoderme le vinaigre formé. D'après M. Claudon, les frais de fabrication pour 50 hectolitres par jour ne dépassent pas 0 fr. 80 par hectolitre, et il ne faut pas pour cela plus d'une dizaine de bacs de 5 m. de long sur 1 m. de large, contenant chacun 5 cuves. C'est une surface totale de 100 m. q. par bac, soit de 1000 m. q. pour produire 5.000 litres de vinaigre. La production est donc de 5 litres par mètre carré et par jour. Elle est supérieure à celle du procédé d'Orléans, inférieure à celles des cuves de M. Breton-Lorion.

**370. Composition des vinaigres d'Orléans.** — Tous les vinaigres obtenus par ces méthodes doivent évidemment présenter, à côté des caractères particuliers qu'ils doivent aux origines diverses des vins qui ont servi à les produire, des caractères communs, empruntés à leur mode commun de production. C'est ainsi qu'on y trouvera fréquemment de l'alcool résiduaire que le fabricant a intérêt, comme nous l'avons vu, à ne pas faire disparaître complètement. Comme ils sont, en outre, plus authentiquement que les vinaigres obtenus par le procédé des copeaux, des produits d'une action microbienne aussi pure que cela est industriellement possible, il y a intérêt à se demander s'ils ne contiennent pas d'autre acide que l'acide acétique. Comme les autres acides sont en quantité très faible, il faut prendre quelques précautions pour les découvrir, et voici comment on peut conduire l'analyse d'un vinaigre.

On distille le vinaigre après l'avoir exactement saturé. En général un demi-litre suffit à cette opération : on redistille à moitié les premiers produits deux fois de suite, et on prend le titre alcoolique du liquide, à l'alcoomètre d'abord, ou mieux au moyen d'un flacon à densité, au compte-gouttes ensuite. S'il y a des produits volatils en dehors de l'alcool, les deux évaluations ne concordent pas, et sont d'autant plus différentes que la proportion de ces produits est plus notable. Les produits sont ou bien de l'éther acétique, dont nous avons signalé la formation possible, soit de l'aldéhyde. L'odeur avertit aisément à quel corps on a affaire.

Le résidu de la distillation est additionné d'acide sulfurique en quantité suffisante pour mettre en liberté tout l'acide, et distillé à moitié. Le produit acide passé à la distillation est distillé de nouveau à moitié, et ainsi cinq fois de suite. S'il y a des acides volatils en dehors de l'acide acétique, ces acides dominent dans les premiers produits de la distillation. Ils se concentrent de plus en plus, tandis que l'acide acétique se dilue. D'après les chiffres qui caractérisent la marche de la distillation de ces divers acides, et la nature de ceux que j'ai rencontrés, c'est en distillant à moitié que la séparation se fait le mieux. Si, par exemple, il n'y avait à l'origine que 1 p. 100 d'acide valérianique ou d'acide caproïque, au bout de la cinquième distillation il y en aurait 30 p. 100 dans le dernier produit distillé.

Une nouvelle distillation fractionnée de ce dernier produit, faite suivant les règles que j'ai indiquées, t. III, p. 384, donnera la nature et la proportion approximative de l'acide mélangé à l'acide acétique.

Voici quelques résultats trouvés par cette méthode.

| | Alcool par litre | Acide acétique par litre | Acides gras par litre |
|---|---|---|---|
| | — | — | — |
| 1. Vinaigre blanc, du commerce...... | 3 cc. 1 | 63 gr. 7 | 0 gr. 2 |
| 2. — — ...... | 0 ,0 | 61 ,1 | 0 ,4 |
| 3. — — ...... | 0 ,0 | 66 ,1 | 0 ,1 |
| 4. Vinaigre rouge, du commerce...... | 5 ,6 | 49 ,4 | 0 ,1 |
| 5. — — ...... | 7 ,2 | 37 ,5 | 0 ,4 |
| 6. — — ...... | 2 ,9 | 53 ,0 | 0 ,2 |
| 7. Vinaigre blanc, deux ans......... | 3 ,1 | 56 ,7 | 0 ,5 |
| 8. — nouveau........... | 4 ,0 | 48 ,8 | 0 ,5 |
| 9. — — ........... | 0 ,2 | 47 ,4 | 0 ,3 |
| 10. — — ......... | 0 ,2 | 43 ,5 | 0 ,1 |

Les vinaigres 7, 8, 9 et 10 avaient été fabriqués par le procédé Pasteur, les numéros 7 et 8 avec des vins des vignobles situés sur la Loire, comprenant des vins d'Orléans, de la Sologne blésoise et de Nantes, les numéros 9 et 10 avec les mêmes vins alcoolisés avec des alcools d'industrie. Je les dois à l'obligeance de M. Breton-Laugier. On voit que partout il y a, en proportions sensibles, des acides gras de degrés supérieurs à l'acide acétique, et que j'ai reconnu, en les isolant par des distillations fractionnées, être un mélange d'acide valérianique et d'acide caproïque où le dernier domine. Comme ces acides n'existent pas dans les vins, il faut bien qu'ils soient un produit de l'action du mycoderme.

## BIBLIOGRAPHIE

PASTEUR. Mémoire sur la fermentation acétique. *Ann. de l'École normale supérieure*, t. I, 1864.

— *Études sur la bière*. Paris, Gauthier-Villars, 1876.

DE SEYNES. *Bulletin de la Société botanique*, 1868.

MAYER. *Untersuchungen über die alkoholische Gahrung*. Heidelberg, 1869.

OTTO. *Traité de la fabrication du vinaigre*. 1re éd., 1866 ; 2e éd., 1876.

BRETON-LAUGIER. Rapport par M. de Luynes. *Rapport de la Société d'encouragement*, 15 juillet 1870.

FRANCHE. Manuel pratique du fabricant de vinaigre. Paris, Bernard Tignol. 1901.

## CHAPITRE XXIX

### ACÉTIFICATION PAR LE PROCÉDÉ DES COPEAUX

Le problème de l'acétification des liquides alcooliques est résolu depuis longtemps en Allemagne par une méthode très différente de la précédente, dont nous avons indiqué les lignes principales au chapitre XI, et que le moment est venu d'étudier de plus près, non pas bien entendu en ce qui concerne les appareils qu'elle emploie, mais au point de vue des relations qui s'établissent entre la théorie et la pratique.

Envisagée en gros, la pratique revient à ceci. Un liquide alcoolique arrive en gouttes et passe lentement au travers d'un édifice poreux, formé par des rubans ou des copeaux de hêtre entassés de façon que l'édifice soit aussi régulier et aussi homogène que possible. Cette homogénéité est nécessaire pour qu'il ne s'y produise pas de canaux de plus facile circulation où le liquide passe plus vite et ne séjourne pas assez. Elle est nécessaire aussi pour que le courant d'air, naturel ou artificiel, lèche au passage la plus grande surface possible, et favorise ainsi le travail de la couche mycodermique que nous savons tapisser les surfaces libres de l'édifice poreux. En somme on vise à laminer, au contact l'une de l'autre, des couches aussi minces que possible d'air et de liquide, séparées par un voile mycodermique, et c'est au fond la méthode d'Orléans, dans laquelle on aurait réduit à un minimum la couche du liquide à acétifier. On doit donc arriver par ce moyen à une acétification plus prompte, et en effet la méthode allemande s'est donné le nom de méthode rapide (*Schnellessigfabrikation*). Nous aurons à nous demander si, méritant ce titre au point de vue industriel, elle le mérite aussi au point de vue théorique.

**371. Pile de tonneaux.** — A l'origine on s'est contenté d'une pile de tonneaux défoncés, superposés sur une hauteur de 5 à 6 mètres, et formant une sorte de colonne creuse qu'on remplissait de copeaux. Un compartiment supérieur, fermé par un plancher percé de trous dont chacun portait un bout de ficelle retenu par un nœud, recevait le liquide, et le laissait tomber goutte à goutte sur les copeaux. Un courant d'air, appelé en sens inverse par la chaleur résultant des oxydations au sein de la masse, parcourait la pile de bas en haut. Un, deux passages au travers de l'appareil suffisaient le plus souvent à acétifier le liquide, et même à pousser son acidité au-delà du degré ordinaire des vinaigres d'Orléans.

Bien qu'elle ait servi pendant longtemps, cette organisation est évidemment rudimentaire et il est facile d'indiquer ses défauts. Elle réalise assez économiquement le passage en sens inverse de l'air et du liquide. Mais rien n'y assure le laminage dont nous parlions plus haut. Il a donc fallu ranger plus méthodiquement les copeaux débités en spirales qu'on superpose. Il a fallu assurer l'exacte distribution par gouttes du liquide qui arrive dans le réservoir supérieur du générateur. Mais c'est surtout l'air qu'il a fallu discipliner. Dans la pile de tonneaux dont je parlais tout à l'heure, il arrivait par une couronne d'ouvertures placées à la base du tonneau inférieur, par la circonférence, pour ainsi dire, et on comptait sur les copeaux pour le répartir dans toute la masse. En fait c'était surtout le long des parois qu'il faisait son ascension, et il a fallu assurer sa répartition plus exacte. Ce n'est pas tout. Il faut pouvoir modérer à son gré le courant : comme, dans l'arrangement que nous venons de décrire, il est commandé surtout par le phénomène de combustion de l'alcool, il s'accélère quand l'acétification marche mieux, se ralentit quand elle s'arrête : c'est l'instabilité, d'autant plus fâcheuse, que le courant d'air, s'il amène de l'oxygène, emporte de l'alcool, en quantités qui augmentent avec la richesse alcoolique du liquide, avec la température, la grandeur des surfaces léchées, la vitesse du courant. On a pris, pour éviter ces imperfections, des dispositions variées, dont nous devons donner une idée rapide.

**372. Générateur de vinaigre.** — Dans un local qu'on peut chauffer, on place à côté les unes des autres des cuves tronconiques, dont les dimensions peuvent varier beaucoup (de 2 à 5 m. de hauteur ; de 1 m. à 1 m. 30 de diamètre) et dont l'aménagement intérieur n'est pas non plus toujours le même, mais dont le modèle le plus perfectionné est donné par la fig. 38. Le

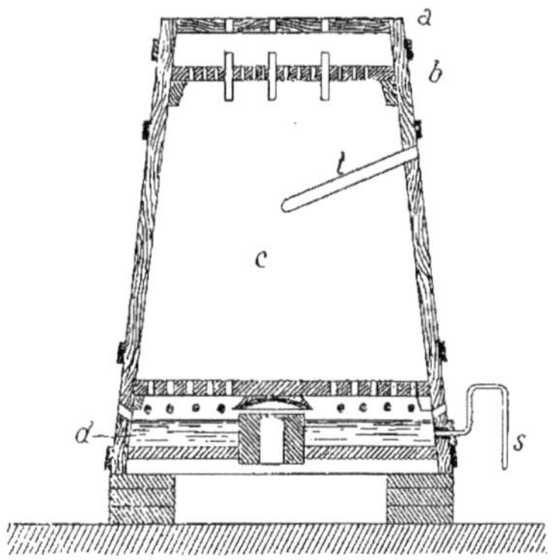


Fig. 38.

faux fond supérieur reçoit le liquide à acétifier, et le laisse suinter goutte à goutte sur les copeaux du compartiment *c*, dont un thermomètre intérieur *t* permet d'observer la température. Le vinaigre se réunit ensuite dans un compartiment *d*, au centre duquel se trouve une cheminée d'aération, protégée par un chapiteau conique de bois qui empêche le liquide de s'y engager. Une série d'ouvertures latérales permet à l'air de venir aussi par la périphérie, dans la chambre qui surmonte le liquide, maintenu à un niveau constant par le siphon *s*. De là, l'air pénètre par les ouvertures dont est percée le faux fond du compartiment à copeaux, parcourt la colonne poreuse ; il traverse le liquide du faux fond supérieur en passant par les tubes de verre verticaux indiqués sur la figure et s'échappe au travers du couvercle par des ouvertures qu'on peut fermer plus ou moins à son gré. On peut donc régler à volonté le courant du liquide, le courant d'air, la température, et voici comment on met en train un de ces appareils, lorsqu'il est neuf ou bien lorsqu'on a été obligé de le vider et de le nettoyer.

Si tout est neuf, générateur et copeaux, il faut un lessivage préalable destiné à éliminer du bois les substances âcres qu'il pourrait céder au vinaigre. On opère pour cela, soit en remplissant le générateur d'eau chaude où on le laisse macérer, soit en y envoyant un courant de vapeur d'eau sous pression. Puis, les copeaux étant mis en place après qu'ils ont été eux-mêmes macérés, et même stérilisés, si c'est nécessaire, on acidifie le générateur en y faisant passer pendant quelque temps, au lieu de liquide à acétifier, du vinaigre tout fait, choisi parmi les meilleurs. Ce vinaigre achève de dissoudre les substances âcres ou les tannins que la macération n'a pas enlevés, et qui, en se dissolvant plus lentement dans le vinaigre fabriqué dans l'appareil, lui donneraient mauvais goût. Il a en outre pour mission de porter sur tous les points des copeaux, et d'y attacher, par les procédés de collage auxquels nous avons eu recours à propos des *râpes* orléanaises, des germes de ferment acétique, qui doivent peupler le générateur nouveau. C'est un ensemencement véritable qu'on favorise en remplaçant peu à peu le vinaigre versé dans le faux fond supérieur par du liquide à acétifier. Généralement on arrive rapidement à un état permanent, qu'on s'attache à conserver en surveillant de près la vitesse du courant d'air et la température.

**373. Nature du liquide à acétifier.** — De cette disposition générale résultent naturellement certaines conséquences que nous pouvons prévoir avec ce que nous savons. Si dans une masse poreuse ainsi constituée et ensemencée, nous faisions circuler soit du vin, soit de la bière, ou un liquide quelconque renfermant des éléments nutritifs, les semences introduites prendraient un développement abondant, et lors même qu'elles ne se laisseraient pas mouiller, et resteraient sous forme de fleurs comme dans les montures orléanaises, elles obstrueraient les vides, feraient quelque chose de compacte de la masse poreuse, et l'air ne pénétrant plus, l'acétification s'arrêterait. Il faut donc affamer la semence, tout en lui permettant de se développer, et de là la pratique de ne lui donner que des flegmes étendus d'eau, additionnés tout au plus de quelques millièmes de bière ou de solutions de phosphates, de façon à contenir un peu d'azote et d'éléments minéraux. Encore même n'évite-t-on pas toujours de voir apparaitre les mêmes formations gélatineuses que dans la méthode d'Orléans, auquel cas il n'y a pas d'autre remède que de démonter le générateur, de le vider, d'en nettoyer les agrès et les copeaux, en brossant un à un ces derniers, et de tout remettre en marche avec un autre liquide.

Dans un générateur qui va bien, les copeaux ont un air très propre, et semblent ne rien porter à leur surface. C'était ce qui avait induit en erreur Liebig, dans sa retentissante discussion avec Pasteur au sujet de la théorie de l'acétification. Ne voyant rien sur des copeaux retirés d'un générateur très actif, il avait conclu que seul le bois du copeau avait un rôle. Mais il suffit de râcler cette surface si nette avec la pointe d'un canif, et de porter la gouttelelette recueillie sous un microscope pour y voir des formes jeunes, d'ordinaire si semblables à celles que Pasteur à décrites sous le nom de *mycoderma aceti* qu'on a le droit de se demander si le ferment des vinaigreries allemandes n'est pas le même que celui des vinaigreries orléanaises, malgré la nature si différente des liquides nutritifs mis en œuvre.

Dans tous les cas, c'est bien une action vitale qui intervient, et en étudiant de plus près cette question, on voit que le ferment acétique n'est pas partout, sur le copeau. Il y en a par places, formant des colonies. Comme le liquide en emporte, on a le droit de se représenter le phénomène de la façon suivante : malgré la faible valeur nutritive du liquide, la multiplication est continue, et si le mycoderme ne recouvre pas tous les copeaux, ni toute la surface d'un même copeau, comme on pourrait s'y attendre, étant donné qu'un même générateur reste quelquefois plusieurs années en fonction, c'est que ces copeaux se nettoient par places, à mesure qu'ils se peuplent sur d'autres, de sorte qu'ils ne sont jamais totalement couverts.

374. **Puissance acétifiante.** — C'est là ce qui leur donne leur propreté apparente, parfois si grande qu'on se demande instinctivement comment le générateur suffit à son travail. Dans un exemple cité par Liebig, un générateur de 2 m. 50 de hauteur transformait en 24 heures de 2 l. 75 à 3 l. 20 d'alcool absolu, c'est-à-dire acétifiait en 3 jours un hectolitre d'alcool à 9° ou par an 120 hectolitres. D'après les données d'Otto, trois générateurs d'une hauteur de 3 mètres, fournissent par jour environ 120 litres de vinaigre à 4,5 ou 5 p. 100 d'acide acétique, c'est-à-dire acétifient plus de 7 litres d'alcool absolu. Une monture d'Orléans ne donne en 8 jours que 40 litres de vinaigre, et n'acétifie par jour que 5 litres de vin à 8°, ce qui correspond seulement à 0 l. 4 d'alcool. La marge est donc grande et le procédé allemand semble en effet mériter son nom de méthode rapide.

Mais il ne le mérite qu'au point de vue industriel,

car si on compare l'activité acétifiante par unité de surface exposée à l'air dans les deux méthodes, on voit, ainsi qu'on pouvait s'y attendre, que la méthode d'Orléans est plus active. Le procédé allemand ne prend le pas que parce qu'il augmente énormément ses surfaces actives. Un calcul de Bersch en donne l'idée. Soit un générateur d'une contenance de 3 m. cubes. D'après le poids des copeaux qui le remplissent, on peut conclure que leur volume est d'environ 0,2 m. c. Prenons un prisme de ce volume, ayant par exemple 1 m. de long, 1 m. de large et 0 m. 20 de haut. Si nous le divisons en feuilles ayant l'épaisseur ordinaire des copeaux, soit 1 millimètre, nous obtiendrons 200 de ces feuilles ayant une superficie totale de 400 mètres carrés, répartis dans les 3 mètres cubes du générateur. Et nous ne tenons pas compte de toutes les irrégularités de la surface.

Un travail inédit de Raulin donne des nombres encore plus élevés. La mesure directe du volume occupé et de la surface utile d'un certain nombre de copeaux, empruntés à une vinaigrerie d'Udine, a montré que, sous le volume de 1 mc. la surface offerte à l'action de l'air est de 300 mq. Les générateurs cités par Liebig acétifiaient en moyenne 3 litres d'alcool absolu en 24 heures. D'après leurs dimensions et leur surface active, un mètre carré de surface n'acétifiait pas en 24 heures plus de 1/365 de litre d'alcool. Or, nous avons vu plus haut que M. Pasteur avait constaté, par son procédé, des acétifications de 1 litre d'alcool par mètre carré et par 24 heures. C'est 365 fois plus que par la méthode des copeaux. Sauf ce chiffre, qui est imprévu, on pouvait s'attendre à cette différence, des copeaux si propres, où le mycoderme n'existe que par places, devant être moins actifs par unité de surface que des voiles mycodermiques jeunes, bien nourris, et plissés par un développement exubérant.

**375. Circulation de l'air.** — On s'explique bien maintenant que, malgré la surface énorme d'oxydation, la température s'élève relativement peu dans un générateur à copeaux. On s'explique aussi qu'elle y soit le plus souvent irrégulière, et varie parfois beaucoup. Or, de cette température dépend la circulation de l'air dans la pile, et aussi l'évaporation subie par le liquide. Etudions ces répercussions.

Knapp a fait sur ce point des recherches, qui sont restées sur le terrain industriel, et ne permettent pas d'aller très loin dans la connaissance du phénomène, mais qui en donnent les traits généraux. Pour les comprendre, il faut savoir que Knapp opérait dans une usine où l'acétification était commencée et poussée aussi loin que possible dans un grand générateur, pour se terminer dans des petits tonneaux appelés *mères*. Cette pratique est née des circonstances suivantes : quand les trois quarts environ de l'alcool ont été acétifiés dans le générateur principal, on risque, si on y fait repasser le liquide, un double inconvénient : 1° celui de voir la couche mycodermique des copeaux brûler, après avoir terminé l'acétification, une partie de l'acide produit ; 2° celui de contrarier ce voile mycodermique si fragile en le forçant de changer son mode d'alimentation. Pour éviter ces inconvénients, il est sage d'avoir des appareils plus petits et voués exclusivement à cette mission de terminer une acétification commencée. Ce sont les *mères*. C'est dans une usine ainsi conduite que Knapp s'est installé pour y étudier le rendement, la circulation de l'air et l'évaporation dans le générateur principal, qu'il a laissé fonctionner comme à l'ordinaire, se contentant d'éliminer toutes les pertes qui n'étaient pas de son fait, en soustrayant au coulage et à l'évaporation tous les liquides pendant le temps qu'ils passaient hors du générateur.

Le mélange utilisé comme moût était formé de 400 litres à 4,5 0/0 d'alcool additionnés de 13 litres de vinaigre antérieur à 3,5 0/0 d'acide. La température moyenne dans l'atelier était de 26°2. Après un passage de 48 heures par le générateur, le vinaigre obtenu avait, comme moyenne de sept opérations, la composition suivante :

| | |
|---|---|
| Eau.. .............. | 96,4 |
| Acide acétique........ | 2,6 |
| Alcool............... | 1,0 |

Le rendement brut, industriel, était donc de 2,6 0/0 d'acide obtenu pour 3,5 0/0 d'alcool disparu, c'est-à-dire d'un peu moins de 80 0/0. Mais ce rendement est évidemment complexe. Il y entre les pertes par évaporation, non seulement pour l'alcool, mais pour le liquide, les pertes d'alcool par combustion, etc.

Quoi qu'il en soit, on peut calculer ce qu'il a fallu d'oxygène et par suite d'air pour donner 2,6 0/0 d'acide acétique dans les 400 litres de moût soumis à l'expérience. Cela fait environ 20.000 litres. Or, Knapp a constaté expérimentalement qu'il en avait passé environ 200.000 pendant la durée de l'opération. La ventilation se faisait donc en grand excès, et ainsi qu'on pouvait s'y attendre, l'air évacué avait à peu près la même composition que l'air ordinaire. En moyenne, il devait contenir environ 2 0/0 de moins d'oxygène. Il faut noter à ce sujet que les essais faits sur six générateurs, et faits soit au commencement, soit au milieu, soit à la fin de l'acétification, ont donné des nombres assez variables, la proportion d'oxygène ayant varié de 16,8 0/0 à 20,6 0/0. Il ne faut pas s'en étonner, avec ce que nous savons. La régularité peut exister dans l'ensemble avec ces grands générateurs ; elle ne peut être dans le détail, et on peut dire que cette industrie n'est pas assise.

Cette énorme et inutile circulation d'air ne peut se faire sans évaporation. Pour produire 2,6 0/0 d'acide acétique, il faut théoriquement seulement 2 0/0 d'alcool en poids, ou 2,5 0/0 en volume. Il en reste 1 0/0. Nous en avions mis 4,5 0/0. Il en a donc disparu 1 0/0, c'est-à-dire 22 0/0 de la quantité d'alcool employée, ou 40 0/0 de la quantité transformée en acide acétique. C'est, ainsi qu'on pouvait s'y attendre, une perte supérieure à celles que nous avons constatées dans le procédé d'Orléans

La perte ne porte pas uniquement sur l'alcool : comme l'air sort à peu près saturé, il y a encore une perte d'eau ; elle a été évaluée par l'expérience et trouvée égale à environ 4 litres. On pourrait faire entrer cette perte comme élément correctif dans tout ce qui précède, mais comme elle n'est que de un centième, nous n'en sommes pas à cela près, et nous pouvons la négliger.

Enfin l'air emporte de la chaleur. Le générateur est une cheminée à tirage. Quand il s'échauffe par suite d'un meilleur fonctionnement, le courant d'air augmente, le rafraîchit et lui sert de régulateur. Par contre, quand il faiblit ou s'arrête, le courant d'air qui lui est nécessaire devient faible ou nul. De ce côté-là, encore, la fabrication n'est pas assise, et on comprend que de tous côtés on cherche des perfectionnements.

**376. Méthode anglaise.** — Le générateur de vinaigre, souvent employé en Angleterre, repose sur le même principe que l'*essigbilder* allemand ; c'est encore une cuve remplie de copeaux, mais avec un fonctionnement différent. Elle est beaucoup plus grande. C'est un tronc de cône posé sur sa plus petite base, ayant 4 m. 20 de diamètre au bas, 4 m. 50 en haut et 4 mètres de hauteur. C'est beaucoup plus que les cuves allemandes, et cette augmentation du rapport du volume à la surface a de l'importance au point de vue de la déperdition de la chaleur, si bien qu'il arrive aux vinaigriers anglais de ne pas chauffer leurs ateliers, tandis qu'un calorifère est nécessaire dans les vinaigreries allemandes. C'est d'ailleurs un fait connu de tous les praticiens que la fabrication du vinaigre est d'autant plus irrégulière que les générateurs sont plus petits, et devient même impossible au-dessous d'une certaine dimension. Le générateur anglais atteint 60 mètres cubes, tandis que l'*essigbilder* ne dépasse guère 3 mètres cubes.

Deux choses le différencient encore de l'appareil allemand. La distribution du liquide sur la masse de copeaux, au lieu de se faire par un faux fond percé de trous, est opérée par deux tubes en croix percés de trous très fins sur toute la longueur, et formant un tourniquet à mouvement très lent. La répartition est ainsi égale et régulière. En second lieu, le renouvellement de l'air, au lieu de se faire de bas en haut, en vertu de sa force ascensionnelle quand il est chauffé au contact des copeaux, se fait de haut en bas, sous l'influence d'une succion produite par un appareil d'aspiration formé de deux cloches renversées sur de grandes cuves à eau, analogues à celles des usines à gaz d'éclairage. Un ventilateur quelconque peut rendre le même service, à la condition d'être régulier. L'avantage de cette méthode est qu'on devient maître de la circulation de l'air, qu'on règle sur la marche de l'oxydation. On fait des prises d'essai sur l'air qui a traversé la masse poreuse, et on introduit dans le gaz recueilli une mèche, qui doit s'y éteindre si la désoxygénation est suffisante. D'après les résultats de cet essai grossier, pratiqué de temps à autre, on augmente ou on diminue la vitesse des cloches. On gagne en outre à ce dispositif de pouvoir faire barboter dans l'eau froide des cuves de l'aspirateur l'air qui sort des générateurs, et qui y abandonne les vapeurs d'alcool qu'il a pu entraîner.

Par suite de ces dispositions, le rendement s'améliore, et corrélativement la force du vinaigre augmente. Celui qu'on consomme couramment en Angleterre contient 5,5 0/0 d'acide environ.

**377. Procédé luxembourgeois.** — Ce procédé est un perfectionnement d'une méthode très suivie autrefois dans les Flandres, et dans laquelle des tonneaux très allongés, nommés *flutes*, étaient disposés sur un chantier formé de deux plans inclinés reliés par un arc de cercle. On mettait dans les flutes des copeaux, le liquide à acétifier, qui pouvait être de l'alcool étendu d'eau ou de la bière, et après les avoir bouchées on les amenait à une des extrémités du chantier, le long duquel on les laissait rouler. Quand, après s'y être promenées, elles se fixaient à l'endroit le plus déclive, on recommençait et on répétait cette opération toutes les six ou huit heures, pendant cinq à six jours, en ayant soin de renouveler de temps en temps par insufflation l'air du tonneau.

L'appareil Michaelis, breveté en 1878, est un perfectionnement de cette méthode. C'est un fût de chêne, monté sur galets, et partagé dans sa longueur par un plancher percé de trous, en deux compartiments inégaux dont le plus petit *f*, fig. 39, est rempli de copeaux. L'autre

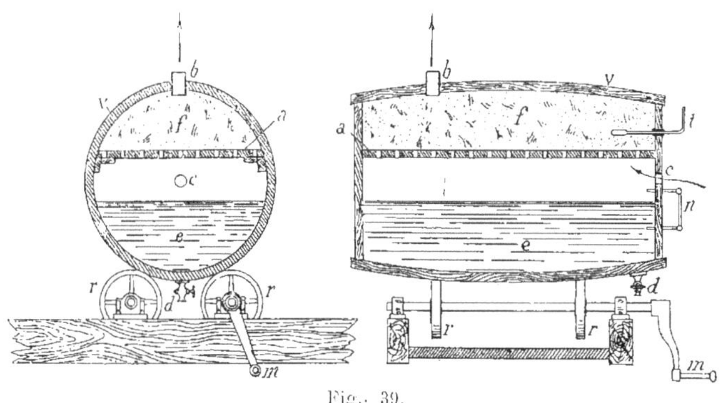


Fig. 39.

contient le liquide à acétifier. Entre le liquide et les copeaux il y a de l'air dont la circulation est assurée par deux orifices : l'un, d'entrée, *c*, sur un des fonds du tonneau, et à son centre ; l'autre, de sortie, *b*, dans le compartiment occupé par les copeaux : celui-ci peut être fermé. Toutes les trois heures, on fait faire à l'appareil une révolution complète à l'aide des galets et de la manivelle *m*. Les copeaux traversent le liquide, s'y humectent et regagnent la partie supérieure où ils subissent l'action de l'air. On voit que ce tonneau présente une combinaison du système français et du système allemand. Il emprunte au second l'augmentation énorme des surfaces, au premier la simplicité de l'outillage et le caractère ramassé de la fabrication. Son caractère transactionnel apparaît aussi en ce qu'il peut permettre d'acétifier des vins ou des flegmes. Mais il est évident qu'il ne peut y être question de ce repos et de ce calme des liquides qui semble spécial à la méthode d'Orléans. La fabrication y conserve le caractère d'une fabrication par copeaux, et, en particulier, avec les vins, ne donne pas les vinaigres aromatiques que fournit la méthode orléanaise.

A cet appareil de Michaelis, des perfectionnements ont été apportés par MM. Agobet et Cie, Brissaud, Villon, etc. Nous ne les décrirons pas, parce qu'ils ne comportent aucun fait scientifique nouveau. Comme je l'ai dit, je n'ai pas voulu faire ici un traité abrégé de Vinaigrerie, mais seulement confronter avec les indications de la théorie les appareils et les pratiques industrielles en usage. Ce que j'en ai dit suffit à cet objet.

## BIBLIOGRAPHIE

E. Wurm. *Dingler's polyt. Journal*, t. CCXXXV, 1880.

Otto. Traité de la fabrication du vinaigre.

Franche. Manuel pratique de la fabrication du vinaigre. Paris, Tignol, 1901.

## CHAPITRE XXX

### MALADIES DES VINS

L'acescence est une maladie des vins, qui s'attaque à un des produits de la fermentation, l'alcool. Elle ne peut se développer qu'au contact de l'air, et l'ouillage des tonneaux, de même que la mise du vin en bouteilles, en sont des préservatifs efficaces. Les autres maladies connues du vin sont produites par des êtres anaérobies, et peuvent se produire tant dans le tonneau le plus bondé que dans la bouteille la mieux close. Les pertes qu'elles amenaient autrefois, à l'époque où on aimait à conserver le vin avant de le boire, celles qu'elles produisent encore dans les rares caves où on a conservé ce souci, leur donnent un intérêt majeur, et pourtant elles sont très peu connues. La science en est encore, pour la plupart d'entre elles, aux renseignements que nous a donnés Pasteur en 1866. Tout ce que nous avons appris depuis se résume en en ceci, que la question nous semble plus compliquée qu'elle n'avait paru à Pasteur, que la classification de ce savant est à réviser, et que tout progrès est subordonné à la mise en culture pure des espèces microbiennes qui entrent en jeu. Pasteur avait cru pouvoir les caractériser par leurs formes et quelques-unes de leurs propriétés. Nous savons que cela ne suffit pas. Il faut pouvoir les isoler, les cultiver, c'est ce qu'on n'a pas encore appris à faire. Kramer, Gayon et Laborde, qui se sont le plus approchés du but, ne sont arrivés qu'à ceci : faire développer dans un vin sain une goutte de semence empruntée à un vin malade. C'est assurément quelque chose, mais il faudrait pouvoir assurer que cette semence est pure et pour cela la cultiver dans d'autres milieux. M. Mazé, à l'Institut Pasteur, est arrivé à ce résultat pour deux ferments de maladie, mais n'a encore rien publié. Nous devons donc nous borner à résumer les publications de Pasteur auxquelles nous ajouterons les quelques faits nouveaux publiés depuis.

Pasteur avait distingué trois maladies, principales : 1° la pousse, qu'il ne séparait pas bien de la maladie de la tourne ; 2° la maladie de l'amertume ; 3° la maladie des vins gras ou filants. Voyons comment il les caractérisait.

**378. Vins poussés.** — Les vins rouges, comme les vins blancs, sont sujets à une maladie qui apparaît d'ordinaire quand la chaleur des mois de mai, juin, juillet et août a pénétré suffisamment dans les caves ou celliers et en a élevé la température. Lorsque cette maladie est développée dans un tonneau bien clos, il n'est pas rare d'y voir des suintements se produire aux joints des douves ; les fonds même du tonneau peuvent se bomber. Si l'on pratique un fausset, le vin jaillit avec force sous l'influence de la pression intérieure. De là l'expression vulgaire : *il a la pousse*. Versé dans un verre, on aperçoit souvent sur les bords une couronne de très petites bulles. Il est plus ou moins trouble, et si on l'agite doucement, on y voit des ondes soyeuses se déplacer et se mouvoir en divers sens. Exposé à l'air, son trouble augmente, parce que la couleur du vin change, se fonce, et il s'y forme comme une sorte de précipité, tout à fait comme dans le phénomène de la *casse*. Peut-être y a-t-il ici une intervention d'une oxydase sécrétée par un des bacilles présents, et qui, inerte dans un liquide saturé d'acide carbonique, se hâte d'agir dès qu'elle est arrivée à l'air. La saveur est dès l'origine plus ou moins altérée, elle a pris quelque chose de fade, et cette impression, tempérée à l'origine par l'acide carbonique que le vin renferme en excès, s'accuse davantage à mesure que le vin se dépouille de ce gaz et s'oxyde à l'air libre.

Les ondes soyeuses que nous signalions tout à l'heure sont dues à la présence dans le vin de filaments d'une extrême ténuité, ayant souvent moins de 1μ de diamètre, et de longueurs très variables. On les trouvera représentés dans la fig. 40, mélangés à des globules de levure

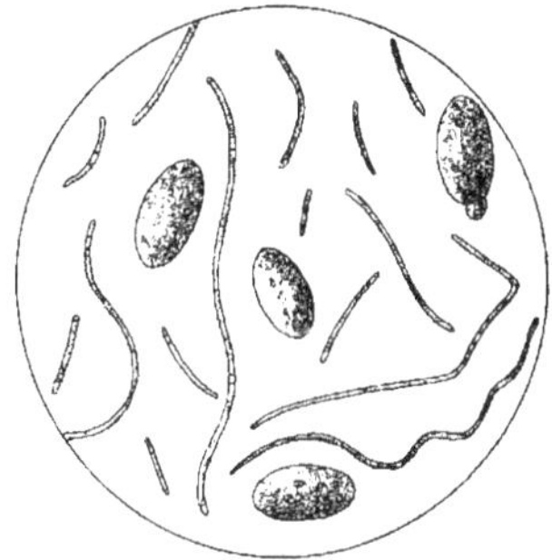

Fig. 40. — Filaments du vin tourné et globules de levure. Gross. 1000.

de vin, de façon qu'il soit facile de se faire une idée des dimensions relatives de ces deux espèces d'êtres. Ils ont été dessinés, non à l'état de suspension dans le liquide, mais tels qu'ils sont dans la lie, où il y a souvent beaucoup moins de globules de levure, et qui n'est quelquefois qu'un amas de filaments, parfois très longs, tous enchevêtrés les uns dans les autres, formant ordinairement une masse noirâtre, glutineuse, qui s'étire en fils muqueux lorsqu'on la puise à l'aide d'un tube effilé plongeant jusqu'au fond du tonneau ou de la bouteille.

Ce sont là autant de caractères que nous avons rencontrés au chapitre V (**55**), dans l'agent de la fermentation propionique et acétique du tartrate de chaux.

Nous avions là aussi des filaments ténus, allongés, enchevêtrés et glaireux. Ils ne donnaient là que de l'acide carbonique. Tel est aussi le cas dans la pousse des vins, ainsi que je m'en suis assuré. Ils vivaient aux dépens de l'acide tartrique. C'est un fait bien connu, dans les vignobles où sévit *la pousse*, que les tonneaux où la maladie apparaît se *nettoient*, c'est-à-dire perdent les croûtes de tartre adhérentes à leur surface.

Si l'on pousse plus loin l'étude chimique, on voit se confirmer les analogies que nous venons de signaler. M. Balard a constaté le premier la présence dans les vins poussés d'un peu plus d'acides volatils que dans les autres, et il avait pris ces acides volatils pour de l'acide acétique. M. Béchamp et M. Glénard ont fait voir qu'il se produisait en même temps un peu d'acide propionique. Mais ces constatations, que n'accompagnait aucune étude microscopique, ne pouvaient être mises au compte d'aucun microbe, et quand Pasteur eut découvert celui de la pousse, il fallut voir si elles lui étaient attribuables.

Pasteur a vu d'abord que la quantité de ces acides volatils augmente dans un même vin à mesure qu'il devient plus malade. Voici, évalués en acide acétique, les poids des acides volatils renfermés dans des vins du Jura authentiques, atteints de la pousse, conservés à l'abri de l'air dans des flacons clos, un mois et quatorze mois après la vendange.

| | Acides volatils par litre | |
|---|---|---|
| | après 1 mois. | après 14 mois. |
| | gr. | gr. |
| Vin n° 1 | 0,30 | 0,46 |
| — 2 | 0,19 | 0,40 |
| — 3 | 0,42 | » |
| — 4 | 0,16 | » |

Ces nombres prouvent d'abord que des vins très jeunes, n'ayant pas subi d'acétification, peuvent néanmoins renfermer des acides volatils en proportions variables. L'examen microscopique des dépôts de ces quatre vins a montré que le développement du ferment était sensiblement en rapport avec les proportions d'acides trouvées, et s'il restait quelques doutes sur la relation entre la présence de l'acide et le développement du ferment, ils seraient levés par l'augmentation de l'acidité dans ces mêmes vins conservés au laboratoire, dans les flacons bouchés et scellés, où le *mycoderma aceti* n'avait pu agir, mais où le microscope décelait une augmentation notable des filaments de la *pousse*.

M. Pasteur ne s'était pas préoccupé de la nature de ces acides. Pour être renseigné sur ce sujet, j'ai repris, par les procédés délicats décrits au chapitre II de ce volume, l'étude des acides volatils sur deux échantillons des mêmes vins, les uns malades, les autres conservés sains par le procédé du chauffage que nous allons avoir bientôt à décrire.

Sur deux vins que j'ai pu étudier dans ces conditions, j'ai constaté que la proportion par litre d'acides volatils, évalués en acide acétique dans la colonne I du tableau ci-dessous, avait beaucoup augmenté par suite de la maladie. Ceci, nous le savions déjà.

J'ai vu aussi que l'augmentation dans le chiffre de l'acidité des acides volatils était supérieure à l'augmentation de l'acidité totale des vins dans le même intervalle, évaluée aussi dans la colonne II en acide acétique. Le vin, en gagnant en acides volatils, avait donc perdu une portion de ses acides fixes. Si l'on rapproche ce fait de la disparition du tartre dans les tonneaux où apparaît la maladie de la pousse, on ne doutera pas que l'acide fixe disparu ne soit de l'acide tartrique.

Enfin l'étude des acides volatils m'a montré qu'ils étaient formés d'acide propionique et d'acide acétique dans les proportions indiquées aux colonnes III et IV du tableau.

| | | I Acides volatils. | II Acidité totale. | III Acide acétique. | IV Acide propionique. |
|---|---|---|---|---|---|
| | | gr. | gr. | gr. | gr. |
| Vin d'Arbois 1871, chauffé en avril 1872, étudié en avril 1873....... | Vin sain...... | 0,840 | 5,47 | 0,706 | 0,150 |
| | Vin malade... | 0,740 | 6,16 | 1.420 | 0,390 |
| Vin du Puy-de-Dôme 1866, chauffé en 1867, étudié en 1872......... | Vin sain...... | 0,630 | 5,11 | 0,610 | » |
| | Vin malade... | 1,185 | 5,21 | 1.040 | 0,185 |

Les deux vins ci-dessus ont été étudiés trop peu de temps après le chauffage qui avait immobilisé l'un des échantillons, pour que les différences constatées fussent bien sensibles. On voit pourtant que la maladie se traduit par la formation d'acide acétique et d'acide propionique.

En étudiant des vins fortement altérés, sans nous préoccuper de l'examen comparatif du vin sain correspondant, nous allons trouver les mêmes acides en proportions plus considérables.

Voici en effet les proportions, par litre, d'acide acétique et d'acide propionique dans des vins très malades de la pousse.

| | Acide acétique. | Acide propionique. |
|---|---|---|
| | gr. | gr. |
| Vin du Puy-de-Dôme........... | 2,53 | 2,56 |
| Autre vin, même provenance.... | 1,96 | 1,81 |
| *Id.* *id.* .... | 2,59 | 1,55 |
| *Id.* *id.* .... | 2,04 | 1,98 |
| Vin de Bourgogne.............. | 0,615 | 0,610 |

Ce vin du Puy-de-Dôme, qui est en tête de la liste, examiné à nouveau 12 ans après, en 1884, contenait 3 gr. 94 d'acide acétique et 3 gr. 91 d'acide propionique. Les acides ont continué à y augmenter dans les mêmes proportions.

On voit que dans tous ces vins, il ne se forme pas seulement des traces d'acide propionique, mais des quantités quelquefois supérieures en poids à l'acide acétique. Les quantités, évaluées en équivalents, sont toujours un peu inférieures, et il ne semble pas que la proportion entre les deux acides, telle que les fournit l'étude des vins poussés, rapproche la maladie de la pousse de cette fermentation du tartrate de chaux, telle que nous l'avons définie au chapitre V, et dans laquelle il se formait 2 équivalents d'acide propionique contre 1 d'acide acétique. Mais il ne faudrait pas se hâter de conclure. Nous savons en effet que le même microbe peut donner les mêmes produits de fermentation en proportions très variées suivant les circonstances. Nos fermentations de tartrate de chaux se faisaient en milieu neutre, celles du vin tourné en milieu acide, surtout au début. Dans les deux cas, il ne se dégage que de l'acide carbonique, et les bacilles ont même aspect. Nous ne pouvons pas, il est vrai donner la formule de la transformation qu'opère le bacille de la pousse, ce qui serait nécessaire pour le bien caractériser. On n'y arrivera que lorsqu'on l'aura isolé en culture pure et qu'on l'aura bien étudié.

**379. Expériences de M. Laborde.** — Le seul progrès fait sur ce point nous vient, nous l'avons dit, de M. Laborde, qui, partant d'un vin poussé, où le microscope montre le ferment caractéristique, réussit à implanter et à faire vivre ce ferment dans divers échantillons de vins sains. Ce ne sont pas encore des cultures pures, car on ne peut répondre de l'unité de la semence, mais c'est quelque chose qui y ressemble beaucoup, et M. Laborde a pu légitimement employer cette méthode à chercher quels sont les éléments d'un vin normal qui peuvent s'opposer le mieux au développement du ferment de la pousse. Il a surtout étudié l'influence de l'alcool, du sucre résiduaire, du tannin. Il additionnait d'alcool ou de sucre, en restant bien entendu dans les limites commerciales, divers échantillons d'un même vin, dans lesquels il ensemençait ensuite une goutte de vin malade. Pour le tannin, il était difficile de faire ces additions, car ce qu'on appelle tannin dans un vin comprend l'ensemble inconnu de ses matières tannoïdes et de sa matière colorante, et il n'est pas facile de le préparer d'abord pour le dissoudre ensuite en proportions variables dans les divers échantillons. Le tannin de chêne, d'un autre côté, ne peut plus être substitué à l'œnotannin dont il n'a pas les propriétés. M. Laborde a tourné cette difficulté en choisissant un vin bien astringent, dont il a précipité des proportions variables de tannin par des collages convenables.

Quant à la puissance ou à la rapidité du développement du ferment de la pousse dans les divers échantillons, elle a été uniformément évaluée par le chiffre de l'augmentation des acides volatils. Les expériences ayant obligatoirement une longue durée, on a tenu compte, dans l'évaluation de cette augmentation, des éthers fixes qui masquent une portion des acides formés. Il peut en effet arriver que lorsque la formation de nouveaux acides volatils par les microbes est très lente, elle soit complètement masquée par un effet d'éthérification. Le résultat de ces expériences a été de montrer combien le vin est peu sensible aux influences paralysantes qui lui viennent de ce qu'il peut contenir de ces trois substances dans les conditions naturelles. Le sucre semble même favoriser la pousse, au lieu de la contrarier. En augmentant l'acidité, ou en ajoutant un peu de gallo-tannin, on peut retarder ou empêcher le développement de la maladie ; mais on est arrêté dans cette voie par ce fait que les vins fins ceux qui sont surtout à protéger, ne sont fins que parce que leur acidité et leur astringence sont modérées. Il faut donc renoncer à trouver dans le vin lui-même des agents de résistance, et comme on ne peut rien y ajouter d'étranger, il faut recourir au chauffage, dont nous parlerons tout à l'heure.

En résumé, nous ne savons pas grand'chose sur cette question, et tout ce que nous pouvons faire en ce moment, c'est d'appeler *maladie de la pousse* toute maladie qui présentera les caractères objectifs que nous avons signalés plus haut, et dans laquelle l'acide acétique et l'acide propionique seront produits dans les proportions indiquées par les chiffres précédents.

Ainsi définie, cette maladie est très répandue, et on l'a vue reparaître par exemple avec abondance au moment de l'invasion du *Peronospora viticola*, amenant le *mildew* ou *mildiou*. Les vins provenant de vignes atteintes par ce parasite donnent des vins fragiles, peu résistants aux maladies microbiennes. Ils sont décolorés et opalescents, se troublent et noircissent à l'air, forment des dépôts abondants dans les barriques et dans les bouteilles. Leur acide carbonique force la paroi des récipients clos. Leur goût est acidulé et un peu amer.

L'analyse montre que l'extrait sec a diminué, que l'acidité totale a augmenté, que l'acide tartrique et la crème de tartre ont été décomposés en produisant des acides volatils, dans lesquels la proportion de l'acide acétique à l'acide propionique est la même que dans les vins étudiés ci-dessus. Enfin, ces microbes, développés dans les vins dits *mildiousés*, ont le même aspect que les filaments de la pousse, et fournissent, dans le vin en bouteilles, le même dépôt flottant et tombant en masses mamelonnées, légères, toujours prêtes à rentrer en suspension. La maladie des vins mildiousés n'est donc, comme l'a montré M. Gayon, que la maladie de la pousse.

Nous verrons bientôt que la même maladie se traduit de la même façon dans les bières.

**380. Vins gras ou filants.** — La maladie de la graisse, rare dans les vins rouges, est au contraire fréquente dans les vins blancs, particulièrement dans les vins jeunes et faibles. Ceux du bassin de la Loire et de l'Orléanais, et aussi ceux d'Allemagne y sont particulièrement exposés. On la constate souvent déjà avant le premier soutirage. Le vin commence par se troubler, par devenir nuageux, et prend une consistance visqueuse, mucilagineuse, qui peut augmenter jusqu'à rappeler celle de l'albumine. Transvasé, il file comme de l'huile ; agité vivement, il dégage beaucoup d'acide carbonique et devient un peu plus fluide.

La maladie apparaît également sur le vin en tonneaux ou sur le vin conservé en bouteilles. D'après Nessler, elle n'atteint pas les vins renfermant plus de 11 p. 100 d'alcool ; mais cette limite doit être variable avec la température et la nature du vin.

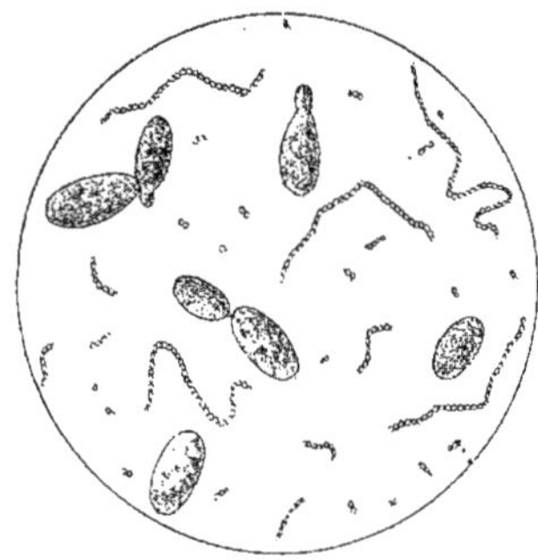

Fig. 41. — Ferment du vin gras mélangé à des globules de levure. Gross. 1000.

Dans un vin devenu gras ou filant, on trouve souvent des petits chapelets de globules sphériques, fig. 41, rappelant ceux que nous avons vus présider à la formation de la gomme de sucrerie. Leur diamètre, variable suivant les conditions de milieu, est voisin de 1µ. L'ensemble de ces grains figure quelquefois un filament dont les divisions sont très peu distinctes, et quelquefois, comme avec la gomme de sucrerie, l'être semble empâté dans une masse mucilagineuse qui rappelle le sac muqueux des *actinobacter*.

Mais sûrement ce n'est pas toujours le même ferment qui agit. On observe parfois des formes nettement bacillaires, et nous nous expliquerons facilement ce fait si nous nous rappelons que beaucoup d'espèces sont capables de fournir des substances glaireuses, qui tantôt jouent le rôle de substances protectrices autour du corps du microbe, tantôt se diluent dans le liquide. Kramer a par exemple considéré comme le ferment typique du vin gras, un bacille anaérobie, qu'il a appelé *Bacillus viscosus vini*. C'est un bacille fin, relativement allongé. Les filaments muqueux qui les réunissent les uns aux autres ont souvent 14 μ de long. Il n'a pas été cultivé à l'état pur, mais transporté tel quel dans un vin préservé de l'oxydation par une couche d'huile, il le rend filant en 4 à 8 semaines. Ce bacille forme, avec le sucre du vin, de l'acide carbonique et de l'hydrogène. Il se forme aussi un peu de mannite.

Börsch a de même trouvé dans un vin gras, fabriqué avec du sucre d'amidon, une sarcine qu'il considère comme très voisine de la *sarcina flava* de de Bary, mais qui ressemble bien plus à un micrococcus. Il n'a pas réussi à rendre gras un vin sain auquel il l'avait inoculée. Aderhold a de même accusé un *diplococcus*, et tous ces savants ont peut-être raison, car la maladie n'étant jusqu'ici caractérisée que par l'aspect filant qu'elle donne au vin, une foule d'espèces peuvent être des ferments de la graisse. Nous retrouverons la même conclusion au sujet de la bière, chez laquelle cette maladie est beaucoup plus fréquente que dans les vins.

En constatant que cette maladie est plus fréquente chez les vins blancs, moins riches en tannin que les vins rouges, on a songé à l'emploi du tannin comme agent préservateur.

Les expériences de M. François, pharmacien à Châlons, ont, en effet, montré qu'une addition de tannin à un vin filant suffisait parfois à empêcher la maladie de s'y développer, et même à la faire disparaître.

Il y a du vrai et du faux dans cette action attribuée au tannin. Un vin filant ne cesse pas d'être filant lorsqu'il a été agité avec du tannin, et il est probable qu'aucun des milliers de propriétaires de la Champagne qui ont traité, par le procédé de M. François, leurs vins en voie de devenir gras, n'a constaté autre chose qu'un arrêt dans le développement de la maladie, accompagné, si l'on veut, de la petite amélioration apparente que produit le fouettage du liquide pendant qu'on y mélange la solution de tannin, ou encore du collage que l'addition du tannin produit toujours dans un vin blanc, et qui peut entraîner au fond du vase tout ou partie des masses mucilagineuses.

Cette action du tannin s'expliquait autrefois facilement lorsqu'on croyait à la nature albuminoïde de ces masses mucilagineuses. Cependant le vin gras ne donne pas de coagulum à l'ébullition ; bien mieux, il arrive souvent que le tannin qu'on y ajoute ne le trouble pas ; mais, sur ce point encore, l'explication de son effet supposé était tellement simple, qu'on aimait en général mieux ne pas croire à ce qu'on voyait que de révoquer l'explication en doute. Ce qu'il y a de sûr, c'est que le microbe des vins filants se développe moins facilement en présence du tannin, et qu'il suffit, lorsqu'on fabrique du vin blanc, de laisser quelques heures les raisins écrasés au contact de la grappe avant de les presser, pour que le moût obtenu ait moins de tendance à donner du vin filant que lorsqu'on porte immédiatement les raisins écrasés à la presse.

Il resterait, pour bien connaître cette maladie, à faire l'étude de la substance qu'elle attaque et des produits qu'elle amène dans le vin. Sur ces deux points, on n'a pas encore de renseignements précis. C'est un sujet sur lequel il y a encore beaucoup à faire, et que la facilité avec laquelle on communique le caractère visqueux à des solutions de sucre, au moyen de quelques gouttes de vin filant, rend pourtant très facile à étudier.

**381. Maladie de l'amertume.** — Il y a une maladie de l'amertume qui saisit les vins après un soutirage et une oxydation, et qui est même si commune en Bourgogne qu'elle y porte le nom de *maladie de la bouteille.* Cette amertume se constate dans les premiers jours qui suivent l'embouteillage. Elle pourrait persister si le vin restait en vidange, soumis au contact de l'air, mais d'ordinaire elle disparaît vite, et les vignerons ont appris à ne pas s'en préoccuper. Elle n'a rien de commun avec une autre maladie caractérisée aussi par une amertume plus ou moins sensible, et qui est tous les ans, pour le commerce de la Bourgogne, une cause de pertes notables, attendu qu'elle saisit de préférence les plus grands vins, et peut, en quelques semaines, en déprécier tout à fait la valeur.

Au début du mal, le vin présente une odeur particulière, et une couleur moins vive. Au goût on le trouve fade, les tonneliers bourguignons disent qu'il *doucine.* La saveur amère n'est pas encore apparente, mais elle ne tarde pas à se prononcer, et elle s'accompagne tout d'abord d'un petit goût piquant, dû sans doute à la présence du gaz acide carbonique. Puis se forme un dépôt plus ou moins volumineux, flottant, formé surtout de matière colorante, car le vin se dépouille, vire au jaune et n'est bientôt plus potable. Voici donc encore un cas où la maladie de la casse, avec une allure particulière, il est vrai, accompagne une autre maladie du vin.

Examiné au microscope, le dépôt d'une bouteille de vin où l'amertume commence à se déclarer présente des filaments, fig. 42, très ténus, d'aspect raide, et immobiles. Leur diamètre est voisin de celui des filaments de la pousse, et ne dépasse guère 1 μ. Ils sont enchevêtrés d'ordinaire les uns dans les autres, et lorsqu'ils sont très jeunes, on voit qu'ils sont divisés par une série d'articulations peu flexibles en une série d'articles plus ou moins courts. Mais cet aspect ne persiste pas longtemps chez eux. Le dépôt de matière colorante, dont leur développement dans le vin hâte certainement la précipitation, peut-être parce qu'ils secrètent une oxydase, se fait en partie sur les filaments, et les recouvre d'une couche plus ou moins épaisse, mamelonnée et rougeâtre. Il se produit aussi, grâce à cet enduit de matière solide, des soudures entre les articles primitivement juxtaposés qui figurent alors des sortes de branchages rameux, et l'illusion est d'autant plus facile que la matière colorante se

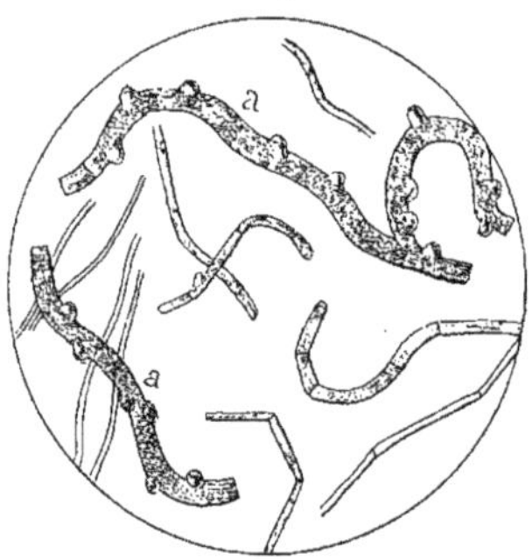


Fig. 42. — Maladie de l'amer : bacilles nus et bacilles plus ou moins épaissis par des dépôts réguliers ou irréguliers de matière colorante. Gross. 1000.

dépose çà et là sous forme de petites nodosités qui sont comme des bourgeons, de sorte qu'on croirait avoir sous les yeux des amas de branches mortes, et que l'aspect de ces ferments enduits de matière colorante est tout à fait différent de celui qu'ils présentaient à l'origine. Mais il suffit de les traiter par un peu d'alcool acidulé, à ce moment-là, pour dissoudre la couche colorée qui les recouvre, et on les retrouve au-dessous avec leur aspect incolore et leurs caractères originels.

La matière colorante se dépose du reste en dehors d'eux, en mamelons plus ou moins gros, qui s'agglomèrent en masses amorphes, ou bien elle s'étale à la surface du verre de la bouteille, en y formant des plaques plus ou moins mamelonnées à leur surface.

Quels sont, au point de vue chimique, les résultats de l'invasion de ce parasite, et d'abord à quel élément s'attaque-t-il ? Dans un vin où la maladie de l'amer était très développée, M. Pasteur n'a pas trouvé moins d'acide tartrique que dans le même vin resté sain. Ce n'est donc pas le tartre qui est atteint dans cette maladie, et cela seul, en dehors des caractères organoleptiques et extérieurs, suffirait à distinguer cette maladie de celle de la pousse. M. Pasteur a trouvé un peu moins de glycérine dans le vin amer que dans l'autre ; nous aurons à rappeler tout à l'heure ce renseignement.

En ce qui concerne les produits de la réaction, nous avons les résultats d'une étude faite sur un vin de Pomard de 1863, sur lequel on commença en 1865 à voir apparaître la maladie de l'amer. Une portion de ce vin fut chauffée en bouteille, en juillet 1865, par M. Pasteur, et conservée à la cave à côté du même vin non chauffé. En 1866, le vin non chauffé présentait un dépôt considérable, représentant à la décantation le dixième du contenu de la bouteille. Le vin chauffé s'était conservé tel qu'il était à l'origine. Ces deux échantillons de vin ont été étudiés en 1866 et 1872 par M. Pasteur. J'ai, de mon côté, refait en 1873 cette même étude pour caractériser la nature des acides volatils que M. Pasteur avait laissée de côté. On a déterminé, à ces diverses époques, l'équivalent en acide acétique de l'acidité par litre, due aux acides volatils, et de l'acidité totale. Le tableau ci-dessous résume les chiffres trouvés.

| | Acides volatils | Acidité totale | Acide acétique | Acide butyrique |
|---|---|---|---|---|
| Vin sain.......... | 1 gr. 01 | 4 gr. 40 | 0 gr. 97 | 0 gr. 04 |
| Vin malade 1866. | 1 ,5 | 5 ,18 | » | » |
| *Id.* 1873. | 1 ,95 | 6 ,67 | 1 ,83 | 0 ,19 |

Les nombres de ce tableau prêtent à diverses remarques.

On voit en premier lieu que l'augmentation de l'acidité totale dans le vin malade est supérieure à l'augmentation due aux acides fixes. C'est le contraire de ce que nous avions trouvé avec la maladie de la pousse. La maladie de l'amer développe donc des acides fixes en même temps que des acides volatils.

De là, la présomption qu'elle affecte une substance neutre comme la glycérine. Nous avons vu en effet que lorsqu'une substance acide était atteinte par la fermentation, il y avait presque toujours une perte d'acidité par suite de la formation d'acide carbonique. L'augmentation d'acides est au contraire le cas général de la fermentation des substances neutres, et si nous rapprochons cette notion du fait que nous avons signalé plus haut, de la disparition de la glycérine dans la maladie de l'amertume, nous serons conduits à supposer que c'est la glycérine qui fermente.

Nos incertitudes sur ce point ne se bornent pas là. Il n'est pas bien démontré que le microbe découvert par M. Pasteur, et qui a des allures si caractéristiques dans le vin, soit le seul producteur d'amertume. Il est vrai que Neubauer l'a trouvé dans un vin rouge d'Ahr ; il a même vu que l'amertume tenait à une sécrétion non volatile du bacille. Mais, dans un vin de même origine, devenu amer, Aderhold a trouvé un bacille qu'il ne croit pas pouvoir assimiler à celui de Pasteur. Enfin tout le monde n'est pas d'accord sur les produits de l'action microbienne. Dans les vins authentiquement amers, examinés par Pasteur et par moi, l'augmentation de l'acide fixe n'est pas douteuse. Mais Neubauer n'a rien trouvé de pareil, et de plus il pense que ce n'est pas la glycérine qui est atteinte : dans le cas qu'il a étudié, le tannin et les matières tanniques ont passé de 2,31 gr. par litre à 2,08. Mais ce dosage des tannins est tellement incertain qu'on a le droit de rester indécis.

Il serait utile de n'en être pas réduit là sur ce sujet important. Quoi qu'il en soit du reste, on voit que les acides volatils ne sont pas les mêmes que dans la maladie de la pousse. L'acide butyrique remplace ici l'acide propionique, mais il est en proportions beaucoup plus faibles vis-à-vis de l'acide acétique. Il est probable en outre que ces deux corps ne sont pas les termes uniques de la réaction. Il se forme aussi une matière amère dont on ne connait pas la nature, et probablement aussi des alcools de degrés supérieurs.

L'importance de cette maladie pour le commerce des vins aurait dû la faire étudier de très près. Nous avons dit qu'elle attaquait les grands vins de Bourgogne. Ce n'est pas sur eux qu'elle se développe le plus facilement, car on la trouve plus souvent sur le vin de Gamai que sur celui de Pinot, mais c'est sur les grands vins qu'on l'observe le plus souvent, parce qu'on les laisse vieillir plus que les autres, et que les pertes avec eux sont plus sensibles. Il arrive quelquefois pourtant, mais rarement, que la maladie de l'amer, après avoir débuté franchement avec eux, semble disparaître, ou au moins devient ensuite méconnaissable. Il faut sans doute attribuer ce résultat à l'incrustation des filaments par la matière colorante, qui peut très bien, lorsqu'une raison quelconque, tirée de la constitution du vin, de la température de la cave, en provoque à un moment donné un dépôt plus abondant, empâter les filaments du microbe d'une couche tellement épaisse que leur vie devient impossible. Les faibles proportions d'acides produits disparaissent peut-être par éthérification, la matière amère semble de son côté assez facilement oxydable, si elle est identique à celle qui se développe dans les circonstances que nous signalions en commençant cette étude, de sorte que le vin peut redevenir très bon après avoir semblé perdu. Mais ces cas sont et doivent être rares, et le fait le plus fréquent est celui de la détérioration de plus en plus profonde, et souvent très rapide, d'un vin dans lequel est apparu la maladie de l'amer. Nous verrons bientôt quels sont les moyens pratiques de s'opposer au développement de cette maladie et de ses congénères, et comment on peut les prévenir d'une façon sûre par l'application de la méthode de chauffage imaginée et préconisée par Pasteur.

**382. Maladie des vins tournés du midi de la France.** — M. A. Gautier a décrit sous ce nom une maladie qui nous apparaît aujourd'hui comme la superposition de deux autres : d'une part, la maladie de la casse, telle que nous l'avons étudiée et définie, et qui ne comporte l'intervention d'aucun microbe, et une maladie, microbienne sans doute, mais rare, et que M. Gautier semble jusqu'ici avoir été seul à rencontrer. Il la signale en effet comme s'observant surtout après les automnes chauds et pluvieux, particulièrement quand la moisissure a atteint la grappe. Le vin exposé à l'air quelques heures devient peu à peu trouble, s'irise à sa surface. Sa matière colorante semble s'oxyder rapidement. Elle passe du rouge au violet bleuâtre et finit par se déposer sous forme d'un précipité sale, couleur bistre, tandis que la liqueur surnageante ne garde qu'une teinte brun jaunâtre et un goût de cuit. Tous ces caractères sont exactement ceux de la maladie de la casse, que M. A. Gautier a confondue avec une maladie microbienne, car il signale que, dans le même vin, il y a un léger brouillard au sortir du tonneau, que l'acide tartrique est modifié et peut même avoir complètement disparu, le tannin de même. A leur place il a trouvé de l'acide acétique en quantités très sensibles, de l'acide tartronique, et une notable proportion d'acide lactique. Quant aux microbes actifs, ce sont des filaments qu'aucun caractère bien précis ne distingue de ceux de la pousse, et en outre des filaments « à articles alternativement clairs et obscurs », caractères que le bacille de la pousse ne présente jamais.

Tout ceci semble prouver que la maladie décrite par M. A. Gautier était probablement une maladie très complexe. Il y avait sans doute la maladie de la casse, la maladie de la pousse peu développée, expliquant pourtant le nuage observé au sortir du tonneau, plus une troisième maladie donnant naissance à cet acide tartronique qui apparaît pour la première fois comme un produit de fermentation, et au sujet duquel M. A. Gautier ne dit pas du reste comment il l'a caractérisé. Il se peut aussi qu'il y ait eu en fonction un ferment lactique comme ceux dont M. Mach et Portele ont signalé l'intervention dans un vin du Tyrol.

Il se peut du reste que la maladie de la casse observée dans ce vin, soit une conséquence de l'une des autres. C'est un fait général qu'un vin atteint par une maladie quelconque, serait-ce même l'acétification, se décolore plus facilement que s'il était resté sain. La maladie de la casse n'exige pas que le vin soit malade au préalable, puisqu'on peut la produire brusquement et en quelques heures sur un vin sain. Mais elle se porte plus facilement sur un vin déjà malade.

Il nous resterait, pour terminer ce sujet, à mettre en ligne la maladie de la mannite. Mais nous en avons suffisamment parlé au point de vue théorique (ch. VII), pour n'avoir pas à y revenir ici, et nous passons tout de suite à l'étude des maladies des bières.

## BIBLIOGRAPHIE


PASTEUR. *Comptes rendus* et Etudes sur le vin. 1re éd., 1866 ; 2e éd., 1872. Paris.

BALARD. *Comptes rendus*, t. LIII, p. 1226.

LABORDE. *Comptes rendus*, t. CXXVI, p. 1223, 1898, et *Revue de viticulture*, nos 376 et 380, 1901.

KRAMER. *Landwirth. Versuchsstationen*, t. XXXVII, p. 325, 1890.

BORDAS, JOULIN et DE RACZKOWSKI. *Comptes rendus*, t. CXXVI, pp. 598, 1050, 1291 et 1443, 1898.

SCHAFFER. *Ann. de micrographie*. No 12, 1891.

MACH et PORTELE. *Landwirths. Versuchsst.*, t. XXVII, p. 305, 1890.

MÜLLER-THURGAU. *IIIe Jahresb. d. Versuchsstation zu Wadensweil*. Zurich, 1894, p. 91.

Duclaux. *Ann. de ch. et de phys*,, 5e s., t. III, 1894 et *Ann. de l'Institut Pasteur*, 1894.
U. Gayon. *Revue de viticulture*. 1re année, t. I, p. 33, 1893.
A. Gautier. *Comptes rendus*, t. LXXXVI, p, 1338, 1878.
Kramer. *Sitzungsber. d. Akad. d. Wissens. zu Wien*. t. XCVIII, 1889, et *Weinbau u. Weinhandel*, p. 121, 1890.
Borsch. *Beitrag zur Keutniss d. Bact. des Weines*. Diss. Erlangen, 1883.
François. *Ann. de ch. et de phys.*, 2e s., t. XLIV, p. 212, 1829.
Aderhold. *Landw. Jahrbuch*, p. 587, 1894.
Neubauer. *Ann. der Œnologie*, t. II, 1872.
Schnetzler. *Mon. scientifique*, t. X, p. 206.

## CHAPITRE XXXI

### MALADIES DES BIÈRES

Ici encore, comme à propos des vins, c'est M. Pasteur qui a fourni les premières indications générales, développées depuis par divers observateurs. Ici encore nous trouvons des viciations de goût qui proviennent de causes physiques ou chimiques, et d'autres qui sont d'origine microbienne. Pasteur les avait bien distinguées dès l'origine, et voici de quel commentaire il accompagnait la fig. 43, dans laquelle il avait résumé ses observations sur les maladies des bières.

**383. Observations de Pasteur.** — « Au n° 1 correspond la bière dite *tournée* : ce sont des bâtonnets articulés et formant chaîne, de longueurs variables, d'un diamètre voisin de 1 μ ». Nous les retrouverons tout à l'heure.

« Au n° 2 correspondent le moût et la bière lactiques : ce sont de petits articles légèrement étranglés en leur milieu, isolés en général, rarement par chaînes courtes. Leur diamètre est un peu supérieur à celui des filaments du n° 1 ». Pasteur retrouvait ici, en 1876, les formes qu'il avait étudiées dans son mémoire sur la fermentation lactique, et paraît n'avoir jamais connu les ferments lactiques filiformes que nous avons décrits.

« Au n° 3 correspondent le moût et la bière putrides : ce sont des vibrions plus ou moins mobiles, suivant la température. Leur diamètre est variable, mais généralement supérieur à celui des articles des n$^{os}$ 1 et 2. Ils apparaissent facilement dans le moût et la bière au début de la fermentation, quand celle-ci traîne. Mais généralement ils sont le produit d'un travail très défectueux ». Cette description s'applique à la foule confuse des bacilles aérobies et surtout anaérobies que nous avons décrits au commencement de ce volume, ou que nous retrouverons dans le prochain sous le nom de bacilles de putréfaction.

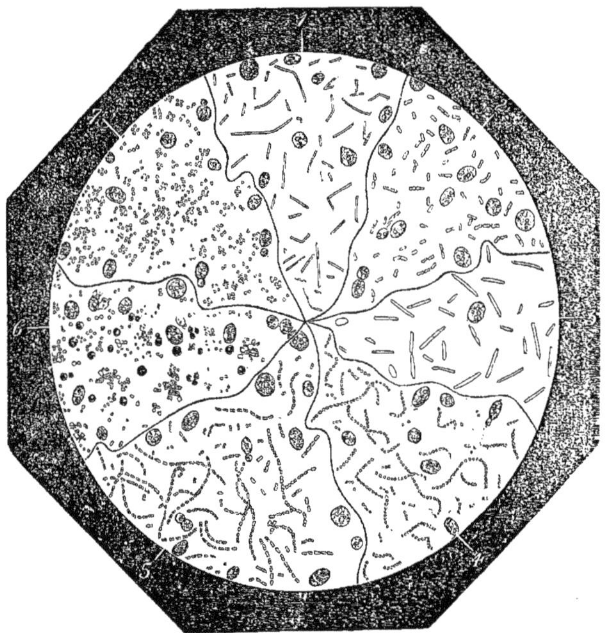

Fig. 43.

« Le n° 4 correspond au moût visqueux et à la bière dite *filante* : ce sont des chapelets de grains presque sphériques. Ce ferment est rare dans le moût, plus rare dans la bière ». Pasteur retrouvait là une forme analogue à celle qu'il avait déjà signalée dans les vins gras. Nous allons voir que la bière peut être rendue *filante* par des êtres très variés.

« Le n° 5 est propre à la bière piquée, aigre, à

odeur acétique : ce sont les chapelets d'articles du *mycoderma aceti*, extrêmement semblables d'aspect aux articles du ferment lactique n° 2, surtout quand on les examine les uns et les autres lorsqu'ils sont très jeunes : mais leurs fonctions physiologiques diffèrent beaucoup malgré cette ressemblance ».

« Le n° 7 caractérise une bière d'une acidité particulière, qui rappelle un peu celle des fruits verts acides, avec odeur *sui generis*. Ce sont des grains ressemblant à de petits points sphériques, réunis par deux ou par quatre en carré. Ce ferment accompagne d'ordinaire les filaments n° 1 et est plus à craindre que ce dernier qui, lorsqu'il est seul développé, n'altère pas beaucoup la qualité de la bière. Mais quand le ferment n° 7 est présent soit seul, soit associé au n° 1, la bière prend un goût aigre et une odeur qui la rendent détestable ». C'est la première description donnée d'une sarcine qui depuis, a beaucoup préoccupé les brasseurs.

« Le n° 6 représente un de ces dépôts propres au moût, qu'il ne faut pas confondre avec les dépôts de ferments de maladie, lesquels sont toujours visiblement organisés, tandis que celui-ci est amorphe... C'est ce dépôt qui trouble le moût pendant son refroidissement ». Ce sont ces troubles qu'on connaît peu, et qu'on a pourtant appelés de noms divers, troubles de glutine, de dextrine, auxquels il faudrait joindre sans doute les troubles d'oxydation. Nous sommes contraints pour le moment de les laisser de côté.

Trois de ces maladies ont été, depuis Pasteur, étudiées de près. Ce sont les bières tournées, filantes, et les bières à goût de fruits verts. Résumons ce que l'on sait sur chacune d'elles.

**384. Bières tournées.** — En ensemençant une goutte de bière tournée sur une plaque de moût gélatinisé, au contact de l'air, M. van Laer y a vu apparaître quelques colonies de *Saccharomyces*, puis, plus tard, des colonies grisâtres, croissant très lentement, et formées de bâtonnets en tout semblables à ceux qu'on avait observés dans la bière malade. En transportant une semence de ce bâtonnet sur des moûts stériles, qu'on conserve à 30°, on voit au bout de quatre jours apparaître une opalescence et un trouble qui rappellent de plus en plus le trouble particulier de la maladie de la tourne. Le liquide devient acide et une partie du sucre disparaît. Le goût et l'odeur du liquide rappellent ceux des bières tournées. En second lieu, des échantillons de diverses bières, pasteurisés, puis ensemencés avec le même bâtonnet, passent, à la condition qu'ils ne soient pas trop acides, par toutes les phases d'altération qui caractérisent la tourne. Ce microbe semble donc être sinon le bacille de la bière tournée, du moins un des bacilles pouvant faire tourner la bière, et cela donne de l'intérêt à l'étude de ses propriétés.

M. van Laer l'a nommé *Saccharobacillus pastorianus*. Il vit indifféremment en aérobie et en anaérobie. Son meilleur milieu de culture est du mo t de bière non houblonné. La bière est un peu plus réfractaire. Les altérations qu'il y amène sont les altérations classiques du tourné, et elles ont le même caractère dans le vin, le cidre, le jus de betteraves, l'eau sucrée de touraillons ou de levure, le bouillon de viande sucré, les solutions de peptones, ou d'autres infusions organiques, à la condition que l'acidité initiale de ces milieux ne dépasse pas un certain degré variable avec leur composition. Le microbe préfère en effet les milieux neutres ou même un peu alcalins. Quand on essaie l'action de la chaleur en plongeant pendant 10 minutes, dans des bains chauffés à des températures diverses, des tubes à essai contenant de la semence de ce microbe, on voit qu'il périt entre 55° et 60°.

Les matières auxquelles il s'attaque de préférence sont les hydrates de carbone, dextrines et sucres, dont les plus facilement fermentescibles sont le maltose, le saccharose et le dextrose. Le lactose est un peu plus réfractaire. M. van Laer n'a pu trouver aucune trace de diastase dédoublant les sucres en $C^{12}$ avant leur emploi. Quant aux produits de l'action, il faut les étudier sur des liquides sucrés additionnés de carbonate de chaux pour éviter l'action fâcheuse que produisent sur le bacille les acides qu'il forme aux dépens des sucres.

Ces acides sont surtout des acides fixes. La proportion de ces acides aux acides volatils est variable et semble décroître avec le temps, ce qui indiquerait que les acides fixes sont des produits transitoires, comme dans beaucoup de fermentations lactiques. Cette fermentation est en effet une fermentation lactique, donnant de l'acide lactique inactif. Quant aux acides volatils, ils sont surtout formés d'acide acétique, avec un peu d'acide formique et des traces d'acides supérieurs. Enfin M. van Laer a trouvé aussi un peu d'alcool, mélangé d'alcools de degré supérieur. Le *Saccharobacillus Pastorianus* est donc un ferment lactique et même un ferment lactique *vrai*, d'après la signification que nous avons donnée à ce mot (**213**). Voici en effet les chiffres trouvés par M. van Laer pour trois fermentations de saccharose, de lactose et de dextrose mélangé de dextrine.

| | Saccharose | Lactose | Dextrose et dextrine |
|---|---|---|---|
| Sucre disparu | 0,897 | 0,340 | 0,512 |
| Acide lactique | 0,657 | 0,225 | 0,72 |
| Alcool | 0,112 | 0,12 | 0,15 |
| Acides volatils en acide acét. | 0,018 | » | 0,054 |
| Rendement en acide lactique | 75 0/0 | 66 0/0 | » |

On voit que le rendement en acide lactique est considérable. Dans le dernier cas, on voit aussi que la dextrine a été attaquée, puisque la proportion d'acide lactique produit dépasse la proportion de sucre détruit. La dextrine a donc été atteinte, et c'est évidemment ce qui explique que cette même fermentation lactique puisse se développer dans la bière. Seulement ces mêmes caractères semblent différencier ce bacille du bacille des vins poussés, et tendent à faire de la pousse et de la tourne deux maladies différentes.

Ajoutons, pour terminer ce qui est relatif à cette étude, que ce microbe est assez résistant vis-à-vis des antiseptiques employés en brasserie. L'anhydride sulfureux empêche la tourne dans le moût houblonné lorsqu'il a amené l'acidité à correspondre à 1 gr. 7 environ de $SO^4H^2$ par litre, et les sulfites (métasulfites, bisulfites) n'agissent que s'ils augmentent l'acidité du liquide. Pour l'acide salicylique, la proportion de ce corps nécessaire pour empêcher la tourne doit être supérieure à 4 décigrammes par litre. La saccharine, à la dose de 5 à 6 décigrammes par litre, empêche tout développement du *saccharobacillus* dans le moût houblonné. Aux doses acceptables, l'alcool ne confère non plus aucune protection. Le seul obstacle est l'action de la chaleur que nous étudierons au prochain chapitre.

**385. Bières filantes.** — Nous avons vu que le nombre de microbes qui pouvaient rendre huileux et filants divers liquides de culture est assez considérable. Ceux qui peuvent se développer dans le vin et la bière sont à peine moins nombreux. Pour le vin, liquide assez acide et assez résistant, l'espèce prédominante est le ferment en chapelets de grains dont nous avons dit seulement quelques mots au chapitre précédent, et qui est peu connu. Pour les bières, liquides plus neutres et plus fragiles, où restent de la dextrine, des sucres, et des matières organiques abondantes, le nombre des espèces pouvant les rendre filantes est plus grand, et M. van Laer en a décrit trois qu'il a étudiées de près : ce sont les *Bacillus viscosus* n° 1 et n° 2, et le *B. viscosus Bruxellensis*. Nous allons résumer ici ce que ce savant nous a appris.

Dans des bières filantes de diverses origines, M. van Laer a trouvé et séparé en cultures pures deux bacilles qui semblent assez répandus, et auxquels il a donné les noms provisoires de *Bacillus viscosus* nos 1 et 2. On les isole au moyen des procédés de Koch, en faisant des plaques de gélatine à l'infusion de viande, préparée suivant la méthode de Loeffler : sur ce milieu les deux sortes de colonies se ressemblent et pourraient être confondues. On les différencie en les ensemençant sur du moût de bière. Le n° 1, cultivé à 27° sur du moût de bière clair et stérilisé, le trouble en 24 heures, et en deux jours le rend aussi visqueux que de l'albumine d'œuf. Il se dégage en même temps de l'acide carbonique. Puis le dégagement de gaz diminue et cesse. La viscosité, après avoir passé par un maximum, décroît tout en ne retombant pas au niveau initial. En même temps, la surface du liquide se recouvre d'îlots d'une matière glaireuse blanc jaunâtre, souvent soulevée en petits mamelons par les bulles de gaz emprisonnées.

La viscosité produite dans les mêmes conditions par le *Bacillus viscosus* n° 2 est plus petite et se rapproche davantage de celles qu'on rencontre en brasserie. On peut l'évaluer en faisant écouler des volumes égaux de liquide sain et filant au travers d'une ouverture circulaire suffisamment petite. Avec une ouverture de 3 millimètres, dans les expériences de M. van Laer, 50 cc. de moût coulaient en 19 secondes, et des moûts amenés à leur maximum de viscosité avec les Bacilles 1 et 2 coulaient en 180 et 70 secondes. Le rapport des temps d'écoulement, qu'on peut appeler *coefficient de viscosité*, était donc de 9,5 environ pour le bacille n° 1 et de 3,5 seulement pour le bacille n° 2. De plus le dégagement de $CO^2$ est moins abondant avec le n° 2, et il n'y a quasi pas de matière glaireuse formée à la surface.

Dans les deux cas pourtant, le microscope montre des bâtonnets de même aspect, avec une spore en leur milieu. Ils sont tous englobés dans une masse glaireuse uniforme.

Des différences du même ordre apparaissent aussi quand on ensemence dans un liquide contenant par litre 30 gr. de saccharose et 10 gr. de peptones. Ce liquide est un peu acide. Le *B. viscosus* n° 1 le trouble rapidement en donnant de l'acide carbonique, puis le liquide prend une viscosité qui rappelle celle que le B. n° 2 donne au moût. Celui-ci trouble aussi le liquide, qui dégage du $CO^2$, mais ne le rend pas visqueux. La viscosité n'apparaît que lorsqu'on a neutralisé le milieu avant culture.

Dans le lait, il y a coagulation avec les deux bacilles. Puis la caséine est lentement redissoute avec formation d'un pigment fluorescent. Tous deux se développent aussi sur divers liquides artificiels, même sans sucre, contenant seulement des sels ammoniacaux comme source d'azote, et les rendent visqueux. Il semble qu'ils n'aient ni l'un ni l'autre de grands besoins alimentaires.

Ce sont de préférence des ferments des matières azotées. Ils ne se développent pas dans l'eau sucrée, et même le sucre semble plutôt gênant que favorable. Ils se multiplient d'autant plus vite qu'on augmente davantage la proportion de peptones. La viscosité et le dépôt superficiel de glaires augmentent en même temps. L'acidité du milieu augmente, puis décroît après avoir passé par un maximum. M. van Laer n'a pas cherché à quoi elle était due. Il a vu que la fermentation produite par ces bacilles était entravée par l'acide sulfureux, l'alcool, l'acide salicylique en proportions supérieures à 1 gr. par litre. Ces ferments se développent en outre beaucoup moins facilement lorsqu'on les ensemence dans de la bière que dans du moût. Ce sont donc surtout les ensemencements antérieurs ou simultanés à celui de la levure de bière que le brasseur doit redouter.

Ces bacilles de van Laer se différencient nettement des autres bacilles qu'on pourrait confondre avec ceux du *B. mesentericus vulgatus* en ce qu'ils ne liquéfient pas la gélatine, de l'*Actinobacter polymorphus* et du *Bacillus panificans* de Laurent en ce qu'ils ne se développent pas sur l'amidon cuit. Mais tout cela ne suffit pas pour leur faire une place à part. Il faudrait étudier leur action physiologique.

M. van Dam a décrit, après M. van Laer, un troisième *Bacillus viscosus* n° 3, qui a beaucoup des propriétés des deux autres et ne s'en différencie, d'après lui, que parce qu'il semble être, plus que les deux premiers, un ferment des matières sucrées. Il est clair que ce caractère est un peu incertain. Les dimensions varient de 1,3 à 2 μ de long sur 0,7 μ de large. Au milieu du bâtonnet se trouve une spore, non colorable par le violet de gentiane. Ensemencé dans du moût de bière, il lui donne en 48 heures la consistance de l'albumine d'œuf. En vieillissant le bacille perd sa propriété de produire de la viscosité. Il la regagne par des cultures dans le moût. Il ne donne pas de gaz d'une façon sensible ; mais il rend acides les milieux de culture. La façon dont il attaque les sucres dépend de son aliment azoté. Dans l'eau de levure, c'est le dextrose qu'il assimile de préférence ; puis vient le lactose ; puis le saccharose. En présence de la peptone, il détruit trois fois plus de saccharose que de dextrose.

**386. Bières dichroïques ou à double face.** — Il arrive parfois que des bières, limpides quand on les regarde par transparence, paraissent troubles et présentent des reflets jaunâtres quand on les regarde par réflexion. Cette maladie est très fréquente dans le faro et le lambic de Bruxelles qui sont abandonnés, on le sait, à une fermentation spontanée, dans des tonneaux où ils rencontrent les germes provenant d'une fermentation extérieure. On l'observe aussi dans les bières fermentées avec addition de levure. Cet état particulier de trouble correspond, comme on sait, à la présence d'éléments très ténus, d'une dimension insuffisante pour arrêter toutes les radiations de l'onde lumineuse qui les rencontre sur son trajet. Le brasseur bruxellois ne le confond pourtant pas avec les autres troubles que peut présenter sa bière (glutine, érythrodextrines, etc.). Il a d'ailleurs un autre critérium, c'est que la bière à double face est d'ordinaire glaireuse ou visqueuse. Après cette période de filage, les faros et les lambics reprennent parfois leur consistance ordinaire, si bien que pour beaucoup de brasseurs, leurs meilleurs produits sont ceux qui ont passé par cette maladie.

M. van Laer en a isolé le microbe : c'est un bacille de 1,7 μ à 2,8 μ de longueur, de 0,5 à 0,8 μ d'épaisseur, très fin par conséquent, qui se montre souvent entouré d'une capsule elliptique ou allongée, à la façon de l'*Actinobacter*. Ces capsules individuelles sont noyées, quand le liquide est filant, dans une masse glaireuse qui fait que le liquide coule comme du blanc d'œuf. On retrouve là quelques-uns des caractères essentiels des bactéries à auréoles, et il semble par conséquent que celle-ci diffère des autres surtout en ce qu'elle donne le dichroïsme qu'on n'observe pas avec ses congénères.

La ressemblance avec les bactéries donnant de la viscosité aux liquides de culture s'est confirmée par l'étude des propriétés du bacille. Cultivé dans des moûts ou d'autres liqueurs nutritives contenant du dextrose, du saccharose, du maltose ou du lactose, il consomme le sucre, le dextrose de préférence, puis le saccharose, le maltose et le lactose. Le saccharose est consommé sans qu'il y ait, à aucun moment, du sucre interverti dans le liquide. Il se forme de l'acide lactique ordinaire et des acides gras, formés d'une proportion variable d'acide acétique et d'acide butyrique. C'est donc surtout un ferment des matières hydrocarbonées, comme l'*Actinobacter polymorphus*. Mais ces mêmes caractères l'éloignent des deux *Bacillus viscosus* 1 et 2 que M. van Laer donne surtout comme des ferments des matières azotées.

Nous nous expliquons en résumé les circonstances du développement de ce bacille dans la bière. Quand il est ensemencé en même temps que la levure, celle-ci le domine, lui prend, pour la transformer en alcool, sa matière nutritive, et le réduit à se contenter des hydrates de carbone qu'elle a laissés. C'est pour cela que les bacilles amenant le filage se développent difficilement dans la bière fabriquée et préfèrent être présents dans le moût à l'origine. Si peu nombreux qu'ils soient, ils sont un obstacle à la levure. Dans les faros et les lambics, leur nombre est considérable au départ ; ils peuvent exercer librement leur action et amener le filage de la bière. Il n'y a qu'une chose qui soit inexpliquée dans ces conditions, c'est la double face, le double reflet des bières produites. Je crois qu'il faut le chercher dans la ténuité du bacille agissant comme obstacle physique sur les rayons lumineux qui le traversent, en réfléchissant une partie, empruntée de préférence à la partie violette du spectre, laissant passer les rayons rouges et jaunes qui ne changent pas grand'chose à la teinte qu'a la bière examinée par transparence, tandis que les rayons violets et bleus lui donnent son double reflet. Mais on ne peut donner cette explication que comme une hypothèse simplificatrice, en ce sens qu'elle range le *Bacillus viscosus Bruxellensis* à côté des bacilles glaireux, et fait de la maladie de la double face un cas particulier de la maladie des bières filantes.

**387. Maladies de la sarcine.** — Nous avons vu que Pasteur avait signalé une maladie de la sarcine, caractérisée surtout par la saveur de fruits verts que prenait la bière. Cette saveur était probablement due à un développement d'acide lactique, l'acide dont la saveur rappelle le plus celle de l'acide oxalique ou citrique des fruits. On pourrait croire que cette indication a été suivie : elle l'a été en effet, mais de telle façon que tout semble à recommencer dans ce qu'on a publié jusqu'ici. Un mauvais vent a en effet soufflé sur ce sujet et semble l'avoir obscurci de plus en plus.

Il y a eu d'abord une erreur de nom. Pasteur entendait par le mot de *sarcine*, et sa description autant que le dessin de la p. 648 en font foi, des cellules accouplées par quatre en carré, c'est-à-dire ce qu'on appelle aujourd'hui du nom, peu usité il est vrai, de *mérismopœdie* ou *mériste*. La sarcine est formée d'un groupe cubique de huit cellules, filles d'une même cellule originelle qui a donné deux cellules dans le sens de la longueur, puis celles-ci deux autres dans le sens de leur largeur, puis celles-ci quatre autres par une nouvelle division dans un plan perpendiculaire à celui des deux premières divisions. Tous ces caractères de classification sont bien peu fonciers, car j'ai trouvé et décrit, sous le nom d'*urococcus vivax*, un coccus qui donne, suivant les circonstances, les formes de merismopœdia ou de sarcine. Mais ils ont été complètement délaissés par les savants qui se sont occupés des maladies de la bière, et qui ont décrit et étudié, sous le nom commun de sarcine, des formes d'apparence fort diverse.

A ces différences de forme venaient s'ajouter des différences de propriétés. Quelques-unes des sarcines étudiées étaient certainement des ferments lactiques. Tels étaient par exemple :

1° Le *Pediococcus albus* rencontré par Lindner dans l'eau à l'état de cellules isolées, de paires, de tétrades, et même parfois de groupes de huit, est un microbe aérobie, liquéfiant la gélatine en plaques sur laquelle se développent les colonies, et produisant en 24 heures, par piqûre sur la gélatine, de larges puits de liquéfaction au fond desquels se forme un dépôt qui prend, au bout de quelques jours, une couleur orange. Il acidifie ses milieux de culture.

2° Le *Pediococcus acidi lactici*, rencontré par le même

savant dans des infusions de malt et des infusions de foin. Il se présente en grains isolés, en paires et en tétrades. Il est aérobie et facultativement anaérobie, non liquéfiant. Ses colonies sur gélatine prennent avec le temps une teinte jaune. Il donne de l'acide lactique avec les solutions sucrées.

3° Le *Pediococcus sarcinæformis*, rencontré par Reichard dans une brasserie, est une cellule dont le diamètre varie de 1 à 1,4μ. Elle pousse très bien dans du moût non houblonné, le trouble, et lui donne une odeur particulière, et une saveur acide due à de l'acide lactique, auquel viennent s'ajouter de petites quantités d'acides volatils et d'alcool. Il ne pousse pas quand on lui enlève l'air, et ne semble pas, d'un autre côté, être strictement un aérobie, car, dans un liquide enfermé dans un tube, il se tient au-dessous de la surface et laisse au-dessus de lui une mince zone inhabitée (**245**).

Je me borne à ces trois exemples, pris parmi les plus connus. Mais il y a aussi des sarcines qui ne sont pas uniquement lactiques, parmi celles qu'on a décrites dans la bière. Ainsi MM. Brown et Morris ont décrit un coccus qui présente, lorsqu'il est jeune, la forme de tétrades, et qui rend filants les liquides dans lesquels il se développe. Ce coccus, auquel ils n'ont prudemment pas donné de nom, ressemble de son côté beaucoup au *Pediococcus cerivisiæ* de Lindner, qui est d'ordinaire associé, lui aussi, à la maladie de la graisse, et qui, en outre, semble associé, comme le coccus de Brown et Morris, aux fumiers, aux produits de la vie animale. La seule différence relevée est que le Pediococcus sur la gélatine donne des colonies grisâtres, tandis que les colonies du coccus de Brown et Morris ont une apparence cireuse particulière.

De son côté, Schönfeldt a décrit une sarcine qui diffère des précédentes en ce qu'elle se développe dans la bière pasteurisée. Les autres ne prospèrent que dans du moût ou dans de la bière débarrassée de son alcool.

Lorsqu'on les trouve dans une bière, c'est qu'elles ont été présentes dès le début, et sont arrivées au moins avec la levure. Celle de Schönfeldt peut, au contraire, envahir la bière faite. Celle-ci semble de préférence anaérobie ; elle se développe plus vite en vases pleins et clos que lorsque ces vases sont bouchés avec de la ouate. En l'ensemençant dans une bière pasteurisée à 55°, celle-ci était opalescente au bout de 5 jours, avait un voile au bout de 6, était trouble au bout de 18 jours. Elle contenait alors 0,27 0/0 d'acide. Celle-ci était donc différente des précédentes. Nous pourrions ajouter de nouveaux exemples à ceux qui précèdent, mais ceux-ci suffisent à montrer qu'il ne faut plus parler de la sarcine de la bière, mais des sarcines de la bière. .

Nous n'avons énuméré que des sarcines qui donnent des troubles ou des maladies. Il y en a, en outre, qui semblent indifférentes et dont rien ne trahit l'existence que l'examen au microscope. Celles-ci sont peut-être des ferments lactiques qui ont épuisé leur fonction et brûlé l'acide formé, ou bien encore des ferments de filage autour desquels la viscosité a disparu. Nous savons que cela est possible. Dès lors, on devine la confusion de l'étude de toutes ces sarcines, faite sans fil conducteur. Au lieu de se demander s'ils avaient toujours affaire à la même espèce, comme Will l'a fait le premier, les savants ont cherché dans le domaine des mots, et ont accusé des variations de virulence. Une sarcine qui se développait vite, ou produisait les résultats qu'on attendait d'elle, était dite virulente. A ce compte, un gland serait virulent lorsque, venu d'un beau chêne, il tombe dans un bon sol. Bref, tout cela est à refaire.

# BIBLIOGRAPHIE

PASTEUR. Etudes sur la bière. Paris, Gauthier-Villars, 1876.

VAN LAER. *Mémoires couronnés et autres mémoires publiés par l'Acad. royale de Belgique*, t. XLVII, 1892, et t. XLIII, 1889. — *Ann. de l'Institut Pasteur*, t. XIII, p. 82.

REICHARD. Mitth. a. d. Labor. d. Brauerei von Th. Boch et Cie, in Lutterbach. Munich, 1894.

H. BROWN et H. MORRIS. *Journal of the fed. institutes of Brewing*, mars 1895.

SCHONFELDT. *Woch. f. Brauerei*, 1897, p. 177, et 1898, pp. 321 et 694.

## CHAPITRE XXXII

### ORIGINE DES MALADIES DES BOISSONS FERMENTÉES. MOYENS DE LES PRÉVENIR

Maintenant que nous connaissons les causes des maladies qui atteignent les boissons fermentées, nous avons à nous demander quelles sont les circonstances qui les provoquent, et comment on peut se mettre en garde contre elles. Ce sont là deux questions auxquelles les travaux de M. Pasteur permettent de faire une réponse précise.

**388. Origine des maladies du vin.** — Sur le premier point, il n'est pas douteux que ce ne soit la vendange elle-même qui apporte dans la cuve de fermentation les germes plus ou moins abondants des êtres qui, en se développant plus tard dans le vin, en compromettront la bonne tenue. Dès la fin de la fermentation, avant le premier soutirage, il est toujours possible de trouver et de reconnaître au microscope, parmi les globules de levure et les éléments si variables des premières lies, des êtres tout pareils à ceux qui produisent les maladies. Ces parasites sont plus ou moins abondants, mais il est rare qu'ils fassent totalement défaut.

Leur présence n'a rien de surprenant. Les raisins de la vendange ont tous été exposés à l'air, et leur surface est couverte d'une couche gommeuse ou cireuse adhésive. Beaucoup ont traîné sur le sol. Beaucoup se sont ouverts et ont donné asile, soit à des mucédinées, soit aux ferments si divers qui voyagent dans l'air, ou leur sont apportés par des insectes en visite. Tous ces germes entrent à la fois dans la cuve de vendange. Quelques-uns ne se développeront jamais ni dans le moût en fermentation, ni dans le vin qui en résulte. Ce sont d'abord tous les gros infusoires, d'autre part les germes des moisissures aériennes : les infusoires, à cause de l'acidité du liquide et de l'absence d'air, les moisissures pour cette dernière cause seulement. La cuve de vendange, même ouverte à sa partie supérieure, est fermée à l'introduction de l'oxygène. On peut même affirmer que pendant les premiers jours au moins, le rapide développement de la levure de raisin étouffera toutes les autres végétations parasites, ou du moins entravera leur reproduction.

Mais lorsque les globules de levure auront accompli leur premier travail, le liquide qu'ils ont transformé et qu'ils abandonnent pourra, si les conditions sont favorables, être envahi par les ferments des diverses maladies. Il ne nourrira, il est vrai, que celles qui s'accommodent d'un liquide alcoolique et acide, mais le monde des infiniment petits est tellement peuplé qu'il y a beaucoup d'espèces dans ce cas, et qu'il n'y a lieu de s'étonner que d'une seule chose, c'est que le chiffre des maladies du vin ne soit pas plus grand. Il est probable qu'il n'est aussi petit que par suite de l'imperfection de nos connaissances.

Encore même, dans la cuve en fermentation, il y a un lieu d'élection où les ferments de maladie doivent s'implanter de préférence : c'est cette masse volumineuse de grappes, de pellicules et de débris divers qui s'élève à la surface et forme le *chapeau*. C'est là aussi que le sucre disparaît le plus rapidement, à cause de l'abondance des globules de levure que la fermentation elle-même y amène. Le contact de l'air est là plus facile et plus parfait qu'ailleurs. Nous savons que c'est là que se produisent dès l'origine des phénomènes d'acétification. De là sans doute une des raisons d'être de la pratique de fermer les cuves, ou de tenir le chapeau immergé, ou de l'enfoncer périodiquement dans la masse de la vendange.

On ne corrige pas ainsi le mal, on l'empêche seulement de prendre de trop grandes proportions, en empêchant le *mycoderma aceti* de se multiplier à l'aise, et on en masque les effets en répartissant dans la masse du vin l'acide acétique déjà produit. Mais il est évident, *a priori*, qu'il n'y a pas que du *mycoderma aceti* en plein développement dans un milieu organique comme le chapeau, où les conditions d'aération et de température sont si favorables, et qu'une foule d'êtres et, de préférence, ceux qui produisent les maladies du vin doivent aussi y trouver un terrain exceptionnellement favorable.

De là la conclusion, si notre induction est juste, que le vin qu'on retire du chapeau ou même des marcs par la pression, ce qu'on appelle vin de pressurage, devra être plus envahi par les parasites que le vin clair, et pourra, à une époque très voisine du commencement de la fermentation, offrir déjà développées, perceptibles au goût, et accessibles aux moyens analytiques, ce qu'on appelle les maladies du vin.

**389. Vins de pressurage.** — Ces inductions sont d'accord avec l'expérience. Pour le faire voir, j'ai partagé un lot de vendanges de raisins noirs en trois parts. L'une a été écrasée et mise à fermenter en entier, à la manière ordinaire. Dans la deuxième, on a enlevé les pellicules et on n'a laissé que les grappes et les pépins ; ce sont les conditions de la fabrication des vins blancs. Dans la troisième, on a fait l'inverse et on n'a laissé que les pellicules. Ces trois lots ont été ensemencés avec des quantités égales de levure de vin fraiche. Lorsque la fermentation a été terminée, on a soutiré le liquide au clair et pressé les marcs. Les vins de pressurage troubles ont été laissés une dizaine de jours en contact avec leurs lies, qui ont constamment fermenté dans l'intervalle. Voici, évaluées en acide acétique, les quantités d'acides volatils contenues dans un litre de ces diverses espèces de vins :

| | Vin clair. | Vin de pressurage. |
|---|---|---|
| | gr. | gr. |
| N° 1. Fermentation ordinaire......... | 0,161 | 0,370 |
| N° 2. Sans pellicules................ | 0,209 | 0,290 |
| N° 3. Sans grappes ni pépins........ | 0,196 | 0,507 |

On voit que c'est la fermentation normale, avec soutirage du vin aussitôt que possible, qui s'accompagne de la production de la plus faible quantité d'acides volatils. On voit en outre que les vins de pressurage renferment tous plus d'acides volatils que le vin correspondant.

On pourrait objecter que ce sont là des expériences de laboratoire. Mais dans la fabrication en grand on retrouve les mêmes résultats. Voici les quantités d'acides volatils trouvées dans un vin du Puy-de-Dôme et dans le vin de pressurage correspondant.

| | Acide acétique. | Acide butyrique. |
|---|---|---|
| | gr. | gr. |
| Vin du Puy-de-Dôme, 1872.......... | 0,109 | 0,015 |
| Même vin pressurage................ | 0,360 | 0,050 |

**390. Acides volatils normaux dans le vin.** — On se tromperait pourtant en attribuant aux ferments de maladie la production de tous les acides volatils qu'on rencontre dans les vins aussi jeunes. Rappelons-nous en effet que la levure, pendant le procès physiologique de la fermentation, donne elle-même des quantités d'acide volatil qui ne sont pas hors de proportion avec celles que nous venons de rencontrer ; en voici un exemple. J'ai eu l'occasion de rencontrer une levure industrielle tellement pure que j'ai pu en conserver 55 grammes environ dans un litre environ de liquide, pendant plus de huit mois, à la cave, sans qu'elle s'altérât. Dans le liquide qui la baignait, j'ai retrouvé 0 gr, 926 d'acide acétique et 0 gr. 032 d'acide butyrique, c'est-à-dire les mêmes acides que ceux que je rencontrais dans des vins jeunes et francs de goût.

Les acides butyrique et acétique paraissent donc pouvoir être des éléments constants du vin, et y être introduits par la vie normale de la levure qui lui donne naissance. Mais ils y existent en faible quantité à l'origine, l'acide acétique dans les proportions de 1 à 2 décigrammes par litre, l'acide butyrique en quantité inférieure à 50 milligrammes. J'y ai reconnu aussi, du moins dans quelques-uns, l'acide valérianique, mais en proportions à peine dosables et qui n'ont jamais dépassé 10 milligrammes par litre.

Toutes les fois que les quantités d'acide volatil sont supérieures à celles que nous venons d'indiquer, on peut affirmer, à moins de circonstances exceptionnelles, que les ferments de maladie sont intervenus. Dès le premier soutirage, en effet, les quantités de levure qui restent et se multiplient dans le vin sont toujours très faibles, et les parasites, dont nous savons que le vin contient toujours les germes prêts à se développer, sont les seuls producteurs d'acides que les vins renferment.

**391. Produits divers de l'action des ferments.** — Il est clair, *a priori*, qu'ils ne se bornent pas à produire des acides volatils, et que le vin devra renfermer en fractions infinitésimales tous les produits si divers qui peuvent résulter de l'action des ferments présents dans la masse de vendange. Nul doute qu'il n'y ait dans le résidu volumineux qu'un vin laisse à l'évaporation bien des substances diverses que l'avenir apprendra à y découvrir, et dont la plus grande partie provient, ou de la fermentation normale, ou des fermentations secondaires. Parmi celles qui ont pour origine des ferments de maladie, voici celles qui sont les mieux connues.

Il y d'abord des alcools de degrés supérieurs, propylique et surtout amylique. J'ai pu en mettre la présence en évidence dans tous les vins que j'ai étudiés. Leur proportion n'est pas négligeable. Dans un vin de Nîmes elle dépassait 1/1000 du volume du vin ou 1/100 du volume de l'alcool. J'ai constaté aussi que ces alcools de degrés supérieurs étaient surtout abondants dans le liquide qu'on extrait du chapeau de la vendange, et dans les vins de pressurage. Leur proportion augmente aussi dans les bières ou les vins malades.

M. Henninger paraît avoir retrouvé depuis ces alcools de degrés supérieurs, et il a en outre découvert, dans un vin de Bordeaux authentique, du butylglycol bouillant à 178°,5, en proportions qui paraissent voisines de 1/2 p. 1000.

Dans des vins blancs d'Alsace, Henninger et Lebel ont signalé la présence des alcools amylique, isobutylique, et propylique normal. M. Lebel a trouvé, dans 50 litres de vin de Chablis, 10 gr. 5 d'alcools supérieurs composés presque exclusivement d'alcool amylique, et dans 60 litres de bière de Strasbourg, 3, 5 gr. d'alcools supérieurs.

Cela ne prouve pas, il est vrai, que tous ces corps proviennent de l'action de la levure. C'est pour étudier cette question que MM. Morin et Claudon ont fait les expériences dont nous avons rappelé les résultats dans notre tome III, p. 434, et qui ont montré que la levure, dans les conditions de pureté abordables quand on veille sur ce point et qu'on opère sur 100 kilog. de sucre, donne, comme produits normaux, de l'isobutylglycol, de l'alcool amylique, de l'alcool propylique normal et de l'alcool isobutylique. La proportion totale des alcools supérieurs, dans cette expérience, atteint environ la millième partie de la quantité d'alcool formé.

Dans une eau-de-vie de Surgères de très bonne qualité, et provenant d'un vin dont la fermentation n'avait rien laissé à désirer, M. Morin a trouvé, comme produits de distillation de 92 litres, les corps suivants, dont les poids sont rapportés à 100 litres d'eau-de-vie à 64°, c'est-à-dire à 64 litres d'alcool, ou à 51 k. d'alcool, ou environ à 100 k. de sucre. Pour comparaison, on a mis à côté les produits fournis par 100 kil. de sucre dans l'expérience de MM. Morin et Claudon dont il a été question plus haut.

| | Surgères | Fermentation pure |
|---|---|---|
| Aldéhyde | traces | traces |
| Alcool éthylique | 50837 gr. | 50615 gr. |
| » propylique normal | 27,2 | 2 |
| » isobutylique | 6,5 | 1,5 |
| » amylique | 190,25 | 51 |
| Glycol isobutylénique | 2,2 | 158 |

Cette comparaison révèle des faits curieux. Bien que les chiffres ne doivent pas être regardés de trop près, l'eau-de-vie étant vieille (14 ans) au moment de l'analyse, et ayant pu perdre un peu d'alcool par évaporation, on voit que tous les chiffres, sauf celui du glycol, sont très inférieurs, dans la fermentation dite pure, à ceux de l'eau-de-vie, et ceci ne peut surprendre, la fermentation du raisin dont on a tiré cette eau-de-vie ayant été faite dans les conditions ordinaires. Ce qui est surprenant, c'est que la fermentation dite pure ait fourni beaucoup de glycol, tandis qu'il n'y en avait que très peu dans la fermentation que nous supposons impure. Il est surprenant que s'il provient de la levure, cette levure en ait fourni dans un cas et pas dans l'autre. Cela est possible, mais il y a là un problème non éclairé et on peut se poser encore la question que voici : ce glycol est-il dû à l'espèce particulière de levure employée par MM. Claudon et Morin, qui provenait des lies d'un vin blanc des Charentes, ou bien à des ferments étrangers et producteurs de glycol, qui auraient envahi, à l'insu de ces savants, leur fermentation qu'ils croyaient pure ?

Aucune de ces deux hypothèses n'est plus probable

que l'autre. Rien ne nous dit en effet que toutes les levures soient pareilles, et que si la grande majorité ne donne que de l'alcool ordinaire pur ou contenant très peu d'alcools supérieurs, il n'y en ait pas pouvant mélanger leur alcool éthylique de proportions plus ou moins grandes d'alcool propylique ou même amylique.

On peut faire une autre comparaison du même ordre avec les résultats obtenus par Ordonneau, sur une eau-de-vie de Cognac, de mauvais goût, il est vrai. Les alcools supérieurs provenant de la distillation de ce cognac avaient la composition suivante, rapportée à 100 du mélange.

| | |
|---|---|
| Alcool propylique......... | 11,9 |
| » isobutylique....... | 4,5 |
| » butylique normal.. | 49,3 |
| » amylique.......... | 34,4 |
| | 100,0 |

Nous voyons apparaître dans ce mélange l'alcool butylique normal, que nous n'avons pas rencontré dans la fermentation dite pure de MM. Claudon et Morin. Quant aux produits communs aux deux fermentations, comparons-les comme tout à l'heure en les rapportant à 100 k. de sucre, nous trouvons, par un calcul approximatif, analogue à celui que nous avons fait.

| | Cognac. | Fermentation pure. |
|---|---|---|
| Alcool propylique normal.. | 31 gr. | 2 gr. |
| » isobutylique........ | 12 » | 1,5 |
| » amylique.......... | 90 » | 51 » |

Il n'y a ici aucune conclusion à tirer de l'absence du glycol qui semble n'avoir pas été recherché dans le cognac. Mais les proportions d'alcools supérieurs sont plus grandes que dans la fermentation pure de MM. Claudon et Morin, et différentes aussi de celle de l'eau-de-vie de Cognac étudiée par ces savants. Toutes ces notions sont favorables à l'idée que nous avions déjà exprimée dans notre tome III, au sujet de la fermentation alcoolique, et qui attribue à des fermentations secondaires tous les alcools supérieurs formés, et même le glycol. En tout cas, elles montrent quelle composition complexe prennent les boissons alcooliques fermentées lorsque les microbes y apparaissent. Voici, comme résumé de ce qui précède, les quantités d'alcools supérieurs contenus par litre dans les liquides divers dont nous venons de parler, et dans une eau-de-vie de poiré, étudiée par M. Morin.

| | | |
|---|---|---|
| Vin de Chablis .......... | 0,172 | gr. |
| Bière de Strasbourg...... | 0,048 | » |
| Cognac (Ordonneau)...... | 2,030 | » |
| Surgères................ | 2,300 | » |
| Eau-de-vie de poiré...... | 1,400 | » |

On voit que le bon cognac, étudié par MM. Claudon et Morin, en contient plus que le mauvais cognac distillé par M. Ordonneau. Peut-être même devait-il ses propriétés à ces produits étrangers à la fermentation alcoolique et à l'intervention des ferments dans le vin d'où on l'a tiré.

Signalons enfin, comme se rattachant probablement aussi à l'action des ferments, la triméthylamine découverte par Ludwig dans le vin, si elle ne provient pas d'une action décomposante exercée sur certaines matières albuminoïdes par la soude employée à la séparer. Citons aussi une autre base volatile de nature encore inconnue, signalée par MM. Krämer et Pinner, et retrouvée par M. Ordonneau. De la découverte de ces substances rares, trouvées dans la partie volatile des matériaux du vin, qui est la plus facile à étudier, on peut conclure aux surprises que réserve l'étude de la partie fixe, quand la science sera prête à l'entreprendre. On retrouvera là des témoins de l'existence de tous les ferments qui ont vécu et se sont développés dans un vin depuis sa naissance, et qui ne deviennent apparents pour nous que lorsqu'ils sont en quantité suffisante pour en modifier la saveur ou l'odeur.

**392. Soutirage.** — C'est évidemment le besoin inconscient d'éviter la multiplication de ces germes dangereux, plutôt que la préoccupation d'éliminer la levure à peu près inoffensive, qui a dicté aux vignerons la pratique des soutirages de printemps et d'automne. Ce sont là, comme nous l'avons fait remarquer, des époques critiques. La première est celle où la chaleur commence à pénétrer les caves et celliers, et où le vin, saturé à froid d'acide carbonique, ne peut supporter une élévation de température sans que des bulles de gaz s'élèvent au travers de la masse et viennent en troubler la limpidité ; c'est aussi le moment où la chaleur peut réveiller l'activité des ferments du parasite, rendus inertes par les froids de l'hiver et tombés au fond du tonneau avec les lies. L'automne est le moment où les caves sont le plus fréquemment ouvertes, reçoivent de la vendange chaude, sont le siège de fermentations qui produisent de la chaleur, où il est encore sage de séparer le vin du dépôt qui peut l'altérer.

Ce sont encore les mêmes causes, sans doute, qui font choisir autant que possible, pour soutirer le vin, le moment où règne le vent du nord qui, dans nos climats, souffle surtout quand le baromètre est au-dessus de la moyenne. Il est clair que c'est alors que l'acide carbonique a le moins de tendance à se dégager, et à ramener dans la masse du vin les filaments parasites déposés au fond du tonneau.

Enfin, sans qu'il soit besoin d'y insister, on voit aussi un des effets des collages qui entraînent tous les éléments en suspension. Toutes ces pratiques reviennent à une purification plus ou moins complète du vin, mais il est facile de voir qu'aucune n'aboutit à une véritable stérilisation. Elles obligent les ferments à se reformer avant d'agir, ce qui demande toujours quelque temps et permet d'attendre un nouveau soutirage : elles ne les éliminent pas de l'intérieur du liquide. Néanmoins, comme elles en laissent très peu, il n'y en aura pas en tous les points, et on pourra, en divisant la masse en petites fractions, en trouver d'absolument exemptes de parasites et dont la conservation sera assurée. De là la mise en bouteilles, dictée sûrement par le même intérêt que les pratiques qui précèdent.

Malheureusement, ainsi que Pasteur l'a montré, cette mise en bouteilles a des inconvénients. Elle supprime désormais sur le vin l'action bienfaisante de l'oxygène. Dans les vases poreux de bois qui le renfermaient, le vin vieillissait peu à peu ; dans la bouteille, il n'a plus désormais à sa disposition que l'air qu'il a absorbé pendant le soutirage. Celui-ci utilisé, il est immobilisé dans les qualités qu'il a acquises, et ne se modifie plus désormais que d'une manière très lente, par suite de réactions intérieures, comme les phénomènes d'éthérification. Si un vin conservé outre mesure, même en bouteilles, finit par perdre toutes ses qualités, c'est à cause de l'air qui finit par lui arriver, par filtration pénible au travers du bouchon, lorsque l'humidité et les années en ont détruit ou écaillé la cire. Mais c'est un fait bien connu que, dans une bouteille bien bouchée et goudronnée, le vin se *fait* beaucoup moins bien qu'en tonneau. La présence des ferments commande donc de sacrifier le vieillissement du vin à sa conservation.

**393. Procédé de M. Pasteur.** — On comprend donc de quel intérêt est une méthode qui permet de supprimer complètement d'un vin les parasites qu'il peut renfermer, de rendre inutiles, corrélativement, toutes les manipulations auxquelles on le soumet, et qui assure la conservation du liquide, quel que soit le vase où il se trouve renfermé. Le chauffage des vins à 55 ou 60°, préconisé par M. Pasteur, présente tous ces avantages.

La pratique du chauffage des vins avait été proposée par Appert en 1823, et appliquée par lui à du vin de Beaune en bouteilles, dont une partie avait été envoyée faire un voyage au long cours, et l'autre était restée en France. Au bout de deux ans, la comparaison de ces deux vins ne montra en faveur de celui qui était de retour de l'Inde que la différence de saveur que l'on savait résulter du voyage. Les bouteilles non chauffées, restées en France, ne s'étaient pas altérées. La valeur du chauffage comme moyen de conservation du vin ne pouvait donc pas résulter de cette expérience. Elle ne prouvait rien qu'on ne crut déjà connu, et elle ne semble pas avoir fixé l'attention.

De 1827 à 1829, A. Gervais prit pourtant un brevet, et publia, sur la conservation des vins par le chauffage, des brochures où il recommande cette pratique. Mais comme il n'avait pas réussi à séparer l'effet du vieillissement de l'effet propre de la chaleur, et que les vins ressortaient quelquefois du chauffage avec un goût très différent de celui qu'ils avaient et devaient conserver, il ne réussit pas à tirer cette pratique de l'oubli où elle était tombée depuis Appert.

En 1850, M. de Vergnette-Lamotte eut aussi recours au chauffage, mais comme moyen de voir si des vins qu'on voulait envoyer faire un voyage au long cours pourraient supporter le voyage et en payer la dépense. Si le vin se détériorait par le chauffage en bouteilles, il valait mieux le garder sur place. On pouvait l'expédier s'il résistait.

Ici encore les effets de l'oxygène restaient confondus avec ceux de la chaleur. Il n'est pas de vin, si solide qu'il soit, qui ne se détériore par le chauffage si on le chauffe tant qu'il renferme de l'oxygène. Il n'y a pas de vin malade ou prêt à le devenir qui ne résiste au chauffage, lorsqu'on le fait dans les conditions que nous allons indiquer.

Ces conditions se résument en ceci, ne chauffer le vin que lorsque tout l'oxygène qu'il a pu absorber pendant les soutirages a quitté l'état de solution ou de combinaison instable qu'il peut contracter, comme nous l'avons vu plus haut, pour servir à ces oxydations profondes qui en font de l'oxygène vraiment combiné. Au point de vue pratique, cela revient à ne jamais chauffer qu'après une huitaine ou même une quinzaine le vin qui a subi un transvasement ou un soutirage, à moins que ce soutirage ne se fasse comme en Bourgogne, par un procédé qui réduise au minimum le contact de l'air. Après une mise en bouteilles, il faut au moins une quinzaine de repos, à cause de la large surface sous laquelle le vin a été exposé à l'air pendant l'opération.

Si on laisse en contact de l'oxygène libre avec le vin à haute température, on a, ou bien une amertume notable, dépassant celle qui constitue *la maladie de la bouteille* en Bourgogne et passagère comme elle, bien qu'au bout d'un plus long temps, ou bien un goût de cuit, de raisiné même, si le contact de l'air a été suffisant. Il y a aussi, et brusquement, des précipitations de matière colorante qui peuvent troubler le vin, et y produire un dépôt flottant qui ne se colle que très difficilement au verre. Bref, il se fait des modifications de goût et de couleur, c'est-à-dire ce que redoutent le plus les négociants en vins, religieux observateurs du précepte de l'école de Salerne : *Vina probantur odore, nitore, sapore.*

Quant à la température du chauffage, elle peut ne pas dépasser 55°. Il faut seulement qu'aucune portion du vin ne reste au-dessous de ce chiffre, car c'est une température minimum, et qui ne suffirait même pas à paralyser l'action des ferments, si le vin n'était pas un peu acide. Avec les vins faiblement acides et peu alcooliques, il est prudent de s'élever 1 ou 2° plus haut. On peut, pour plus de sûreté, chauffer à 58 ou 60° les vins chez lesquels on veut arrêter un commencement de maladie. Il suffit d'ailleurs que cette température soit atteinte pendant une minute pour que l'effet soit produit. De l'appareil de chauffage, le vin peut passer immédiatement dans le vase de conserve. Il y a seulement à éviter de l'amener encore chaud au contact de l'oxygène, à moins qu'on ne veuille développer chez lui certains goûts, comme on le fait quelquefois dans les pratiques de Mèze et de Cette. Dans les cas ordinaires, il sera prudent de refroidir le vin avant toute manipulation nouvelle.

Les premières expériences de M. Pasteur n'avaient pas été accompagnées de cet ensemble de précautions dont la pratique a démontré peu à peu l'utilité. Elles avaient suffi pourtant à démontrer que le chauffage à l'abri de l'air laissait au vin toutes ses qualités, en détruisant ses parasites. Deux dégustateurs très exercés, après avoir étudié comparativement des échantillons chauffés et non chauffés des mêmes vins, n'avaient constaté entre eux que des différences insignifiantes qui, dans tous les cas, avaient été à l'avantage du vin chauffé. Désirant faire constater ces résultats de façon à ce qu'ils pussent être portés plus tard à la connaissance du public sous le couvert d'une très grande autorité de la part des juges, M. Pasteur provoqua la nomination d'une commission par la Chambre syndicale du commerce des vins à Paris. Vingt et une sortes de vins ont eté soumises à l'appréciation de cette commission. Dans tous les cas où le vin non chauffé était devenu malade, elle a trouvé le vin chauffé sain et supérieur comme goût, ce qui démontrait l'utilité de la pratique comme moyen préventif de la maladie. Quand les deux vins s'étaient conservés également sains, la commission a préféré tantôt le vin chauffé, tantôt le vin non chauffé, mais n'a jamais trouvé entre les deux échantillons qu'une *nuance de goût imperceptible*. Si les expériences étaient à refaire aujourd'hui, on pourrait rendre ces différences encore plus faibles en surveillant de plus près la disparition totale de l'oxygène avant le chauffage.

Le chauffage préalable est donc sans inconvénient pour le vin, et, en le débarrassant de ses parasites, il lui donne une inaltérabilité qui étonne, tant on est accoutumé à l'idée de la fragilité de cette boisson. C'est ainsi qu'une bouteille de vin chauffé peut rester plusieurs jours en vidange, avec le bouchon simplement posé sur le goulot, sans se couvrir de fleurs. S'il y a pourtant des germes qu'on puisse supposer fréquents dans l'atmosphère, ce sont bien ceux de cette espèce mycodermique, qui est si fréquente, et qui vit au contact de l'air. C'est que les germes qu'on voit se développer dans toutes les bouteilles laissées debout viennent du vin lui-même. On peut affirmer de même qu'il renferme en lui, et a gardé de sa fermentation originelle tous les germes des maladies qui le menacent. Ceux qui lui viennent de l'air ne comptent pas. Il peut donc, une fois chauffé, être manipulé dans les conditions ordinaires, et il n'y a pas d'obligations et de pratique nouvelle qui résulte du chauffage, parce que l'effet de celui-ci a été décisif. Pourtant il est clair qu'il ne faudra pas abuser du passage à l'air dans des caves où les ferments de maladie sont toujours abondants, et qu'on devra toujours mettre le vin dans des vases propres. Mais, en le chauffant une fois dans le cours de son existence, on lui a communiqué des qualités de conservation assurées, car on a fait disparaître, chez lui, la seule cause ordinairement agissante de production de maladies. Il faut remarquer aussi que la température habituelle du chauffage étant inférieure à celle qui détruit l'œnoxydase (**353**), il n'y a de supprimé, dans le vin chauffé, que l'action microbienne.

**394. Chauffage en bouteilles.** — Le chauffage peut se pratiquer également bien sur le vin en tonneaux ou sur le vin en bouteilles. Il est bon seulement, si le vin est déjà en bouteilles, d'opérer un transvasement de façon à éliminer le dépôt, et de ne chauffer qu'après un repos d'une quinzaine. Les bouteilles étant remplies jusqu'à 1 ou 2 centimètres du bouchon, on les ficelle, on les introduit debout dans un bain-marie qui les baigne jusqu'au niveau de la cordeline, puis on chauffe.

La dilatation du liquide chasse d'abord l'air au-dessous du bouchon, puis le bouchon lui-même, qui est retenu par le nœud de ficelle. Le vin, au cas où la bouteille serait trop pleine, filtre entre le col et le bouchon, et il n'y a aucun danger de casse si les bouteilles étaient fortes et en bon état. On ajoute aux bouteilles de vin une bouteille identique renfermant de l'eau et un thermomètre. Quand celui-ci marque le degré voulu, on enlève le tout de l'eau, et on laisse refroidir. Quand le liquide s'est contracté, on enfonce le bouchon, on le coupe au niveau du verre et on goudronne.

**395. Chauffage en tonneaux.** — Ici, ce qu'il y a de mieux est d'employer un appareil de chauffage au travers duquel on fait circuler le vin, et d'où on le ramène dans un autre tonneau de conserve. Les appareils imaginés dans ce but sont très nombreux, si nombreux que nous n'en décrirons aucun. Ils visent naturellement trois avantages très distincts. Le premier, le moins important pour nous, est d'être économiques, c'est-à-dire d'exiger une dépense de combustible ou de vapeur aussi faible que possible. Il y a évidemment intérêt, quand on cherche dans cette voie, à récupérer la chaleur communiquée au vin. Pour cela il est commode de faire circuler le vin qui a atteint dans l'appareil la température voulue autour d'un tuyau par lequel arrive le vin à chauffer, de façon à produire entre eux un échange de température. On y gagne non seulement de réchauffer le vin froid, mais aussi de refroidir rapidement le vin chaud, et de raccourcir ainsi le plus possible pour lui la période dans laquelle il peut souffrir soit de l'action prolongée de la température, sans oxydation, soit du contact de l'air.

Le second avantage recherché se rattache à celui-ci. On cherche à concentrer sur le plus petit espace possible la région de l'appareil où le vin subit le baptême du feu, c'est-à-dire est porté pendant le temps voulu à la température utile pour que les germes y périssent, ou du moins subissent cet affaiblissement qui les empêche de se développer plus tard dans un milieu aussi défavorable que l'est le vin. La température à atteindre n'est pas fixe; elle dépend du vin, de son degré d'alcool, de son degré d'acidité. L'action de la chaleur est un antiseptique qui s'ajoute aux autres, et dont il n'y a pas intérêt à pousser la dose au delà du degré strictement voulu. De plus, le degré à atteindre est d'autant plus faible que ce degré est maintenu plus longtemps. Et là encore, il y a matière à des combinaisons. Certains vins préfèrent un séjour plus long à basse température; d'autres un séjour plus court à température plus élevée.

Enfin, l'expérience a révélé, comme nous l'avons vu, que lorsque le vin à pasteuriser a été transvasé trop récemment, il est exposé à souffrir pendant le chauffage, de l'action de l'oxygène qu'il contient. Je dis est exposé, car il semble bien que ce fait ne soit pas général, et que certains vins puissent supporter impunément un chauffage fait en présence d'air en dissolution. Mais ce sont en général des vins médiocres. Les bons vins sont plus exposés, et de là une règle que s'imposent tous les appareils de chauffage, d'extraire le vin froid d'une cuve, et de le ramener froid dans une autre sans l'avoir exposé un seul instant au contact de l'air.

M. W. Kuhn a même montré qu'il était avantageux de le chauffer sous une pression supérieure à la pression atmosphérique pour lui permettre de conserver tous les gaz qu'il contenait dans le foudre où on le puise.

Ce chauffage a soulevé à l'origine des préjugés contre lesquels il n'y a plus à lutter. On avait reproché à M. Pasteur de n'avoir guère fait porter ses essais que sur des vins du Jura ou de la Bourgogne. M. Gayon a montré que les vins de Bordeaux les plus fins n'avaient non plus rien à redouter de l'action de la chaleur, qu'on pouvait les chauffer jeunes, et que leur maturation, leur vieillissement, non seulement n'en étaient pas compromis, mais étaient améliorés. La pasteurisation est du reste d'un usage courant à la Halle aux vins, où elle sert à maintenir en bon état les vins exposés à être malades, ou à sauver ceux chez lesquels la maladie a apparu. Mais si le commerçant chauffe, le producteur ne chauffe plus, et préfère en général vivre dans les transes au sujet de son vin que de s'imposer les dépenses et les soucis du chauffage.

## BIBLIOGRAPHIE

Pasteur, Etudes sur le vin, 2e édit., Paris, Gauthier-Villars.
Duclaux, *Ann. de Ch. et Phys.*, 5e éd.
Henninger, *Comptes rendus*, t. XCV, p. 94, 1882, et t. XCVI, p. 1368.
Henninger et Lebel, *Bull. Soc. chim.*, t. XXXVI, p. 642.
Claudon et Morin, *Comptes rendus*, 1887.
Ordonneau, *Distillerie française*, 6 oct. 1887.
Morin, *Comptes rendus*, 1887.
Ludwig, *J. f. prakt. chemie*, t. CIII, p. 49, 1868.
Kraemer et Pinner, *Berichte*, 1869.
Gayon, *Revue de viticulture*, 1889.

# CHAPITRE XXXIII

## ANALYSE DES MATIÈRES GRASSES

Nous avons terminé l'étude des ferments des matières cellulosiques, dans lesquelles nous rangeons les sucres, et du peu que l'on sait sur la fermentation des acides organiques. Nous n'avons plus devant nous, en fait de corps ternaires, que les matières grasses. Mais avant d'indiquer les transformations qu'elles subissent sous l'influence des forces chimiques dont elles sont le siège, des microbes qui peuvent les envahir ou de leurs diastases, nous devons, fidèles à nos habitudes, indiquer brièvement les méthodes analytiques qui ont servi à les étudier. C'est un point sur lequel la science est très peu avancée. Il y a beaucoup de procédés d'analyses des matières grasses. Mais beaucoup de ces procédés sont uniquement destinés à découvrir et à démontrer des falsifications, à fournir des *indices,* suivant l'expression usitée. Il y a l'indice de Hehner, de Koettstorfer, celui de Reichert, celui de Reichert-Meissl, celui de Wollny : il y a l'indice par l'iode, l'indice par le brôme, etc. De tous ces procédés nous ne dirons rien. Quel que puisse être parfois leur intérêt au point de vue pratique, ils sont d'ordinaire indéchiffrables pour la théorie. Nous ne parlerons que de ceux qui peuvent nous donner la formule chimique de la transformation qu'ils opèrent, et ils se rapportent tous à des phénomènes de saponification.

Cette saponification met en liberté des acides fixes sur lesquels on sait peu de chose, qui sont très difficiles à séparer les uns des autres, et des acides volatils, qu'on peut doser approximativement, par les méthodes que j'ai fait connaître : il faut seulement modifier un peu ces procédés pour les plier à cet usage nouveau. On s'aperçoit ainsi que ces acides volatils sont variables en quantité et qualité suivant les matières grasses, ont une constance remarquable de composition dans un même corps gras, et sont très inégalement attaquables par les actions extérieures, qu'ils soient saponifiés ou à l'état de glycérides. Leur étude exige une saponification préalable.

**396. Saponification.** — Cette opération est assez longue à accomplir, quand on la veut complète. Lorsqu'on l'aborde par la voie ordinaire, c'est-à-dire quand on met en contact, à chaud, le corps gras avec une solution de potasse, même concentrée, il n'y a pas contact intime entre les deux substances, alors même qu'elles sont soigneusement émulsionnées l'une dans l'autre, et, même quand la masse est devenue tout à fait limpide et a pris un aspect parfaitement homogène, il ne faut pas croire que toute la matière grasse soit saponifiée. Les dissolutions alcalines de savon peuvent en effet, lorsqu'elles sont concentrées, tenir en dissolution complète de la matière grasse encore intacte, qui ne se précipite, et ne reprend la forme de gouttelettes en suspension que lorsqu'on étend d'eau. La saponification directe par une solution aqueuse de potasse est donc longue à terminer. On peut l'abréger par une des deux méthodes suivantes.

**397. Méthode Duclaux.** — Après avoir dissous la matière grasse dans de l'éther, on ajoute d'un seul coup la quantité voulue d'une solution concentrée de potasse dans de l'alcool fort, dont on connaît le titre approximatif : en comptant 250 milligr. d'alcali KOH par gramme de corps gras employé, on est sûr d'être toujours au-dessus de la dose nécessaire. Il est inutile d'ailleurs d'ajouter un excès d'alcali, la saponification étant presque aussi rapide quand on n'a employé que la quantité strictement nécessaire.

Le liquide doit rester limpide ou se troubler à peine. S'il se trouble à fond, c'est qu'il s'y précipite un peu de savon, qu'on redissout en y ajoutant un peu d'alcool. On l'abandonne à lui-même, sans y toucher, pendant une heure. La saponification est d'ordinaire terminée en moins d'une demi-heure, mais il est plus prudent de lui laisser une demi-heure de plus. On évapore alors au bain-marie le liquide alcoolique éthéré, après avoir eu la précaution d'ajouter quelques petits fragments de papier à filtrer ou de pierre ponce pour éviter les soubresauts. Puis, quand il ne reste plus que quelques centimètres cubes de liquide, on reprend par l'eau. Le liquide doit rester parfaitement limpide. S'il se trouble, c'est qu'on n'avait pas rajouté assez de potasse, ou qu'on ne lui a pas laissé assez de temps pour agir.

**398. Méthode de Muntz.** — Dans un vase de Bohême cylindrique, d'un diamètre de 3 centimètres et d'une hauteur de 7 centimètres, nettoyé, séché et taré sur le plateau d'une balance pouvant peser au millig., on introduit 5 gr. de beurre à l'aide d'un tube effilé, en ayant soin que ce beurre, fondu, ne se répande pas sur les parois. Avant qu'il ne soit figé, on y ajoute 2,5 cc. d'une solution saturée de potasse ou d'alcool dans de l'eau distillée. A l'aide d'un agitateur, on brasse de façon à faire un mélange intime qui devient de suite une émulsion épaisse. On continue à agiter pendant quelques minutes afin de mettre toutes les particules de beurre en contact avec la potasse. La masse s'échauffe notablement, durcit, et la saponification est complète en 15 ou 20 minutes. Il n'est pas nécessaire de faire intervenir la chaleur.

**399. Etude des acides volatils.** — Quand on a saponifié en présence de l'alcool et de l'éther, il faut commencer par évaporer à basse température, en finissant au bain-marie. La saponification étant complète et le liquide alcalin, il n'y a pas à redouter les pertes d'acides volatils que j'ai signalées lorsqu'on fait la saponification à chaud par un alcali en présence de l'alcool. Quand le dissolvant est évaporé, on reprend par l'eau chaude. On introduit la solution dans un ballon gradué à 110 cc. On ajoute ce qu'il faut d'acide sulfurique pour sursaturer légèrement la quantité de potasse employée. On laisse les acides gras mis en liberté se réunir à la surface : au besoin, on les aide par une douce chaleur. Quand ils forment une couche, on complète à 110 cc. le liquide qu'ils surnagent, après l'avoir laissé revenir à la température ordinaire. On se trouve alors dans les conditions de l'étude des acides volatils dans une liqueur, telle que je l'ai décrite dans le tome III de cet ouvrage (197).

Quelques petites modifications sont pourtant nécessaires. Bien qu'on ait réduit au minimum la potasse et l'acide sulfurique dans les opérations précédentes, si on poussait la distillation aux 10/11, comme dans la méthode générale, on arriverait, à la fin de la distillation, à des liquides assez concentrés qui troubleraient la loi de la distillation des dernières portions du liquide. Il vaut mieux, au lieu de recueillir 100 cc., en recueillir 80. A ce moment, il reste encore dans la cornue 30 cc. d'eau, diluant assez le sulfate de potasse et l'acide sulfurique en excès pour que leur influence soit nulle sur la distillation.

**400. Acide caprylique.** — Ici se présente une petite difficulté. Le liquide distillé contient en dissolution de l'acide butyrique et de l'acide caproïque. De plus il se couvre de gouttelettes huileuses, surtout abondantes dans les premières prises, et qui sont de l'acide caprylique. Cet acide distille d'une façon plus irrégulière que les autres, parce qu'il tapisse l'intérieur du tube du réfrigérant d'une couche qui ne se lave que peu à peu à mesure que la distillation se poursuit. Quand on est arrivé à 80 cc., il n'a pas tout entier passé à la distillation. On a donc, dans le récipient contenant les 80 cc. recueillis, les 90/100 de l'acide butyrique total, les 98 centièmes de l'acide caproïque et une fraction mal déterminée de l'acide caprylique.

Ce dernier acide, bien que présent en faibles quantités, qui ne dépassent pas 1/75 du poids de la matière grasse et n'en atteignent d'ordinaire qu'environ 1/100, gênerait la distillation fractionnée à laquelle nous devons avoir recours pour trouver le rapport de l'acide butyrique à l'acide caproïque. On peut l'éliminer assez complètement par un procédé, recommandé par M. Muntz, qui consiste à recevoir le liquide qui sort du réfrigérant sur un petit entonnoir muni d'un filtre mouillé qui arrête l'acide caprylique au passage. Il n'en passe que la quantité très faible soluble dans l'eau. On sature à l'eau de chaux les 80 cc. recueillis, et on note le volume d'eau de chaux employé, qui donne l'équivalent en chaux de l'acide butyrique et de l'acide caproïque. On évapore ensuite ce sel de chaux à un petit volume, qu'on laisse refroidir. Il se forme à la surface des pellicules grasses qu'on sépare soit par décantation, soit en jetant sur un petit filtre. Un lavage sommaire à l'eau froide suffit pour lui enlever ce qu'il contient de sels solubles, et c'est le liquide filtré, contenant à peu près exclusivement du caproate et du butyrate de chaux, qu'on soumet à la distillation fractionnée pour savoir quelle est la quantité et la proportion de ces deux acides.

**401. Acides butyrique et caproïque.** — L'acide butyrique et l'acide caproïque passent tous les deux surtout dans les premières prises, et les dernières en sont à peu près exemptes. On peut donc, pour abréger, retirer seulement 8 prises de 10 cc. chacune dans la dernière distillation. On les dose séparément, et c'est de la série des nombres trouvés qu'on conclut la proportion des deux acides dans la liqueur qu'on distille. Au lieu de faire intervenir le calcul, il est plus commode de dresser, comme nous l'avons indiqué au t. III, les tables de distillation pour quelques mélanges d'acide butyrique et d'acide caproïque, faits artificiellement pour servir de termes de comparaison, dans les proportions dans lesquels les présente d'ordinaire la matière grasse soumise à l'étude.

Ainsi pour la matière grasse du lait, où les proportions les plus habituelles entre l'acide butyrique et l'acide caproïque ne varient qu'entre 3 et 1.5, voici la table qui peut suffire. On y a donné plus d'importance aux proportions comprises entre ces deux nombres.

MÉLANGES D'ACIDE BUTYRIQUE ET D'ACIDE CAPROIQUE

| | 1 | 2 | 3 | 4 | 5 | 6 | 7 | 8 |
|---|---|---|---|---|---|---|---|---|
| | — | — | — | — | — | — | — | — |
| Acide butyrique pur............ | 19,0 | 36,3 | 51,3 | 65,0 | 76,3 | 85,9 | 93,5 | 100,0 |
| 5 ac. butyr. : 1 ac. caproïque. | 21,6 | 40,3 | 55,4 | 68,6 | 79,1 | 87,7 | 94,4 | 100,0 |
| 4 » : 1 » | 22,2 | 41,0 | 56,3 | 69,4 | 79,7 | 88,1 | 94.6 | 100.0 |
| 3 » : 1 » | 23,0 | 42,2 | 57.6 | 70,5 | 80,6 | 88,7 | 94.9 | 100,0 |
| 2,5 » : 1 » | 23,6 | 43,0 | 58,6 | 71,4 | 81,3 | 89,1 | 95,1 | 100,0 |
| 2 » : 1 » | 24,3 | 44,2 | 59,7 | 72,3 | 82,0 | 89,6 | 95,3 | 100,0 |
| 1,5 » : 1 » | 27,0 | 46,2 | 60,8 | 74,2 | 83,5 | 90,5 | 95,8 | 100,0 |
| 1 « : 1 » | 27,0 | 48,1 | 63,9 | 76,0 | 84,9 | 91,4 | 96,2 | 100,0 |
| Acide caproïque pur.......... | 35,0 | 60,0 | 76,5 | 87,0 | 93,5 | 97,0 | 99,0 | 100,0 |

On voit que les différences correspondant aux prises 7 et 8 sont trop petites pour qu'on puisse tabler sur elles. Quand, comme dans notre cas, il y a de l'acide caprylique, qui distille dans les premières prises, les faibles quantités qui ont pu en rester suffisent à fausser un peu les chiffres de la première colonne et ceux de la seconde. Les chiffres correspondants aux prises 3, 4 et 5 suffisent pour se faire une idée de la proportion des deux acides dans le beurre étudié.

Supposons que la marche des nombres provenant des

saturations successives, corresponde à un mélange de 3 d'acide butyrique et de 1 d'acide caproïque dans le liquide de la cornue. Soit N le nombre total de cc. d'eau de chaux, qui a servi à le saturer lors de la première distillation. Le 3/4 de N correspondant à de l'acide butyrique, le quart restant à l'acide caproïque, et comme, lors de la distillation des produits de saponification, il est passé dans le récipient 90 0/0 du premier, et 98 0/0 du second, il sera facile de savoir ce qu'il y avait d'acide butyrique, d'acide caproïque, et par suite de butyrine et de caproïne dans la quantité de beurre soumise à l'analyse.

L'acide caprylique peut être dosé à part en reprenant par l'alcool le petit filtre qui a servi à le séparer lors de la première distillation. On immerge tout simplement ce filtre dans de l'alcool ordinaire et on titre à la phénolphtaléine. On peut aussi transformer par le calcul, en capryline, l'acide trouvé. Mais ici, il y a plus d'incertitude parce qu'il n'est pas sûr qu'on récolte aussi tout l'acide caprylique. Cet acide, même libre, se sépare difficilement par distillation des acides gras qui l'accompagnent dans la cornue et M. Violette a montré qu'on en recueillait pendant toute la durée de la distillation.

**402. Etude des acides fixes.** — Comme les acides gras que nous venons de doser sont à l'état de glycérides dans la matière grasse, il faut, si on veut savoir la composition centésimale de cette matière, faire séparément le calcul pour la butyrine, la caproïne et la capryline, puis ajouter les trois résultats. Il serait bien souhaitable de pouvoir faire le même calcul pour les acides fixes. Malheureusement, on ne connaît aucun moyen de les séparer ni même de les distinguer les uns des autres. Il faut donc se borner à les évaluer en bloc. Le meilleur procédé pour cela est celui qui a été proposé par M. Muntz.

**403. Dosage des acides fixes.** — La saponification se fait comme tout à l'heure, et on peut employer si on veut le résidu d'acides gras resté dans la cornue, et débarrassé par distillation de la plus grande quantité des acides volatils. M. Muntz conseille toutefois une opération à part, portant sur une plus grande quantité de matière, 10 gr. environ, qu'on saponifie dans un verre de Bohème, où on ajoute ensuite la dose d'acide sulfurique nécessaire pour remettre les acides gras en liberté. On filtre le liquide sur un filtre en papier fort, moulé exactement sur un entonnoir. Une petite oreille laissée sur le filtre dépasse en un point les bords de l'entonnoir, et sert à appuyer pendant la décantation le bec du verre de Bohème, de façon que les phénomènes de tension superficielle ne puissent amener les corps gras au contact du verre. Le filtre étant mouillé d'avance, la filtration se fait bien. On lave longtemps, à l'eau très chaude, et il ne faut pas moins d'un litre et demi à deux litres d'eau de lavage.

On plonge alors l'entonnoir dans de l'eau froide de façon que cette eau vienne extérieurement jusqu'au niveau des acides gras dans le filtre. Les corps gras se solidifient, et on les trouve réunis en une masse conique qu'on sépare. Le filtre conserve des fragments adhérents qu'on ramasse avec la pointe d'un canif lorsqu'il est bien ressuyé, après quoi on l'introduit tout entier dans un appareil à épuisement. Le vase de Bohème a conservé lui-même, après tous les lavages dont il a été l'objet, de petites quantités d'acides gras, qu'on va chercher avec de l'éther, après avoir desséché le vase, et c'est cet éther qu'on verse sur le filtre dans l'appareil à épuisement. On continue avec de l'éther. Les solutions éthérées sont recueillies, évaporées à froid dans un petit cristallisoir, dans lequel on fait tomber les acides gras solides recueillis jusque-là sur un verre de montre. Après 12 heures passées dans l'étuve à eau bouillante, on peut peser.

Cette opération peut servir de contrôle approximatif à la précédente. Les poids atomiques des acides gras fixes qui entrent dans la composition des corps gras d'origine animale sont assez voisins pour qu'on puisse faire en bloc le calcul des glycérides fournies par ces acides, et le total de ces glycérides fixes et des glycérides volatils du dosage précédent doit faire à peu près 100, si les expériences ont été bien faites.

Il y a pourtant deux cas où cette vérification ne se fait pas. C'est lorsque la matière grasse est oxydée et contient de l'acide formique, le second c'est celui où elle est saponifiée d'avance, et où ses éléments constituants ne sont pas à l'état de glycérides fixes et insolubles.

**404. Acide formique.** — On est averti de sa présence par la marche des nombres dans la distillation fractionnée dont nous avons parlé plus haut, et qui devient tout à fait anormale.

Cette irrégularité tient à ce que l'acide formique, au lieu de passer de préférence avec les premières portions de liquide distillé, comme le font les acides butyrique et caproïque, s'accumule au contraire dans les résidus restant dans le vase de distillation, et la décroissance du titre acide des diverses prises, au lieu d'être régulière et rapide, se fait avec plus de lenteur, et peut même quelquefois, lorsque la quantité d'acide formique est notable, aboutir à une augmentation pour les dernières prises. Ainsi averti, on peut aller chercher l'acide formique dans le liquide restant dans la cornue. Il est même prudent, toutes les fois qu'on a affaire à du beurre qu'on peut soupçonner d'être oxydé pour une cause quelconque, de faire cette recherche en poussant plus loin que nous l'avons dit plus haut la distillation du liquide de saponification. On recueille d'abord les 80 cc. destinés au dosage par l'eau de chaux et à la continuation de l'expérience. On recueille ensuite à nouveau 15 à 20 cc. pour y rechercher l'acide formique par le nitrate d'argent ammoniacal. Comme cet acide reste dans la cornue, il y en a naturellement plus dans le résidu de la première distillation que dans celui de la seconde, et c'est pour cela que nous le cherchons de préférence dans les résidus laissés par le liquide de saponification. Un beurre frais n'en donne pas trace. Il en donne d'autant plus qu'il est plus oxydé et résinifié.

**405. Mesure des acides libres dans une matière grasse.** — Presque toutes les matières grasses, même à l'état le plus frais, contiennent une certaine quantité d'acides libres, fixes ou volatils, dont la présence et la proportion dépendent des phénomènes de décomposition dont les éthers sont d'ordinaire le siège et, dans une mesure probablement encore plus large, de la présence de la lipase dans les tissus de l'animal ou du végétal auquel le corps gras a été emprunté. Ces acides gras sont d'ordinaire en proportion très faible, mais qu'il faut savoir apprécier. On y arrive facilement par le procédé suivant. On dissout dans l'éther un certain poids de matière grasse, dont on sature l'acidité au moyen d'une solution alcoolique étendue de potasse. La grosse question dans cette mesure est celle de l'indicateur de saturation. La teinture de tournesol et l'orangine n'indiquent guère bien que le moment où les acides gras les plus puissants, l'acide butyrique et l'acide caproïque, sont saturés. Les sels de potasse à acides gras fixes, neutres au point de vue chimique, sont alcalins pour ces deux indicateurs. C'est la phénolphtaléine qui convient le mieux. Il n'est malheureusement pas démontré que son virage au rouge corresponde exactement au moment où il n'y a plus d'acides libres dans la liqueur. Mais l'erreur, s'il y en a une, est sûrement faible. Si les acides gras sont abondants, on peut, en distillant 10 gr. de matière grasse dans un ballon où on a introduit 110 cc. d'eau, faire un fractionnement de prises comme celui que nous avons utilisé plus haut, et se faire une idée de ce qu'il y a d'acides volatils dans le total des acides libres.

C'est à ces notions que se borne tout ce que l'on sait de précis sur l'analyse des matières grasses. Il est clair que ce problème est effleuré et qu'il n'est pas résolu. Si restreintes qu'elles soient, ces méthodes peuvent pourtant rendre des services pour l'étude des transformations de la matière grasse sous l'influence des microbes et des diastases.

## BIBLIOGRAPHIE

DUCLAUX. *Ann. de l'Institut agronomique,* 1880, 1883, 1884, et Le lait, 2e édition. Paris, Baillière, 1891.
MUNTZ. *Bulletin du ministère de l'agriculture.*

# CHAPITRE XXXIV

## FERMENTATIONS DES MATIÈRES GRASSES

Dans les êtres déjà nombreux que nous avons passés en revue, nous n'en avons pas encore rencontrés qui s'attaquent directement aux matières grasses et les fassent fermenter à la façon du sucre et de l'amidon. Alors même qu'une fermentation régulière, alcoolique ou autre, s'accomplit en présence des corps gras, on retrouve ceux-ci à peu près inaltérés dans leur poids et leur constitution. Leur résistance à l'action des ferments est en effet plus grande que celle de l'immense majorité des autres corps qui les accompagnent dans les animaux et dans les végétaux. Nous verrons plus tard que, même dans la putréfaction organique, les substances grasses très finement divisées qui existent dans la masse échappent en presque totalité à l'action qui s'accomplit à côté d'elles.

Pourtant il est clair que les matières grasses doivent, comme les autres, parcourir dans toute son étendue le cycle de transformation qui les ramène à l'état d'eau et d'acide carbonique. Sans cela, elles s'accumuleraient dans la nature organique et immobiliseraient avec le temps une quantité énorme de matériaux. Le mécanisme de cette destruction est sans doute complexe, mais un de ses rouages importants a été vu pour la première fois par M. van Tieghem et décrit par lui sous le nom de phénomènes de *vie dans l'huile*.

**406. Mucédinées dans l'huile.** — Si dans une huile quelconque non épurée, on introduit un corps quelconque imbibé d'eau, on voit, après quelques jours, la surface de ce corps se couvrir d'une abondante végétation. Ce sont des filaments serrés côte à côte et dressés perpendiculairement à la surface, où ils forment comme une sorte de gazon ou de velours épais de 1 à 2 centimètres, et dont la blancheur contraste avec la couleur ambrée du liquide. Au microscope, ces filaments se montrent diversement ramifiés, quelquefois continus, mais le plus souvent cloisonnés et çà et là anastomosés : ils offrent tous les caractères du mycélium des champignons.

Il y en a de plusieurs sortes, parfois entremêlés dans le même tapis. M. van Tieghem y a distingué divers mucors, notamment les *Mucor spinosus* et *pleurocystis*, ainsi que plusieurs ascomycètes, notamment un *Verticillium*, un *Chætomium*, un *Sterigmatocystis*. Mais l'espèce de beaucoup prédominante, qui forme souvent à elle seule le tapis tout entier, c'est le *Penicillium glaucum*. On en a la preuve en voyant naître sur les filaments, dans la profondeur même du liquide, les fructifications caractéristiques de cette plante. Les spores y prennent la couleur vert glauque qui leur est habituelle, mais le principe qui colore leur membrane, étant à la fois soluble dans l'huile et peu diffusible, forme une sorte de gaine nuageuse tout autour des chapelets de spores.

Cette fructification normale du *penicillium* au sein de l'huile a déjà de quoi surprendre, si l'on se rappelle que dans les solutions aqueuses où cette plante végète avec le plus de vigueur, elle ne fructifie jamais au sein du liquide, mais seulement à sa surface, au contact direct de l'air. D'autres ascomycètes forment dans l'huile, non seulement leurs conidies, mais encore leurs périthèces que l'on rencontre à tous les états dans les cultures ; tel est notamment un petit *Chætomium* encore indéterminé.

Des huiles très diverses, végétales ou animales, même des suifs, mis en contact avec un corps de nature quelconque, solide ou liquide, donnent presque à coup sûr ces phénomènes, à une double condition pourtant, c'est que le corps ajouté à l'huile y apporte de l'humidité, et que l'huile n'ait subi aucun traitement qui ait pu la débarrasser des germes qu'elle doit naturellement renfermer. Une huile épurée par l'acide sulfurique, comme l'huile de colza, chauffée, comme l'huile de lin, cuite ou exprimée à chaud, comme l'huile de pied de mouton, ne laisse d'ordinaire se développer aucune végétation sur les corps poreux qu'on y plonge.

On comprend en effet sans peine, en songeant à l'origine et au mode d'extraction de la plupart des huiles, qu'elles doivent renfermer des germes de toutes les végétations que l'on peut rencontrer à la surface des fruits qui les fournissent. Ce sont elles qui apportent les germes des végétaux que nous avons vus s'y développer. L'huile la plus féconde devient inactive quand on la chauffe à 160 ou 200°, et on rend inversement l'huile de colza toute pareille à ses congénères en y ajoutant des spores. L'apparition fréquente, que nous avons signalée, du *penicillium glaucum*, est en rapport avec la diffusion de cette mucédinée dans la nature.

**407. Rôle de l'eau.** — Mais pourquoi ces spores ne se développent-elles pas dans l'huile abandonnée à elle-même ? Parce qu'il leur faut de l'eau pour germer, pour passer de la vie latente à la vie active, et que l'huile ne leur en offre pas. C'est à leur fournir de l'eau que se borne le rôle du corps poreux ou humide que nous avons été obligés d'introduire. Les spores en contact avec lui entrent en germination, et les filaments mycéliens en envahissent d'abord toute la surface, pour ensuite envoyer dans l'huile leurs branches fertiles et s'y couvrir de fructifications.

Cet apport d'eau du dehors ne semble du reste nécessaire que lorsqu'il s'agit de faire germer des spores. Un mycélium introduit dans l'huile lorsqu'il est en plein développement continue à y vivre, à y grandir et à y fructifier. Il se suffit désormais à lui-même et n'a plus besoin de recevoir de l'eau de l'extérieur. Il est curieux de voir de près ce qui se produit dans ces conditions.

L'observation en est très facile si l'on transporte quelques filaments mycéliens au milieu d'une goutte d'huile placée sur le porte-objet du microscope, recouverte d'une lamelle et abandonnée à elle-même pendant un temps suffisant.

Après quelques jours, il s'est produit tout autour de l'îlot primitif un cercle régulier de filaments rayonnants et rameux, où l'on distingue nettement trois zones : la zone externe, où les tubes sont en voie de croissance et de ramification ; la zone moyenne, plus compacte, où se développent les fructifications ; enfin la zone interne, où les filaments sont très transparents, peu visibles, en voie de destruction. Ici il n'y a pas eu d'eau introduite au début, la plante prise en voie de développement s'est suffi désormais à elle-même. Pour voir comment les choses se passent au point de vue de l'eau, il suffit de suivre attentivement un même filament depuis son sommet, à la périphérie, jusqu'à sa base, vers le centre de la culture. Toute la partie jeune a son protoplasma homogène et sa membrane uniformément mouillée par l'huile. En descendant, on voit le protoplasma des cellules se creuser de vacuoles pleines de suc cellulaire, d'abord très petites, qui vont grandissant à mesure qu'on s'éloigne du sommet. A partir du point où les vacuoles ont acquis un certain volume, on voit perler à la surface externe de la membrane de très fines gouttelettes d'eau, qui restent adhérentes au tube, auquel elles sont parfois attachées par un petit pédicelle : on dirait de petites cellules roses nées sur les flancs du tube par voie de bourgeonnement. A mesure qu'on descend vers une région plus âgée, ces gouttelettes grandissent et en même temps il s'en forme de nouvelles entre les premières ; pour ces deux causes, elles arrivent çà et là à se toucher, puis à se confondre, d'abord transversalement, en formant de petites bagues d'eau traversées par le tube, plus tard longitudinalement, en enveloppant la partie la plus âgée du tube dans une gaine continue. Dans cette région la plus âgée, les cellules du filament sont aussi presque complètement remplies d'eau, le protoplasma les a abandonnées ; elles sont mortes ou peu s'en faut. En résumé, on voit par là que la plante forme directement, à l'intérieur de son protoplasma et aux dépens de l'huile, l'eau dont elle a besoin pour sa croissance, son eau de végétation ; plus tard, à mesure qu'elle vieillit, elle expulse à travers sa membrane une partie de l'eau ainsi produite. La végétation laisse donc finalement de l'eau dans l'huile, et cette eau s'y rassemble peu à peu et s'y accumule.

La formation de cette eau n'a du reste pas de quoi surprendre. Nous allons voir, en effet, que les mucédinées ne perdent pas dans l'huile leur rôle d'agents de combustion. Elles doivent donc produire de l'eau et de l'acide carbonique. Nous allons voir aussi qu'elles emploient une partie de cette eau à saponifier la matière grasse pour se fournir un aliment qu'elles brûlent et qui leur permet de continuer la même tactique pendant toute la durée de leur vie.

**408. Alimentation des mucédinées.** — Nous avons dit que les mucédinées dans l'huile continuent à être des agents de combustion. Elles trouvent dans l'huile l'oxygène qui leur est nécessaire pour cela. L'huile tient en dissolution de l'oxygène et de l'azote qui s'en dégagent dans le vide. Les proportions de ces deux gaz sont à peu près les mêmes que dans l'air. Dans l'huile d'olives, M. van Tieghem a trouvé 25 p. 100 d'oxygène et 75 p. 100 d'azote ; dans l'huile de lin, 23 p. 100 d'oxygène et 77 p. 100 d'azote.

L'oxygène de l'huile épuisé par la plante, il s'en dissout d'autre de l'extérieur, et si l'huile est dans un flacon clos, muni d'un tube adducteur débouchant sous le mercure, on constate une absorption notable. Finalement, toute trace d'oxygène a à peu près disparu à l'intérieur du flacon. Il est remarquable qu'à aucun moment de la végétation, pas plus lorsqu'elle s'accomplit à l'abri de l'air que lorsqu'elle se fait au contact de l'air, la plante ne se développe ni à la surface, ni dans le voisinage. Les filaments mycéliens ou fructifiés occupent le fond du flacon, s'y élèvent jusqu'à une certaine hauteur, mais n'arrivent jamais à moins d'un centimètre de la surface. Il est curieux de les voir se composer comme des anaérobies dans les expériences de Beyerinck (**245**).

Quant aux matériaux solides ou liquides nécessaires à la respiration et à la multiplication de la plante, elle les trouve dans l'huile qui, surtout lorsqu'elle n'est pas épurée, renferme en quantités suffisantes des matières azotées et minérales. Celles-ci peuvent suffire à la rigueur. Mais ce que nous avons vu des actions destructives énergiques qu'exerce une plante une fois développée sur les matériaux amenés à son contact, nous autorise à penser que la matière grasse ne reste pas inaltérée. Elle subit en effet des transformations importantes par les proportions qu'elles prennent, ainsi que nous allons le voir.

La végétation, même prolongée, du *penicillium glaucum* et d'autres *ascomycètes* analogues, laisse l'huile parfaitement limpide, et il semble d'abord qu'elle n'y amène aucune altération. Cependant on voit peu à peu se former çà et là, parmi les filaments mycéliens, des nodules d'un blanc mat, composés de fines aiguilles rayonnantes ; ils sont d'abord très petits, mais grossissent peu à peu jusqu'à atteindre 1 ou 2 millimètres de grandeur. C'est une cristallisation d'acides gras, indice assuré d'une saponification lente. Les moisissures jouissent donc de la propriété de saponifier les corps gras en s'y développant. Ce pouvoir saponifiant varie du reste d'une plante à l'autre, et apparaît plus grand dans le *chætomium* signalé plus haut que dans le *penicillium*.

Le mécanisme de cette saponification, un peu mystérieux au moment du travail de M. van Tieghem, s'est éclairé depuis par la découverte des lipases, diastases saponifiantes extrêmement énergiques, et que Camus a découvertes dans le *Penicillium glaucum*, l'*Aspergillus niger* cultivé sur liquide Raulin. Gérard a fait les mêmes constatations. Dès lors, on s'explique tous les faits que nous venons de décrire. La spore a besoin de trouver un peu d'eau et de matière organique nutritive pour se développer. C'est ce qu'on lui donne en introduisant un corps poreux et humide dans une huile non épurée. Mais une fois les premiers tubes mycéliens formés, leur lipase dédouble la matière grasse, fournit de la glycérine qui est brûlée, et de l'acide gras qui cristallise.

En somme, les microbes se comportent ici comme ils le font toujours en présence d'un corps non nutritif pour eux dans son état actuel, mais pouvant fournir en se disloquant une substance alimentaire : ils le dédoublent au moyen d'une diastase quels sécrétent pour cela, c'est ainsi que se sont comporter par exemple les glucosides du chapitre XXVI.

Le point le plus délicat de cette explication est relatif à la présence de l'air pendant le phénomène. Nous avons souvent employé l'huile comme bouchon vis-à-vis de l'oxygène, pour empêcher la pénétration de ce gaz dans les milieux anaérobies. Voilà que nous découvrons maintenant qu'il peut y avoir de l'oxygène à toutes les profondeurs dans l'huile, et même que les fructifications et les filaments du *penicillium* ne s'approchent pas de la surface de contact de l'huile et de l'air, comme si elles redoutaient le contact de ce gaz. Il semble qu'il y ait contradiction, et même contradiction double. Comment l'huile peut-elle être à la fois pénétrable et non pénétrable par l'oxygène ? Comment le *penicillium* qui recherche l'air d'ordinaire, lorsqu'il pousse dans l'eau, peut-il le redouter lorsqu'il pousse dans l'huile ?

Il faudrait l'expérience pour répondre à ces deux questions. Il est probable qu'elle dira ceci. L'obstacle apporté par l'huile à la pénétration de l'oxygène est relatif, et non absolu. Il peut en passer assez pour suffire aux besoins de l'*aspergillus*, médiocres dans ces conditions de culture, et ne pas en passer assez pour pouvoir alimenter des cultures microbiennes prospères, pullulant dans le liquide nutritif protégé du contact de l'air ; ces cultures privées d'oxygène doivent donc mener la vie anaérobie. Au reste, il faut remarquer que cet emploi de l'huile, comme protection contre l'air, a toujours été empirique, et que personne ne sait au juste dans quelles limites on peut compter sur lui.

Relativement à la seconde contradiction, il est possible que cette sorte de répulsion du *penicillium* pour la surface de contact de l'huile et de l'air ne soit pas une question d'oxygène, mais une question de milieu. Nous allons voir tout à l'heure qu'une oxydation chimique intervient ici en même temps qu'une action microbienne et qu'il se forme de l'acide formique par oxydation de la matière grasse. S'il en est ainsi dans les couches supérieures, on comprend que les filaments du végétal se tiennent à distance. Mais tout cela est encore hypothétique et aurait besoin d'une étude particulière.

**409. Autres espèces vivant dans l'huile.** — La saponification produite par les mucédinées que nous avons énumérées est d'ordinaire si faible qu'on a le droit de la rapporter à la cause que nous venons de signaler. Mais elle est bien plus complète avec d'autres espèces, et semble avoir dès lors une origine différente.

M. van Tieghem a cultivé par exemple, dans l'huile d'olive et d'œillette, une levure analogue à la levure de bière, mais plus petite, qu'il a nommée *Saccharomyces olei.* Elle se développe dans toute l'étendue du liquide, sans venir jusqu'à la surface, et le rend trouble et comme laiteux. Puis il s'y forme des grumeaux blancs à structure radiée ou des plaques écailleuses, qui rendent la masse pâteuse. A l'origine, un lavage à l'eau extrait de la glycérine. Plus tard, cette glycérine a disparu.

Qu'est-elle devenue ? Il ne se dégage pas de gaz pendant le phénomène, et les produits de la réaction n'ont pas été étudiés. Il est pourtant probable qu'elle est consommée par le *saccharomyces* et, dès lors, on ne peut se défendre de l'idée que c'est pour se la procurer que cette levure a saponifié l'huile. Sans doute aussi par une action de diastases. Le liquide devient acide : c'est tout ce qu'on sait sur cette fermentation.

**410. Disparition des matières grasses.** — Si importants que soient les faits qui précèdent, au point de vue théorique, ils sont trop lents pour nous donner la clef du mécanisme de la disparition de la matière grasse dans la nature. Il faut remarquer tout de suite que cette matière ne se présente pas d'ordinaire sous forme compacte ou en masses volumineuses, comme dans le suif et dans l'huile. Elle est en général divisée en gouttelettes parfois très fines, comme dans les végétaux et les animaux. De plus, elle est intimement mêlée avec de la matière organique différente, plus nutritive pour les microbes. Sa division extrême multiplie les surfaces d'attaque, et peut lui permettre d'être englobée dans les actions microbiennes qui se produisent autour d'elle. Imaginons, comme c'est fréquemment le cas, cette matière grasse émulsionnée dans un milieu où fermente de la matière azotée : beaucoup de microbes sécrètent de la lipase, pourront par conséquent dédoubler le corps gras. Sa glycérine, nutritive pour un grand nombre d'espèces sera utilisée : les corps gras insolubles donneront avec l'alcali provenant de la fermentation de la matière azotée, des sels solubles qui seront atteints à leur tour, ne fût-ce que par les actions aérobies, qui, nous l'avons vu, sont au bout de toutes les autres, et ainsi s'accomplira par un mécanisme rapide et sûr, la complète gazéification de tous les corps gras si abondamment produits dans la nature.

Ce qui complique la question au point de vue théorique, ce qui la simplifie au point de vue du résultat à atteindre, c'est que à ce mécanisme de destruction microbienne vient s'en ajouter un autre, d'ordre purement chimique, et qui peut interférer, dans le sens physique du mot, avec le premier, soit pour l'accélérer, soit pour le modérer. Nous devons donc dire ici, de ce second mécanisme, ce qu'il est nécessaire d'en savoir pour comprendre bien l'autre. Je prendrai pour exemple le beurre, parce que c'est une matière grasse très complexe : ce que nous en dirons ici nous sera d'ailleurs utile lorsque dans le volume suivant nous parlerons du lait.

**411. Constitution chimique du beurre.** — Je laisserai pour le moment de côté tout ce qui est relatif au phénomène de la rancification, qui a une grande importance pratique, mais qui n'a pas d'intérêt au point de vue où nous voulons nous placer, et qui a d'ailleurs l'inconvénient qu'on ne peut le suivre expérimentalement qu'en se basant sur des questions de goût et d'appréciation de saveur. Or jusqu'ici le goût et la saveur ne peuvent être l'objet que d'appréciations individuelles et en outre, très sujettes à l'erreur : on peut croire, par exemple, qu'une saveur est absente lorsqu'elle est présente et simplement masquée par d'autres. Nous ne nous occuperons que de la saponification, manifestée par l'augmentation des acides libres, et des phénomènes d'oxydation, manifestés par l'absorption d'oxygène et l'apparition d'acide formique.

Disons d'abord que la matière grasse du beurre contient, outre les glycérides à acides fixes, une quantité variable de glycérides à acides volatils, acide butyrique et acide caproïque. La somme de ces deux acides fait de 5 à 7 0/0 du poids total, et leur rapport en équivalents varie de 1,5 à 3. La butyrine est donc sensiblement plus abondante que la caproïne.

Cette hétérogénéité de la matière grasse nous oblige à bien séparer les phénomènes. Cherchons d'abord ce qui est relatif à l'action de l'oxygène, et comme l'action de ce corps est lente à la lumière diffuse et à la température ordinaire, exaltons-la en lui offrant la matière grasse très divisée, en imbibant par exemple de beurre fondu une éponge ou de la pierre ponce qu'on expose ensuite à l'air, à la lumière diffuse. On trouve que dans ces conditions, il y a absorption d'oxygène, en partie compensée par une émission plus faible d'acide carbonique. L'expérience apprend en outre que les glycérides à acides fixes et volatils se saponifient, les derniers plus vite que les autres, et comme avec eux, la saponification donne des acides volatils, il y a évaporation de ces corps et par suite perte de poids. En outre, dès l'origine apparaît une saveur suiffeuse, caractéristique, n'ayant rien de commun avec la saveur de rance, et qui rend le beurre sec au palais comme le serait du suif.

Si on fait agir le soleil, les phénomènes sont en tous points semblables à ceux qu'on observe à la lumière diffuse. Mais ils sont plus rapides, et on peut les observer en vases clos où on laisse librement pénétrer l'air et la lumière. L'oxygène est toujours absorbé, remplacé par un volume d'acide carbonique plus faible. Il y a saponification. Mais les acides volatils produits ne s'évaporent pas, de sorte qu'au lieu d'une diminution de poids, c'est une augmentation de 1 à 2 0/0 qu'on observe. En même temps, on voit apparaître en quantités très sensibles, un acide qui ne se forme qu'en très faibles proportions à la lumière diffuse, l'acide formique, et aussi de l'acide oxyoléique, formé aux dépens de l'acide gras non saturé contenu dans le beurre, l'acide oléique. Il se forme en même temps un peu de résine. Cet acide formique augmente la proportion des acides volatils trouvés dans le beurre insolé en vases clos, tandis qu'à l'air libre il y aurait diminution par suite de la volatilisation de ces acides, comme nous l'avons montré tout à l'heure.

En résumé, très lentement à l'obscurité, plus rapidement à la lumière diffuse et très rapidement au soleil, la matière grasse se saponifie et se dédouble en éléments qui sont atteints à leur tour, et transformés en produits nouveaux, tous plus oxydés, et allant de l'acide oxyoléique à l'acide formique et à l'acide carbonique.

Quant à la saponification, elle est produite par une lipase. Il n'est pas assuré que le beurre normal n'en contienne pas. Puisqu'il y en a dans le sérum, il peut y en avoir dans le lait, et comme les diastases se fixent sur les substances sur lesquelles elles doivent agir, il est possible que la matière grasse en contienne. Peut-être aussi celle qu'on y trouve est-elle due à des actions microbiennes. Il n'est pas aisé de décider sur ce point. Il ne suffit pas de constater par exemple, comme on l'a fait depuis longtemps, qu'un beurre fondu et chauffé à une température suffisante ne se saponifie pas, ou très lentement, car l'action de la chaleur a pu tout aussi bien détruire ou affaiblir la diastase que tuer les microbes. De même pour le beurre fabriqué à la façon ordinaire, avec de la crème stérilisée au sortir de l'écrémeuse. Mais que la saponification soit accélérée sinon par tous les microbes, du moins par certains d'entre eux, c'est ce qui n'est pas douteux, et ici nous revenons sur notre domaine.

**412. Action des mucédinées à l'air.** — Une émulsion de beurre dans l'eau, abandonnée à l'air, se recouvre d'un beau *Penicillium*, et en même temps prend une odeur et une saveur très nette de beurre rance, dû à l'acide butyrique provenant d'une saponification plus active sous l'influence de la lipase du mycélium. Une partie de cet acide butyrique s'évapore. Une autre est brûlée par la plante qui brûle en même temps la glycérine formée.

Quand la végétation diminue, l'odeur de suif réapparaît, parce que la plante ne défend plus son *substratum* contre la présence de l'oxygène. Enfin à côté de cette saponification des glycérides à acides volatils, il se fait une saponification des glycérides fixes, si bien qu'au bout de neuf mois, la saponification totale atteint 22 0/0 de la matière totale.

Si l'action est aussi lente, c'est que le beurre était seul à la subir. S'il y avait eu à côté, comme dans la nature, une fermentation de matières sucrées ou azotées, pouvant servir de matières nutritives au *Penicillium*, la transformation aurait été plus rapide, et en général, des fermentations concomitantes accélèrent la destruction de la matière grasse.

C'est ce que j'ai montré en 1883, et nous retrouverons ce point à propos de la maturation des fromages. Ritthausen et Baumann ont donné de ce fait, depuis, un exemple curieux. Dans un échantillon de tourteau de colza, conservé pendant 2 ans en flacon bouché, assez humide pour permettre l'intervention des moisissures, ils ont trouvé, pour la proportion d'eau et de matière grasse, les chiffres suivants :

| | | A l'origine | Après 2 ans |
|---|---|---|---|
| Echantillon A | Eau | 13,45 0/0 | 21,94 0/0 |
| | Matière grasse | 10,53 | 1,98 |
| Echantillon B | Eau | 12,31 0/0 | 23,42 0/0 |
| | Matière grasse | 8,50 | 1,87 |

L'eau avait donc augmenté de 8,5 et de 11 pour cent, tandis que la matière grasse avait diminué de 8,5 et de 6,5 0/0. La teneur en azote n'avait pas sensiblement changé. Il n'y a malheureusement pas eu de dosage comparatif de la matière hydrocarbonée, de sorte que l'on n'a pas d'une façon absolue le droit d'attribuer l'augmentation d'eau à la diminution de la matière grasse. Mais cette attribution n'en reste pas moins probable, et dans tous les cas on voit avec quelle rapidité la matière grasse peut disparaître dans des conditions où sa conservation pouvait sembler assurée.

**413. Action des bactéries.** — Sommaruga a cherché si les espèces capables de dédoubler les triglycérides sont nombreuses dans le monde des bactéries. Il a opéré sur de l'huile d'olives et de la graisse de bœuf, dont il ajoutait de petites quantités, 2 0/0 au maximum, dans de la gélatine ou de la gélose à la peptone et au bouillon de viande. Les conditions de cette expérience sont naturellement assez complexes, car il y a surtout culture aux dépens du bouillon : la matière grasse n'est atteinte que par voie latérale, et comme l'auteur appréciait le degré de saponification par des variations d'acidité, comme cette acidité peut provenir des acides gras, des produits de dislocation de la glycérine, ou être masquée par les produits alcalins de la fermentation de la peptone, ses variations sont difficiles à interpréter. Mais ces causes d'erreur peuvent diminuer le nombre des espèces saponifiantes, et ne peuvent pas l'augmenter. Sur 18 espèces examinées, l'auteur a trouvé la moitié environ jouissant de cette propriété, parmi lesquelles les bacilles du choléra, de Finkler, de Ribbert, le *v. Metchnikovi*, les *b. typhi*, *b. pyocyaneus*, *b. tetragenus*. Le nombre des espèces capables de dédoubler la matière grasse semble donc assez grand.

Dans un travail consacré à l'étude des causes de rancissement du beurre, sur lequel nous reviendrons, Reinmann aborde latéralement cette question des espèces saponifiantes, et semble arriver à de tout autres conclusions. C'est que son procédé opératoire est différent. Il mélange à du beurre des cultures pures de divers microbes, raclées à la surface d'un milieu à la gélatine ou à la gélose. Il les mélange à du beurre, en malaxant le tout, et cherche s'il se fait dans ces beurres une augmentation d'acidité, par comparaison à un échantillon non ensemencé. Il opère sur deux espèces de beurre, un beurre ordinaire et un beurre fait avec de la crème stérilisée, beurre qui, bien que malaxé ensuite à la façon ordinaire, participe des propriétés du beurre fondu, et se conserve longtemps frais, sans rancir et sans augmenter d'acidité.

En opérant ainsi sur le *micrococcus acidi lactici*, la *sarcina lutea*, les *b. acidi lactici*, *helvolus*, *coli communis*, *mesentericus vulgatus*, *butyricus Hueppe*, *butyricus Botkin*, *proteus mirabilis*, *streptothrix alba*, une levure blanche, une levure rose, l'*oïdium lactis*, le *b. fluorescens liquefaciens*, un *mucor*, et un blastomycète indéterminé, en tout 18 espèces, les quatre dernières seulement, dans lesquelles il n'y a qu'un bacille, déterminaient une augmentation d'acidité dans le beurre de crême stérilisée, sans rien changer à ce qui se passait dans l'autre. Je ne parle pas des changements de goût, qui ne sont pas nécessairement liés à des changements dans l'acidité. Quatre espèces seulement sur 18 seraient donc saponifiantes. Mais l'auteur ne s'est pas assuré si les autres se développaient. Il en avait trouvé les germes dans un beurre. Mais un beurre retient tout ce qui est contenu dans le lait dont il provient et dans les vases où ce lait a été enfermé. On ne peut donc rien conclure à leur sujet, et la contradiction entre les résultats de Sommaruga et de Reinmann n'est sans doute qu'apparente. Nous accepterons donc comme certain que le nombre des espèces saponifiantes est très grand, dans le monde des bactéries, et cette conclusion est d'accord avec un tout récent travail de M. Eijkman.

Si nous songeons maintenant que cette saponification se fait aussi à la lumière, qu'elle peut se produire aussi par une action chimique, par exemple par l'ammoniaque qui résulte des transformations des matières azotées qui accompagnent la matière grasse dans les tissus vivants, on voit que le premier acte de la destruction des matières grasses s'accomplit facilement dans la nature. Or comme cette saponification fournit de la glycérine soluble et immédiatement nutritive, et des acides gras qui deviennent solubles en se combinant avec les bases, on voit que la matière grasse saponifiée peut devenir une proie microbienne, et que par conséquent nous aurions, en théorie, le droit de ne plus nous préoccuper d'elle.

**414. Stades de décomposition de la matière grasse.** — Pratiquement pourtant, nous trouvons dans les produits de sa destruction diverses substances encore mal connues, mais dont l'importance n'en est pas moins grande, à raison des perspectives qu'elles ouvrent sur un problème que nous avons abordé sans pouvoir le résoudre, celui de la formation de la houille.

La première remarque que nous pouvons faire de ce côté est la suivante : la matière grasse des tissus animaux ou végétaux est toujours en retard sur la matière ternaire ou quaternaire qui l'accompagne, surtout lorsque les actions aérobies n'interviennent pas. Nous verrons, quand nous étudierons la putréfaction, que c'est à cette résistance particulière à la destruction qu'est due la formation de l'aposépédine ou *gras de cadavre*. Dans un fromage qui devient trop vieux, la caséine est plus vite transformée que la matière grasse, si bien que dans l'analyse immédiate la matière grasse prédomine de plus en plus. Le cas est ici tout à fait l'inverse de ce que nous avons constaté plus haut à propos des expériences de Ritthausen et Baumann : c'est que l'oxygène intervenait dans leur cas et pas dans le nôtre.

Si on examine la matière grasse de ce fromage vieilli, ou celui des vieilles graisses oléagineuses, on s'aperçoit que sa solution dans l'éther est noire, que l'évaporation de cet éther laisse une matière plus noire encore, grasse, mais qui déjà ne se comporte plus comme les corps gras ordinaires. Elle est devenue plus soluble dans l'alcool : sa saponification n'est plus complète, elle laisse un résidu inattaquable ou difficilement attaquable qui jouit de quelques-unes des propriétés des résines. On en tire, au moyen de la baryte, un sel qui au lieu d'être de l'oléate de baryte, a la composition de l'oxyoléate, et cet acide oxyoléique est noir foncé. Bref, le détail du phénomène est encore inconnu. Mais on peut dire qu'à l'abri de l'air et sous l'action du temps, il se fait une oxydation incomplète et une résinification de la matière grasse normale qui perd peu à peu sa solubilité dans l'éther, et prend de plus en plus la couleur et quelques-unes des propriétés des bitumes.

Cette même transformation s'accomplit aussi à la lumière, et du beurre, insolé pendant quelques jours, manifeste les mêmes propriétés. Le détail en serait curieux à suivre, et je n'ai malheureusement pu qu'ébaucher cette étude.

**415. Intervention des matières grasses dans la formation de la houille.** — Combinons maintenant ces notions avec celles que nous avons acquises quand nous avons recherché dans la cellulose l'origine de la houille. On peut dire que cette recherche n'a pas abouti. Nous n'avons pas trouvé de microbe qui, en agissant sur de la cellulose, de l'amidon, du sucre, laisse un résidu plus riche en carbone que son aliment. La théorie nous a bien dit que la chose était possible, car tout est possible avec des formules; mais bien que nous ayons rencontré dans la houille des microbes très semblables d'apparence avec ceux que nous voyons fonctionner sous nos yeux, aucun d'eux n'a été capable même de commencer la production d'un fragment de houille. Il y a bien le cas unique de Boehm avec le *Zanichellia dentata*, mais cette plante est une plante de marais ou d'eaux courantes, et il faudrait voir si sa cellulose n'est pas imprégnée de substances qui y augmentent la proportion de carbone.

Les choses étant ainsi, et aboutissant à une sorte de paradoxe, nous avons le droit de nous demander si ce n'est pas notre raisonnement qui est faux, et si le carbone prédominant dans la houille a bien pour origine le carbone de la cellulose.

Les recherches de M. B. Renault nous disent en somme ceci : il y a dans les houilles, les bogheards, les tourbes, des couches cellulosiques parfaitement conservées et d'autres détruites. Ceci, nous l'expliquons : il y a des microbes qui font la même chose sous nos yeux. A côté de ces tissus conservés, et dont quelques-uns ont leur composition normale, il y a des débris amorphes, et, imprégnant le tout, une sorte de matière fondamentale, analogue aux bitumes. On a recherché jusqu'ici l'origine de cette matière dans un mode particulier de transformation des portions de la cellulose initiale qui ont disparu, car l'expérience apprend que la houillification d'une masse végétale s'accompagne d'une forte diminution de volume et d'une grosse perte de matière. Je me demande pourquoi on a fait ce raisonnement, et pourquoi on ne s'est pas demandé ce qu'avaient pu devenir, pendant le procès de houillification, les corps gras que contiennent tous les végétaux, et les résines, les essences si abondantes dans la plupart des espèces végétales rencontrées dans la houille. Ces corps gras sont toujours en retard sur les matières qui les accompagnent, lorsque la fermentation se fait à l'abri de l'air. Les résines sont de leur côté extrêmement résistantes, et l'ambre jaune est un produit géologique. Les essences se résinifient promptement dès qu'elles ont le contact de l'air. La question de quantité ne se pose même pas, puisque tout le monde admet que la houille ne représente pondéralement qu'une fraction très faible des végétaux et des générations de végétaux qui l'ont formée. La vie de tourbière, de marais fournit d'un autre côté toutes les combinaisons possibles de vie aérobie et anaérobie qu'exige cette interprétation des phénomènes. En tout état de choses, il est plus scientifique et plus sûr de faire intervenir les matières grasses dans le phénomène que de les oublier, comme on l'a fait jusqu'ici.

**416. Intervention des corps de la série cyclique.** — Or, si on les introduit, voilà tout trouvé l'excédent de carbone et d'hydrogène que nous n'avions pas expliqué avec la cellulose. Il y en a une autre source, oubliée ou dédaignée aussi. Dans la composition de tous les tissus, animaux ou végétaux, il entre des noyaux de la série aromatique. La houille en contient de grandes quantités, puisqu'elle est à peu près l'unique source à laquelle puise l'industrie. Si nous examinons la façon dont ils se comportent vis-à-vis des microbes, nous trouvons ceci. D'abord, ces corps sont très résistants, et c'est surtout parmi eux que se recrutent les antiseptiques. De plus, nous n'avons pas d'exemple de la formation d'un corps de la série aromatique aux dépens d'un corps qui n'en contient pas. Dans aucune des dislocations du sucre, de l'amidon, nous n'avons trouvé de débris contenant le groupement $C^6H^6$. Les microbes seuls paraissent pouvoir en fabriquer pour édifier leurs tissus. Quand on fait vivre de la levure en ne lui fournissant qu'un sel ammoniacal comme aliment azoté, si, comme cela est probable, la matière albuminoïde de cette levure contient de la tyrosine, il faut bien qu'elle se soit fait de toutes pièces un noyau phénolique. Mais, dans la houille, il y a trop peu de microbes pour tant de phénol, dont l'origine doit dès lors être recherchée non dans le procès de fermentation, mais dans le végétal lui-même.

Or les produits aromatiques qu'on rencontre dans le monde végétal sont, comme la matière grasse, particulièrement résistants. Nous avons signalé, dans le chapitre consacré à la fermentation des glucosides, que leur dédoublement donne en général naissance à une substance facilement fermentescible, comme le glucose, et à un résidu inattaquable contenant un groupement phénolique, qui d'ordinaire n'est attaqué que par voie aérobie. Si cette voie manque, le groupement aromatique persiste. Or, dans ce groupement, le carbone et l'hydrogène dominent comme dans la houille. L'explication que nous avons admise pour la matière grasse s'applique donc aux matières aromatiques, pour les mêmes raisons, et nous avons en outre ici une confirmation expérimentale qui nous manquait tout à l'heure : c'est que la distillation de la houille fournit beaucoup plus de produits phénoliques que celle du bois, qui lui-même en fournit beaucoup plus que la distillation de la cellulose pure ou du papier à filtre.

Je pourrais ajouter à ces arguments ceux qu'on peut tirer de la façon dont les houilles d'un côté, les résines et les baumes de l'autre, se comportent vis-à-vis de certains dissolvants. Mais je n'insiste pas. Je suis le premier à reconnaître que le problème n'est pas résolu. Tout ce que je voudrais faire, c'est d'appeler l'attention, ou de la rappeler, le cas échéant, sur une nouvelle voie à suivre pour le résoudre.

**417. Résumé.** — En résumé, en restant, comme nous avons tenu à le faire dans ce chapitre, surtout théorique, dans le domaine des faits généraux, nous trouvons ceci.

La matière grasse, si abondamment produite dans la nature se comporte comme un sucre ou comme les glucosides dont nous avons étudié le mode de dislocation. Avant de se détruire, elle commence par se dédoubler. Des forces naturelles ou purement chimiques l'y aident, telles par exemple que l'action du soleil, ou celle de l'ammoniaque que les ferments des matières azotées produisent à côté d'elle par un processus différent, de sorte que, alors même qu'il n'y aurait pas à proprement parler de ferments des matières grasses, elles n'en perdraient pas moins leur insolubilité qui les rend si difficilement attaquables. La fermentation de la matière azotée qui les accompagne d'ordinaire fournirait de l'ammoniaque qui les saponifierait, donnerait de la glycérine soluble et des acides gras fixes et volatils, dont la combinaison avec l'ammoniaque est soluble aussi. A cette première série d'actions décomposantes, il faut joindre les oxydations qui se produisent avec le temps à l'obscurité et plus rapidement à la lumière. Peut être intervient-il aussi, comme pour les autres éthers, une limite à l'éthérification qui fait que dans un globule d'un corps gras, il y a toujours un peu de glycérine et une petite quantité d'acides gras non combinés. Mais ceci est hypothétique. Enfin nous avons trouvé qu'à la faveur de l'eau dans laquelle la matière grasse se trouve d'ordinaire noyée, il peut se faire des cultures microbiennes dont un grand nombre sécrètent de la lipase qui met en branle le processus de dislocation. D'autres causes de décomposition que nous ignorons encore, peuvent se joindre à celles-ci, qui suffisent pourtant à rendre compte de l'équilibre entre la production et la destruction de la matière grasse.

Il peut se faire pourtant que dans des circonstances spéciales, cet équilibre ne se réalise pas, que la matière grasse produite ne se détruise pas, et par suite s'accumule, et tel paraît être le cas dans la houille, dans laquelle nous trouvons parfois intacts, et d'ordinaire plus ou moins altérés, les éléments gras, résineux et aromatiques des végétaux enfouis par suite des convulsions géologiques.

Mais ces notions générales ne nous dispensent pas d'entrer dans l'examen des cas particuliers. Un de ces cas mérite une étude particulière, c'est celui de la matière grasse du lait qui joue un si grand rôle dans l'alimentation sous forme de beurre. C'est par l'étude de ce corps que nous terminerons, remettant à plus tard, quand nous aurons fait l'étude théorique des matières albuminoïdes, l'examen de la caséine du lait et de la fabrication des fromages.

# BIBLIOGRAPHIE

Van Tieghem. *Bull. de la Soc. botanique de France.*
Camus. *Comptes rendus de la Soc. de Biol.*, pp. 192 et 230, 1897.
Gérard. *Comptes rendus de l'Acad. des Sc.*, t. CXXIV, p. 370, 1897.
Duclaux. *Ann. de l'Institut agronomique*, t. IX, 1884.
Ritthausen et Baumann. *Landwirth. Versuchsstationen*, t. XLVII, p. 389, 1898.
Sommaruga. *Zeitschr. f. Hyg.*, t. XVIII, p. 441, 1894.
Reinmann. *Centralbl. f. Bact.*, 2e p., t. VI, p. 166.
Eijkman. *Id.*, 1re p., t. XXIX, 1901.

## CHAPITRE XXXV

### ÉTUDE DE LA CRÈME OU DU BEURRE

Les transformations que subit soit sous l'action des forces chimiques, soit sous celle des ferments, la matière grasse du lait, sont en étroite relation avec sa constitution physique : émulsionnée en très fines goutelettes dans le liquide, elle présente aux actions extérieures une surface très large comparativement à son volume. Il en est de même quand elle est réunie à la surface sous forme de crème, dont les divers éléments ne se soudent pas facilement entre eux, bien que dans les crèmes épaisses ils soient pressés les uns contre les autres, et sollicités à se réunir par leur différence de densité avec le sérum ambiant. La première question que nous ayons à nous poser c'est de savoir à quoi est due cette résistance à la soudure ét au groupement. Est-elle d'origine physique ou d'origine chimique ? Comme c'est par sa surface libre que le globule reçoit les influences du dehors, nous devons nous faire une idée de la nature de cette surface.

**418. Les globules gras n'ont pas d'enveloppe.** — Pour expliquer que ces globules puissent rester accolés sans se souder, on a dit depuis Turpin, en 1837, qu'ils étaient contenus dans une enveloppe, à la façon du saindoux dans une vessie. Le travail de la baratte a pour effet, dans cette conception, de briser l'enveloppe et de permettre la prise en masse du beurre. Le point de départ de cette hypothèse est une observation microscopique fallacieuse. Lorsqu'on examine à un fort grossissement une gouttelette de lait, ses globules gras se présentent sous la forme de sphérules ronds, dont le diamètre varie de 1/100 à 1/600 de millimètre, et qui tous sont entourés d'une petite ligne fine, isolée du globule par un espace clair. C'est cet espace clair et cette ligne fine qu'on a considérés, l'un comme l'épaisseur, l'autre comme le contour extérieur de l'enveloppe, le contour intérieur restant appliqué sur le globule. Mais qu'on mette une petite couche d'huile sur de l'eau légèrement alcaline, ou sur de l'eau de savon, ou sur une macération mousseuse et neutre de bois de Panama, contenue dans un tube à essai, et qu'on retourne le tout, on obtient en un instant une émulsion blanche comme le lait, stable comme lui, où l'huile est divisée en gouttes très fines, dont chacune a son auréole microscopique, comme les globules gras du lait. On observe ces mêmes prétendues enveloppes quelle que soit la substance qu'on émulsionne, et quel que soit le liquide émulsif, même autour des très fines gouttelettes d'air d'un liquide fortement mousseux. Elles résultent d'un jeu de lumière, de ce que les physiciens appellent un phénomène de diffraction. Elles n'ont aucune existence réelle, et il est impossible de leur attribuer aucun rôle actif.

Une autre expérience bien simple conduit à la même conclusion. Lorsqu'on laisse du lait stérilisé parfaitement en repos, la crème monte à la surface et y forme une couche assez cohérente, que l'action combinée du temps et des différences de densité dépouille d'une façon assez complète du liquide qui l'imprègne d'ordinaire. Dans cette couche, le microscope montre les globules gras serrés les uns contre les autres, ronds, ayant conservé leur aspect et leur semblant d'enveloppes. Si l'on presse doucement sur la lamelle de verre qui les recouvre, on les voit s'aplatir et prendre des formes très irrégulières en conservant toujours le même liseré. Si l'on fait glisser la lamelle de façon à les faire frotter les uns contre les autres, on les voit se réunir, se souder en masses irrégulières qui s'arrondissent de nouveau, si on les fluidifie un peu en chauffant. Ces gouttelettes nouvelles ont alors un volume plus grand qu'au début, mais se montrent toujours entourées de la même façon qu'à l'origine. Bref, on peut faire et défaire du beurre sous le microscope sans jamais voir trace de l'existence de cette membrane enveloppante, mais en trouvant toujours autour des globules, gros et petits, le même phénomène de diffraction.

Si les globules de beurre, remontés à la surface et y formant une masse assez compacte, ne se soudent pas entre eux, ce n'est pas par suite de l'obstacle présenté par la membrane; c'est précisément parce qu'ils sont en émulsion, et qu'il y a ce qu'il faut dans le liquide pour rendre l'émulsion persistante. Lorsqu'un liquide A est en émulsion, c'est-à-dire disséminé sous forme de très fines gouttelettes dans un liquide B, il faut, pour produire l'agglomération des globules de A, diverses conditions qui ne sont pas toujours remplies. Il faut d'abord que ces globules viennent au contact les uns des autres.

Ce rapprochement est en général favorisé par une différence de densité qui pousse à la surface ou fait tomber au fond le liquide A. Ce mouvement d'ascension ou de chute dépend à son tour de l'état plus ou moins visqueux du liquide B, et de la finesse des globules de A, qui chemineront d'autant plus péniblement dans le liquide B qu'ils seront plus petits.

La lenteur avec laquelle la matière grasse se réunit à la surface dans les laits, témoigne que ces deux premières causes de la stabilité de l'émulsion ne sont pas négligeables. Mais elles ne sont pas suffisantes, et il faut encore que les globules de A, serrés les uns contre les autres, à la surface ou dans le fond de B, par la pression du liquide environnant, arrivent à se souder en une masse homogène.

J'ai montré qu'il fallait pour cela deux conditions nouvelles, empruntées aux phénomènes qui se produisent au contact de deux surfaces liquides, ou d'une surface liquide avec un gaz, c'est-à-dire aux phénomènes de capillarité.

Il faut d'abord que les lamelles du liquide B, qui restent toujours interposées entre les globules de A, se laissent briser facilement. Tous les liquides ne se ressemblent pas sous ce rapport. Les uns se laissent gonfler en bulles ou deviennent mousseux par l'agitation, comme par exemple les solutions de savon : c'est dire que leurs lamelles sont très résistantes. On peut prévoir que si elles résistent à la pression de l'air, dans le cas où elles forment mousse, elles résisteront aussi à la pression de deux globules qui tendent à s'unir au travers d'elles. Les liquides les plus mousseux donneront donc, toutes choses égales d'ailleurs, les émulsions les plus stables, et sous ce rapport, le lait, très mousseux quand on l'agite, sera un obstacle à l'agglomération des globules gras.

Mais la résistance des lamelles du liquide B n'est pas la seule que doivent vaincre les globules de A pour se réunir. Il y a en action, sur toute leur surface, une force figuratrice identique, sauf la grandeur, à celle qui arrondit les gouttelettes d'eau ou de métal en fusion. Ils sont comme enveloppés d'une sorte de membrane élastique dont ils doivent vaincre la résistance pour se souder, et l'expérience montre que cette membrane est d'autant plus résistante que les deux liquides qu'elle sépare ont des constantes capillaires moins voisines, c'est-à-dire que les poids de ces liquides soulevés dans un même tube capillaire sont plus inégaux. C'est là précisément une condition qui se trouve assez bien vérifiée pour le lait écrémé et la matière grasse, et qui, en s'ajoutant aux précédentes, permet de comprendre très bien pourquoi les globules de crème restent si longtemps isolés dans le lait.

En employant le mot de membrane élastique, nous ne réintroduisons pas par une autre porte la notion de pellicule-enveloppe, à laquelle nous avons été conduit à renoncer tout à l'heure : notre membrane est une pure conception physique et n'a aucune réalité. Elle est liquide et a la même composition que le corps qu'elle est censée recouvrir, mais c'est une portion de liquide que le jeu des forces moléculaires dote de propriétés rétractiles, à la façon des membranes minces de caoutchouc.

En faveur de l'existence de cette pellicule superficielle dont nous discutons la réalité, on a avancé un autre argument, c'est que le lait, qui, agité avec de l'éther, ne lui abandonne pas sa matière grasse, la lui cède lorsqu'il a été additionné au préalable de quelques gouttes d'une solution de soude caustique. On admet, sans démonstration autre que le résultat de l'expérience, que l'alcali ajouté a dissous l'enveloppe extérieure des globules gras, et leur a permis d'arriver ainsi en contact avec l'éther. Mais, en étudiant de près ce qui se passe, on voit qu'ici encore on n'a pas besoin de la pellicule pour tout expliquer. L'éther qu'on ajoute dans du lait précipite le caséum, et forme avec le tout une masse pâteuse où il entre en émulsion lui-même. Ce n'est que peu à peu, quelquefois après un an, qu'il remonte à la surface, et on trouve alors qu'il a dissous autant de matière grasse qu'on peut raisonnablement le demander après un contact en somme si peu intime, bien que prolongé. Quand on ajoute de la soude, le caséum transformé ne précipite plus par l'éther, l'émulsion produite est beaucoup plus instable à cause de la moindre viscosité du liquide, le contact de l'éther et de la matière grasse plus intime, et l'ascension plus rapide, mais c'est là la seule différence. M. Soxhlet a montré en effet que le lait coagulé par un acide, et traité par l'éther, lui abandonnait sa matière grasse si l'on brassait le liquide par un courant continu d'acide carbonique, qui n'agit évidemment qu'en favorisant le contact du dissolvant et de la matière à dissoudre.

Nous admettrons donc que nos globules de matière grasse sont homogènes, et doivent leur forme ronde à l'effet des forces capillaires. Ils remontent lentement à la surface, les plus gros y arrivant les premiers, les plus petits pouvant rester presque indéfiniment en suspension, à cause de la différence, très faible chez eux, entre la force ascensionnelle qui décroît comme le cube du diamètre et la résistance au mouvement qui décroît seulement comme le carré de ce même diamètre.

Une expérience récente confirme cette conclusion déjà vieille. En forçant le lait à s'écouler sous une très forte pression par un orifice très étroit, on *pulvérise* ses globules de beurre, c'est-à-dire qu'on les amène à se résoudre en presque totalité en granulations punctiformes atteignant presque et dépassant même, dit-on, la limite de grandeur à laquelle ils sont encore visibles au microscope. Dans des laits ainsi traités, il n'y a pour ainsi pas de montée de la crème, et l'émulsion persiste pendant des semaines et des mois.

Dans le lait qui sort de la mamelle, il y a des globules de grosseurs très différentes. Ce sont les plus gros qui montent les premiers sous l'influence de la pesanteur, qui obéissent le plus aisément à l'action des centrifuges, et qui servent surtout à la fabrication du beurre. Il n'est pas bien assuré qu'ils soient exactement de même composition que les plus petits.

Voici à ce sujet les résultats d'une expérience de M. Schroder, qui a étudié en 1872 les propriétés de la matière grasse d'un même lait à des périodes diverses de l'écrémage. La première crème (n° 1) avait été recueillie après un court repos, le n° 2 après le temps ordinaire. Pour le n° 3, on avait abandonné le lait écrémé à un repos complet, et on avait recueilli les dernières portions de crème qui étaient montées à la surface. Voici quelles étaient les densités et les températures de fusion de la matière grasse retirée de ces diverses crèmes.

| | Couleur. | Densité. | Commencement de fusion. | Fusion complète. | Commencement de solidification. | Solidification complète. |
|---|---|---|---|---|---|---|
| | — | — | — | — | — | — |
| 1. | Jaune d'or. | 0,90 | 20° | 33° | 22,5 | 16° |
| 2. | *Id.* | 0,92 | 20° | 33° | 27,0 | 23° |
| 3. | Blanche | 0,94 | 33° | 42° | 25,0 | 23° |

Il est possible que pendant le long repos laissé au lait pour obtenir la crème n° 3, il y soit survenu, par suite de la présence des ferments ou du phénomène d'oxydation que nous avons visé au chapitre précédent, des modifications qui aient un peu changé la nature de la matière grasse, mais les changements qui se font dans ce sens sont trop lents, comme nous le verrons, pour expliquer les différences trouvées, et on peut admettre, jusqu'à plus ample informé, que les plus fins globules ont une densité un peu plus grande, et un point de fusion un peu plus élevé que les plus gros. Nous rencontrerons bientôt un fait qui conclut dans le même sens.

Les chiffres ci-dessus, relatifs aux points de fusion et de solidification, nous montrent que la matière de la crème est solide aux températures ordinaires des laiteries. Il n'en résulte pas, remarquons-le, que les globules de crème soient solides dans le lait à ces mêmes températures. On peut, en effet, comme Soxhlet l'a fait le premier, les supposer à l'état de surfusion. Cette surfusion n'est pas absolument comparable à celles qu'éprouvent l'eau et les autres substances homogènes, dont la cristallisation est rapide à partir du moment où une cause quelconque l'a provoquée. La lenteur dans la solidification est un des caractères les plus apparents des matières grasses, et nous verrons plus tard qu'elle empêche d'accepter le rôle prépondérant que Soxhlet fait jouer à cette solidification dans son explication du phénomène du barattage. Mais il ne semble pas douteux que la surfusion ne s'observe fréquemment dans les matières grasses, et que grâce à leur état de suspension en fines gouttelettes, les globules butyreux ne puissent conserver longtemps à la température ordinaire l'état liquide qu'ils ont incontestablement à la sortie du pis. Ce n'est qu'au voisinage de 0° qu'ils le perdent, et ils manifestent alors des propriétés nouvelles sur lesquelles nous aurons l'occasion de revenir.

La richesse d'un lait en matière grasse, et, on a le droit de le croire d'après les faits précédents, la composition de cette matière grasse elle-même varient avec la race, la nature de l'herbage, et même suivant les individus. Sur la même vache, on sait que la composition du lait n'est pas la même au commencement et à la fin de la traite. Dans une intéressante expérience à ce sujet, M. Boussingault a montré que la richesse en matière grasse augmente du commencement à la fin de la traite. Si on laisse en repos ces laits variés, leur crème monte, et on peut prévoir que l'épaisseur de la couche qu'elle formera sera extrêmement variable. Elle dépendra d'abord de la richesse en matière grasse, de la grosseur moyenne des globules, par conséquent de leur composition : ce sont là des influences que nous avons appris à apprécier. Elle dépendra aussi des conditions physiques de l'écrémage. Elle sera la plus faible possible si le lait a été chauffé et si la crème a pu, par suite, s'agglomérer à la surface. La crème monte plus vite dans le lait chaud pour plusieurs raisons : parce que les globules se dilatent plus que le liquide, que leur force ascensionnelle croît par suite, que la résistance qu'ils rencontrent diminue avec la viscosité du liquide. Par contre ils monteront plus lentement et formeront, au bout du même temps et dans des vases d'égale profondeur, une couche plus épaisse à froid qu'à chaud. A la même température, la couche de crème sera proportionnellement plus épaisse dans un vase plus profond. Puis elle se tassera inégalement. Bref, on pourra observer de très grandes différences, dont le sens général est facile à prévoir quand on connaît le mécanisme du phénomène.

La crème, séparée du lait qu'elle surmonte par des

procédés divers que nous n'avons pas pour objet d'examiner, aura donc une composition très variable, suivant la quantité de lait avec laquelle elle restera mélangée. De fait, il y a des crèmes qui renferment 18 0/0 et d'autres 70 0/0 de matière grasse. Admettons, ce qui ne s'éloigne pas beaucoup des conditions ordinaires, qu'on retire, de 100 parties de lait, 8 parties de crème et 90 parties de lait écrémé, ce qui correspond à une perte de 2 0/0 par évaporation. Les expériences de Muller ont donné la composition du sérum qui reste dans la crème et dans le lait maigre, par rapport à celle du lait normal. Enfin l'expérience montre qu'en moyenne, il ne monte dans la crème qu'environ les quatre cinquièmes de la quantité totale de matière grasse du lait. Partant de ces données, on peut établir ainsi qu'il suit la distribution, entre la crème et le lait écrémé, des éléments du lait de composition moyenne.

**419. Composition du lait moyen.** — Il existe un très grand nombre d'analyses de lait. Comme nous ne nous proposons pas ici d'étudier ce liquide, mais seulement d'examiner ses relations avec les ferments qui peuvent l'envahir, nous nous contenterons d'indiquer sa composition moyenne, déduite par M. Fleischmann de tous les nombres publiés, avec les valeurs extrêmes de ces nombres. On peut l'écrire ainsi.

| | Composition moyenne. | Valeurs extrêmes. | |
|---|---|---|---|
| Eau | 87,25 p. 100 | 90,00 p. 100 | 83,65 p. 100 |
| Matière grasse | 3,50 — | 2,80 — | 4,50 — |
| Caséine | 3,90 — | 3,30 — | 5,55 — |
| Sucre de lait | 4,60 — | 3,00 — | 5,50 — |
| Cendres | 0,75 — | 0,70 — | 0,80 — |
| | 100,00 | | |

Nous verrons dans le volume prochain pourquoi nous avons réuni dans ce tableau, sous le nom commun de caséine, ce que Fleischmann, d'accord en cela avec divers savants, sépare sous les noms de caséine et d'albumine. Contentons-nous de remarquer, comme chiffres utiles et faciles à garder dans la mémoire, que la matière grasse, la caséine et le lactose existent, en moyenne, en proportions de 3,50, de 4, et de 4,50 0/0.

Cela posé, avec les nombres de Fleischmann et avec les données expérimentales rappelées ci-dessus pour l'écrémage par le repos, on peut calculer la composition suivante pour le lait entier, le lait écrémé, et la crème.

| | Lait entier. | Lait écrémé. | Crème. |
|---|---|---|---|
| Eau | 87,25 | 80,74 | 4,69 |
| Matière grasse | 3,50 | 0,70 | 2,80 |
| Caséine | 3,90 | 3,61 | 0,22 |
| Sucre de lait | 4,60 | 4,26 | 0,25 |
| Cendres | 0,75 | 0,69 | 0,04 |
| | 100,00 | 90,00 | 8,00 |

Ce qui conduit à la composition centésimale suivante :

| | Lait entier | Lait écrémé. | Crème. |
|---|---|---|---|
| Eau | 87,25 | 89,70 | 58,63 |
| Matière grasse | 3,50 | 0,77 | 35,00 |
| Caséine | 3,90 | 4,02 | 2,75 |
| Sucre de lait | 4,60 | 4,74 | 3,12 |
| Cendres | 0,75 | 0,77 | 0,50 |
| | 100,00 | 100,00 | 100,00 |

La crème obtenue par ce procédé contient donc environ un tiers de son poids de matière grasse, avec un peu de caséine et de lactose. Il reste dans le lait écrémé environ 1/4 de la matière grasse du lait entier. On pourrait éviter cette perte en laissant plus de temps à l'écrémage, mais on rencontre à cela un obstacle, c'est que les microbes s'emparent de la masse.

**420. Ferments lactiques du lait et de la crème.** —

Presque toujours, ces microbes appartiennent à la tribu variée des ferments lactiques, dont le lait est le terrain de prédilection, et qui, par là, sont abondamment répandus dans toutes les laiteries. Nous n'avons pas à revenir ici sur leur histoire. Nous n'avons à examiner que la répercussion de leur action sur l'objet de notre étude actuelle, la matière grasse.

Il ne semble pas douteux qu'ils lui soient une protection de deux côtés différents. En premier lieu ils la protègent contre l'oxydation. Nous avons vu que les globules gras y sont très sensibles. Au moment de la traite, le lait ne contient que de l'acide carbonique, mais le séjour à l'air pendant l'écrémage ne le laisse pas longtemps dans cet état, et l'oxygène pourrait agir sur le beurre, même à la lumière diffuse des chambres de repos, si les ferments lactiques ne venaient lui disputer ce gaz. En second lieu nous avons vu (t. II, p. 542) que la lipase ne supporte pas des doses d'acide un peu considérables et préfère, pour agir, les milieux neutres ou même un peu alcalins : s'il existe dans le lait et dans le beurre une lipase, comme nous avons vu que cela était probable, l'acidité lactique l'empêche d'agir, et de provoquer la production d'acide butyrique qui rendrait le beurre rance.

Il faut pourtant que cette acidité n'aille pas jusqu'à coaguler le lait. La dose d'acide nécessaire pour cela décroît à mesure que la température augmente, et un lait qui reste liquide à la température ordinaire peut se coaguler à l'ébullition ou même avant l'ébullition : c'est ce que savent toutes les ménagères. L'expérience apprend que tel est souvent le cas après 24 heures d'écrémage pour des laits recueillis et conservés dans des conditions de propreté moyenne, et c'est pour cela que l'écrémage ne dépasse pas cette durée.

**421. Oïdium lactis.** — Très souvent, au bout de

24 heures, on voit les couches supérieures de la crème envahies par une espèce microbienne au moins aussi répandue dans les laiteries que les ferments lactiques, et qu'on appelle *Oïdium lactis*.

C'est une sorte de mycélium souvent très développé, et formant même quelquefois une couche veloutée à la surface de la crème. Ce mycélium est formé d'articles qui s'allongent et qui, lorsqu'ils se sont suffisamment allongés, se cloisonnent de façon à se partager en deux parties inégales. La plus longue, la plus ancienne aussi, pousse au voisinage de la cloison un pro-

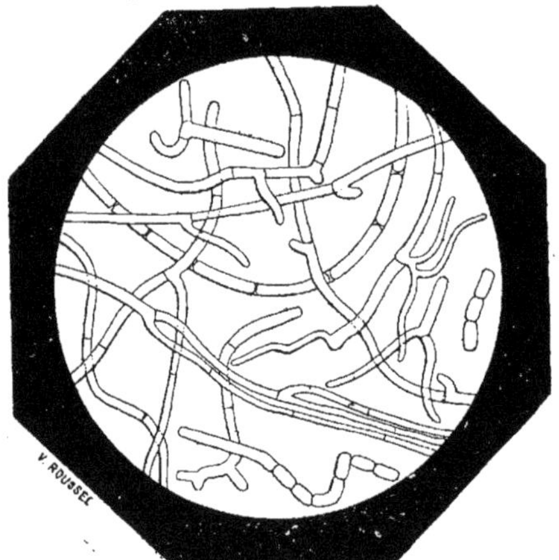

Fig. 45. — *Oïdium lactis*.

longement latéral. La plus courte, la plus voisine de l'extrémité, s'allonge dans le sens rectiligne et se comporte ensuite comme la première, de sorte qu'on a, au bout de quelque temps, un long filament plus ou moins segmenté et plus ou moins pourvu de prolongements latéraux qui sont rarement dichotomes eux-mêmes. La fig. 45 représente assez nettement cet aspect. Ce microbe vit aux dépens du sucre de lait ou de l'acide lactique. Il est surtout un agent de combustion. Il peut aussi s'attaquer à la caséine, et sécrète, pour cela, une caséase assez active. Nous le retrouverons dans la maturation de quelques espèces de fromages.

Il peut aussi se développer sur du liquide Raulin, dont il intervertit le sucre. Il sécrète donc aussi de la sucrase. Avec le glucose qu'il a formé, il peut prendre, plus facilement qu'avec aucune autre substance, une organisation et un mode de vie différent. Il peut vivre dans les profondeurs du liquide, y fournir une fermentation véritable, mais qui dure peu, parce que l'être est faiblement anaérobie et a besoin de retrouver bientôt le contact direct de l'oxygène. Ainsi qu'il arrive presque toujours dans les cas pareils, les longs filaments disparaissent et se divisent par des cloisonnements plus multipliés en une série d'articles qui se renflent, restent lâchement unis, et se séparent bientôt. Le liquide est alors rempli de globules oblongs, un peu plus gros que les globules de levure, dont quelques-uns conservent encore des traces de la forme allongée primitive, mais où la forme ronde va en s'accusant de plus en plus.

MM. Lang et Freudenreich ont vu depuis que cet oïdium préfère les milieux un peu acides. La fermentation lactique qui l'accompagne d'ordinaire lui est donc favorable. Il ne périt guère qu'à 60°. On le tue en 30 secondes en ajoutant 2,5 0/0 d'acide phénique dans son bouillon de culture. Vis-à-vis du bichlorure de mercure il est assez résistant. Il n'est pas tué après un séjour de 10 minutes au contact d'un bouillon additionné de 1/2000 de sublimé. Il faut 1/1000 de ce corps pour le tuer en 10 minutes. L'aldéhyde formique à 1/1000 ne le tue qu'en 18 heures.

MM. Lang et Freudenreich ont fait des cultures comparatives au contact de l'air, dans des bouillons identiques faits avec 2 0/0 de peptone et 5 0/0 de sucres divers, dextrose, saccharose, lactose et maltose. Voici les proportions centésimales d'alcool formé et de sucre disparu au bout de 10 jours et de 5 semaines, dans les divers matras.

| | Après 10 jours. | | Après 35 jours. | |
|---|---|---|---|---|
| | Alcool formé. | Sucre disparu. | Alcool formé. | Sucre disparu. |
| Glucose...... | 0,55 | 1,03 | 1 0/0 | 2,42 |
| Saccharose.... | traces | 0,60 | traces | 0,60 |
| Lactose....... | id. | 0,80 | id. | 2,22 |
| Maltose....... | id. | » | id. | 0,90 |

On voit, d'après ces chiffres, que l'*oïdium lactis* est presque un ferment alcoolique du glucose, tandis qu'il est un simple agent de combustion du maltose et des autres sucres. MM. Lang et Freudenreich ne l'ont pas trouvé aussi actif sur le saccharose que je l'avais trouvé dans le travail résumé plus haut. Peut-être les conditions d'action de la sucrase étaient-elles moins favorables dans leurs expériences que dans les miennes.

En l'ensemençant dans du lait, MM. Lang et Freudenreich ont vu, comme moi, qu'il solubilisait la caséine, en donnant à la culture un odeur de fromage mou. Après avoir laissé la culture agir sur le lait pendant trois semaines, six semaines et cinq mois et demi, ils ont essayé de rechercher ce qui restait à ces diverses époques de caséine intacte, d'albumines peptonisées, et de produits de décomposition de l'albumine. Malheureusement les méthodes de séparation de ces divers groupes de substances ne sont pas précises. Je ne citerai donc pas de chiffres. Je me bornerai à dire qu'avec le temps la proportion de caséine intacte diminue notablement, pendant qu'augmente le lot des peptones et celui des produits de dislocation de la matière albuminoïde. Il faut conclure de tout ceci que l'*oïdium lactis*, à la surface du lait ou de la crème, est un agent de combustion, par conséquent une protection pour la matière grasse. Il s'attaque au sucre de lait ou à l'acide formé autour de lui par les ferments lactiques. En outre il peut s'attaquer à la caséine, mais ce dernier rôle est de second rang dans la laiterie. Il ne peut prendre quelque importance que dans la fromagerie, où nous le retrouverons.

**422. Crème de centrifuges.** — On évite les lenteurs, les incertitudes et les pertes résultant de l'écrémage par le repos en soumettant le lait, aussitôt que possible après la traite, à l'action de centrifuges dont il existe divers modèles que nous n'avons pas à décrire ici, mais dont l'objet commun est de substituer la force centrifuge, dont on est maître dans une certaine mesure, à la pesanteur, sur laquelle on ne peut rien, pour réaliser rapidement le classement par ordre de densité des matériaux du lait. Placé dans un vase animé d'un mouvement rapide de rotation autour de son axe vertical, le lait est projeté contre la paroi et forme une nappe concentrique à l'axe, dans laquelle se fait un classement par couches verticales des parties les plus lourdes et les plus légères.

La couche la plus lourde, la plus éloignée de l'axe de rotation, celle qui viendra se coller contre la paroi du tambour renfermant le lait, contiendra tous les éléments solides dont la densité est supérieure à celle du liquide. Parmi ces éléments, il y a ceux qui existent dans tous les laits, à savoir le phosphate de chaux et la petite portion de caséine qui est à l'état de fins grumeaux flottants ; il y a aussi les éléments accidentels, globules blancs, débris plus ou moins intacts de cellules épithéliales, globules sanguins, poils, fragments de bouse de vache, poussières diverses, etc.

La seconde couche contiendra le lait *bleu*, ne retenant que les globules gras les plus fins : ce sera naturellement la plus épaisse.

La troisième couche, la plus voisine de l'axe, contiendra la crème, mais une crème que l'essorage aura d'autant plus débarrassée de lait bleu qu'elle aura tourné plus vite et plus longtemps.

Par un dispositif convenable, on puise d'une façon continue dans ces deux couches pour en amener les éléments au-dehors par des tubes distincts. On obtient donc une séparation du lait écrémé et de la crème. Le lait écrémé peut être amené à ne contenir que 0,1 0/0 de matière grasse, de sorte que la perte ici est beaucoup plus faible que par la méthode de l'écrémage naturel. Mais il y a d'autres différences qui nous intéressent davantage.

En premier lieu on peut se faire une idée théorique de la distribution des microbes dans la centrifuge. Le lait contient toujours des cellules vivantes, à moins qu'il ne soit recueilli avec des précautions qui sont difficiles, sinon impossibles à prendre dans la grande pratique. De ces cellules qui y existent dès l'origine et qui continuent à s'y développer, il y en a qui, plus lourdes que le lait, et tombant au fond des vases, doivent aller se coller contre la paroi de la turbine, et faire partie de la première couche que nous avons signalée. Elles y sont rejointes par celles que portent, collées à leur surface et plus ou moins adhérentes, les débris divers qui sont exposés à tomber dans le lait, pailles, desquamations épidermiques, etc. Cette couche d'impuretés gluante, qui reste adhérente à la paroi quand on vide l'écrémeuse, et qui ne s'en détache facilement que lorsqu'on la *cuit* par un jet de vapeur, doit être plus riche en microbes que le lait centrifuge, et c'est en effet ce que l'expérience vérifie d'ordinaire. Sa formation implique donc une purification microbienne.

Mais on ne peut espérer que tous les microbes du lait viennent y adhérer. D'abord il y a des microbes qui ont la même densité que le lait, et que la force centrifuge ne peut en séparer. Puis il y a ceux que les globules de crème happent au passage pendant les mouvements de la mulsion, ou en gagnant la couche la plus voisine de l'axe dans la centrifuge. De sorte que ni le lait ni la crème ne peuvent être débarrassés de leurs microbes. La distribution entre la crème et le lait sera variable, dépendra de la nature des microbes présents, de la façon dont ils s'agglutinent, bref d'une foule d'actions contingentes. C'est pour cela qu'il n'existe aucun accord entre les savants qui ont abordé l'étude de cette question, les uns trouvant plus de microbes dans la crème que dans le lait, les autres l'inverse, les autres trouvant, au contraire, que la teneur par cc. du lait non écrémé, du lait écrémé et de la crème ne subit aucune variation appréciable par l'effet de la centrifugation. La couche glaireuse dont j'ai parlé, même lorsqu'elle est très riche en bactéries, ne peut avoir grand effet de purification, attendu que son volume est faible, 0,04 à 0,13 0/0 du volume total, d'après Fleischmann, 0,04 0/0 d'après Scheurlen.

Nous n'insisterons pas davantage sur ce point, et nous ne citerons aucun des nombres fournis par divers savants (Grotenfelt, Weigmann, Scheurlen, Wyss, Gernhardt, etc.), maintenant que nous savons pourquoi ils sont variables. Il y a une autre particularité à relever, c'est que la crème obtenue par ce procédé doit être moins peuplée de microbes que celle qu'on obtient par l'écrémage ordinaire. On peut en effet la séparer du lait quelques minutes après la traite, au moment où le lait est à son maximum de pureté. On évite par conséquent la multiplication de microbes qui se fait, tant dans la crème que dans le lait, pendant les 12 à 18 heures que dure d'ordinaire l'écrémage, et pendant lesquelles il ne faut ni trop refroidir, pour que la crème ne rencontre pas trop d'obstacles à son ascension dans la viscosité du liquide, ni trop chauffer, ce qui favorise la montée des globules, mais accélère l'envahissement microbien.

**423. Maturation de la crème.** — De cette pureté relative de la crème de centrifuge, on a pensé tout de suite à tirer parti en la barattant au sortir de l'appareil, dans l'espoir d'obtenir un beurre moins peuplé de bactéries et de plus facile conservation. Or, l'expérience plusieurs fois répétée a toujours conclu dans le même sens : ce beurre tout à fait frais n'avait pas la même saveur que le beurre obtenu dans la même laiterie par les méthodes ordinaires d'écrémage. Il lui manquait de l'arôme, et comme goût, il était moins fin, plus sec à la langue et au palais, et même parfois un peu suiffeux. Enfin sa rancification était aussi rapide.

Toutes les fois qu'on a cherché à éliminer les microbes de la fabrication du beurre, on s'est heurté à quelque obstacle. Ainsi en abrégeant la durée de l'écrémage, ce qui revient, comme nous l'avons vu, à ne prendre que les globules les plus fusibles, ou bien en tenant le lait au froid pendant que la crème monte, on peut obtenir une crème très fraîche qui, barattée aussitôt, fournit un beurre très aromatique. Mais cet arôme est très fugace, et dès qu'il a disparu, le beurre tombe au-dessous du beurre fait à la façon ordinaire. De même on peut, en pasteurisant la crème entre 75° et 85°, avoir un beurre rancissant moins rapidement que le beurre dont la crème a fermenté, mais de goût inférieur. Bref, pour des raisons diverses, l'action des microbes dans le lait ou la crème semble être favorable à la bonne qualité et à la bonne tenue du beurre fabriqué.

Il est clair qu'il y a là un complexe d'influences à démêler, et ce ne sont pas seulement des influences microbiennes. Il y a des influences chimiques, diastasiques, que l'action des microbes peut arrêter ou accélérer. Il faudrait reprendre une à une toutes ces influences et voir si celles qu'on connait ou qu'on soupçonne expliquent tous les phénomènes. Ce travail de ventilation n'est pas fait, et nous avons seulement sur ce sujet, en dehors de quelques observations pratiques trop vagues pour qu'on puisse les utiliser, un travail scientifique un peu confus, de Reinmann, dont nous devons cependant résumer les résultats principaux.

**424. Travaux de M. Reinmann.** — La première chose à faire pour résoudre la question posée serait de définir nettement ce qu'on appelle rance et d'avoir une mesure du degré de ranci. Schmidt distingue : 1° des corps gras acides, où il y a beaucoup d'acide libre et d'où la glycérine n'a pas disparu ; 2° des corps gras rancis dans lesquels il y a peu d'acides libres et où la glycérine est partiellement ou totalement oxydée à l'état d'aldéhyde ou de cétone ; 3° des corps gras acides et rancis dans lesquels il y a à la fois beaucoup d'acides libres et aussi des produits d'oxydation de la glycérine. Cette classification de Schmidt est un peu arbitraire. Reinmann appelle rance le beurre qui sent l'acide butyrique et les éthers butyriques, et en cela il reste dans la notion usuelle. Il importe de remarquer de suite que, d'après cette définition usuelle, le ranci peut accompagner une saponification commençante de la glycérine, et n'être pas suivi d'une augmentation sensible d'acidité, l'acide butyrique étant volatil et disparaissant à mesure qu'il se forme. Il ne peut pas être à la fois dans le beurre et se répandre dans l'air pour y produire l'odeur de ranci.

L'odeur suiffeuse est autre chose, et nous la séparerons avec soin de l'odeur de ranci. M. Reinmann s'est contenté de mettre en rapport, dans une série d'expériences, l'odeur de rance, la saveur suiffeuse, et le degré d'acidité de beurres conservés dans différentes conditions.

Un de ses premiers résultats, le plus intéressant, c'est que, à l'abri de l'air et de la lumière, son beurre s'est très bien conservé du 7 avril au 6 juin, c'est-à-dire pendant 50 jours à la température ordinaire. Il en a été de même pour un échantillon conservé à l'abri de l'air, dans un matras où pénétrait la lumière. Au contact de l'air et de la lumière, la rancification commence avant 15 jours, et à partir de ce moment l'acidité augmente. En répétant cette même expérience dans l'obscurité, l'effet est à très peu près le même. Donc conclut-il, dans un cas comme dans l'autre, c'est-à-dire en présence comme en l'absence de l'air, la lumière ne change pas grand'chose au résultat. Cela dépend naturellement de l'intensité de la lumière dans les conditions de ses expériences. Il n'y a pas contradiction avec ce que j'avais avancé sur ce sujet, car en se plaçant dans les mêmes conditions que moi, c'est-à-dire en faisant agir le soleil, M. Reinmann retrouve, après 24 heures d'exposition, la saveur suiffeuse que j'ai signalée, et au bout d'un mois, à un soleil intermittent de mars et d'avril, le beurre est tellement suiffeux qu'il est immangeable. Mais il n'est pas rance. Il peut ne pas l'être si l'acide butyrique est parti : il peut ne pas le paraître si l'odeur de rance est masquée par l'autre. Pendant ce temps, l'acidité est à peine augmentée. Mais pour conclure qu'il n'y a pas eu de saponification, il aurait fallu faire une analyse du beurre avant et après l'expérience par les procédés que nous avons signalés au chapitre précédent.

Les résultats qui précèdent sont relatifs aux agents physiques. Quand on étudie l'action des ferments, la recherche se complique. M. Reinmann compare par exemple la marche de la rancification dans deux échantillons, l'un salé avec 1 et 6 0/0 de sel, l'autre non salé, et trouve que le sel la retarde d'autant plus qu'il est plus abondant. Mais le sel peut tout aussi bien intervenir pour donner de la stabilité aux éthers gras que pour gêner l'action des microbes.

Parmi les expériences les plus intéressantes sur ce point, nous choisirons celles dont j'ai dit un mot. Dans du beurre de crème stérile, Reinmann ensemence le produit d'une culture entière sur gélose de divers microbes, et compare les résultats au bout de vingt-cinq jours environ. Sur 17 espèces ainsi étudiées, 14 n'ont amené aucune variation sensible par comparaison avec un témoin non ensemencé. Ce sont celles que nous avons énumérées à la p. 705. L'acidité variait peu. Le goût suiffeux a apparu dans certains échantillons, dont le témoin. Nulle part le goût n'est devenu rance. C'est la preuve, je crois, que nulle part il n'y a eu de développement sensible, et qu'il s'est passé là le phénomène que j'ai décrit à propos de la maturation des fromages de Roquefort, quand, en abaissant la température, on y suspend l'action des microbes et la protection qu'ils exercent vis-à-vis de la matière grasse en la privant d'oxygène : celle-ci devient suiffeuse. De ce côté-là, par conséquent, rien de nouveau.

Trois espèces seulement, le *bacillus fluorescens liquefaciens*, l'*oïdium lactis* et une levure indéterminée ont amené une augmentation d'acidité, voisine de celle qu'ont prise, pendant le même temps, des beurres ordinaires. Le goût n'a pas changé avec l'*oïdium lactis*, est devenu désagréable avec le *b. fluorescens liquefaciens* et la levure, mais même dans ces deux cas il n'était pas rance. On n'a pas davantage obtenu la rancification en mélangeant à de la crème stérile, divers mélanges bactériens provenant d'un beurre, d'une crème, d'un lait, ou encore de la poussière, de la terre, etc... En revanche, on obtient facilement la rancification en ensemençant avec du beurre rance. Voilà le fait intéressant. Son interprétation la plus naturelle est que le beurre ordinaire contient une lipase qui, en s'attaquant à la butyrine, donne l'odeur de rance. Le lait apporte avec lui cette diastase. Quand on le chauffe, la température de pasteurisation suffit pour la détruire. Quand il l'a perdue, il y a des microbes qui peuvent la lui rendre, mais à la condition de se développer dans le milieu où existe la matière grasse, ce qu'ils ne semblent pas avoir fait dans les expériences de M. Reinmann.

En résumé, et autant qu'on peut le voir avec les résultats déjà connus, il y a diverses sources à l'altération des matières grasses : 1° une oxydation chimique que rend très active la lumière du soleil, et que les microbes empêchent en prenant pour eux l'oxygène ; 2° une action de saponification, accomplie en vertu des lois de l'équilibre chimique des éthers et de leurs constituants ; 3° une action de diastases saponifiantes, qui n'a pas besoin du contact de l'air ni de la lumière, et qui peut provenir soit de diastases venant de l'organisme, ou d'autres diastases produites par des microbes, comme nous l'avons vu dans le chapitre précédent ; 4° une action microbienne portant sur les produits de la saponification.

Toutes ces actions se superposent et se mélangent en proportions diverses, et c'est là précisément ce qui rend la question difficile, et explique qu'elle ne soit pas résolue.

**425. Ensemencement de la crème.** — La seule solution qu'on ait trouvée est une solution purement empirique, ayant tous les défauts de cette sorte de solutions. De ce qui précède on peut conclure, en gros, qu'il doit y avoir quelque part un microbe ou un groupe de microbes qui, en vertu de ses lois naturelles, louvoie sans s'y heurter entre les divers obstacles que nous avons signalés, c'est-à-dire qui : 1° aime à vivre dans le lait ; 2° en protège la matière grasse contre l'oxydation chimique en prenant pour lui l'oxygène libre ; 3° rend difficile le jeu des lipases naturelles et au besoin des siennes, par exemple en produisant de l'acidité ; 4° ne s'attaque facilement ni à la matière grasse ni à ses produits. Toutes ces conditions sont remplies par les ferments lactiques. Comme ils sont nombreux, on pourra choisir celui ou ceux qui, empiriquement, donnent les meilleurs résultats, et cela fait, il ne s'agira plus que de transporter la semence ou le mélange de semences de crème en crème pour retrouver toujours le même résultat.

Il est curieux que la pratique soit arrivée à ces conclusions toute seule, et sans réclamer l'appui de la théorie. Dès qu'il a été bien démontré que la crème douce, fournie par les centrifuges, donnait un beurre inférieur à celui qu'on obtenait par les anciens procédés, dans lesquels la crème était toujours un peu aigre au moment de la mise en baratte, on a naturellement cherché à rendre aigre la crème de centrifuges, et pour cela on la mélangea, on l'*ensemença* avec une crème aigrie, choisie naturellement, de préférence, parmi celles qui se comportaient le mieux à la baratte. Or le mélange qu'on ensemençait ainsi était surtout un mélange de ferments lactiques. Cette pratique ayant donné de bons résultats, elle s'est régularisée, et a abouti naturellement à la fabrication et à la mise en vente d'un ferment pour crème, dont il existe encore diverses *marques* plus ou moins achalandées.

Nous avons résumé plus haut (**238**) le peu que l'on sait sur le côté théorique de cet ensemencement de la crème, et nous n'y reviendrons pas. L'arome qu'on recherche et qu'on obtient n'étant pas toujours le même, il se peut que les espèces ensemencées ne soient pas non plus toujours ni partout les mêmes. Quelles qu'elles soient, on ne les laisse pas s'attarder sur leurs milieux de culture. La durée laissée à la maturation de la crème n'est en effet pas longue d'ordinaire. Elle ne dépasse pas 18 heures, dans les cas où elle est la plus lente. On peut la faire en 6 à 10 heures, et là-dessus, chaque laiterie a ses usages. La crème mûre est barattée. Mais ici elle nous échappe. Comme nous l'avons fait remarquer, ce livre n'est pas un traité d'industrie laitière, pas plus qu'il n'est un traité de brasserie ou de vinification. Il nous suffit de mettre en lumière, autant que cela est possible, les principes sur lesquels reposent les pratiques industrielles. C'est ce que nous avons fait à propos du beurre, et que nous recommencerons à propos des fromages quand nous aurons étudié les traits généraux de la fermentation des matières albuminoïdes.

# BIBLIOGRAPHIE

Turpin. *Comptes rendus*, 1837.
Henle. *Frorieps Notizen*, 1839.
Ascherson. *Archiv. f. Path. u. Anal.*, 1840.
Soxhlet. *J. f. prakt. Chemie*, 1842.
Donné. Cours de microscopie, 1844.
Brucke. *Muller's Archiv.*, 1847.
Lehmann. Chimie physiol., 1850.
Moleschott. Archiv. f. phys. Heilk, 1852.
Bouchardat et Quevenne. Le lait, 1857.
Hoppe. *Virchow's Archiv.*, 1859.
Simon. *Handb. d. angew. Chemie*, 1860.
Zahn. *Arch. d. ges. Physiol.*, 1866.
Furstenburg. Die Milchdrusen der Kuh, 1868.
Martiny. Le lait, 1871.
Hammarsten. *Jahrbuch d. Thierchemie*, 1871.
Heidenhain. Hermann's Handbook, 1880.
Duclaux. *Ann. de Ch. et de Phys.*, 1871. — Microbiologie, 1883, et le Lait, 1887.
Lang et Freudenreich. *Landw. Jahrb.* von Thiel, 1893, et *Ann. de micrographie*, 1894.
Fleischmann. *Jahresb. f. Agr. Chemie*, 1885, p. 619.
Scheurlen. *Zeitschr. f. Nahrungsmittel Untersuch.*, 1893, p. 3.
Grotenfelt. Pratiques laitières modernes, 1891.
Weigmann. *Landwirthsch. Jahrb.* Ehr. Band I, et *Molkerei Zeitung*, 6-8, 1894.
Scheurlen. *Arb. a. d. Kais. Ges, Amtes*, t. VII, p. 29, 1891.
Wyss. *Tagb. d.* 63. *Versammllung d. Deutsch. Naturfolg*, 1890, et *Centralbl. f. Bakt.*, t. VI, p. 587.
Gernhardt. *Inaug. diss. Univ Jurgew*, 1893, p. 76.
Reinmann. *Centralbl. f. Bakt.*, 2e p., t. VL, p. 131, 1900.
Schmidt. *Zeitschr. f. anal. Chemie*, t. XXXVIII, p. 301, 1898.
Grotenfelt. *Fortschr. d. Medizin*, t. VII, p. 124.
Maassen. *Arb. a. d. Kaiserl. Ges.-Amte*, t. XV, 1899.

## CHAPITRE XXXVI

### RÉACTIONS MUTUELLES DES MICROBES

L'indécision dans laquelle nous avons dû rester sur plusieurs points du chapitre précédent est un nouvel exemple de l'embarras que la science trouve à conclure quand plusieurs microbes prennent simultanément part au phénomène qu'elle étudie. Nous nous sommes trouvés souvent dans ce cas, à propos des fumiers, par exemple, ou du saké, et en général de toutes les fermentations où intervenaient plusieurs microbes. Nous sommes destinés à nous trouver souvent en face des mêmes difficultés quand nous aurons à étudier la putréfaction des matières animales ou la maturation des fromages. Et même, si on voulait se montrer sévère vis-à-vis des résultats acquis, on pourrait dire que la science ne nous donne encore l'explication d'aucun phénomène naturel. Très libre d'allures et très fertile en renseignements quand il s'agit d'un microbe unique, par exemple de la fabrication de la bière avec une levure pure, ou de celle du vinaigre avec un *mycoderma aceti* débarrassé de tout parasite, elle commence à bégayer dès qu'il s'agit de la fabrication des vins, et lorsqu'il s'agit du lait, où il y a, en proportions à peu près égales, deux espèces différentes de matières fermentescibles, le sucre et la caséine, elle reste à peu près muette. Comme une fermentation pure est une opération artificielle, quasi artistique, comme l'immense majorité des fermentations et putréfactions naturelles se fait, et *doit se faire*, comme nous l'avons vu, par un concours de microbes, on peut dire que la science subit la conséquence de la marche qu'elle a adoptée. Ayant passé tout son temps à séparer les espèces, elle ne connaît que les propriétés des espèces séparées, et ne peut que présumer les propriétés de leurs mélanges.

La science peut répondre de son côté qu'elle n'a fait que se conformer à la méthode générale : procéder du simple au composé. Dès que Pasteur lui a eu montré, dans un grand nombre de phénomènes naturels, des agents qu'elle ne soupçonnait pas, les microbes, elle a dû les isoler pour apprendre à les connaître, trouver pour cela des moyens de les séparer, de les cultiver à part, de rechercher quelles sont leurs matières alimentaires et comment ils les transforment. C'est ce travail que nous avons résumé dans les volumes qui précèdent, en tant qu'il s'agissait des ferments des substances ternaires, et on voit qu'il est copieux. Mais il faut reconnaître aussi que toutes les fois qu'en tâtonnant, un savant s'est trouvé en présence d'une association microbienne, sa préoccupation à peu près unique a été d'en séparer les éléments : et c'est très rarement qu'il s'est proposé de refaire la synthèse du phénomène après en avoir fait l'analyse.

**426. Lambics et faros.** — Il arrive pourtant souvent qu'en dehors de son intérêt scientifique, cette synthèse ait un intérêt pratique. Tel est par exemple le cas pour les bières belges connues sous le nom de lambics et de faros. Nous n'avons pu en parler à propos de la fermentation de la bière, parce que ce ne sont pas des bières, ou, si on veut, ce sont des bières malades, qu'on rend volontairement malades, en y provoquant artificiellement, et quelquefois péniblement, un mélange de fermentation alcoolique et de fermentation lactique. Encore même, cette double fermentation ne provient pas d'ensemencements, simultanés ou successifs, d'une levure pure et d'un ferment lactique. Les moûts, faits à peu près comme pour les autres bières, sont introduits après cuisson dans des tonneaux ne communiquant avec l'extérieur que par une étroite ouverture, encore à demi obstruée par des brins de paille. Il s'y produit une fermentation spontanée, avec les germes rencontrés sur les parois des récipients. Cette fermentation, assez active au début, se ralentit de plus en plus. Parfois la bière devient temporairement visqueuse sans que cela émeuve le brasseur, qui préfère même parfois, ainsi que nous l'avons vu (386), les bières qui ont passé par une période de filage.

Au bout d'un an environ, d'après un travail de MM. van den Hulle et van Laër, l'alcool n'augmente plus ; mais de lentes transformations s'y poursuivent, dont on peut se faire une idée par les analyses de quatre lambics d'âges différents.

| | I | II | III | IV |
|---|---|---|---|---|
| Age | 10 m. | 12 m. | 36 m. | 47 m. |
| Extrait sec | 5,08 % | 3,22 % | 6,44 % | 3,95 % |
| Alcool | 4,84 | 4,07 | 3,59 | 5,24 |
| Acide lactique | 0,31 | 0,90 | 1,05 | 0,94 |
| Acide acétique | 0,04 | 0,12 | 0,10 | 0,34 |

Tous ces lambics étaient de fabrications différentes. En comparant la composition de chacun d'eux avec celle de l'extrait sec du moût qui l'a fourni, on voit que la fermentation a été surtout alcoolique, mais qu'elle a été aussi en partie lactique ; l'acide acétique qu'elle contient est bien plutôt attribuable aux ferments lactiques qu'au mycoderme du vinaigre, qui ne se serait pas arrêté à quelques millièmes d'acide acétique, si le mode de conservation à l'abri de l'air lui avait permis de s'installer.

MM. van den Hulle et van Laër se sont assurés que l'ensemencement de ces bières ne se faisait pas par l'air, mais, comme on pouvait s'y attendre, par les parois des vases qui ont déjà servi à la fabrication. Quand un vase est neuf, on n'y introduit jamais du moût de lambic, sans y avoir mélangé un peu du dépôt d'un autre lambic en bonne fermentation et, malgré cela, les produits qu'il fournit au début sont d'ordinaire défectueux. Il faut qu'il fasse son apprentissage.

Naturellement le brasseur ne peut l'y aider, car on ne sait presque rien sur ces fermentations doubles, lactique et alcoolique. MM. van den Hulle et van Laër montrent que la fermentation alcoolique semble se faire surtout sous l'influence du *Saccharomyces apiculatus*, qui donne volontiers quelque âpreté aux liquides qu'il fait fermenter, et ils engagent à faire fermenter du moût de lambic avec cette levure, en y adjoignant ensuite deux *Sacch. ellipsoïdeus* qu'ils ont rencontrés souvent dans les lambics. Puis on ajouterait les quantités voulues d'acide lactique et d'acide acétique. Il est peu probable qu'on réalise ainsi les mêmes effets que ceux que donne cet ensemble de deux fermentations simultanées ou successives. Mais on ne peut rien affirmer à ce sujet.

**427. Moûts de distillerie.** — Il y a une autre grande industrie dans laquelle on provoque ainsi la présence simultanée de ces deux fermentations : c'est dans la fermentation des moûts de distillerie, qui est demeurée très capricieuse tant qu'on s'est contenté d'ajouter au liquide sucré les levures commerciales, en général impures, qui sont dans la tradition de cette industrie, jusqu'au jour où un inventeur inconnu a imaginé l'acidification des moûts par la fermentation lactique.

Dans cette pratique, le brassage est fait à 63°-65° avec du malt vert ou du malt touraillé. Le brassin est alors abandonné à lui-même pendant 1 à 2 heures. Sa température baisse de quelques degrés, on l'entonne ensuite dans des vases à couvercle de bois, sur les parois desquels il trouve le ferment qui l'acidifie. On amène au degré d'acidité voulue en enlevant le couvercle et en abandonnant à l'air libre. D'après Ludersdorff, son acidité doit correspondre à 9 ou 10 gr. d'acide lactique par litre. Il doit répandre alors une odeur franche, sans trace de putridité. Quand il est à point, on le refroidit à 17 ou 18°, et on y ajoute de la levure. Puis on laisse fermenter.

L'utilité de cette pratique ne peut laisser aucun doute. Le travail devient de plus en plus régulier. La fermentation est plus active et donne un plus fort rendement. Mais quand il faut expliquer d'où viennent tous ces bons résultats, on est très embarrassé.

On a d'abord cherché une explication dans une coopération du ferment lactique qui, pensait-on, rendait à la levure le service de lui préparer des peptones au moyen des matières albuminoïdes des grains d'orge, et facilitait ainsi sa multiplication et son action de ferment alcoolique. Cette explication avait contre elle que le ferment lactique n'est pas un agent peptonisant beaucoup plus actif que la levure elle-même, et qu'en outre l'augmentation assurée du rendement en alcool cadrait mal avec l'accroissement supposé du rendement en levure. M. J. Effront, en étudiant le même sujet, arrive à une conclusion toute différente, et presque opposée. Pour lui l'acide lactique empêche la reproduction de la levure, et par là exalte son pouvoir ferment. C'est un effet analogue à celui que produisent certains antiseptiques et en particulier l'acide fluorhydrique, comme nous l'avons vu dans le tome III de cet ouvrage. Cette explication s'enfonce sûrement plus que la première dans le mystère de l'action, mais ne l'éclaire pas tout entier. Il doit y avoir un fait plus général. Nombreuses sont en effet les industries dans lesquelles une fermentation lactique, lorsqu'elle apparaît, est une protection pour les ferments très variés qui doivent y jouer un rôle ou contre les ferments qui nuiraient en intervenant. Telle est la fermentation des levains, de la choucroute, du tabac, des peaux en tannerie, et d'une foule d'autres industries dont nous n'avons pu parler dans ce livre, faute d'avoir quelque chose de précis à dire sur elles. Sans doute l'explication n'est pas la même partout, mais il semble bien que dans chaque cas, elle soit complexe, plus complexe que ne le suppose le travail de M. Effront. Il y a là une étude à faire qui est à peine commencée.

**428. Concurrence vitale.** — Quand on l'abordera sérieusement, on verra, sans aucun doute, qu'il est très difficile de juger de l'action simultanée de deux espèces par ce qu'on sait de leurs actions individuelles. Deux microbes qu'on ensemence dans un même milieu ne se contentent pas de vivre côte à côte, chacun comme si l'autre n'existait pas. Ils y entrent tout de suite en concurrence, alors même qu'ils ont des besoins différents, à plus forte raison s'ils ont les mêmes exigences. Nous savons en effet qu'ils sont concurrents alors même qu'ils appartiennent à la même espèce. Il ne faut pas se laisser leurrer par les cas où ils vivent en symbiose, c'est-à-dire en se rendant des services mutuels. Par exemple, dans le cas en apparence typique des légumineuses et des bacilles de leurs nodosités, la légumineuse fabrique pour le bacille les substances ternaires que le bacille a besoin de consommer toutes faites, pour y trouver la force de faire avec l'azote de l'atmosphère la matière albuminoïde dont la légumineuse a besoin. Cette symbiose, qui semble d'abord si fraternelle, est exactement celle qui s'établit entre l'homme et le mouton au point de vue de l'herbe, que l'homme ne peut pas plus consommer que la légumineuse ne le fait pour l'azote, et qu'il charge le mouton d'assimiler, en se réservant de consommer le mouton. La plante vise de même à tuer la bactérie pour en prendre la substance, et entre avec elle en concurrence vitale. Or, partout où elle intervient, cette concurrence vitale met en jeu des mécanismes qui ne sont pas nouveaux, mais qui sont inertes et invisibles quand les cellules sont chacune seule dans son milieu de culture.

L'expérience est sur ce point en parfait accord avec ces idées théoriques. C'est bien souvent qu'on s'est aperçu que l'ensemencement simultané de deux espèces dans un milieu qui convient à chacune d'elles, lorsqu'elles sont séparées, ne réussit plus pour une d'elles, ou pour les deux, lorsqu'on les ensemence simultanément. Il y a des convenances et des antipathies réciproques. On constate facilement des phénomènes de cet ordre dans les cultures en stries croisées sur gélatine.

Avec 10 cultures microbiennes différentes on fait par exemple 10 stries parallèles sur une plaque de gélatine, qu'on coupe ensuite par une série de 10 stries perpendiculaires aux premières. A chacun de leurs croisements, il y a des ensemencements doubles, différents si les stries sont d'origines différentes, identiques si elles sont identiques, et chacun de ces ensemencements doubles est reproduit deux fois. En comparant comment se comportent, à ces croisements, les stries qui y aboutissent, on peut voir, à la vue simple, si les microbes s'entraident ou s'ils se nuisent, par l'élargissement ou le rétrécissement de la culture, et, éventuellement, le microscope montre si les microbes ont prospéré ou si l'un d'eux a cédé devant l'autre. L'expérience témoigne que toutes les combinaisons se réalisent, et même qu'elles ne sont pas constantes, c'est-à-dire que deux microbes peuvent se comporter de façons différentes suivant les cas, suivant qu'on fait varier la température, le degré d'acidité ou d'alcalinité de la gélatine, etc., de sorte que le problème apparaît tout de suite comme très compliqué.

**429. Expérience de MM. Gayon et Dubourg.** — Une intéressante expérience de MM. Gayon et Dubourg, faite sans que les auteurs y aient insisté, dans leur travail sur la fermentation mannitique (ch. VII) nous permet de faire un pas de plus dans l'étude de ce problème. Ces savants ont cherché quelles pouvaient être les réactions mutuelles du ferment mannitique et de la levure, en ensemençant trois liquides identiques, l'un avec le ferment mannitique seul, l'autre avec une levure alcoolique pure, le troisième avec un mélange de levure et de ferment mannitique, en proportions qu'ils n'indiquent malheureusement pas. Quoi qu'il en soit, voici quel a été le résultat de leur expérience.

Le liquide d'ensemencement contenait environ 150 gr. de sucre par litre. Au bout d'un mois, tout ce sucre avait disparu dans la fiole ensemencée avec la levure, en donnant la quantité d'alcool normale. Dans la fiole à ferment mannitique, il y avait 32 gr. de sucre disparu, ce qui prouve que, soit à cause de la quantité de semence, ou de toute autre circonstance qu'on ne dit pas, la fermentation mannitique était dans ces conditions bien plus lente que la fermentation alcoolique. Dans la fiole où les deux semences avaient été mélangées, il n'y avait que 87 gr. de sucre disparu, dont environ 51 avaient subi la fermentation alcoolique, à en juger par la quantité d'alcool trouvé, et dont 36 gr. avaient subi la fermentation mannitique. Dans le mélange, le ferment mannitique avait donc marché un peu mieux, ou (si on ne veut pas tenir compte de la différence entre 36 et 32 grammes), aussi bien que s'il avait été seul. Au contraire le ferment alcoolique avait perdu les deux tiers de son activité comme ferment.

La même conclusion et les mêmes chiffres ressortent, chose curieuse, d'une autre expérience faite dans des conditions un peu différentes.

Deux fioles de même contenance, renfermant le même liquide sucré, et ensemencées simultanément avec du *S. pastorianus*, ont fermenté et donné, l'une et l'autre, au même moment, 7,4 0/0 d'alcool. On a ajouté alors du ferment mannitique à l'une des cultures, sans rien modifier à l'état de la seconde, et l'on a fait des essais comparatifs des deux liquides, 4 jours et 16 jours après. Les analyses ont donné, par litre :

| | Après 4 jours | | Après 16 jours | |
|---|---|---|---|---|
| | avec S. pastorianus seul. | avec S. pastorianus et ferment mannitique. | avec S. pastorianus seul. | avec S. pastorianus et ferment mannitique. |
| | gr. | gr. | gr. | gr. |
| Sucre restant | 7,15 | 37,88 | 0,00 | 18,52 |
| — disparu | 55,35 | 24,62 | 62,50 | 43,78 |
| Alcool | 25,40 | 7,20 | 30,40 | 10,40 |
| Acidité | 0,17 | 2,90 | 0,65 | 4,60 |
| Mannite | 0,00 | 7,07 | 0,00 | 15,87 |

Le sucre a donc disparu moins vite en présence des deux ferments qu'avec la levure seule ; et, de plus, une partie de ce sucre a servi à faire de la mannite et non de l'alcool. Du poids de l'alcool formé, on peut déduire le poids de sucre ayant fermenté alcooliquement, et l'on trouve :

| | Après 4 jours. | Après 16 jours. |
|---|---|---|
| | gr. | gr. |
| Avec le S. pastorianus seul.................. | 48,20 | 62,50 |
| — — et le ferment mannitique. | 14,92 | 21,53 |

La présence du microbe mannitique a donc réduit des deux tiers environ l'activité du *S. pastorianus*, et cela tant après 16 jours qu'après 4 jours, dans cette nouvelle expérience. Considérons, si on veut, comme fortuite l'identité des résultats. Il n'en reste pas moins ce fait imprévu que, de deux fermentations dans un même milieu, c'est celle qui est la plus lente lorsqu'elle est seule qui arrête l'autre. En outre, s'il y a action du ferment mannitique sur la levure, il n'y a pas réaction de la levure sur le ferment mannitique.

Telle qu'elle nous est donnée, l'expérience n'est évidemment pas complète. Il aurait fallu la répéter à d'autres températures, avec d'autres levures, chercher à voir si c'était la multiplication de la levure qui avait été gênée, ou son pouvoir ferment, etc. Mais nous l'avons citée surtout pour donner une idée de l'imprévu que peut révéler cette étude. Notons en effet que, dans l'espèce, le milieu d'ensemencement était favorable aux deux microbes. Qu'il le fût également, cela est peu probable ; mais les inégalités dans la multiplication provenant d'une faible différence dans le degré de convenance du milieu sont plus faibles qu'on ne le suppose d'ordinaire.

Supposons en effet que ce milieu soit de un centième seulement plus favorable à une de ces espèces qu'à l'autre, c'est-à-dire que à la même température et dans le même temps, il y ait 99 générations de la première et 100 de la seconde. Il est facile de calculer le temps où le nombre des individus actifs de la seconde espèce sera double de celui de la première, un peu plus lente dans son évolution. Supposons qu'au moment de l'ensemencement, il y ait le même nombre de germes des deux microbes antagonistes, et appelons $t$ le temps qui sépare deux générations successives pour le microbe le plus lent : il sera pour l'autre de $0{,}99\ t$. Si nous voulons savoir au bout de quel temps T le nombre des microbes les plus prompts sera double de celui des plus lents, c'est-à-dire au bout duquel il y aura une génération de plus, il suffira d'écrire que ce temps T comprend $n$ générations du dernier et $n + 1$ du premier, c'est-à-dire écrire l'équation

$$nt = (n + 1)\, 0{,}99\ t$$

d'où on tire

$$n = 99$$

c'est-à-dire que $n$ est égal au chiffre qui représente la différence des degrés de convenance du milieu pour les deux microbes. Avec une période de 30 minutes pour ce que nous avons appelé (t. I, ch. III) période de doublement, il faudrait donc 50 heures pour que le nombre des individus d'une espèce soit double de ce qu'il est pour l'autre si l'ensemencement les avait faits égaux au début, et s'ils s'étaient multipliés sans réagir l'un sur l'autre. Il y a loin de ce qu'on peut prévoir avec cette hypothèse et les chiffres que l'on trouve réalisés dans l'expérience ci-dessus.

**430. Origines variées du conflit entre deux microbes.** — C'est ici que nous aurions vraiment intérêt à savoir si c'est réellement la multiplication de la levure qui a été atteinte dans l'expérience de MM. Gayon et Dubourg, et qui a amené un si complet renversement des rôles dans les deux fermentations concomitantes. D'après ce que nous savons, nous pouvons penser que c'est surtout le pouvoir ferment, c'est-à-dire la zymase, qui a été atteinte, car elle est infiniment plus sensible aux influences extérieures que le pouvoir de multiplication, et, du coup, nous voyons entrer en ligne toute une série d'influences qui ne suivent pas les mêmes lois que la multiplication, celles des diastases, qui viennent encore compliquer le problème. En ce qui concerne la levure par exemple, l'action de l'air augmente la puissance végétative, et diminue la puissance comme ferment. La chaleur accélère le pouvoir ferment à des températures auxquelles elle commence à nuire au végétal.

Enfin, nous devons aussi faire entrer en ligne de compte deux autres sortes d'influences : d'abord, celle des produits de fermentation, c'est-à-dire, en généralisant ce que nous avons appris au sujet de la levure, les produits des actions diastasiques ; puis celle des sécrétions et excrétions cellulaires, dont quelques-unes ont le caractère de véritables toxines, et produisent, exactement comme les diastases cellulaires, des effets disproportionnés avec la grandeur de la cause, surtout lorsqu'elles rencontrent, dans leur sphère d'action, d'autres êtres vivants que ceux qui les ont sécrétées.

Je n'insisterai pas davantage. J'en ai dit assez, je crois pour prouver deux choses : la première est que l'étude des associations microbiennes est à faire, d'autant plus qu'elle ouvrira des jours sur les relations des microbes avec les cellules des animaux vivants, et par conséquent sur la pathologie microbienne. Déjà, la phagocytose, avec l'extension considérable qu'a donnée à cette notion Metchnikoff, et son école, nous apparaît comme un chapitre de cette science nouvelle. Le second point sur lequel j'ai voulu appeler l'attention, c'est que cette étude a une complexité telle qu'on doit l'aborder avec une sévère méthode, dont les éléments ne sont pas uniquement puisés dans les notions que nous a fournies l'étude des microbes isolés. C'est une autre science à créer presque de toutes pièces, et un nouvel étage de l'édifice de la microbiologie.

## BIBLIOGRAPHIE

Gayon et Dubourg. *Ann. de l'Institut Pasteur*, juillet 1901.

Van den Hulle et van Laer. *Mém. couronné de l'Ac. royale de Belgique* t. XV, 1891.

Effront. *Ann. de l'Institut Pasteur*, t. X, p. 524, 1896.

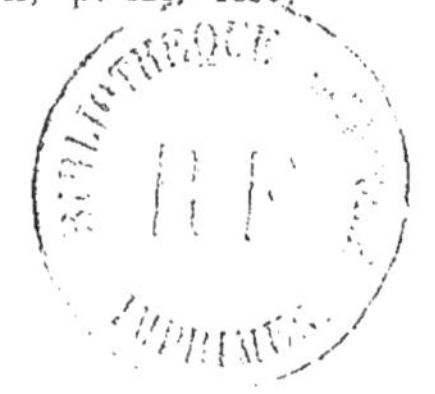

# TABLE DES MATIÈRES

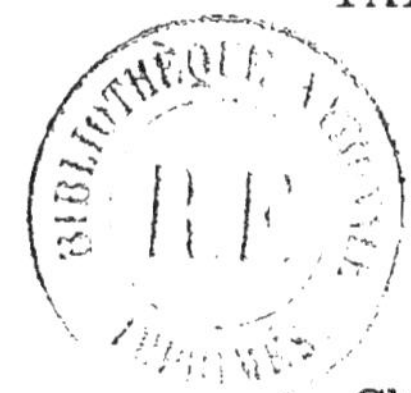


### Chapitre Ier. — Généralités



### Chapitre II. — Méthodes de dosage

**Chapitre III. — Bacille amylozyme**



**Chapitre IV. — Bacillus orthobutylicus.**



**Chapitre V. — Autres bacilles anaérobies**

**Chapitre VI. — Bacilles facultativement aérobies. Bacillus ethaceticus**



**Chapitre VII. — Ferment mannitique**

## Chapitre VIII. — Bacilles de Friedlaender



## Chapitre XI. — Bacilles du côlon et bacilles typhiques

## Chapitre X. — Ferments butyliques



## Chapitre XI. — Mycoderma aceti et mycoderma vini de Pasteur

**Chapitre XII. — Bactéries acétifiantes**

## Chapitre XIII. — Bactéries oxydantes



## Chapitre XIV. — Oxydation par les bactéries aérobies

## Chapitre XV. — Fermentation lactique



## Chapitre XVI. — Divers ferments lactiques



## Chapitre XVII. — La fermentation lactique

**Chapitre XVIII. — Aérobies et anaérobies**



**Chapitre XIX. — Fermentations synthétiques**



**Chapitre XX. — Amidons et Celluloses**

**Chapitre XXI. — Fermentation des celluloses**



**Chapitre XXII. — Fermentation forménique et combustions aérobies**

## Chapitre XXIII. — Modes divers de destruction de la cellulose dans la nature



## Chapitre XXIV. — Fermentation panaire



## Chapitre XXV. — Koji, saké, arrack

**Chapitre XXVI. — Fermentation et dédoublement des glucosides**



**Chapitre XXVII. — Vieillissement des vins**

### Chapitre XXVIII. — Acescence et acétification par les procédés d'Orléans



### Chapitre XXIX. — Acétification par le procédé des copeaux



### Chapitre XXX. — Maladies des vins

### Chapitre XXXI. — Maladies des bières



### Chapitre XXXII. — Origine des maladies des boissons fermentées, et moyens de les prévenir



### Chapitre XXXIII. — Analyse des matières grasses



### Chapitre XXXIV. — Fermentation des matières grasses

## Chapitre XXXV. — Etude de la crème et du beurre



## Chapitre XXXVI. — Réactions mutuelles des microbes

# TABLE ANALYTIQUE



## A

## B

LAVAL. — Imprimerie parisienne, L. BARNÉOUD & Cie.

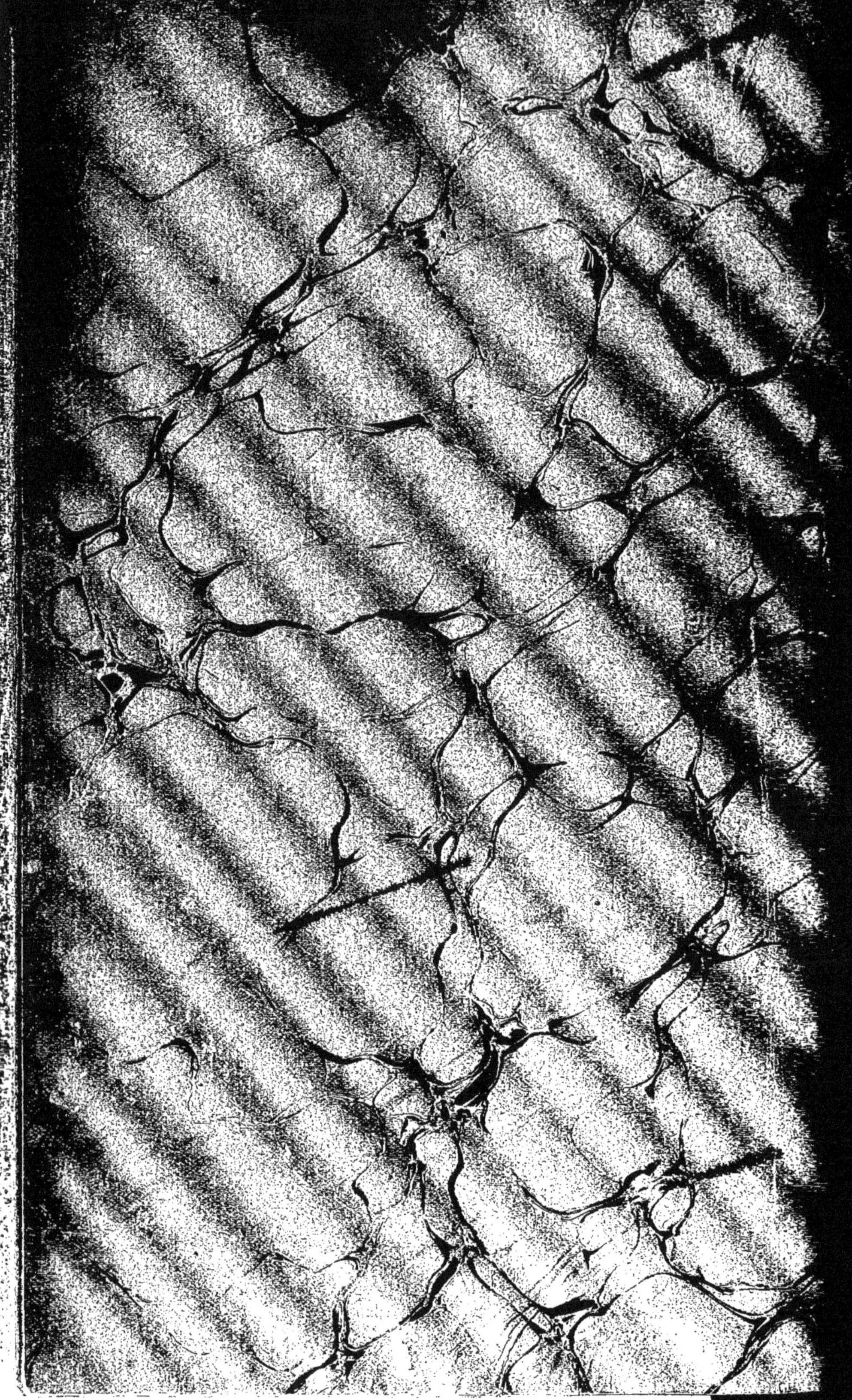

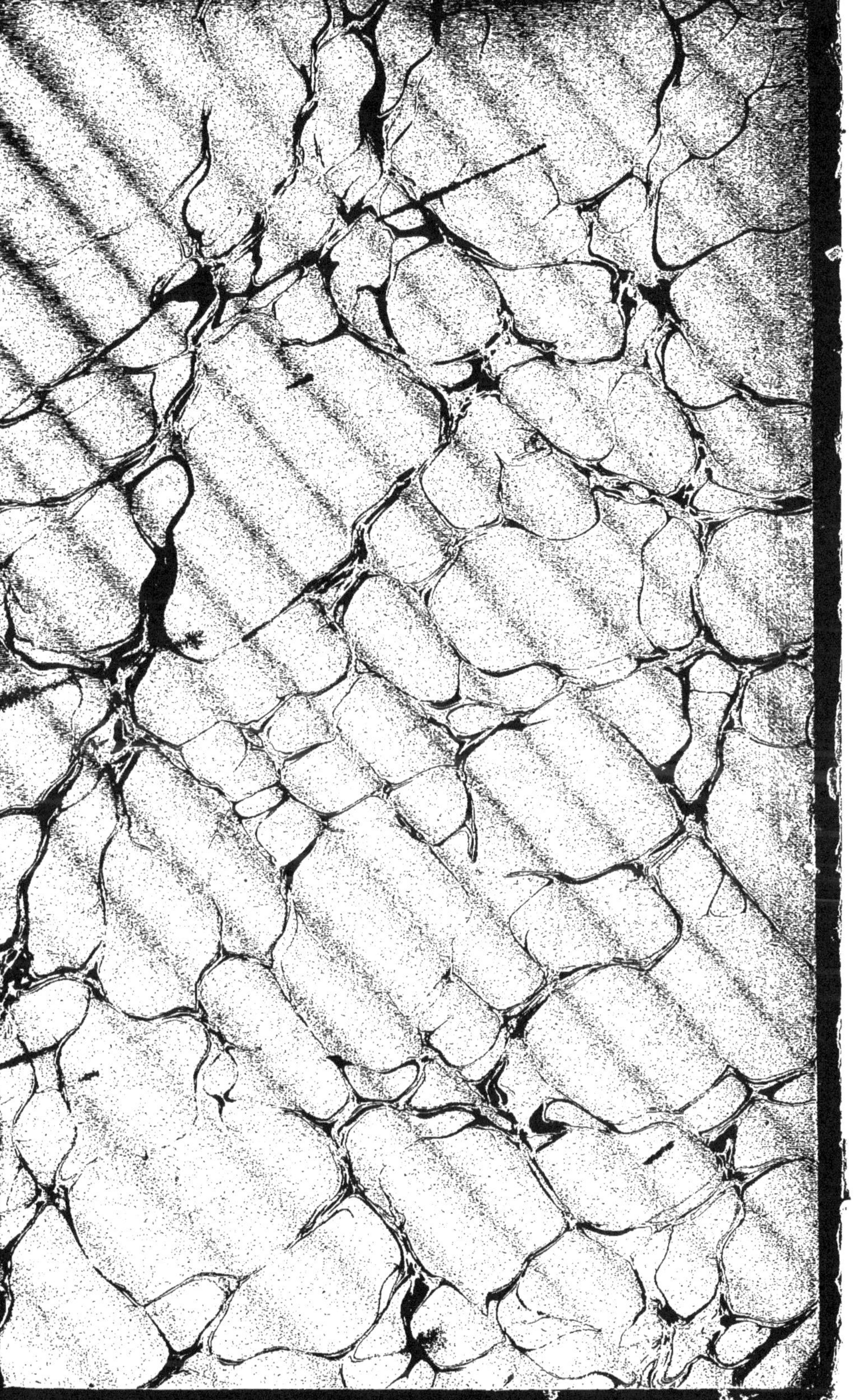

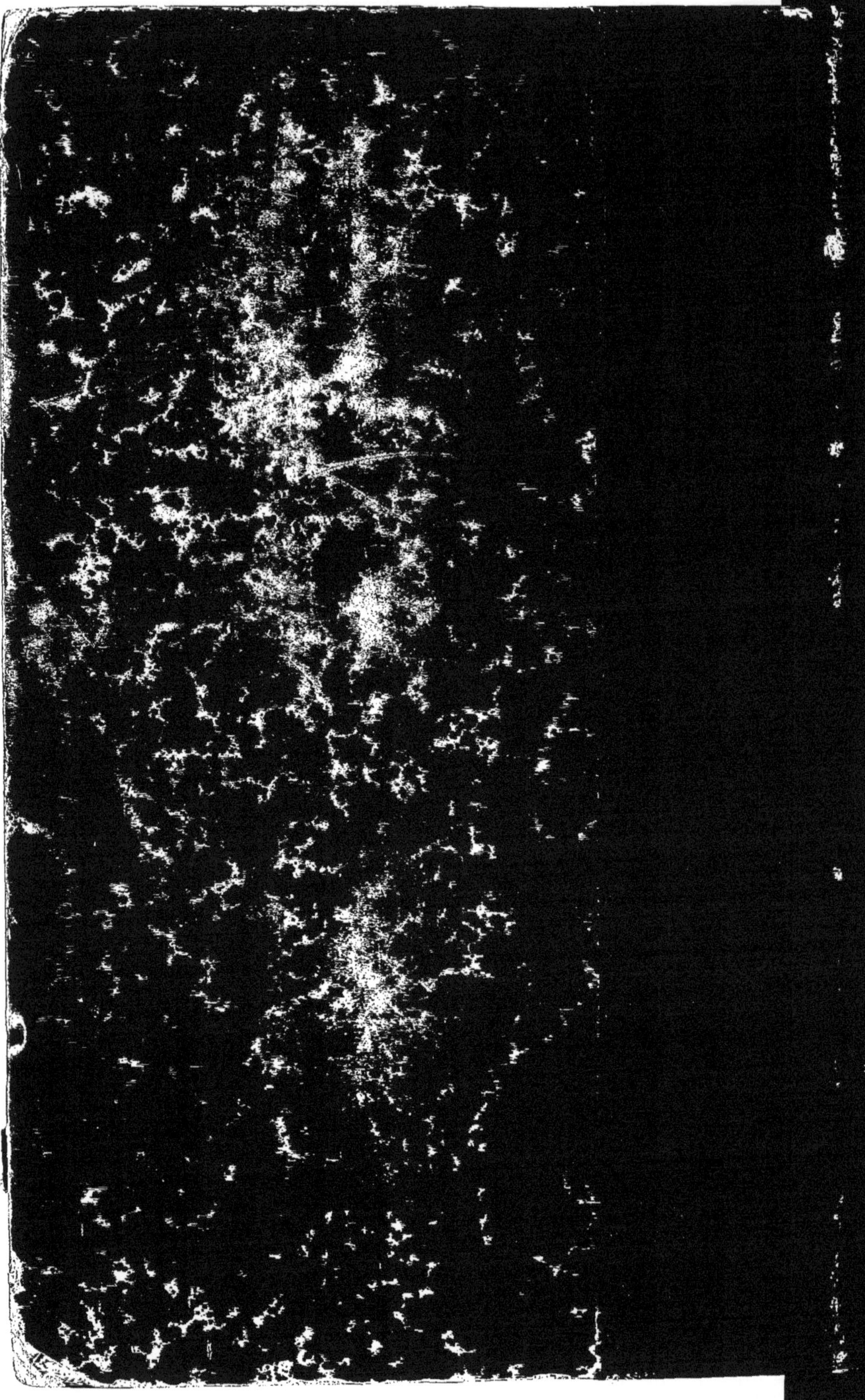

www.ingramcontent.com/pod-product-compliance
Ingram Content Group UK Ltd.
Pitfield, Milton Keynes, MK11 3LW, UK
UKHW012137240726
13966UKWH00001B/35